Herrn Neumann
mit herzlichem Dank

Maria Reiff, Dez. 1986

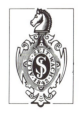

M. Reif   H. Baitsch

Genetische Beratung

Hilfestellung für eine
selbstverantwortliche Entscheidung?

Mit 10 Abbildungen

Springer-Verlag

Berlin · Heidelberg · New York
London · Paris · Tokyo

Dr. rer. soc. Dipl.-Psych. Maria Reif
Prof. Dr. med. Dr. rer. nat. Helmut Baitsch

Abteilung für Anthropologie und Wissenschaftsforschung
der Universität Ulm, Am Hochsträß 8, 7900 Ulm

ISBN 3-540-16958-X Springer-Verlag Berlin Heidelberg New York
ISBN 0-387-16958-X Springer-Verlag New York Berlin Heidelberg

CIP-Kurztitelaufnahme der Deutschen Bibliothek
Reif, Maria: Genetische Beratung - Hilfestellung für eine selbstverantwortliche
Entscheidung? / M. Reif; H. Baitsch.
Berlin; Heidelberg; New York; London; Paris; Tokyo: Springer, 1986
ISBN 3-540-16958-X (Berlin, Heidelberg, New York)
ISBN 0-387-16958-X (New York, Berlin, Heidelberg)
NE: Baitsch, Helmut

Datenkonversion und Gesamtherstellung: Appl, Wemding

2119/3140-543210

Vorwort

Die vorliegende Arbeit entstand im Rahmen eines Forschungsprojekts, das wesentlich aus zwei biographischen Wurzeln erwuchs: Weit zurück reichen die Erfahrungen und Ideen von Helmut Baitsch, der sich bereits in den 50er Jahren mit der Geschichte und dem Selbstverständnis der Anthropologie und Humangenetik auseinandersetzte. Diese Reflexionen über die historische Entwicklung des Fachgebietes, die Aufgaben, Ziele, Wertkonzepte und Auswirkungen der Anthropologie und Humangenetik auf die Gesellschaft und insbesondere auf den einzelnen und seine Familie führten dazu, die genetische Beratung als komplexen psychosozialen Prozeß zu verstehen. Ende der 70er Jahre konzipierte er das Projekt *Ärztliche und psychologische Aspekte der genetischen Beratung* als ein Teilprojekt des Sonderforschungsbereiches 129 *Psychotherapeutische Prozesse*, dessen Sprecher er damals war. Maria Reif befaßte sich zunächst im Rahmen der Sozialisationsforschung mit Fragen der interpersonellen Wahrnehmung und des wechselseitigen Verständnisses. Hierbei ging es ihr insbesondere um die Fähigkeit des einzelnen zu erkennen, was und aus welchem Grund der jeweilige Interaktionspartner in einer gegebenen Situation von ihm erwartet, um die Fähigkeit, dies mit den eigenen Bedürfnissen, Erwartungen und Wertorientierungen in Beziehung zu setzen, und – beides berücksichtigend – handeln zu können. Die Komplexität, die Situationsspezifität und die Subjektivität des menschlichen Handelns sowie die Schwierigkeit, diese im Forschungsprozeß angemessen zu erfassen, stellten seit jeher einen besonderen Anreiz und damit Arbeitsschwerpunkt für sie dar. Dies führte zu einer ausführlichen Auseinandersetzung mit Konzepten der Sozialisationstheorie, der Sozialpsychologie, der phänomenologisch orientierten Soziologie und schließlich der qualitativen Sozialforschung.

1980 konnte mit Beginn der finanziellen Förderung des Sonderforschungsbereiches durch die Deutsche Forschungsgemeinschaft die gemeinsame Arbeit am Projekt aufgenommen werden. Der unterschiedliche Erfahrungshintergrund der Verfasser erwies sich als wertvolle Herausforderung und führte zu einer intensiven und fruchtbaren Diskussion. Die ursprüngliche Antragsformulierung wurde tiefgreifend überarbeitet; die Konturen eines differenzierten Konzeptes genetischer Beratung entstanden als Ausgangspunkt für das weitere Vorgehen. In engem Zusammenhang hiermit war zu überlegen, welcher methodische Ansatz dem komplexen Sachverhalt, den es zu erforschen galt, am ehesten gerecht wird und welche Gütekriterien außer der Angemessenheit zu erfüllen sind. Es war eine Phase umfassenden Lernens: Der Psychologin und Sozialwissenschaftlerin erschloß sich ein neues Problemfeld mit seinem historischen Hintergrund, seinen medizinisch-genetischen und psychosozialen Aspekten sowie mit Wertorientierungen und ethischen Dilemmata, die mit ihm verbunden sind. Der Naturwissenschaftler und Arzt sah sich mit Denkweisen der Sozialwissenschaften konfrontiert, die ihm eine neue Dimension im Verständnis der genetischen Beratung eröffneten. So war es für ihn folgerichtig, der Untersucherin (Maria Reif) den erforderlichen Freiraum für die Entwicklung einer der Fragestellung angemessenen Methodik einzuräumen, sich für die zum damaligen Zeitpunkt als gewagt erscheinende (und auch heute erst ansatzweise etablierte) Vorgehensweise zu begeistern und sie zu unterstützen. Auch stellte er sich selbst als einer der (zu beforschenden) genetischen Berater zur Verfügung. Die Verfasser entschieden sich für einen qualitativen Ansatz, in dem Klienten und Berater nicht als Forschungsobjekte, sondern als Partner im Forschungsprojekt, als Experten für Fragen, auf die die Forscher Antworten suchen, betrachtet werden; sie wählten ein Vorgehen, das ermöglicht, das Wahrnehmen und Erleben, die Sicht von Berater und Klienten, zu erfassen.

Die rege interdisziplinäre Diskussion wurde durch die Kooperation mit anderen Teilprojekten des Sonderforschungsbereiches und mit den an der empirischen Untersuchung teilnehmenden genetischen Beratern erweitert und intensiviert. Mit der Institution der genetischen Beratung machte sich die Untersucherin u.a. durch die Teilnahme an regelmäßigen Beratungsbesprechungen der Beratergruppe vertraut; auch nahm sie bereits vor der Datenerhebung an genetischen Beratungen teil. Hieraus ergaben sich weit über die übliche Forschungsbeziehung hinausgehende wechselseitig anregende Kontakte. Inzwischen bildete sich eine Gruppe von Beratern, die sich gemeinsam mit der Verfasserin in einer regelmäßigen Gesprächsrunde mit psychosozialen Gesichtspunkten der Beratung, dem eigenen Selbstverständnis und eigenen Wertorientierungen auseinandersetzt.

Die Mitarbeit einer Linguistin (Jennifer Hartog), kurzzeitig einer weiteren Psychologin (Hilde Mergel-Hölz) sowie zweier zunehmend an sozialwissenschaftlichen Fragestellungen interessierten Biologinnen (Annette Fässler, Gerlinde Sponholz) ermöglichte weitere methodische Zugangsweisen zur Fragestellung und die Bearbeitung bestimmter Detailfragen.

Die vorliegende Arbeit, die auf einer Fülle vielseitiger Anregungen basiert, ist aus der Perspektive der Untersucherin geschrieben und umfaßt den Bereich, den sie in Diskussion mit Helmut Baitsch erarbeitet hat. A.Fässler, J.Hartog und G.Sponholz werden zu einem späteren Zeitpunkt gesondert über ihre Befunde berichten.

Unser Dank richtet sich an viele: An Walther Vogel, den Leiter der Abteilung Klinische Genetik der Universität Ulm, der uns die Datenerhebung, den Zugang zu den Klienten ermöglichte, sich selbst als genetischer Berater für die empirische Untersuchung zur Verfügung stellte und auch darüber hinaus unsere Projektarbeit tatkräftig unterstützte; er richtet sich an Dorothee Speit und Michael Wolf (Abteilung Klinische Genetik), die ebenfalls als genetische Berater mitwirkten und die Untersucherin in vielen, auch sehr persönlichen Gesprächen mit der genetischen Beratung vertraut machten; er gilt den Teilnehmern der Gesprächsrunde der Berater, die sich seit Anfang 1985 mit der Verfasserin zur Besprechung psychosozialer Gesichtspunkte genetischer Beratung trifft.

Vor allem gilt unser Dank den Klienten, die in einer Situation, die eine besondere Vertrauensbasis voraussetzt, bereit waren, an unserer Untersuchung teilzunehmen. Daß die Klienten diese Teilnahme nicht als belastend, sondern zum Teil sogar als hilfreich wahrnahmen und dies auch der Untersucherin vermittelten, bedeutet uns viel.

Anregungen methodologischer Art verdanken wir verschiedenen Mitarbeitern des Sonderforschungsbereiches, insbesondere Petra Christian-Widmaier, Lisbeth Neudert-Dreyer und Horst Kächele. Unser Dank gilt Horst Kächele insbesondere auch deshalb, da er uns ermutigte und wesentlich dazu beitrug, unsere Arbeit in dieser Form zu veröffentlichen.

Die Erstellung des Manuskripts in einer Form, die die Drucklegung erleichtert, erforderte besonderen Einsatz von Gerti Kinzler und Christa Kuisl. In kürzester Zeit machten sie sich mit der gewählten Form der Textverarbeitung vertraut. Günter Neumann (Universitäts-Rechenzentrum) trug wesentlich hierzu bei; für die Probleme, die sich für uns aus der Textverarbeitung ergaben, fand er immer eine praktikable Lösung. Ulrike Ziegler, die auch das Literaturverzeichnis erstellte, und Christa Kuisl übernahmen wesentliche Aufgaben des Korrekturlesens. Eine Durchsicht des gesamten Manuskripts nach inhaltlichen Gesichtspunkten und eine Diskussion der einzelnen Kapitel mit der Verfasserin übernahm Dorothee Speit, deren Rückmeldung uns auch in ihrer Rolle als in die Untersuchung einbezogene genetische Beraterin besonders wichtig war.

Während unserer Arbeit über genetische Beratung mit dem Ziel, Klienten Hilfestellung für eine selbstverantwortliche Entscheidung zu geben, geriet die genetische Beratung verschiedentlich in die öffentliche Kritik, so z.B. auf dem Kongreß *Frauen gegen Gentechnik und Reproduktionstechnik* im April 1985 in Bonn. Die Annahme, es würden (auch heute noch) eugenische Ziele verfolgt, der Vorwurf der Individualisierung des Problems einer denkbaren Behinderung, statt dieses auf gesellschaftspolitischer Ebene anzugehen, sowie die

Sicht, daß die genetische Beratung als Institution das negative Be-
hindertenbild der Gesellschaft verstärke, führten zu einer Ablehnung der genetischen Beratung durch die Teilnehmerinnen dieses
Kongresses. Wir hoffen, mit der vorliegenden Arbeit, die sich mit
dem Wandel der Zielvorstellungen genetischer Beratung, mit ihr
verbundener Dilemmata wie auch konkreten Beratungsfällen und
deren Erleben durch die Klienten auseinandersetzt, zu einer sachlichen Diskussion der genetischen Beratung, ihrer Aufgaben, Ziele
und Möglichkeiten – auch ihrer Gefahren – beizutragen.

Ulm, im Oktober 1986   *Maria Reif   Helmut Baitsch*

Inhaltsverzeichnis

Einführung

Die Humangenetik ist in den letzten Jahren mit ihren Möglichkeiten und vor allem den gefürchteten Mißbrauchsmöglichkeiten zunehmend in die öffentliche Diskussion geraten. Dies steht zunächst in Zusammenhang mit den rasant fortschreitenden Entwicklungen in der Zytogenetik sowie der Biochemie und deren Anwendung vor allem im Bereich der Pränataldiagnostik. Zwar können bislang nur sehr selten neben der Diagnostik zugleich Behandlungs- oder gar Heilungsmöglichkeiten angeboten werden, doch wird die Möglichkeit gesehen, Schwangerschaften zu erhalten, die früher wegen spezifischer genetischer Risiken für eine schwere Behinderung oder Erkrankung des Kindes abgebrochen worden wären. Eltern, die sonst wegen solcher Risiken auf Kinder verzichten würden, sollte durch die Pränataldiagnostik die Erfüllung ihres Kinderwunsches ermöglicht werden. Die relativ geringe Zahl der nach einer Amniozentese erhobenen pathologischen Chromosomenbefunde stützte diese Argumentation. Es kam zum Ausbau entsprechender Zentren sowie zur Einrichtung eines Schwerpunktprogramms *Pränatale Diagnostik genetisch bedingter Defekte* durch die Deutsche Forschungsgemeinschaft. Mit der breiten Anwendung und zunehmender Erfahrung wurden jedoch auch die möglichen Konflikte für die Eltern wie auch für die beteiligten Berater und Ärzte im Zusammenhang mit einem Schwangerschaftsabbruch infolge der Pränataldiagnostik deutlich gesehen. Nicht die erhaltenen, sondern die abgebrochenen Schwangerschaften rückten zunehmend ins Blickfeld. Auch eine entstehende Anspruchshaltung bei Eltern ohne spezifisches Risiko, ein sich abzeichnender Wandel der Einstellungen gegenüber Behinderung und Behinderten trug zur Problematisierung der Pränataldiagnostik bei.

Die Sensibilisierung gegenüber zunächst nicht bedachten Konsequenzen, die sich auch auf die möglichen Konsequenzen der zur Zeit in Entwicklung befindlichen sowie in naher Zukunft zu erwartenden Methoden der Gentechnologie erstreckt, kann als Ausdruck eines langfristig tiefgreifenden und umfassenden Wandels der Wertorientierungen in Wissenschaft und Gesellschaft betrachtet werden. Komplexitätsreduzierendes Kausaldenken wird zunehmend in Frage gestellt. Dementsprechend wird die interdisziplinäre Bearbeitung der anstehenden Probleme, insbesondere im Zusammenhang mit der Entwicklung gentechnologischer Methoden, deren Anwendung, möglicher Konsequenzen und deren Kontrolle gefordert. Im politischen Raum findet diese Entwicklung zunehmend Beachtung. Ein Indiz hierfür ist die Einrichtung einer Arbeitsgruppe durch die Bundesministerien für Forschung und Technologie und der Justiz, an der Biologen, Mediziner, Theologen, Philosophen und Juristen mitwirkten. In diesem Zusammenhang ist auch die innerdisziplinäre Diskussion zu sehen, wie sie in der Fachgesellschaft Anthropologie und Humangenetik geführt wird und in der Arbeit der von ihr eingerichteten Ethik-kommission zum Ausdruck kommt.

Die genetische Beratung steht in der Arbeit dieser Kommissionen und in der öf-fentlichen Diskussion nicht im Zentrum des Interesses. Das Selbstverständnis und die Zielvorstellungen der genetischen Beratung, in denen sich die mit dem Werte-wandel verbundene Ambivalenz und zum Teil auch Widersprüchlichkeit nieder-schlägt, ihre Voraussetzungen und Möglichkeiten, ihre konkrete Arbeit und ihre Aus-wirkungen sind in der Öffentlichkeit weniger bekannt. Dabei kommt der genetischen Beratung unter dem Gesichtspunkt, Eltern auf der Basis von Informationen zu einer selbstverantwortlichen Entscheidung hinsichtlich (weiterer) Kinder zu verhelfen, be-sondere Bedeutung zu. Dies gilt um so mehr, je umfassender das Angebot prä- und postnataler Diagnosemöglichkeiten und je konflikthafter die Entscheidung zu ihrer Anwendung aufgrund der möglichen Folgen werden, und je stärker sich die gesell-schaftlichen Wertorientierungen gegenüber der Geburt behinderter Kinder wandeln werden. Die einzelne Familie steht zwischen dem diagnostischen Angebot und z. T. widersprüchlichen sozialen Erwartungen oder gar sozialem Druck, dieses Angebot wahrzunehmen oder auch es nicht wahrzunehmen. Persönliche, familiäre und gesell-schaftliche Bedürfnisse und Wertorientierungen können hierbei in Widerspruch ge-raten. Häufig fehlt zugleich das Wissen um die Grundlagen, Möglichkeiten, Risiken und Konsequenzen der angebotenen Untersuchungen, wie z. B. der Amniozentese oder der Chorionbiopsie. Problematisierende Vorüberlegungen bestehen schon eher im Zusammenhang mit präsymptomatischen Tests. So setzen sich Risikopersonen und ihre Angehörigen in Selbsthilfegruppen mit einem solchen Test und dessen Kon-sequenzen im Falle der Huntington-Chorea auseinander.

Amniozentese und Chorionbiopsie laufen nicht selten als „Routine" ab; Konflikte treten häufig erst dann auf, wenn ein Schwangerschaftsabbruch in Frage steht oder be-reits erfolgte. Hilfestellung ist vonnöten; sie sollte frühzeitig erfolgen als Basis für eine Entscheidung, die von Betroffenen auch längerfristig getragen werden kann.

Doch nicht nur in diesen Fällen kann die genetische Beratung zur (Informa-tions)basis für eine selbstverantwortliche Entscheidung beitragen. Informationen über die Ursachen, die mögliche Ausprägung, die Prognose und die Behandlungs-möglichkeiten einer bestimmten Erkrankung sowie das Wiederholungsrisiko sind für potentielle Eltern von Bedeutung, wenn sie ein spezifisches genetisches Risiko tragen oder befürchten.

Dieser Sicht der genetischen Beratung steht die – wenn auch vereinzelte, so doch ernst zu nehmende – Kritik oder auch Befürchtung gegenüber, die genetische Bera-tung vertrete eugenische Interessen. Diese Kritik kann im Zusammenhang mit der bestehenden Ambivalenz der Zielvorstellungen der genetischen Beratung gesehen werden, in der der Prozeß des Wertewandels zum Ausdruck kommt. Innerhalb der deutschen Humangenetik zeigte sich diese Ambivalenz erstmals nach dem Krieg 1969 auf dem *Forum Philippinum* in Marburg in deutlicher Weise: Den dort versam-melten Humangenetikern ging es vor allem darum aufzuzeigen, daß sich ihr Fach von den schweren Belastungen aus der Zeit des Nationalsozialismus freigemacht hat. Mehrfach wurde betont, daß die eugenischen Aspekte immer mehr in den Hin-tergrund treten und daß es der Humangenetik, insbesondere der genetischen Bera-tung, vordringlich um die Hilfestellung für den einzelnen Betroffenen und dessen Familie geht. Das Eugenikkonzept müsse nicht nur wegen der politischen Praxis während des nationalsozialistischen Regimes, sondern auch aufgrund wissenschaftlicher Erkenntnisse als unhaltbar betrachtet werden.

Nicht zu übersehen ist allerdings, daß fast gleichzeitig und bis in die neueste Zeit die Bedeutung der Humangenetik und insbesondere der genetischen Beratung mit dem ökonomischen Nutzen für die Gesellschaft legitimiert wurde. Kosten-Nutzen-Analysen wurden hierzu vorgelegt. Inzwischen wird, obwohl individuumzentrierte und gesellschaftsorientierte Zielvorstellungen der genetischen Beratung nebeneinander bestehen, die individuelle Hilfestellung überwiegend als die zentrale Aufgabe der genetischen Beratung gesehen.

Die vorliegende Arbeit setzt sich mit dem Selbstverständnis der Berater, den individuum- und gesellschaftsorientierten Zielvorstellungen und auch den Dilemmata der genetischen Beratung auseinander. Sie stellt verschiedene Konzepte der genetischen Beratung wie auch konkrete Beratungsarbeit mit ihren Auswirkungen vor. Sie entstand in Zusammenarbeit mit Beratern, die ausschließlich das Ziel verfolgen, den Klienten Hilfestellung zu einer selbstverantwortlichen Entscheidung auf der Basis von Informationen zu geben. Diese Berater befassen sich seit längerer Zeit mit den als problematisch erkannten Aspekten der genetischen Beratung, ihren Grundlagen und ihren Auswirkungen; auch versuchen sie, die Komplexität des Gesamtgeschehens im Auge zu behalten.

Anhand konkreter Beratungsgespräche sowie Gesprächen der Untersucherin mit Klienten und Beratern befaßt sich die vorliegende Untersuchung mit dem Ablauf der genetischen Beratung, dem Erleben der Beratung durch Berater und Klienten sowie mit der Entscheidung der Klienten. Sie setzt sich insbesondere mit den in die Beratung eingebrachten Erwartungen und Sichtweisen der Klienten, der Informationsvermittlung durch den Berater und deren wechselseitige Beeinflussung auseinander. Schließlich wird ein Modell genetischer Beratung entwickelt, in dem dem selbstverantwortlichen Entscheidungsprozeß der Klienten eine zentrale Bedeutung zukommt.

In Kap. 1 wird zunächst auf die Zielvorstellungen und Möglichkeiten der genetischen Beratung eingegangen sowie auf katamnestische Untersuchungen, die Anhaltspunkte hinsichtlich ihrer Auswirkungen auf die Entscheidung der Klienten liefern. Hinsichtlich der Zielvorstellungen werden Ambivalenzen und Diskrepanzen zwischen individuum- bzw. klientenzentrierten und gesellschaftsorientierten Teilzielen herausgearbeitet. In Kap. 2 setzen wir uns mit den Dilemmata der genetischen Beratung auseinander, insbesondere mit Bedingungen, die eine selbstverantwortliche Entscheidung der Klienten einschränken können. Auch gehen wir auf einen möglichen Konflikt zwischen einem Anspruch der Klienten auf Information und dem „Recht auf Nichtwissen" ein. In Kap. 3 werden verschiedene Konzepte der genetischen Beratung vorgestellt, die sich dahingehend unterscheiden, auf welche Weise die Hilfestellung im Entscheidungsprozeß der Klienten gesehen und wie sie konkret angestrebt wird. In Kap. 4 entwickeln wir ein eigenes Konzept genetischer Beratung, das nicht nur das konkrete, beobachtbare Verhalten von Berater und Klienten berücksichtigt, sondern auch deren Wahrnehmungen und Reflexionen. In Kap. 5 berichten wir zunächst über die dieser Untersuchung zugrundeliegende Methodologie und unser konkretes Vorgehen bei Datenerhebung und Datenauswertung. Hierbei gehen wir auch auf forschungsethische Gesichtspunkte ein. In Kap. 6 folgen unsere Befunde. In Kap. 7 befassen wir uns schließlich mit Perspektiven der genetischen Beratung.

1 Ziele, Möglichkeiten und Auswirkungen der genetischen Beratung

1.1 Zielvorstellungen

Die Definition genetischer Beratung durch das Ad Hoc Committee on Genetic Counseling (1975, S. 240) ist inzwischen die wohl am häufigsten zitierte; sie trifft auf weite Übereinstimmung:

Genetische Beratung ist ein Kommunikationsprozeß, der sich mit menschlichen Problemen befaßt, die mit dem Auftreten oder dem Risiko des Auftretens einer genetischen Erkrankung in einer Familie verknüpft sind. Dieser Prozeß umfaßt den Versuch einer oder mehrerer entsprechend ausgebildeter Personen, dem Individuum oder der Familie zu helfen,

1) die medizinischen Fakten einschließlich der Diagnose, dem mutmaßlichen Verlauf der Erkrankung und der zur Verfügung stehenden Behandlung zu erfassen,
2) den erblichen Anteil der Erkrankung und das Wiederholungsrisiko für bestimmte Verwandte zu begreifen,
3) die verschiedenen Möglichkeiten, mit dem Wiederholungsrisiko umzugehen, zu verstehen,
4) eine Entscheidung zu treffen, die ihrem Risiko, ihren familiären Zielen, ihren ethischen und religiösen Wertvorstellungen entspricht und in Übereinstimmung mit dieser Entscheidung zu handeln, und
5) sich so gut wie möglich auf die Behinderung des betroffenen Familienmitgliedes und/oder auf ein Wiederholungsrisiko einzustellen.

Dem einzelnen zu helfen, eine angemessene Entscheidung zu treffen und dementsprechend zu handeln, entspricht auch den Zielvorstellungen der Weltgesundheitsorganisation (WHO Scientific Group 1972). Genetische Beratung wurde und wird jedoch nicht immer und nicht von allen auf diese Weise gesehen. Wir gehen daher zunächst auf den Wandel der Zielvorstellungen der genetischen Beratung ein, wobei wir uns mit der im Zusammenhang mit diesem Wandlungsprozeß aufzufindenden Ambivalenz der Zielvorstellungen auseinandersetzen. Wir beginnen mit dem Wandel der Zielvorstellungen in den USA, der in jüngerer Zeit auch in der Bundesrepublik Deutschland zunehmend rezipiert wird, und schließen Betrachtungen zu diesem Prozeß in der Bundesrepublik an.

1.1.1 Wandel der Zielvorstellungen in den USA

In den USA verlief die Entwicklung von einem eugenisch orientierten Beratungskonzept über eine zwar durchaus schon an der einzelnen Familie, dabei jedoch überwiegend präventiv orientierten Medizin zu einem Konzept, in dem der Aspekt der Prävention im Vergleich zur Hilfestellung für den einzelnen bzw. die einzelne Familie immer stärker in den Hintergrund trat. Kessler (1980) bezeichnet diese Entwicklung als Paradigmenwechsel: Die Eugenik, die präventive Medizin wie auch die psychologisch orientierte Medizin entsprechen dabei jeweils einem anderen Paradigma. Jedes dieser Paradigmen beruht auf spezifischen Annahmen und Vorstellungen hinsichtlich der Aufgaben und Ziele sowie der Methoden der genetischen Beratung.

Das eugenische Paradigma der ersten Jahrzehnte dieses Jahrhunderts stand in engem Zusammenhang mit der Durchsetzung der Evolutionstheorie und den fundamentalen Entdeckungen auf dem Gebiet der Genetik. Die Auswirkungen dieses Paradigmas zeigten sich vor allem auf gesellschaftlicher Ebene und schlugen sich in sozialem Druck und gesetzlichen Restriktionen im Zusammenhang mit Einwanderung, Verwandtenehe und Sterilisation nieder. Als sich die Exzesse eines solchen Sozialdarwinismus deutlicher zeigten, wandten sich viele Wissenschaftler von dieser Bewegung ab. Vor allem Reed, der 1947 mit dem Begriff „Genetic Counseling" eine individuum- und familienzentrierte Beratung propagierte, war hier von Bedeutung. Zu Beginn der fünfziger Jahre stand diese Zentrierung auf das Individuum in engem Zusammenhang mit einem individuellen Idealismus hinsichtlich zukünftiger Generationen. Es wurde davon ausgegangen, daß sich die Individuen selbst im Sinne einer Prävention entscheiden. Genetische Beratung verstand sich nun zunehmend als Teilgebiet der Präventivmedizin. In größeren medizinischen Zentren wurden genetische Beratungsstellen eingerichtet. Das Erstellen einer exakten Diagnose sowie die Rolle des Arztes an Stelle des Naturwissenschaftlers als Berater bestimmten die Diskussion; die Beratung wurde durch die traditionelle Arzt-Patient-Beziehung geprägt. In den letzten Jahren rückt zunehmend eine Form der Hilfestellung in den Vordergrund, die die spezifische psychosoziale Situation der Klienten einbezieht. Ziel wird nun, den Klienten Hilfestellung zu geben, die es ihnen ermöglicht, eine Entscheidung zu treffen, die ihrer jeweiligen Situation angemessen ist, und zwar auch dann, wenn die Entscheidung nicht mit dem Ziel der Prävention übereinstimmt. Der Komplexität der Problematik, der Unterschiedlichkeit der Wertorientierungen, die zu je spezifischen Wertkonflikten führen können, wird hier Rechnung getragen.

So sind nach Hsia (1979) die Meinungen, Einstellungen und das Vorwissen der Klienten bei der Informationsvermittlung zu berücksichtigen. Griffin et al. (1976/77) verweisen auf den Aspekt der unterschiedlichen Wahrnehmung von Information in Abhängigkeit von Bildungsstand, Bedürfnissen und Erwartungen. Auch Silverberg u. Godmilow (1979) messen der Klärung von Bedürfnissen und Erwartungen besondere Bedeutung zu. Antley (1979 a, b) und vor allem Kessler (1979, 1984) betonen die Rolle von Gefühlen, z. B. Schuldgefühlen bei Eltern eines erkrankten Kindes. Von diesen Autoren wird überwiegend die Vorstellung vertreten, daß eine angemessene Informationsvermittlung nicht gelingen kann, solange solche psychologischen Aspekte unberücksichtigt bleiben. Katamnestische Untersuchungen, deren Ergebnisse häufig unbefriedigend ausgefallen waren, trugen zu dieser Sichtweise bei. Bislang wurde jedoch nur selten neben dem Ergebnis auch der Art und dem Verlauf des Entscheidungsprozesses der Klienten Bedeutung zugemessen (Lippman-Hand u. Fraser 1979 b, c).

Das komplexere, auch psychologische Gesichtspunkte einbeziehende Paradigma hat jedoch die beiden anderen Paradigmen nicht völlig abgelöst; nach Kessler (1980) reflektiert die genetische Beratung alle 3 Paradigmen. Dies führt zu einer Ambivalenz, z. T. auch Widersprüchlichkeit der vertretenen Zielvorstellungen. Ep-

stein (1979), der an der Erarbeitung der individuumzentrierten Definition der genetischen Beratung durch das Ad Hoc Committee on Genetic Counseling beteiligt
war, vermißt in dieser Definition neben den Aspekten der Diagnosestellung und
der Behandlung genetischer Krankheiten den Aspekt der Prävention. Zugleich begründet er jedoch, warum der Aspekt der Prävention im Vergleich zu früheren Definitionen unerwähnt blieb: Auch auf lange Sicht sei die Verhinderung aller oder zumindest der meisten genetisch bedingten Erkrankungen aus theoretischen oder
auch aus praktischen Gründen nicht realisierbar. Es sei zu bedenken, daß diejenigen, die unter einem Risiko stehen, eine genetische Erkrankung weiterzugeben, sich
nicht immer dazu veranlaßt sehen, deren Auftreten zu verhindern, insbesondere,
wenn es sich um eine relativ harmlose Erkrankung handelt. Darüber hinaus zieht
Epstein mögliche negative Folgen für diejenigen Eltern in Betracht, die sich im
Rahmen einer individuellen Prävention zu einem Schwangerschaftsabbruch nach
pränataler Diagnostik entschließen; es könnten, wie Blumberg et al. (1975) aufzeigten, schwere Depressionen und tiefgreifende Spannungen zwischen den Partnern
auftreten. Einen weiteren Grund für die geringer werdende Beachtung des Aspekts
der Prävention sieht Epstein schließlich darin, daß es in der genetischen Beratung
nicht nur um das Schicksal zukünftiger Kinder geht, sondern auch um bereits geborene betroffene Kinder sowie das Erleben und Verhalten der Eltern in dieser Situation.

Sorenson et al. (1981) gehen davon aus, daß sich die genetische Beratung unter
dem Druck verschiedenster Interessen, nicht nur der Klienten, sondern auch der
Vertreter der beteiligten Institutionen und der Gesellschaft entwickelte. Die zahlrei-
chen Definitionen genetischer Beratung gruppieren sie entsprechend dreier verschiedener Aufgabenbereiche: Die Aufgabe der Informationsvermittlung sei in allen Definitionen enthalten; relativ große Übereinstimmung bestehe auch hinsichtlich der Aufgabe, den Klienten zu ermöglichen, ihre Situation so zu durchdenken,
daß sie die ihnen vermittelte Information in einer konstruktiven Weise verwenden
können. Als ergänzende Aufgabe werde von vielen gesehen, den Klienten auch unter psychologischen und sozialen Gesichtspunkten Hilfestellung zu geben. Die
Übereinstimmung bestehe dabei eher hinsichtlich der sozialen als der psychologischen Aspekte. In ihrer groß angelegten Studie über die genetische Beratung in den
USA gehen Sorenson et al. davon aus, daß die Berater unterschiedliche Vorstellungen hinsichtlich der genetischen Beratung und ihrer eigenen Rolle vertreten und in
ihrem Beraterverhalten zum Ausdruck bringen. Dementsprechend bemühen sie
sich darum, diese Rollen und Zielvorstellungen der in der genetischen Beratung tä-
tigen Mitarbeiter durch Befragung zu erfassen. In Ergänzung hierzu wird auch die
Sicht der Klienten einbezogen, um prüfen zu können, inwieweit die genetische Beratung mit den Bedürfnissen der Klienten übereinstimmt. Mit dem Vergleich der
Übereinstimmung der von den Klienten gewünschten mit den in der Beratung be-
handelten Themen erweist sich diese Studie als klientenzentriert. Eher beiläufig
wird einführend auch die Bedeutung genetisch bedingter Erkrankungen für die öffentliche Gesundheit erwähnt, doch wird dieser Aspekt dann nicht weiter ausgeführt.

Die Befunde der von Sorenson et al. durchgeführten Befragung spiegeln eine
überwiegende Klientenzentriertheit und zugleich eine Ambivalenz der Zielvorstellungen wider: So sehen die meisten (82,5%) der befragten Berater als wichtigstes
Ziel der genetischen Beratung, den Individuen und ihren Familien zu helfen, mit ih-

ren genetischen Problemen fertigzuwerden. Ihnen beim Verständnis der medizinischen Fakten sowie auch der genannten Risiken behilflich zu sein, halten dabei über 90% der Befragten für sehr wichtig; und fast 90% der Befragten wollen, daß der Klient den genetischen Anteil an der Erkrankung und die Risiken für Verwandte erkennt. Zugleich sehen 75% der Berater die Beseitigung oder Minderung von Schuld- und Angstgefühlen bei den Klienten als wichtigstes Ziel der Beratung. Hilfestellung im Entscheidungsprozeß und Hilfe dabei, der Entscheidung entsprechend zu handeln, betrachten jeweils etwa die Hälfte der Berater als sehr wichtige Aufgabe.

Hinsichtlich präventiver und eugenischer Zielvorstellungen ergibt sich folgendes: Eine Verbesserung der Gesundheit der Gesellschaft halten 11% der Befragten für sehr bedeutsam und immerhin 62,5% für einigermaßen wichtig. Knapp 7% der Berater halten die Reduktion genetischer Erkrankungen in der Bevölkerung für ein wesentliches Ziel genetischer Beratung. Anhaltspunkte über die Umsetzung dieser Vorstellungen in der konkreten Beratung geben folgende Angaben der Berater: So informieren zwei Drittel der befragten Berater die Klienten darüber, was die meisten anderen Klienten in ihrer Situation getan haben; knapp 20% sprechen mit den Klienten darüber, was sie (die Berater) selbst in der konkreten Situation tun würden, und 13% geben einen direkten Rat.

Hier zeigt sich, daß die individuumzentrierten, auch psychosoziale Gesichtspunkte einbeziehenden Zielvorstellungen, die die Veröffentlichungen zur genetischen Beratung in den letzten Jahren in den USA prägen, in bestimmten Formulierungen auch von der Mehrzahl der in der konkreten Beratungsarbeit Stehenden geteilt werden. Zugleich wird jedoch bei der Befragung der einzelnen Berater ein größeres Spektrum der Zielvorstellungen deutlich. Welche der zum Teil gleichzeitig vertretenen Wert- und Zielvorstellungen in der konkreten Beratungssituation zum Tragen kommen und auf welche Weise dies geschieht, bleibt offen. Die Untersuchung von Sorenson et al. beschränkt sich bei der großen Zahl der einbezogenen Berater notwendigerweise auf deren Befragung. Informationen über deren konkretes Verhalten liegen nicht vor. Die wenigen bisher veröffentlichten Analysen des Verhaltens einzelner Berater zeigten zum einen weniger klienten- als inhaltsorientiertes (Kessler 1981; Kessler u. Jacopini 1982), zum anderen jedoch auch klientenzentriertes Verhalten des Beraters (Lippman-Hand u. Fraser 1979a).

1.1.2 Wandel der Zielvorstellungen in der Bundesrepublik Deutschland

Wir verzichten an dieser Stelle auf einen historischen Rückblick, der die Quellen des eugenischen Paradigmas im 19. Jahrhundert und die Umsetzung in wissenschaftliches und politisch-pragmatisches Handeln im 20. Jahrhundert beschreibt; eine fundierte historische Auseinandersetzung gibt Marten (1983), politisch pointierter und stärker auf die neuere Zeit orientiert Müller-Hill (1984). Wir beschränken uns auf die Darstellung des Wandels von Aufgaben und Zielen der genetischen Beratung nach 1945.

Den Befunden der Studien von Sorenson et al. vergleichbare Angaben über die Zielvorstellungen der Berater liegen bisher für die Bundesrepublik Deutschland nicht vor. Hier müssen wir uns vorerst beschränken auf allgemeiner gehaltene Aussagen führender Vertreter der Humangenetik, die sich für die Etablierung und Weiterentwicklung der genetischen Beratung einsetzten, auf Berichte über einzelne Beratungsstellen, insbesondere über vom Bundesministerium für Jugend, Familie und Gesundheit unterstützte Modellversuche zur genetischen Beratung, und nicht zuletzt auf Informationsmaterial genetischer Beratungsstellen für potentielle Klienten und Ärzte. Es läßt sich zeigen, daß der Gegensatz und die zum Teil noch bestehende Ambivalenz zwischen Individuumzentriertheit und Gesellschaftsorientiertheit auch (oder gerade) in diesen Materialien besonders prägnant aufscheinen.

Die Diskussion von Aufgaben und Zielen der genetischen Beratung in der Bundesrepublik Deutschland setzte zunächst nur zögernd in den fünfziger Jahren ein, und erst Ende der sechziger Jahre traten die Humangenetiker mit dem Angebot genetischer Beratung an die breite Öffentlichkeit. Diese zeitliche Verzögerung gegenüber der Entwicklung in den USA erscheint verständlich: Die nachwachsende Wissenschaftsgeneration hatte sich nicht nur mit dem eugenischen Paradigma, sondern mit dessen schlimmsten Folgen für den einzelnen und die Gesellschaft auseinanderzusetzen. Eugenische Überlegungen und Zielvorstellungen sind dabei zunächst nicht völlig verschwunden, sie haben sich jedoch in Charakter und Stellenwert gewandelt:

Wiederholt wird auf die geringe Effektivität eugenischer Maßnahmen verwiesen (Baitsch 1958, 1970; Penrose 1970; Moser 1983). Bedeutsam ist vor allem, daß der Einfluß individueller wie gesellschaftlicher, dem Wandel unterliegender Wertmaßstäbe bei der Beurteilung eugenischer Maßnahmen gesehen wird. Folgerichtig wird auf die Rolle ethischer Grundeinstellungen bei der Formulierung ärztlicher Ratschläge in der genetischen Beratung verwiesen (Baitsch 1958) und die Intensivierung des Dialogs innerhalb der Wissenschaft sowie mit politischen und religiösen Institutionen über die ethischen Normen und sozialen Konsequenzen humangenetischer Forschung gefordert (Baitsch 1970).

In der Monographie *Genetische Familienberatung*, mit der insbesondere die Ärzteschaft, jedoch auch die Öffentlichkeit, auf diesen Bereich aufmerksam gemacht wurde, findet sich eine individuumzentrierte Prävention als Zielvorstellung der genetischen Beratung: „Unser einziges gemeinsames Anliegen kann sein, durch Erbleiden bedingtes Unglück für den einzelnen und seine Familie zu verhüten" (Fuhrmann u. Vogel 1968, S. 87, 1982, S. 174). Auch zu Auswirkungen auf die Gesellschaft und zu eugenischen Gesichtspunkten wird Stellung genommen: So wird ergänzt, daß eine solche Beratung insofern auch „eugenisch" wirkt, als sie die Häufigkeit Erbkranker in der Familie und der Bevölkerung herabsetzt. Eugenik im engeren Sinne ziele jedoch auf Verminderung pathologisch veränderter Gene in der Bevölkerung überhaupt ab. Eine verantwortungsvolle Familienberatung könne jedoch auch das Gegenteil bewirken. Die Zielvorstellung der individuellen Prävention vertritt Vogel (1970) auch auf dem *Forum Philippinum* in Marburg, das wesentlich zur Weiterentwicklung der genetischen Beratung in der Bundesrepublik Deutschland beigetragen hat: Der Dienst am einzelnen und an der einzelnen Familie stehe ganz im Vordergrund. Die genetische Beratung sei darin ein Teil der prophylaktischen Individualmedizin. Zugleich wird jedoch darauf verwiesen, daß die Beratung auf das Ganze der Bevölkerung bezogen auf die Dauer nicht ganz unwirksam sei: In dem Maße, in dem sich humangenetische Kenntnisse unter den Ärzten verbreiteten, würden sie mehr und mehr Patienten entweder selbst richtig beraten oder aber zu den Beratungsstellen schicken. Auch in der Öffentlichkeit werde sich diese Möglichkeit immer mehr herumsprechen, und mit steigender Kenntnis biologischer Grundtatsachen würden mehr und mehr Menschen auf die Zeugung gefährdeter Kinder verzichten. Diese Möglichkeit des Verzichts werde dadurch erleichtert, daß es zunehmend einfacher werde, ungewollte Konzeptionen zu verhindern. Die Bereitschaft, einer Gefahr für die Kinder durch Konzeptionsverhütung auszuweichen, sei in der Bevölkerung sehr stark. Indessen verzichteten Eltern häufig auch in solchen Fällen auf weitere Kinder, in denen die Befürchtungen genetisch ganz unbegründet seien. Hier gehöre es zu den schönsten Aufgaben des beratenden Arztes, ungerechtfertigte Ängste zu zerstreuen.

Bereits in der 1. Auflage von 1968 finden sich bei Fuhrmann u. Vogel Ansätze einer individuumzentrierten Beratung, die auch psychologische Aspekte einbezieht. Wertorientierungen der Klienten, die von denen des Beraters abweichen, und die grundsätzliche Eigenverantwortlichkeit der Klienten hinsichtlich ihrer Entscheidung werden in Betracht gezogen: die eigentliche Entscheidung müsse den Beteiligten selbst überlassen werden. Zugleich wird darauf verwiesen, es liege im Wesen jeder Arzt-Patient-Beziehung, daß der Arzt Verantwortung für den Patienten übernimmt, daß er dessen Entscheidung beeinflußt und auch die Mitverantwortung trägt. In welchem Umfang das geschehe, hänge von der Person des Patienten und den Umständen ab. Die persönliche Situation des Patienten, seine Weltanschauung und seine religiösen Bindungen müßten hier ebenso berücksichtigt werden wie die naturwissenschaftlichen Grundlagen. Auch wird bereits auf die Möglichkeit schwerer Schuldgefühle verwiesen, die durch die Mitteilung, Überträger eines krankhaften Gens zu sein, ausgelöst werden können. Andererseits wird noch nicht grundsätzlich die Notwendigkeit aufgezeigt, daß bei der Informationsvermittlung Persönlichkeit und Situation der Klienten zu berücksichtigen sind, sondern lediglich, daß eine solche Rücksicht erforderlich sein könne. Auch entsteht der Eindruck, daß hier nicht nur den Informationen, sondern auch den Wertorientierungen des Arztes ein deutliches Übergewicht zugemessen wird. Daß die endgültige Entscheidung bei den Eltern liegt, der Arzt jedoch seiner Verantwortung nicht ausweichen darf, wird auch in der neuesten Auflage der Monographie (1982) vertreten. Der Einbezug der Persönlichkeit und Eigenverantwortlichkeit der Klienten kommt hier jedoch durch eine Ergänzung verstärkt zum Ausdruck: „Die Entscheidung sollte in jedem einzelnen Fall in einem offenen Dialog zwischen Arzt und Eltern erarbeitet werden" (Fuhrmann u. Vogel 1982, S. 176).

An der individuellen Familie und zugleich auch an der Gesellschaft orientierte Zielvorstellungen zeigen sich bei Lenz (1983): Ob ein Ehepaar auf Kinder verzichten solle, liege vorwiegend im Interesse der betroffenen Familie und könne nur von dieser selbst in freier Verantwortung entschieden werden. Unter den Möglichkeiten, die je nach Lage des Falles mit den Klienten in der genetischen Beratung diskutiert werden sollen, wird neben dem Verzicht auf Kinder, der Adoption, der heterologen Insemination und der Pränataldiagnose auch genannt: das Risiko zu akzeptieren. Darüber hinaus geht Lenz zum einen davon aus, daß die erreichbare Verminderung von Erbleiden für die Bevölkerung nicht wesentlich ins Gewicht fällt, zum anderen davon, daß sich eine humane und sinnvolle Eugenik aus dem Wachstum und der Ausbreitung humangenetischer Kenntnisse von selbst ergibt.

Auf die Gesellschaft bezogene präventive Zielvorstellungen vertritt Degenhardt

(1973). Als Ziel der genetischen Beratung wird die Verhinderung der Transmission aufgedeckter pathologischer Erbfaktoren durch gezielte Aufklärung der Klienten genannt und explizit darauf verwiesen, daß die Ziele der genetischen Vorsorge über die der individuellen genetischen Beratung hinausgehen. Vorbeugen erspare nicht nur dem einzelnen und seiner Familie Sorgen und Leid; auch der Staat werde in seinem Bemühen, moderne Rehabilitationszentren zu schaffen, finanziell entlastet, wenn sich jeder Bürger der Verantwortung für seine Gesundheit stärker bewußt sei. 1979 hebt Degenhardt im Zusammenhang mit der Problematik eines Schwangerschaftsabbruchs nach Amniozentese auf die individuelle Entscheidung ab, präventive Aspekte träten hier zurück. Hier handle es sich um eine echte Konfliktsituation im Sinne der christlichen Ethik, die sich nur durch die Gewissensentscheidung der betroffenen Eltern nach eingehender Beratung durch die zuständigen Ärzte und Seelsorger lösen lasse.

Wendt, der ganz wesentlich zur Institutionalisierung genetischer Beratung in der Bundesrepublik Deutschland beitrug, vertritt unter den Humangenetikern der Nachkriegsgeneration am ausgeprägtesten den Aspekt der Prävention; er befaßt sich überwiegend mit den Auswirkungen der genetischen Beratung auf die Gesellschaft. Hierbei mag das Anliegen eine Rolle gespielt haben, die verschiedensten öffentlichen Institutionen dafür zu gewinnen, in den Aufbau genetischer Beratungsstellen und der erforderlichen Laboratorien zu investieren und diese längerfristig zu tragen. In diese Richtung deuten auch die in Marburg angestellten Kosten-Nutzen-Überlegungen (Wendt 1976; v. Stackelberg 1980). Andererseits finden sich die auf die Gesellschaft bezogenen präventiven wie auch eugenischen Zielvorstellungen in den Veröffentlichungen Wendts so durchgehend, daß es sich wohl kaum nur um taktische Argumentationen handeln kann. Einige Beispiele mögen dies verdeutlichen: Da auch in der Zukunft keine Chancen bestünden, alle Behinderten lebenslang optimal zu betreuen, sei Vorbeugung zwingend notwendig. Eine umfassend angebotene genetische Diagnostik und Beratung könne im Rahmen einer solchen Vorbeugung einen Teil derjenigen Behinderungen, die eine genetische Ursache haben, künftig verhindern „und so die Belastung für unsere Gesellschaft lindern helfen" (Wendt 1975, S. 163). Alle Menschen sollten vor der Eheschließung oder vor der Zeugung von Kindern sich selbst, gegebenenfalls ihrem Arzt – und falls erforderlich – über diesen einem Humangenetiker die Frage stellen, ob sich bezüglich der Gesundheit ihrer Kinder ein über dem Bevölkerungsdurchschnitt liegendes Risiko erkennen lasse. Er erwartet schließlich eine positive Auswirkung auf die Erbgesundheit künftiger Generationen, wenn es der genetischen Prävention gelingt, den Anteil der Kinder mit genetisch bedingten Behinderungen und Krankheiten in den nächsten Jahren zu verringern.

Eugenische Zielvorstellungen werden unseres Erachtens vor allem in folgendem Zitat deutlich: „Wenn unsere Gesellschaft sich nicht rasch entschließt, genetische Überlegungen in ihre Familienplanung einzubeziehen, wenn wir nicht eine wirksame Aufklärung über dieses Gebiet heute in die Wege leiten, und wenn nicht sofort ausreichend genetische Beratungsstellen eingerichtet werden, dann könnten diejenigen letztlich Recht behalten, die – wie Hans Nachtsheim – meinen, ein Zwang zur Erbgesundheit müsse in wenigen Generationen genauso selbstverständlich sein wie heute der Impfzwang" (Wendt 1975, S. 182). In der mit dem Preis der Cornelius-Helferich-Stiftung 1978 ausgezeichneten Arbeit Wendts *Die Zahl der Behinderten nimmt zu* findet sich schließlich eine Aussage, auf die sich u. a. die Kritik an und Bedenken gegenüber der genetischen Beratung beziehen (vgl. Kap. 2): „Die gegenwärtige Situation der Behindertenhilfe läßt sich vergleichen mit der Situation eines Menschen, der sich mit wachsendem Eifer bemüht, das Wasser aus seinem Keller zu schöpfen, der aber überhaupt nicht daran denkt, zugleich die defekte Wasserleitung, so gut das geht, zu verstopfen. Aus dieser defekten Wasserleitung kommt der tägliche Zustrom an Kindern, die mit einer Behinderung geboren werden. Man kann doch nicht vernünftig bezweifeln, daß eine Drosselung der Zahl Neugeborener mit einem genetischen Defekt oder einer exogenen Behinderung unser Problem höchst wirksam an seinem Ursprung angehen würde" (Wendt 1978, S.6). Der Aspekt, durch genetische Beratung könne der „tägliche Zustrom" behinderter Neugeborener mit einer genetischen Krankheit wirksam reduziert werden, wird auch im Bericht über den Modellversuch der genetischen Beratung in Marburg angesprochen (Wendt 1979). Dort finden sich andererseits auch erste Ansätze, die individuelle Hilfestellung in die Zielvorstellungen einzubeziehen; sie werden jedoch immer wieder unter die gesellschaftlich orientierte Prävention subsummiert: Ziel der genetischen Beratung müsse sein, allen Familien alle derzeit möglichen Hilfen zur Vermeidung der Geburt eines aus genetischen Gründen kranken Kindes anzubieten und damit zugleich die oft verständlichen aber unbegründeten Sorgen um die Gesundheit gewünschter Kinder zu zerstreuen. Genetische Prävention solle in erster Linie über genetische Diagnostik und Beratung betrieben werden. Auf der einen Seite wird darauf verwiesen, daß genetische Beratung nur Entscheidungshilfen geben kann, die Betroffenen selbst entscheiden müßten, andererseits aber auch darauf, daß die Formulierung und Gewichtung des in jedem Falle auch schriftlich erteilten ärztlichen Rates von größter Bedeutung für diese Entscheidung sei. Person und Situation des Klienten werden insofern berücksichtigt, als gefordert wird, der Berater müsse in gründlichen Gesprächen herausfinden, wie der Ratsuchende auf die „notwendige Empfehlung" reagieren werde. Die Gesamtsituation der Klienten müsse wesentlichen Einfluß auf die abschließende Aussage haben. Es zeigt sich, daß die Rolle des Arztes, das (Über)gewicht seiner Sichtweise und seiner Einschätzung der Situation von Wendt sehr viel deutlicher als von Fuhrmann u. Vogel hervorgehoben wird. In einer neueren Arbeit werden schließlich die Interessen der Klienten zur Begründung der Notwendigkeit der genetischen Beratung herangezogen: Heute erwarteten viele Familien von ihrem Arzt, daß er sie schon vor der Zeugung auf erkennbare Risiken für die Gesundheit künftiger Kinder hinweise. Habe die Familie bereits ein krankes Kind, dann erwarte sie eine klare Auskunft zur Wiederholungswahrscheinlichkeit (Wendt 1984). In dieser Äußerung zeigt sich zwar eine Entwicklung zu stärkerer Orientierung an den Klienten, doch bleibt diese weiterhin deutlich auf Prävention bezogen.

Während der Aspekt der individuellen Hilfestellung unter Einbezug psychosozialer Gesichtspunkte bei den Arbeiten Wendts deutlich im Hintergrund steht, zeigt sich im Zusammenhang mit Kosten-Nutzen-Analysen, die eine Orientierung an den gesellschaftlichen Interessen erwarten lassen, eine deutliche Ambivalenz zwischen Individuumzentriertheit und Gesellschaftsbezogenheit (Flatz 1978; Passarge u. Rüdiger 1979; v. Stackelberg 1980). In allen 3 Arbeiten wird die Notwendigkeit gesehen, eine Kosten-Nutzen-Analyse in diesem Bereich zu begründen, und es wird von Passarge und Rüdiger betont, daß Kosten-Nutzen-Erwägungen allein niemals den

Wert einer ärztlichen Hilfe bestimmen könnten. Entscheidend bleibe das Ausmaß und die Qualität der ärztlichen Tätigkeit für die einzelne betroffene Familie.

Während sich die Analysen von Flatz sowie von Passarge u. Rüdiger auf die Amniozentese bei Müttern mit erhöhtem Alter beschränken, befaßt sich die wirtschaftswissenschaftliche Dissertation von v. Stackelberg sowohl mit der Effektivität als auch der Effizienz der gesamten genetischen Beratung. Hierbei werden neben Angaben aus der Literatur vor allem Befunde der genetischen Beratung in Marburg in die Berechnungen einbezogen. Während die Effektivität an den Zielen des Programms der genetischen Beratung gemessen wird, soll mit dem Aspekt der Effizienz die „Ökonomie der Prävention" bestimmt werden. Es soll geprüft werden, ob über eine Verhütung von Behandlungsfällen eine Entlastung der Familien und der Gesellschaft bei Ausgaben für Therapie und Rehabilitation erreicht werden kann. Selbst zusätzliche Erwerbseinkommen von Betreuungspersonen (die dann nicht zur Betreuung gebraucht würden) sowie das Einkommen zusätzlich geborener Kinder (auf die ohne genetische Beratung verzichtet worden wäre) werden hier als Investition in produktives Humanvermögen einbezogen.

Der Stellenwert einer solchen Effizienzanalyse besteht nach v. Stackelberg darin, den verantwortlichen Planungs- und Entscheidungsträgern einen möglichst genauen Einblick in die finanziellen Konsequenzen ihrer Investitionsentscheidung zu vermitteln. Das Ergebnis einer Effizienzanalyse bedeute für sich allein genommen nicht, daß ein Programm durchgeführt werden soll oder nicht. Erst wenn im Rahmen der Effektivitätsanalyse geklärt worden sei, welche Erfolge ein Programm zur Verhütung von Behinderungen in der Vergangenheit erzielt hat, könnten Effizienzüberlegungen als weitere Entscheidungskriterien bei der unumgänglichen Wahl zwischen alternativen Einsatzmöglichkeiten der knappen Ressourcen herangezogen werden.

In dieser Untersuchung zeigt sich die Ambivalenz der zugrundeliegenden Zielvorstellungen u. a. darin, daß sich die Effektivitätsanalyse explizit an der klientenzentrierten Definition des Ad Hoc Committees (1975) orientiert, in welcher der Aspekt der Prävention nicht aufscheint. Statt dessen geht es in dieser Definition um die Berücksichtigung auch der individuellen Gegebenheiten und Vorstellungen der Familie mit dem Ziel der Hilfestellung zu einer selbstverantwortlichen Entscheidung der Klienten. An anderer Stelle wird dagegen die Verhütung von Erbkrankheiten als wichtigste Aufgabe genetischer Beratung bezeichnet.

Während in den Veröffentlichungen über den Modellversuch in Marburg insgesamt die gesellschaftsbezogenen Auswirkungen der genetischen Beratung hervorgehoben werden, finden wir in den Berichten über den Modellversuch in Frankfurt (BfJFG 1979) kaum Anhaltspunkte über die dort verfolgten Zielvorstellungen. Immerhin wird darauf verwiesen, daß die genetische „Sprechstunde" der effektiven Anwendung von Erkenntnissen über die Ätiologie genetisch bedingter und anderer angeborener Entwicklungsstörungen in der klinischen Diagnostik und in der Gesundheitsvorsorge diene (Grubisic 1979). Dies verweist auf eine präventive Orientierung, wie sie schon früher bei Degenhardt (1973) zum Ausdruck kommt.

Im Bericht über den Modellversuch in Heidelberg rückt die familienzentrierte Prävention in den Vordergrund: „Die genetische Beratung will individuellen Familien mit einer möglicherweise genetischen Belastung Auskunft geben in der Frage, ob für Nachkommen tatsächlich ein erhöhtes genetisches Risiko besteht. Sie will weder Zwangsmaßnahmen noch Methoden zur ‚Verbesserung des Erbgutes' in der Bevölkerung zur Anwendung bringen. Ihr Hauptanliegen ist die verständliche Information von Ratsuchenden über ein voraussagbares spezifisches Risiko und das Aufzeigen von Hilfen, durch die die Geburt eines aus genetischen Gründen erkrankten Kindes verhindert werden kann. Genetische Beratung kann auch dazu beitragen, unbegründete Bedenken gegen eine Schwangerschaft auszuräumen und Angstfaktoren abzubauen" (Cremer et al. 1983, S. 1–2). Eugenische Zielvorstellungen werden hier explizit zurückgewiesen, gesellschaftsbezogene Prävention wird nicht erwähnt. Es besteht somit eine Übereinstimmung mit der von Vogel, dem Leiter des Instituts für Anthropologie und Humangenetik in Heidelberg, bereits früher vertretenen Sicht (Fuhrmann u. Vogel 1968, 1982). Die Betonung des Aspekts der gemeinsamen Erarbeitung der Entscheidung, die Berücksichtigung der persönlichen Situation und der Wertorientierungen der Klienten finden wir bei Schroeder-Kurth (1982), die ebenfalls dem Heidelberger Institut angehört: Genetische Beratung wolle Orientierungshilfe geben, so daß die Ratsuchenden – versehen mit bestmöglichen Informationen – Entscheidungen für sich und ihre Familie fällen können. Zu welcher individuellen Entscheidung die Ratsuchenden sich entschließen, solle ihnen ohne Auferlegung von Zwängen freigestellt bleiben. Es gehe darum, im individuellen Einzelfall Entscheidungshilfen für die Ratsuchenden zu erarbeiten.

Wir selbst halten eine fachlich fundierte und zugleich die persönliche Situation der Klienten berücksichtigende Informationsvermittlung für eine wesentliche Aufgabe der genetischen Beratung mit dem Ziel, den Klienten eine selbstverantwortliche Entscheidung, die sie verstehen und zu der sie auch längerfristig stehen können, zu ermöglichen.

Die Berücksichtigung der persönlichen Situation, der Erwartungen, des Vorwissens, der Sichtweisen einschließlich der Wertorientierungen der Klienten führt u. E. zu einer Erweiterung der Informationsvermittlung, zu einem komplexen Informationsaustausch. Die Hilfestellung des Beraters schließt dabei nicht notwendigerweise eine gemeinsame Erarbeitung und Findung der Entscheidung in der Beratung selbst ein, sie stellt eher eine Vorbereitung bzw. einen Teil des Entscheidungsprozesses der Klienten dar (Reif u. Baitsch 1985). Auf unser eigenes Konzept genetischer Beratung gehen wir in Kap. 4 näher ein. Hier soll jedoch bereits auf folgendes verwiesen werden: Aufgrund der von uns vertretenen Orientierung auf die Hilfestellung für eine selbstverantwortliche Entscheidung bezeichnen wir diejenigen, denen die Hilfestellung angeboten und von denen sie wahrgenommen wird, als Klienten. In früheren Publikationen finden wir – basierend auf einem Konzept der traditionellen Arzt-Patient-Beziehung – die Verwendung des Begriffs Patient. Da die Klienten der genetischen Beratung häufig nicht selbst erkrankt sind, und vor allem, da in der genetischen Beratung keine Therapie erfolgt, wenn auch gegebenenfalls über Therapiemöglichkeiten gesprochen wird und solche vermittelt werden, führen wir diese Bezeichnung nicht weiter. Den Begriff „Klienten" ziehen wir auch dem in deutschsprachigen Publikationen zur genetischen Beratung weit verbreiteten Begriff „Ratsuchende" vor, da die Aspekte des Ratsuchens und Ratgebens die Bedeutung, die ihnen im Rahmen präventiver Zielvorstellungen zukam, im Hinblick auf eine selbstverantwortliche Entscheidung verlieren.

Zusammenfassend läßt sich feststellen, daß im Verlauf der letzten Jahre auch in der Bundesrepublik Deutschland ein Trend dahingehend entstanden ist, eugenische Zielsetzungen weitgehend zurückzustellen zugunsten individuumzentrierter Vorstellungen, wobei zunehmend auch psychosoziale Gesichtspunkte Berücksichtigung finden. Diese Tendenz schlägt sich in den im Rahmen der Öffentlichkeitsarbeit erstellten Faltblättern der Beratungsstellen in Bonn, Göttingen und Ulm nieder. Danach wird in Göttingen genetische Beratung als Kommunikationsprozeß verstanden, der sich mit medizinischen und menschlichen Problemen in Verbindung mit dem Wiederholungsrisiko einer genetischen Erkrankung in einer Familie beschäftigt (vgl. auch Engel u. Langenbeck 1984). Im Faltblatt der Genetischen Beratungsstelle Ulm wird genetische Beratung als ein Angebot an alle diejenigen dargestellt, die sich besorgt fragen, ob sie Kinder mit erblich bedingten Erkrankungen bekommen könnten. Wenn tatsächlich solche Risiken bestehen, so will die genetische Beratung helfen, deren Bedeutung zu verstehen und richtig einzuschätzen. Auch wird darauf verwiesen, daß die Beratungsstelle Informationen vermitteln und Hilfestellung bei der Auseinandersetzung mit den gegebenen Entscheidungsmöglichkeiten leisten kann, sowie, daß eventuell mögliche Untersuchungen angesprochen werden (vgl. auch Reif u. Wolf 1985). Das ebenfalls auf die individuelle Hilfestellung ausgerichtete Beratungsangebot in Bonn geht noch darüber hinaus: Es werden auch andere Beratungsstellen und Experten einbezogen und die ethischen Implikationen des Beratungsangebotes problematisiert (vgl. Eibach 1985).

Die Bedeutung der Orientierung am Individuum und die Problematik ambivalenter Zielvorstellungen verschärft sich durch die Entwicklung der pränatalen Diagnostik und die durch den Gesetzgeber geschaffene Möglichkeit, in spezifischen Situationen eine Schwangerschaft ohne Strafandrohung abzubrechen. Konnten zuvor nur Risiken in Gestalt von Wahrscheinlichkeitsangaben genannt werden, wird nun zunehmend für bestimmte Erkrankungen möglich, bereits während der Schwangerschaft mit an Sicherheit grenzender Wahrscheinlichkeit festzustellen, ob das Ungeborene davon betroffen ist. Da – zumindest bislang – nur in wenigen Fällen Behandlungsmöglichkeiten bestehen und Heilungsmöglichkeiten fehlen, können die Eltern in den Entscheidungskonflikt geraten, entweder das Kind mit seiner Behinderung/Erkrankung auszutragen oder die Schwangerschaft abzubrechen. Rechtlich gesehen ist der Abbruch der Schwangerschaft durch einen Arzt nach § 218 nicht strafbar, wenn die Schwangere einwilligt und der Abbruch unter Berücksichtigung der gegenwärtigen und zukünftigen Lebensverhältnisse der Schwangeren nach ärztlicher Erkenntnis angezeigt ist, um eine Gefahr für das Leben oder die Gefahr einer schwerwiegenden Beeinträchtigung des körperlichen oder seelischen Gesundheitszustandes der Schwangeren abzuwenden und diese Gefahr nicht auf eine andere für sie zumutbare Weise abgewendet werden kann. Dies kann der Fall sein, wenn nach ärztlicher Erkenntnis dringende Gründe für die Annahme sprechen, daß das Kind infolge einer Erbanlage oder schädlicher Einflüsse vor der Geburt an einer nicht zu behebenden Schädigung seines Gesundheitszustandes leiden würde, die so schwer wiegt, daß von der Schwangeren die Fortsetzung der Schwangerschaft nicht verlangt werden kann.

Diese Legalisierung eines Schwangerschaftsabbruchs bedeutet nicht notwendigerweise, daß ein solcher Schwangerschaftsabbruch auch den Wertorientierungen und Zielen der Eltern entspricht. Nicht zuletzt können die Wertorientierungen des jeweiligen genetischen Beraters wie auch der beteiligten Gynäkologen sowohl grundsätzlich als auch im Einzelfall gegen den Abbruch stehen. Auch und gerade in diesen oft sehr schwerwiegenden Konfliktsituationen bei einander widerstreitenden Werten und Zielen geht es daher immer wieder um die Frage der persönlichen nicht übertragbaren Entscheidung, um die Frage einer eindeutigen Orientierung am Individuum bzw. der einzelnen Familie. Die Komplexität des Geschehens wird in aller Schärfe deutlich: Betroffen sind bei einer solchen Entscheidung nicht nur die Mutter, der Vater und das Ungeborene; auch der Berater und der den Schwangerschaftsabbruch durchführende bzw. durchführensollende Gynäkologe sind sowohl als Individuen als auch in ihrer beruflichen, institutionellen und gesellschaftlichen Rolle in die Konflikte einbezogen. Und letztlich muß bedacht werden, daß durch die Summe der je einzelnen individuellen Entscheidungen längerfristig gesehen ein Wandel gesellschaftlicher Wertorientierungen nicht ausgeschlossen werden kann. Fragen dieser Art werden in den letzten Jahren zunehmend diskutiert (vgl. u. a. Boland et al. 1981). Während die Entscheidungsfreiheit hinsichtlich weiterer Kinder auch bei gegebenen Risiken überwiegend dem einzelnen zugebilligt wird, werden im Zusammenhang mit einem Schwangerschaftsabbruch Grenzen dieser Entscheidungsfreiheit gesehen.

Mit der Problematik, wann und unter welchen Gesichtspunkten der Entscheidungsfreiraum der Mutter bzw. der Eltern eingeschränkt ist, ob also neben die Orientierung am Individuum weitere Orientierungen treten können oder sollen, setzen wir uns in Kap. 2 näher auseinander. Zunächst soll im folgenden aufgezeigt werden, welche Möglichkeiten einschließlich der medizinisch-genetischen Voraussetzungen für eine individuumorientierte genetische Beratung bestehen.

1.2 Möglichkeiten der genetischen Beratung, Hilfestellung für eine selbstverantwortliche Entscheidung zu geben

Ausgehend von dem Ziel der genetischen Beratung, der individuellen Familie Hilfestellung im Entscheidungsprozeß hinsichtlich (weiterer) Kinder zu geben, stellen sich folgende grundsätzliche Fragen: Kann die genetische Beratung dies leisten? Auf welche Weise kann sie dies tun?

Der Rahmen der Möglichkeiten wird dadurch abgesteckt, daß sich die genetische Beratung als Angebot an diejenigen versteht,
- die selbst von einer erblich bedingten Erkrankung betroffen sind bzw. bei denen eine erblich bedingte Erkrankung vermutet wird;
- deren Kind(er) von einer erblich bedingten Erkrankung betroffen ist (sind);
- in deren näherer Verwandtschaft erblich bedingte Erkrankungen aufgetreten sind oder vermutet werden;
- die mit ihrem Partner blutsverwandt sind;
- bei denen mehr als eine ungeklärte Fehlgeburt aufgetreten ist;
- bei denen vor Eintritt einer Schwangerschaft eine Strahlenbehandlung oder die Einnahme erbgutverändernder Medikamente erfolgte;
- die aufgrund ihres Alters Fragen zu vorgeburtlichen Untersuchungen haben.

Die Möglichkeiten der genetischen Beratung bestehen zunächst in der Vermittlung von Informationen. Dies ist ein unverzichtbarer Bestandteil jeglichen genetischen

Beratungsgesprächs, und zwar sowohl als Antwort auf entsprechende Fragen der Klienten, jedoch auch in Form des Aufmerksammachens auf Aspekte, die die Klienten nicht von sich aus sehen oder bereits von anderer Seite (behandelnde Ärzte, Bezugspersonen, Medien) erfuhren. Diese Informationen beziehen sich auf die Diagnose, die Ätiologie, Wiederholungsrisiken, die mögliche Ausprägung der Behinderung/Erkrankung, die Prognose, Therapiemöglichkeiten, die Möglichkeiten und Grenzen sowie die Risiken der Pränataldiagnostik. Auch wenn die Diagnose bereits eindeutig feststeht, fehlt den Klienten noch häufig Information über die diagnostizierte Erkrankung. Die Humangenetik trägt auch selbst zur Diagnose bei, z. B. durch Chromosomenanalysen, oder es werden vom Humangenetiker, falls erforderlich, weitere diagnostische Abklärungen durch Fachleute veranlaßt. Hinsichtlich der Ätiologie geht es insbesondere um den Aspekt einer genetischen (Mit)bedingtheit, um die infragekommenden Vererbungsmechanismen und die möglichen spezifischen Risiken hieraus ableiten zu können.

Bei hinreichend geklärter Diagnose einer Erkrankung, die einem dominanten, einem rezessiven oder auch einem geschlechtsgebundenen Erbgang zugeordnet werden kann, sind in der Regel präzise Aussagen über das spezifische Wiederholungsrisiko möglich. Ist bei einem dominanten oder einem geschlechtsgebundenen Erbgang der Genotyp unbekannt, werden komplexe Stammbaumanalysen notwendig. Auch wurde ein mathematisches Verfahren entwickelt, das die Berechnung eines Schätzwertes für das Wiederholungsrisiko ermöglicht. Liegt eine multifaktoriell bedingte Erkrankung vor, können empirisch ermittelte Risikowerte herangezogen und auch hier ein mathematisches Verfahren zur Abschätzung des Risikos genutzt werden (vgl. u. a. Moser 1980). Je weniger eindeutig das Krankheitsbild und der Erbgang, um so unsicherer ist die Aussage über mögliche Risiken.

Für eine zunehmende Zahl von Erkrankungen braucht sich die genetische Beratung nicht mehr auf Risikoangaben zu beschränken: So kann bei bestimmten rezessiv vererbten Erkrankungen anhand von Heterozygotentests ermittelt werden, ob jemand mit einem Risiko, Überträger dieser Erkrankung zu sein, tatsächlich Überträger ist und damit spezifische Risiken für seine Kinder gegeben sind. Präsymptomatische Tests erlangen zunehmend Gewicht, mit deren Hilfe Risikopersonen erfahren können, ob sie Träger eines spezifischen Gens sind. Wie sich am Beispiel der dominant erblichen Huntington-Chorea aufzeigen läßt, wird im Gegensatz zu den Heterozygotentests nicht nur geklärt, ob eine Überträgerschaft vorliegt und damit ein spezifisches Risiko für Kinder, sondern zugleich auch, ob derjenige, der sich dem Test unterzieht, selbst erkranken wird. Direkt auf das möglicherweise betroffene Kind bezogen sind die verschiedenen Methoden der Pränataldiagnostik. Diesen kommt daher besondere Bedeutung zu, bislang vor allem der Analyse des durch Amniozentese gewonnenen Fruchtwassers. Diese Analyse erfolgt im Hinblick auf Chromosomenstörungen, bestimmte Stoffwechselerkrankungen sowie neurale Verschlußstörungen. Schon jetzt ist für die nahe Zukunft abzusehen, daß der Nachweis einzelner defekter Gene zunehmend möglich sein und sich damit das Spektrum der diagnostischen Möglichkeiten quantitativ und qualitativ ausweiten wird.

Ein wesentlicher Beweggrund für die Entwicklung und Anwendung der Amniozentese besteht darin, mit Hilfe dieser Methode auch solchen Eltern die Erfüllung ihres Kinderwunsches zu ermöglichen, die sonst aufgrund eines bestehenden Risikos auf Kinder verzichtet hätten. Wird jedoch bei der Pränataldiagnose zum Beispiel eine Chromosomenaberration entdeckt, können keine ursächlichen Therapiemöglichkeiten angeboten werden. Auch Aussagen über die Ausprägung der Behinderung und die Prognose, denen insbesondere bei Verschlußstörungen des Neuralrohrs besondere Bedeutung zukommt, sind nur beschränkt möglich.

Über die Erfahrungen mit der Pränataldiagnose in der Bundesrepublik Deutschland liegt im Zusammenhang mit dem Schwerpunktprogramm der Deutschen Forschungsgemeinschaft *Pränatale Diagnostik genetischer Defekte* ausführliches Datenmaterial vor. Eine Zusammenfassung findet sich bei Fuhrmann (1981), aus der wir folgendes herausgreifen: Die Pränataldiagnostik aus dem Fruchtwasser nach Amniozentese wird als aufwendig und invasiv dargestellt, die nur dann indiziert ist, wenn ein begründeter Verdacht auf ein erhöhtes Risiko für eine auf diese Weise erfaßbare schwerwiegende Schädigung des Ungeborenen besteht. Die Methode erfordert neben der technischen Ausstattung eine spezielle Ausbildung und Erfahrung des Gynäkologen sowie der beteiligten Humangenetiker, Zytogenetiker und Biochemiker. Als allgemeine Hinweise auf Indikationen zur Pränataldiagnostik durch Amniozentese werden genannt: Das Alter der Eltern (hinsichtlich des Alters der Mutter höchste Priorität im Alter von 38 Jahren und darüber; Angebot ab dem 35. Lebensjahr; hinsichtlich des Alters des Vaters: Berücksichtigung ab einem Alter von 55 Jahren; das Alter des Vaters allein ist jedoch selten eine Indikation zur pränatalen Diagnostik); Wiederholungsrisiko für eine Chromosomenaberration; die Mutter ist Trägerin eines Gens einer geschlechtsgebunden vererbten Erkrankung; ein erhöhtes Risiko für Neuralrohrdefekte; Verdacht auf Stoffwechselkrankheiten des Feten. Hinsichtlich der Belastung der Schwangeren mit ionisierenden Strahlen kurz vor der Konzeption sowie eine der Konzeption unmittelbar vorausgehende Behandlung eines der Partner mit Zytostatika bestehen unterschiedliche Auffassungen darüber, ob dies eine Indikation für die Pränataldiagnostik darstellt. Die Notwendigkeit, die Indikation im Einzelfall im Rahmen der genetischen Beratung zu stellen, wird insbesondere im Zusammenhang mit der sogenannten „psychischen" Indikation gefordert, die nur mit größter Zurückhaltung anzuerkennen sei. Als Beispiel wird angeführt, daß das Auftreten einer Chromosomenanomalie in der Familie ein Grund zur Besorgnis sein, diese Sorge jedoch durch eine Chromosomenanalyse bei dem mutmaßlich betroffenen Elternteil ausgeräumt werden könne. Die Diskussion der Indikationen setzt sich bis heute fort, wie insbesondere im Zusammenhang mit dem Alter des Vaters deutlich wird (Flatz u. Miller 1985; Vogel, im Druck a, b).

Im Hinblick auf die erforderliche Fruchtwassermenge und die Zellzahl im Fruchtwasser ist die 16. und 17. Schwangerschaftswoche der günstigste Termin für die Amniozentese. Eine ernste Gefährdung der Mutter tritt durch die Amniozentese sehr selten auf. Die relativ größere Gefahr der Amniozentese besteht in der möglichen Auslösung einer Fehlgeburt; das Risiko hierfür liegt in einer Größenordnung um 1% in Abhängigkeit von den technischen Voraussetzungen und der Erfahrung des die Amniozentese durchführenden Gynäkologen. Murken u. Stengel-Rutkowski (1982) berichten von einer Variation der Abortrate zwischen verschiedenen Arbeitsgruppen von 0–3,7%. Die Treffsicherheit der Chromosomenanalyse aus dem Fruchtwasser wird bei Fuhrmann (1981) mit 99,5% angegeben. Die Sicherheit der Diagnostik biochemischer Störungen, die zum Zeitpunkt des Ergebnisberichtes des Schwerpunktprogramms bei etwa 60 Stoffwechselkrankheiten möglich ist, hängt von der jeweiligen Störung und der Exaktheit der Vordiagnostik ab. Die α-Fetoproteinbestimmung gestattet, eventuell kombiniert mit anderen Methoden, die Erkennung der Mehrzahl aller dorsalen Verschlußstörungen des Neuralrohrs vom Typ der Spina bifida oder der Anenzephalie. Auch bei großer Erfahrung und Sorgfalt sind jedoch nicht alle derartigen Fehlbildungen erkennbar.

Neben der Chromosomendiagnostik und der α-Fetoproteinkonzentrationsbestimmung im Fruchtwasser infolge einer Amniozentese bestehen als weitere Möglichkeiten der pränatalen Diagnostik die Ultraschalluntersuchung sowie die Fetoskopie. Moderne Ultraschallgeräte ermöglichen neben der Erkennung von Zwillingsschwangerschaften und einer frühen Diagnose der Anenzephalie die Diagnostik zahlreicher weiterer Fehlbildungen wie des Hydrozephalus, der Spina bifida sowie Skelettfehlbildungen. In einzelnen Fällen konnten auch Fehlbildungen des Herzens und des Abdomens, periphere Tumoren und Fehlbildungen der Nieren und der Harnwege festgestellt werden. Die Ergebnisse hängen auch hier von der Erfahrung der Untersucher und dem technischen Stand der verfügbaren Geräte ab. Über die Treffsicherheit dieser Methoden können noch keine verbindlichen Aussagen gemacht werden. Nachteilige Auswirkungen des Ultraschalls in den zur Diagnose verwendeten Frequenzen und Dosen müssen nicht befürchtet werden.

Bei der Fetoskopie kann der Fetus mit Hilfe einer Linsen- oder Glasfaseroptik unmittelbar betrachtet werden. Diese Methode eignet sich somit zur Diagnose oder zum Ausschluß von äußerlich erkennbaren Fehlbildungen. Auch dieses Vorgehen ist noch in der Entwicklung begriffen; die Treffsicherheit hängt vor allem von der Erfahrung des Untersuchers ab. Die Fetoskopie kann die Ultraschalluntersuchung ergänzen, der jedoch als nichtinvasiver Methode zunächst der Vorzug zu geben ist. Eine Besonderheit der Fetoskopie liegt darin, daß die Entnahme von fetalem Blut möglich ist. In Einzelfällen wurde auch die Biopsie von Haut- und Muskelgewebe durchgeführt. Die Fetoskopie ist mit einer größeren Gefahr für die Auslösung von Fehlgeburten und für Fruchtwasserverlust mit einer Frühgeburt verbunden. Die Anwendung dieser Methode solle daher vorerst auf wenige Zentren mit besonderer Erfahrung beschränkt bleiben und nur nach strenger Indikationsstellung angewendet werden.

Seit diesen von Fuhrmann (1981) berichteten Ergebnissen des Schwerpunktprogrammes *Pränatale Diagnostik genetischer Defekte* haben sich nicht nur die Erfahrungen im Umgang mit den beschriebenen Methoden erweitert und die Diskussion der Indikationen fortgesetzt, es rückten auch neue Methoden in den Blickpunkt:

Daß die Diagnose nach Amniozentese nicht vor der 18.–20. Schwangerschaftswoche vorliegt, stellt ein besonderes Problem dar. Ein Schwangerschaftsabbruch bei Nachweis einer schweren Schädigung des Feten zu diesem späten Zeitpunkt ist für die Schwangere physisch und psychisch sehr belastend. Es kommt hinzu, daß Schwangerschaftsabbrüche in der 20.–22. Schwangerschaftswoche dem Termin sehr nahe rücken, zu dem dank der Fortschritte in der Neonatologie alles unternommen wird, das Leben der zu früh geborenen Kinder zu erhalten (vgl. u. a. Hepp 1981; Schröter 1983). Diese Probleme scheinen sich zu lösen mit den Möglichkeiten, die die Chorionbiopsie im 1. Trimenon bietet. Die Diagnostik wird hierbei nach Kurzkultur aus Chorionzotten durchgeführt. Die Methode befindet sich noch in der Phase der Erprobung. Bei der folgenden Beschreibung stützen wir uns auf ein

Informationsblatt des Zentrums für Gynäkologie und Geburtshilfe und der Abteilung für Klinische Genetik der Universität Ulm, das im November 1984 an alle niedergelassenen Gynäkologen des Ulmer Einzugsbereiches verschickt wurde.

Die Chorionbiopsie wird durch transzervikale Aspiration von Choriongewebe in der 8.–11. Schwangerschaftswoche gewonnen; die Gewebeentnahme erfolgt ambulant in der Frauenklinik. Ähnlich wie bei der Amniozentese sollte einen Tag nach dem Eingriff und ca. eine Woche später die Intaktheit der Gravidität kontrolliert werden.

Der Chromosomenbefund liegt gewöhnlich innerhalb einer Woche vor. Die Anzucht des Choriongewebes und die Chromosomenpräparation haben allerdings noch nicht den bei der Amniozentese gegebenen Standard erreicht. Es muß zunächst noch damit gerechnet werden, daß die zytogenetische Untersuchung in seltenen Fällen nicht gelingt. Bei der Beurteilung der Ergebnisse ist zu beachten, daß zu diesem frühen Schwangerschaftszeitpunkt häufiger Chromosomenstörungen gefunden werden als etwa bei der Amniozentese oder bei der Geburt (vgl. Steinbach u. Vogel, im Druck). Auch besteht in Abhängigkeit von der jeweils gewählten Analysemethode das Risiko der Kontamination mit mütterlichen Zellen, die sich in Mosaikbefunden niederschlagen kann (vgl. Miny et al. 1985). Die jeweilige Bedeutung dieser Chromosomenstörungen für den Feten muß im Einzelfall gegebenenfalls durch eine zu einem späteren Zeitpunkt durchgeführte Amniozentese geklärt werden. Eine Bestimmung des α-Fetoproteins im Choriongewebe ist nicht möglich.

Die pränatale Diagnose von Stoffwechseldefekten aus Chorionzotten steht noch in den Anfängen. Im jeweiligen Einzelfall muß durch Rücksprache geklärt werden, ob es ein Labor gibt, das die betreffende Untersuchung durchführen kann. Dieselbe Verfahrensweise gilt für Untersuchungen mit Hilfe der DNS-Technologie.

Als Beispiel der in Entwicklung befindlichen Methoden der Genomanalyse greifen wir hier die in kürze zu erwartende Möglichkeit zur präsymptomatischen Erkennung der Huntington-Chorea heraus. Die Entdeckung eines genetischen Markers, der mit dem Huntington-Gen gekoppelt ist, macht ohne die Identifikation des Gens selbst einen verläßlichen Vorhersagetest wahrscheinlich (Koller u. Davenport 1984). Die Anwendung der DNS-Technologie zur Lokalisierung eines Gens ohne vorherige Kenntnis des Genortes oder des Genproduktes liefert die Möglichkeit zum Studium einer Vielzahl autosomal-dominanter Krankheiten (Martin 1984). Der Marker erscheint in verschiedenen Familien in verschiedenen Formen, weshalb mehrere Familienmitglieder einschließlich von der Erkrankung Betroffene zur Identifikation des Markers herangezogen werden müssen. Eine geeignete Konstellation in der Familie vorausgesetzt, kann man nach DNS-Untersuchungen in der Familie mit Sicherheit feststellen, ob eine Risikoperson das spezielle DNS-Merkmal besitzt, mit dem zusammen die Chorea in dieser Familie vererbt wird (Vogel, im Druck c).

Zusammenfassend läßt sich für diesen Abschnitt sagen, daß sich die medizinisch-genetische Basis der Informationsgewinnung und -vermittlung in der genetischen Beratung relativ schnell erweitert. Dabei kann folgendes nicht übersehen werden: Nicht jede Symptomatik ist eindeutig einem bestimmten Krankheitsbild zuzuordnen. Nicht jeder eindeutig identifizierten Krankheit kann (nur) ein bestimmter Vererbungsmechanismus zugeschrieben werden. Nicht für jede Erkrankung lassen sich eindeutige, spezifisch erhöhte Risiken angeben. Nicht jede Erkrankung ist pränatal diagnostizierbar, und eine eindeutige Prognose ist nur selten möglich. Pränatale Therapiemöglichkeiten fehlen fast völlig, postnatale Therapiemöglichkeiten sind nur in einzelnen Fällen und in unterschiedlichem Ausmaß möglich. Das bedeutet, daß trotz aller Fortschritte in den diagnostischen Möglichkeiten das Ausmaß und die Eindeutigkeit der zu vermittelnden Informationen im Einzelfall stark variieren können.

Von um so größerer Bedeutung ist, daß sich die Informationen nicht nur auf Fakten und statistische Berechnungen anhand empirischer Untersuchungen beziehen, sondern auch auf die jeweilige Aussagekraft dieser Informationen und ihre mögliche Bedeutung für die Klienten. Der Berater vermittelt im Gespräch mit den Klienten nicht nur Informationen, sondern auch Einschätzungen und Wertorientierungen. Dies geschieht sowohl implizit als auch explizit, und es ist nicht immer und ohne weiteres für die Klienten (und auch für den Berater selbst) erkennbar.

Der Berater kann versuchen, sich auf Fakten und deren Aussagekraft zu beschränken, er kann aber auch explizit eigene Einschätzungen und Wertorientierungen einbringen. In beiden Fällen kann er die Entscheidung der Klienten beeinflussen. Ein expliziter Rat hat nicht notwendigerweise größeren Einfluß als ein zurückhaltendes oder verschiedene Seiten reflektierendes Beraterverhalten. Der Berater kann durch die Nennung niedriger bzw. nicht über das Basisrisiko erhöhter Risiken, die Schilderung einer günstigen Prognose, von Therapiemöglichkeiten oder auch der Möglichkeit zur pränatalen Diagnostik Klienten dazu veranlassen, trotz früherer Bedenken Kinder zu bekommen. Dies ist jedoch nicht notwendigerweise so. Möglicherweise treten aber nach der Auflösung solcher Bedenken andere, nichtgenetische in den Vordergrund. Die Hilfestellung im Entscheidungsprozeß in Gestalt der vom Berater vermittelten Informationen muß also nicht zugleich eine Erleichterung des Entscheidungsprozesses bewirken. Durch die Nennung und Erörterung des Basisrisikos, das für alle Schwangerschaften unabhängig von spezifischen Risiken besteht, Informationen zu bestimmten Krankheiten und deren Häufigkeiten (auch solche, die nicht von direkter Bedeutung für die Klienten sind) kann es zunächst einmal zu einer Problematisierung der anstehenden Entscheidung kommen. Das Wissen um spezifisch erhöhte Risiken, das Wissen um prä- und postnatale diagnostische Verfahren ohne zugleich bestehende Therapiemöglichkeiten sind zwar Voraussetzungen für eine selbstverantwortliche Entscheidung, die von den Klienten längerfristig getragen werden kann; zugleich erhöhen solche Informationen in aller Regel die Komplexität des Entscheidungsprozesses. Ein expliziter Rat oder eine Empfehlung des Beraters reduzieren diese Komplexität im Rahmen einer selbstverantwortlichen Entscheidung nicht, auch wenn zunächst dieser Eindruck entstehen kann. Er ist statt dessen Teil der Komplexität, dem bei den von den Klienten zu leistenden Abwägungsprozessen ein recht unterschiedliches Gewicht zukommen kann.

Sind mit der Informationsvermittlung und der gegebenenfalls in Frage kommenden Weiterverweisung zur diagnostischen, auch pränataldiagnostischen Abklärung als Basis für die Entscheidungsfindung bereits alle Möglichkeiten der genetischen Beratung erschöpft? Es wurde bereits auf den *Austausch* von Informationen verwiesen. Obwohl sich genetische Beratung zumeist auf 1–2 Beratungsgespräche beschränkt, steht hier mehr Zeit zur Verfügung als im üblichen Arzt-Patient-Gespräch.

In dem ein- bis zweistündigen Gespräch kann den Eltern eines behinderten Kindes Gelegenheit gegeben werden, ausführlich über ihr Erleben des Kindes, ihren Umgang mit ihm und mit der Umwelt sowie ihre dabei aufgetretenen Probleme zu berichten. Nur selten finden die Eltern die Möglichkeit, mit einem Arzt so ausführlich über ihre Probleme zu sprechen. Gelingt es dem Berater, zuzuhören und für die Situation der Klienten Verständnis zu zeigen, kann er eine Vertrauensbasis schaffen sowie Offenheit der Klienten für die zu vermittelnden Informationen und auch die Bereitschaft zur Familienanamnese, in der es um tabuisierte Themen gehen kann. Als selbstverantwortliche Eltern akzeptiert, mit allen Ängsten, Befürchtungen und Hoffnungen angenommen und ernstgenommen zu werden, stellt eine Hilfeleistung besonderer Art dar.

Bei der Betrachtung der Möglichkeiten genetischer Beratung unterscheiden wir daher folgende Aspekte: Zunächst gibt es Möglichkeiten, die unmittelbar im Zusammenhang mit dem medizinisch-genetischen Wissen und darauf aufbauenden Technologien stehen und den Kreis derjenigen bestimmen, an die sich das Angebot zur genetischen Beratung wendet. Darüber hinaus geht es um Möglichkeiten der Informationsvermittlung, die sich aus den unterschiedlichen Kompetenzen sowie den unterschiedlichen Wert- und Zielvorstellungen der Berater ergeben. Hierauf beziehen sich die verschiedenen Konzepte der genetischen Beratung (vgl. Kap. 3). Die medizinisch-genetischen und technologischen Möglichkeiten der genetischen Beratung interessieren im Rahmen der vorliegenden Arbeit nur insofern, als sie den Informationsvermittlungsprozeß und den Entscheidungsprozeß der Klienten beeinflussen, weshalb wir uns auf die kurze zusammenfassende Darstellung dieser Grundlagen beschränken. Die Möglichkeiten der genetischen Beratung, die sich durch Kompetenzen, Ziel- und Wertvorstellungen des Beraters ergeben, sowie deren Abhängigkeit von der Interaktion mit den jeweiligen Klienten sind dagegen im weiteren Verlauf dieser Arbeit von zentraler Bedeutung.

Zunächst ist zu prüfen, auf welche Weise sich die Zielvorstellungen und Möglichkeiten der genetischen Beratung in bislang vorliegenden katamnestischen Untersuchungen niederschlagen.

1.3 Auswirkungen der genetischen Beratung

Im Rahmen des Modellversuchs in Marburg wurde eine katamnestische Erhebung durchgeführt, die sich auf die im Zeitraum von 1972 bis 1975 abgeschlossenen Beratungen bezieht (Mahn 1979). Unsere Auseinandersetzungen mit den Veröffentlichungen Wendts (vgl. 1.2) erbrachten, daß dort und zu diesem Zeitpunkt vor allem präventive, z.T. auch eugenisch gefärbte Zielvorstellungen vertreten wurden und die Hilfestellung für den einzelnen und die Familie demgegenüber eher im Hintergrund stand. Entsprechend wurde in dieser Untersuchung als wichtigstes Kriterium für die Effektivität der Beratung betrachtet, ob die Klienten nach der Beratung den ihnen erteilten Rat richtig erinnerten. Mindestens ein Jahr lag zwischen Beratung und Befragung, und allen erreichbaren Klienten, bei denen die Frage nach Kindern in der Beratung eine Rolle gespielt hatte (es handelt sich hierbei um 500 Klienten), wurde ein Fragebogen zugeschickt. Knapp 70% der Fragebögen kamen rechtzeitig beantwortet zur Auswertung zurück. Die Angaben der Klienten im Fragebogen wurden mit den Angaben zum erteilten Rat aus den Akten fallweise verglichen. Es ergaben sich folgende Befunde: An ein uneingeschränktes „Ja" des Beraters zu weiteren Kindern erinnerten sich knapp 70% der Befragten richtig, an ein „Ja mit der Einschränkung Amniozentese" knapp 81% und an ein „Ja mit Einschränkung der Partnerwahl" knapp 85%. An ein „Ja mit sonstigen Einschränkungen", die nicht näher aufgeführt sind, erinnerten sich dagegen nur 15% der Klienten richtig. Mahn erklärt dies damit, daß es sich hierbei um eine eher unverbindliche Mitteilung gegenüber einem eindeutigen Rat handelt. An den recht eindeutigen Rat „Nein" erinnerten sich 63% der Ratsuchenden. Hier fällt auf, daß die Gruppe derjenigen, denen von eigenen Kindern abgeraten worden war, bei dieser Frage besonders häufig keine Angaben machte.

Neben dem Vergleich von vermitteltem und erinnertem Rat wurde überprüft, inwieweit die Klienten sich an den vermittelten Rat gehalten hatten: Von denjenigen Klienten, denen ohne Einschränkung zu Kindern geraten worden war, und von denen sich 70% richtig an den Rat erinnerten, hatten zum Zeitpunkt der Befragung 55% eines oder mehrere Kinder bekommen. 3 dieser Klienten hatten sich die Kinder jedoch nicht gewünscht. 17% der Klienten gaben an, keine Kinder mehr zu wollen. Bei denjenigen, denen mit Durchführung einer Amniozentese zu Kindern geraten worden war, lag der Prozentsatz bei 59%, wobei in 7 der 28 Fälle keine Amniozentese durchgeführt worden war. Von denjenigen, denen von Kindern abgeraten worden war, hatten 12% entgegen diesem Rat Kinder bekommen, und 5% hatten dies zum Zeitpunkt der Katamnese noch vor, während sich 76% zu einem Verzicht entschlossen hatten.

Mahn setzte sich mit den 6 Familien, in denen sich die Klienten entgegen dem Rat der Berater für weitere Kinder entschlossen hatten, näher auseinander: Es zeigte sich, daß 3 der Ratsuchenden sich an den Rat erinnerten, die Beratung jedoch nicht als hilfreich empfanden. Die Klienten waren jeweils selbst gesund; für die Kinder bestand ein Risiko zwischen 25 und 33%. In 2 der 6 Fälle hatten sich die Klienten an den Rat nicht richtig erinnert und zugleich die Beratung als hilfreich eingestuft. Auch hier waren die Klienten selbst gesund; ein genetisches Risiko entfiel aufgrund der Diagnose; den Klienten war aufgrund ihres Gesundheitszustandes und ihrer Belastung von eigenen Kindern abgeraten worden.

In Anbetracht der Zielvorstellungen erscheint uns noch folgendes Ergebnis der katamnestischen Erhebung in Marburg von Bedeutung: Während 7% der Klienten angaben, daß sie ohne die Beruhigung durch die genetische Beratung ihren Kinderwunsch aufgegeben hätten, meinten 45%, daß sie auch ohne Beratung nicht auf eigene Kinder verzichtet hätten.

Auch am Heidelberger Institut, in dem sowohl individuumzentrierte Prävention als auch eine Hilfestellung angestrebt wird, die die persönliche Situation und insbesondere auch die Wertorientierungen des einzelnen berücksichtigt, wird die Effektivität der Beratung an einem Vergleich von Empfehlung und Einhaltung der Empfehlung gemessen: So berichten Cremer et al. (1983) über eine laufende Nachuntersuchung bei 70 Klienten mit einem hohen genetischen Risiko. Es wurden Fragebögen mit einem Begleitbrief verschickt; zum Zeitpunkt des Berichts über diese Befragung hatten 37 Klienten geantwortet. Es zeichnete sich ab, daß die Mehrzahl der Klienten der Empfehlung eines (vorläufigen) Verzichts auf (weitere) eigene Kinder als Konsequenz des Beratungsgespräches folgen wollen. Andererseits wird darauf verwiesen, daß eine nicht unerhebliche Anzahl der Klienten der Empfehlung eines Verzichts nicht gefolgt war, obwohl völlige Klarheit über das vorhandene Risiko bestand. „Erfolg" der genetischen Beratung kann indessen - so auch Schroeder (1982) - nicht zahlenmäßig ermittelt werden; vielmehr muß nach den subjektiven Auswirkungen der Entscheidungshilfe gefragt werden sowie danach, ob die von den Klienten getroffene Entscheidung auch längerfristig ihre Richtigkeit behält.

Eine katamnestische Langzeitstudie, die in Bern seit 1974 durchgeführt wird (Moser 1980, 1983), zielt darauf ab, die Informationsverarbeitung der Beratenen zu überprüfen, Aufschluß über deren Entscheidungsverhalten zu gewinnen und offen verbliebene Probleme gezielt zu erfassen und spezifisch anzugehen. Diese Untersuchung ist Teil eines prospektiven Arbeitsmodells, das neben der Hilfestellung für die individuelle Familie auch präventive Zielvorstellungen verfolgt, und zwar sowohl individuum- als auch gesellschaftlich orientierte.

Zur Kontrolle der Qualität der Informationsvermittlung wird die von den Klienten erinnerte Information herangezogen. Darüber hinaus wurden die Klienten jedoch auch nach der Einschätzung der Information befragt sowie nach Faktoren, die ihre Entscheidung beeinflußten. Hier ergab sich folgendes: 70% der Klienten konnten das ihnen genannte Risiko „noch einigermaßen" reproduzieren. Die übrigen waren dazu nicht mehr in der Lage oder fühlten sich unsicher, zum Teil auch deshalb, da sie den Arztbrief (die Zusammenfassung der Beratung für die Klienten) nicht mehr auffinden konnten. 75% der Klienten konnten die ihnen genannten Risiken adäquat einschätzen, und zwar unabhängig davon, ob sie ein Risiko unter oder über 10% hatten. Die Einschätzung der Information fiel insgesamt positiv aus: 90% der befragten Klienten schätzten die vermittelte Information als „gut" ein. Hinsichtlich der Entscheidung der Klienten wird der Einfluß der Höhe des Risikos, das Vorhandensein oder Fehlen eigener gesunder Kinder, letaler bzw. nichtletaler Ausgang einer Erkrankung, das Alter der Klientinnen sowie die vorhandene oder fehlende Möglichkeit einer pränatalen Diagnose als erwiesen angesehen. Rund ein Drittel der befragten Klienten gab zwischenzeitliche Beeinflussungen ihrer Entscheidungen an: 20% erlebten mäßige bis starke Einflüsse, die im Gegensatz zur Beratung standen, und zwar sowohl durch Gespräche mit Familienangehörigen, Nachbarn, Hausärzten als auch durch Medien. Obwohl statistisch nicht erfaßt, wird ergänzend als Phänomen geschildert, daß das Verständnis der genetischen Information, der Kinderwunsch sowie auch ethisches, moralisches oder religiöses Empfinden, Verantwortungsbewußtsein, die ehelichen Beziehungen, Einstellungen der Familienangehörigen und schließlich auch materielle Erwägungen bei der Familienplanung eine große Rolle spielten (Moser 1983).

Die hier dargestellten katamnestischen Erhebungen erfassen - wie auch die überwiegende Zahl der in den USA durchgeführten Untersuchungen - vor allem erinnerte Risiken, einen erinnerten Rat und ob sich die Klienten daran orientierten (vgl. Evers-Kiebooms u. van den Berghe 1979; Oetting u. Steele 1982). Verglichen wurde das vermittelte Wissen mit der erinnerten Information und dem Ergebnis des Entscheidungsprozesses bzw. der Geburt von Kindern (die z. T. auch entgegen einer getroffenen Entscheidung erfolgte). Der Entscheidungsprozeß als solcher blieb - auch bei Moser - weitgehend ausgeklammert. Ob und inwieweit und auf welche Weise eine selbstverantwortliche Entscheidung getroffen wurde, kann auf diesem Wege nicht festgestellt werden. Immerhin führte die Unzufriedenheit mit den vorgefundenen Auswirkungen, das nichtzutreffende Erinnern und das Entscheiden entgegen dem Rat der Berater zu Auseinandersetzungen mit den gängigen Beratungskonzepten und zu Überlegungen, wie die Informationsvermittlung effektiver gestaltet werden kann.

Mit dem Entscheidungsprozeß selbst, und zwar mit der Verarbeitung der Information durch die Klienten und deren Einfluß auf den Entscheidungsprozeß befassen sich Lippman-Hand u. Fraser (1979b, c). Mit 53 Klientinnen, die aus den verschiedensten Gründen die genetische Beratung aufgesucht hatten, wurden ausführliche offene Interviews durchgeführt. Die Interviews dauerten von 45 Minuten bis zu über 8 Stunden, zumeist annähernd 3 Stunden. 10 der Klientinnen wurden zwei- bis dreimal im Verlauf von 1–2 Jahren interviewt. Der Zeitraum zwischen Beratung und Katamnesegespräch variierte von 5 Monaten bis zu 15 Jahren. Die Interviews wurden auf Tonband aufgenommen, transkribiert und einer qualitativen Inhaltsanalyse unterzogen. Die Arbeit zielt auf die Analyse und Beschreibung des Entscheidungsprozesses der Klienten und betont kognitive Aspekte der Entscheidungsfindung. Es interessieren eher allgemeine Strategien als die individuelle Entscheidung. Die Angaben über den jeweiligen individuellen Entscheidungsprozeß werden für den Vergleich der Individuen genutzt, um Unterschiede wie auch Übereinstimmungen erkennen und Interpretationen entwickeln zu können.

Im Hinblick auf die zentrale Aufgabe der genetischen Beratung, mit Informationen zu einem selbstverantwortlichen Entscheidungsprozeß der Klienten beizutragen, sind folgende Ergebnisse dieser Untersuchung von besonderer Bedeutung:

- Es zeigte sich, daß die Wahrnehmung der Information für den Entscheidungsprozeß der Klienten wichtiger ist als die Fakten selbst.
- Das Wissen um die Risiken wurde von den Klientinnen nicht immer als nützlich wahrgenommen. Dies zeigt sich in Aussagen folgender Art: Ich erwartete definitivere Antworten, wir wollten nichts über die Teilung von Eizellen und Spermien erfahren, sondern unser ganz persönliches Schicksal; wir sind mit einem Fragezeichen zurückgeblieben; es war nichts Spezifisches, lauter Wenns und Abers; man sagte nur, was sich aus den Statistiken ergibt. Die Klientinnen sprachen dabei immer wieder die Diskrepanz an zwischen dem, was sie gerne wissen wollten, und dem, was man ihnen gesagt hatte. So hatten sie z.B. hören wollen, daß das nächste Kind gesund sein wird; aber das habe man ihnen nicht sagen können.
- Unabhängig von den Wahrscheinlichkeitsziffern, die ihnen der Berater genannt hatte, war für die Eltern das Entweder-Oder von Bedeutung. Primär war, *daß* etwas passieren konnte. Der Wechsel der Aufmerksamkeit von den Risiken zu den möglichen Konsequenzen zeigte sich in allen Interviews: Die möglichen Konsequenzen sind für die Klienten wichtiger als die Risiken.
- Die Klienten zeigten das Bedürfnis, die Ursachen der Behinderung/Erkrankung ihres Kindes zu verstehen. Es reichte ihnen nicht aus zu wissen, daß es nicht an ihnen selbst liegt, daß sie nicht selbst schuld sind.
- Wie andere ihre Entscheidung bewerten, war für die Klienten von großer Bedeutung. Auch nach der Beratung suchten sie weiterhin nach Richtlinien und Unterstützung hinsichtlich ihrer Entscheidung. Lippman-Hand u. Fraser gehen davon aus, daß der Entscheidungsprozeß erst dann abgeschlossen ist, wenn die Beurteilung durch die anderen in die Entscheidung integriert ist.

– Von zentraler Bedeutung für die Klienten ist die Ambiguität, die Unsicherheit der Situation, die noch dadurch verstärkt werden kann, daß die Klienten auch Informationen über Risiken bekommen, die ihnen zuvor nicht bewußt waren (z. B. über das Basisrisiko).

– Um mit der Ambiguität möglicher Konsequenzen fertig zu werden, malten sich die Klienten Szenarios aus, in denen sie sich die Konsequenzen ihrer Entscheidung vorstellten. Diese Szenarios spiegeln die für die Klienten wichtigsten Aspekte wider. Diese Vorstellungen hängen von den jeweiligen Erfahrungen und dem abstrakten Wissen über die Konsequenzen ab. Vor allem die emotionalen Reaktionen, die durch die Szenarios hervorgerufen werden, können sehr stark variieren. Die Wiederholungsrisiken waren hierbei jedoch nicht von Bedeutung, da die Szenarios ihren Ausgangspunkt davon nahmen, daß das Ereignis tatsächlich eintritt. Eine grundlegende Übereinstimmung zwischen diesen Szenarios bestand darin, daß sich die Eltern vorstellten, wie die Konsequenzen im schlimmsten Fall aussehen würden. Und sie stellten sich vor, wie sie mit diesen schlimmsten Bedingungen zurecht- oder nicht zurechtkommen würden.

Die relativ geringe Bedeutung des vom Berater vermittelten Wiederholungsrisikos für den Entscheidungsprozeß konnte auch Black (1979) aufzeigen. Sie hatte 26 Familien durchschnittlich 2 ½ Jahre nach der Beratung befragt und die offenen Antworten der Klienten tonbandprotokolliert und transkribiert.

Daß sich die Klienten der genetischen Beratung nicht notwendigerweise in einem Entscheidungsprozeß befindlich wahrnehmen, da für sie selbst nur *ein* Weg tragbar erscheint, erbrachte die Befragung von 26 Klientinnen und 16 der Partner mit einem hohen Risiko für eine geschlechtsgebundene Erkrankung (Beeson u. Golbus 1985): Für 54% der Familien stand bereits vor der genetischen Beratung fest, daß sie das Risiko auf sich nehmen, ein behindertes Kind zu bekommen; zu dieser Sicht waren sie bereits lange vor der bestehenden Schwangerschaft gelangt und auch oft vor jeglicher Beratung. Für diese Klienten bedeutete die Beratung eine Informationsquelle hinsichtlich des Trägerstatus und der zur Verfügung stehenden Methoden, um bereits früher getroffene Entscheidungen ausführen zu können, oder auch ein Ritual, das der Hausarzt gefordert hatte. Klientinnen, die als aufstiegsorientiert eingeschätzt wurden, setzten sich dagegen jeder diagnostischen Möglichkeit aus, ungeachtet des damit verbundenen Risikos, um der Sicherheit willen, ein gesundes Kind zu bekommen. Auch hier wurden keine Informationen zu Alternativen oder deren Diskussion gesucht; es ging lediglich um Details der Durchführung. Forderten dagegen die unmittelbaren Bedingungen die Wahl zwischen 2 konfligierenden Handlungen, Sichtweisen oder Werten, wurden sich die Klienten des Entscheidungsprozesses bewußt, und es konnten religiöse Werte sehr bedeutsam werden. Als einflußreich zeigte sich die Religion der Klientin, nicht dagegen die Religion des Partners. Auch Ausbildung und Berufstätigkeit der Klientinnen erwiesen sich von Bedeutung. So war nur eine der 7 Klientinnen mit ausgeprägten Karrierebestrebungen und nur 1 der 10 Familien mit höherem Einkommen bereit, das Risiko eines behinderten Kindes zu tragen. Bei knapp 40% der Familien fanden sich deutliche Unterschiede zwischen der Sicht der Klientin und des Klienten: In 9 der 10 Fälle war der Partner dagegen, das Risiko auf sich zu nehmen. Bei denjenigen, die überhaupt die Wahl zwischen Alternativen wahrnahmen, konzentrierte sich diese Wahl weniger auf biomedizinische Daten oder abstrakte ethische Prinzipien als auf antizipierte soziale Konsequenzen. Dies stimmt mit den Befunden von Lippman-Hand u. Fraser (1979b, c) überein.

Als bedeutsamste Variable erwies sich, ob die Klienten bereits ein betroffenes Kind hatten oder nicht. Die Vorstellungen der Klienten mit einem betroffenen Kind waren klar und konkret, die Vorstellungen der Klienten ohne solche Erfahrungen waren vage und abstrakt. So waren die einzigen 3 Familien, die bereit waren, das Risiko der Geburt eines Kindes mit Muskeldystrophie auf sich zu nehmen, diejenigen, die keine Erfahrung mit einem fortgeschrittenen Stadium dieser Krankheit hatten.

Beeson u. Golbus schließen aus ihrer Untersuchung, daß die elterlichen Entscheidungen kaum aus der quantitativen Analyse von Wahrscheinlichkeiten resultieren, auf die sich die genetische Beratung, einen rationalen Entscheidungsprozeß voraussetzend, zentriert. Die für die Eltern wichtigsten Aspekte seien weder diese Fakten noch die emotionale Reaktion der Klienten auf sie, sondern die Implikationen, die sich aus den zur Verfügung stehenden Alternativen ergeben. Solche Implikationen würden jedoch im Beratungsprozeß häufig vermieden, da sie als subjektiv und wertbesetzt betrachtet werden. Doch gerade diese Informationen, die den Klienten ermöglichen, sich die jeweiligen Konsequenzen der Alternativen vorzustellen, müßten in die Beratung einbezogen werden.

2 Dilemmata der genetischen Beratung

2.1 Selbstverantwortliche Entscheidung der Klienten im Rahmen persönlicher sowie gesellschaftlicher Wertorientierungen und Normen

Unsere Auseinandersetzung mit den Zielen, Möglichkeiten und Auswirkungen der genetischen Beratung erbrachte folgendes: Unabhängig davon, ob eher gesellschaftsbezogene oder individuumorientierte Zielvorstellungen im Vordergrund stehen, wird die Sicht vertreten, daß die Entscheidung hinsichtlich gewünschter Kinder und zur Durchführung pränataldiagnostischer Untersuchungen den Klienten überlassen bleiben muß. Katamnestische Erhebungen zeigen, daß selbst ein recht direktiver Rat des Beraters die Entscheidungen der Klienten nicht notwendigerweise bestimmt. Es finden sich immer wieder Klienten, die sich entgegen einem solchen Rat entscheiden. Steht ein Schwangerschaftsabbruch in Frage, tritt die Bedeutung der freien und selbstverantwortlichen Entscheidung besonders deutlich in den Vordergrund. Zugleich ist der Entscheidungsspielraum eingeschränkt: Da der Verzicht auf ein Kind in diesem Fall nicht das Verhindern einer Schwangerschaft, sondern deren Abbruch beinhaltet, werden in hohem Maße persönliche und gesellschaftliche Wertorientierungen sowie Normen, gesetzliche Regelungen wie der § 218 tangiert. Ein Handeln entsprechend einer solchen Entscheidung ist nur dann möglich, wenn die Entscheidung von den beteiligten Ärzten mitgetragen wird. Die Entscheidung wird jedoch nicht nur durch die vom Berater vermittelten Informationen oder auch seinen Rat sowie die *Mit*entscheidung der beteiligten Ärzte beeinflußt. Die Klienten sehen sich darüber hinaus Erwartungen ihrer Umwelt ausgesetzt: Es kann ein sozialer Druck bestehen, die zur Verfügung stehenden Technologien zu nutzen und im Falle einer schweren Behinderung des Ungeborenen eine Schwangerschaft abzubrechen. Auf der anderen Seite können Wertorientierungen zum Tragen kommen, die gegen einen Schwangerschaftsabbruch sprechen. Die gesetzliche Regelung räumt einen gewissen Entscheidungsspielraum ein. Auf diese konfligierenden Erwartungen und Wertorientierungen wird im folgenden näher eingegangen.

Der Gesetzgeber hebt bei der kindlichen Indikation zum Schwangerschaftsabbruch eindeutig auf die Zumutbarkeit im Hinblick auf die körperliche und seelische Belastung der Schwangeren ab. Der Einschätzung der Schwangeren, ob sie die zu erwartenden Belastungen tragen kann, kommt daher bei der formalen Begründung der Entscheidung eine zentrale Bedeutung zu. Nun ist die individuelle Einschätzung der Belastung nicht zuletzt abhängig von den Informationen des Beraters über Ausprägung und Verlauf der Behinderung des Kindes bzw. der Erkrankung sowie Therapiemöglichkeiten, und zwar nicht nur von den Fakten als solchen, sondern auch von der Art und Weise, wie sie der Berater vermittelt; inwieweit er die spezifische Situation der Schwangeren berücksichtigt, ob und inwieweit er eigene Einschätzungen und Wertorientierungen einbringt, verschiedene Perspektiven und Alternativen aufzeigt; und nicht zuletzt ergibt sich eine Abhängigkeit davon, inwieweit die Einschätzungen und Orientierungen des Beraters mit denen der Schwangeren übereinstimmen.

Über die Aufgaben des Beraters, auf welche Weise er zur Entscheidungsfindung beitragen soll, gehen innerhalb der Humangenetik die Meinungen auseinander (vgl. Kap. 3). Ähnliches gilt für gesellschaftliche Institutionen. So findet sich auf kirchlicher Seite die Sichtweise, daß die Entscheidung zwar den Betroffenen selbst zusteht, eine solche Entscheidung allein finden zu müssen, jedoch eine Überforderung darstellen könne. Es werden daher Überlegungen angestellt, wer über den Berater hinaus Hilfestellung geben könnte und sollte. So geht der ökumenische Rat der Kirchen 1973 (vgl. Gründel 1981) davon aus, daß die Entscheidung zur Pränataldiagnose und gegebenenfalls zu einem Schwangerschaftsabbruch wie alle schwerwiegenden Entscheidungen letztlich vom einzelnen nach bestem Wissen und Gewissen zu treffen ist. Die Entscheidung der Eltern sollte jedoch nach Fachberatung durch einen genetischen Berater und – falls erwünscht – nach Beratung mit einem geistlichen Beistand, der Familie und Freunden erfolgen. Die Last der Entscheidung dürfte jedoch nicht allein den Eltern und Beratern überlassen bleiben. Von staatlicher Seite sollte Verantwortung übernommen werden, indem die mit der Entscheidung verbundenen ethischen und sozialen Aspekte überprüft werden und Informationsmaterial als Entscheidungshilfe zusammengestellt wird. Dem Moraltheologen Gründel (1981, 1984) erscheint eine solche Aufteilung der Verantwortung als fragwürdig, da die Erfahrung zeige, daß die Zuweisung der Verantwortung an staatliche Stellen sehr bald als Alibi benutzt werde, um sich der persönlichen Verantwortung zu entziehen. Gründel betrachtet es als Aufgabe des Beraters, dem einzelnen Klienten eine Entscheidungshilfe zu vermitteln, wobei die Interessen der Klienten, der Familie, der Gesellschaft und auch die Verantwortung für künftige Generationen zu berücksichtigen seien. Die Verantwortung des Beraters bestehe nicht darin, jemandem ein „gutes Gewissen" zu ermöglichen, sondern darin, zu einer ethischen Sensibilisierung beizutragen. Auch hier wird es zu den Aufgaben des Beraters gerechnet, gegebenenfalls auf Möglichkeiten und Hilfe einer geistlichen Beratung und Betreuung zu verweisen.

Der Protestant Eibach (1981, 1983, 1985) vertritt wie der ökumenische Rat der Kirchen die Auffassung, daß den Eltern als den unmittelbar Betroffenen die Entscheidung zusteht, ihnen diese jedoch nicht allein aufgebürdet werden sollte. Dafür, den Eltern die Entscheidung allein zu überlassen, spreche vor allem die Gefahr, daß medizinische Fachleute oder auch die Gesellschaft in die Situation kommen könnten, zwischen Lebenswert und Lebensunwert entscheiden zu müssen, was niemals ethisch gerechtfertigt werden könnte. Er plädiert für eine Hilfe bei der Entscheidungsfindung, wobei eine Manipulation der Entscheidung der Eltern verhindert werden müsse. Um den Eltern eine sachgemäße eigene Entscheidung zu ermöglichen, müsse der Berater die Lebens- und Wertvorstellungen, die emotionalen Einstellungen sowie die soziale Situation der Eltern erkunden, um die Bedeutung der medizinischen Fachinformation auf diesem Hintergrund zu ermitteln. Außer dem genetischen Berater sollten weitere Experten herangezogen werden, u. a. auch Eltern mit behinderten Kindern. Der genetische Berater müsse seine eigenen Wertvorstellungen nicht verschweigen, doch dürfe er sie nicht mit der Autorität des medizinischen Fachmannes einbringen. Den Klienten müsse deutlich werden, daß es sich um ethische Fragen handelt, in denen der Berater nicht kompetenter als jeder andere mündige Mensch ist, und daß er letztlich nicht ethische Entscheidungen für die Eltern übernehmen kann, da er selbst die Folgen der Entscheidung nicht zu tragen hat. Äußere der Berater eigene wertbestimmte Überzeugungen, müsse er den Klienten die Möglichkeit und Freiheit deutlich machen, sich anders zu entscheiden.

Die Klienten als in ethischen Fragen ihres eigenen Lebens kompetente Menschen zu akzeptieren, bedeutet nach Eibach jedoch nicht, daß die Entscheidung der Eltern in jedem Falle für den Arzt bindende Handlungsrichtlinie zu sein hat. Wenn die Entscheidung der Eltern gegen dessen eigene ihn im Gewissen verpflichtende Überzeugungen verstoße, gelte diese Entscheidung für ihn ebensowenig, wie er das Recht habe, seine Überzeugungen den Eltern aufzunötigen. So könne sich der Berater weigern, eine genetische Indikation zum Schwangerschaftsabbruch zu bescheinigen; und analog könne ein Gynäkologe sich außerstande sehen, einen Abbruch durchzuführen. Während hier recht deutlich auf eine individuelle (Gewissens)entscheidung abgehoben wird, meint Eibach zugleich, bei der pränatalen Diagnostik handle es sich um ethische Probleme, die nicht nur das individuelle Arzt-Patient-Verhältnis betreffen. Der Berater dürfe daher nicht nur gemäß seiner persönlichen Überzeugung handeln, ohne dabei über die sozialen Auswirkungen und die sozialethische Dimension seines Entscheidens und Handelns mit anderen in einen Dialog zu treten. Im übrigen sieht Eibach (1983) die ethische Problematik der Pränataldiagnostik nicht nur auf die Frage des Schwangerschaftsabbruchs beschränkt; auch die Entwicklung von Therapiemöglichkeiten für die pränatal diagnostizierten Erkrankungen beseitige sie nicht. Aus dieser Situation würden sich neue Fragen ergeben wie z.B. die, ob das noch nicht geborene kranke Kind ein Anrecht auf eine komplizierte und teure vorgeburtliche Therapie hat, und bei welchen Krankheiten ein solches Anrecht bestehen soll.

Die katholische Kirche setzt sich nicht nur mit dem schwierigen Prozeß der Entscheidungsfindung auseinander, sondern problematisiert auch die Frage der „Schuld" im Zusammenhang mit einer getroffenen Entscheidung. So plädiert Gründel (1981, 1984) dafür, auch dann, wenn bei der pränatalen Diagnostik eine Schädigung des Ungeborenen festgestellt werde, die Mutter zu ermutigen, nach Möglichkeit diese Schwangerschaft auszutragen. Erfolge jedoch in einem solchen äußersten Konflikt ein Schwangerschaftsabbruch, könne dieser sittlich zwar nicht bejaht werden, doch sei hier der Konflikt weitaus größer, und darum wiege die vorliegende Schuld unter Umständen geringer als bei einem Abbruch aufgrund einer bloßen Vermutung einer genetischen Schädigung. Da viele Frauen dank der Durchführung einer Amniozentese auf einen vorschnellen Abbruch der Schwangerschaft verzichteten, könne unter ganz bestimmten Zielsetzungen und Einschränkungen die pränatale Diagnose bejaht werden, solange sie für das Ungeborene ungefährlich ist. In den Fällen, in denen sie jedoch von vornherein nur auf die aktive Tötung bzw. Abtreibung des geschädigten Lebens ziele, und solche Tendenzen zeichneten sich ab, könne sie nicht bejaht werden.

Von juristischer Seite wird problematisiert, daß die Entscheidung darüber, ob eine Indikation zum Schwangerschaftsabbruch vorliegt, beim Arzt verbleibt. Das ärztliche Urteil sei in vieler Hinsicht überfordert. Es wird auf die Schwierigkeit verwiesen, die gesetzlich vorgeschriebenen „dringenden Gründe" zu bestimmen, die für die Annahme einer nichtbehebbaren Schädigung des Ungeborenen sprechen müssen, oder zu entscheiden, welche ärztlichen Behandlungsmaßnahmen als möglich und zumutbar anzusehen sind. Daher werde zu Recht vor Generalisierungen gewarnt und gefordert, den individuellen Faktoren maßgebliche Bedeutung zuzuweisen (Schreiber 1983). Da das Gesetz prinzipiell Gedanken und Überlegungen zur Sinnhaftigkeit behinderten Lebens untersage, sei es folgerichtig, daß nicht das Wohl des Kindes, sondern das Wohl der Mutter im Vordergrund steht (Krauß 1978). Der Aspekt der „Behebbarkeit" einer kindlichen Schädigung erweist sich in dieser Sicht letztlich nicht als medizinisches Problem im Hinblick auf das Kind, sondern als psychologisches Problem im Hinblick auf die Mutter. Nach der Konzeption des Gesetzes lasse sich nicht generell entscheiden, ob eine ganz bestimmte Krankheit eine Unterbrechung der Schwangerschaft legitimiert oder nicht. Für die Entscheidung komme es darauf an, ob die Geburt eines behinderten Kindes das Schicksal der Mutter Belastungen aussetzt, die das Recht als Opfer des einzelnen für einen anderen nicht fordern und nicht erzwingen kann. Eine solche unzumutbare Belastung würde insbesondere dort vorliegen, wo die Art der zu erwartenden Krankheit die Mutter-Kind-Beziehung auf eine Weise stört, daß eine spontane Hinwendung der Mutter zum Kind und die Annahme auch des kindlichen Leidens durch die Mutter ausgeschlossen erscheinen. Behutsame Abwägung aller Möglichkeiten und Risiken sowie die Entscheidung für einen optimalen Ausgleich der widerstreitenden Interessen aus den Rechtsgüterbereichen des Ungeborenen und der Mutter liegen nach Krauß in der Hand des Arztes. Diese Zuweisung der Entscheidungskompetenz an die Ärzte werde in Anbetracht dessen, daß die Indikationsstellung neben medizinischen auch äußerst schwierige soziale, ethische und rechtliche Fragen aufwirft, als problematisch angesehen. Andererseits bedeute die alleinige Verpflichtung des Arztes eine letztlich begrüßenswerte Absage an ein Gutachtergremium als naheliegende Alternative, da nur auf diese Weise die notwendige Minimierung des verfahrensmäßigen Aufwandes gewährleistet werden könne. Im übrigen biete das Arzt-Patient-Verhältnis am ehesten eine Chance, die Schwangere zu veranlassen, sich mit ihrem Problem einer von der Rechtsordnung legitimierten Instanz anzuvertrauen. So bezeichnet Krauß die Zuweisung der Entscheidungskompetenz an den Arzt als nicht gut, im Rahmen einer Indikationslösung jedoch als die einzige diskutable Möglichkeit.

Im Zusammenhang mit den durch den § 218 bereitgehaltenen Ermessensspielräumen und den offensichtlich vorhandenen differierenden Wertorientierungen entstand bei verschiedenen Theologen, Gynäkologen und auch Humangenetikern das Bedürfnis nach Richtlinien oder auch nach Indikationskatalogen. So ging es der Arbeitsgruppe *Genetik und Qualität des Lebens* des Deutschen Ökumenischen Studienausschusses vor allem darum, Kriterien aufzufinden, die der Entscheidung der Eltern zugrundeliegen müßten. Diese Arbeitsgruppe entstand im Anschluß an die vom Weltrat der Kirchen 1973 in Zürich veranstalteten Internationalen Konsultation, um die Ergebnisse im Hinblick auf Probleme in der Bundesrepublik schwerpunktmäßig zu vertiefen und fortzuführen. In den Diskussionen zwischen Theologen und Genetikern wurde deutlich, daß bei der Erstellung von Indikationskriterien der von den Patienten erlebte Leidensdruck berücksichtigt werden muß.

Folgende 3 Aspekte wurden schließlich als Entscheidungskriterien hervorgehoben: die Höhe des Risikos, die Schwere der Krankheit und die Dauer der Belastung (Altner 1976).

Auf dem Bamberger Symposium (Boland et al. 1981) erfolgte eine ausführliche Diskussion über die kindliche Indikation zum Schwangerschaftsabbruch, an der sich Vertreter der verschiedensten Fachrichtungen beteiligten. Seidler betonte mit einem Blick auf die Medizingeschichte die Problematik von Indikationskatalogen und insbesondere der Suche nach *objektiven* Wissenschaftskriterien bei der Indikation. Demgegenüber vertrat Gründel die Sicht, es reiche angesichts der möglichen Folgen wissenschaftlichen Fortschritts in der Humangenetik nicht mehr aus, nur an das Gewissen der Betroffenen zu appellieren. Es bedürfe *objektiver* Kriterien und entsprechender Handlungsregeln, eventuell auch entsprechender Kontrollen, die einen Mißbrauch abwehren und nicht nur die im Grundgesetz gewährleistete Würde des einzelnen Menschen, sondern auch die menschenwürdige Zukunft der gesamten Menschheit sichern. Nach Eibach ist die Entwicklung faktisch bereits so verlaufen, daß Humangenetiker und Gynäkologen Standards und Regeln nicht nur für die Zulassung zur Amniozentese erstellten, sondern auch einen zwar nicht fixierten, aber dennoch vorhandenen Katalog von Krankheiten, bei denen für einen Abbruch plädiert werde. Anhaltspunkte für diese Sicht lassen sich im Verlauf der Diskussionen in Bamberg auffinden (Lenz 1981; Knörr 1981; Ewerbeck 1981). Im Zusammenhang mit Richtlinien und Katalogen sieht Eibach die Gefahr, daß Aussagen über Lebenswert und Lebensunwert erfolgen. Um dieser Gefahr zu begegnen, schlägt er eine Orientierung an der Tragbarkeit bzw. Untragbarkeit bestimmter Leiden vor. Es sei jedoch nicht möglich, einen eindeutigen Katalog von tragbaren und untragbaren Leidenszuständen aufzustellen, da es sehr schwierig sei, das Ausmaß des Leidens vorweg abzuschätzen. Statt eines solchen Katalogs schlägt Eibach die Erstellung von Richtlinien und Grenzbestimmungen darüber vor, welche genetischen und embryonalen Erkrankungen nach vorhandener Kenntnis ein solches Maß an Leiden verursachen, daß es Menschen in der Regel nicht zuzumuten ist, und welche Anomalien nach diesem ethischen Grundsatz wirklich keine Indikation für einen Schwangerschaftsabbruch darstellen. Zwischen diesen Grenzbereichen verbleibe die wahrscheinlich größte Gruppe von Erkrankungen, bei denen grundsätzlich sowohl ein Austragen der Schwangerschaft als auch ein Schwangerschaftsabbruch möglich sei. Im Falle einer schweren Erkrankung habe dann der Arzt den Eltern einen Schwangerschaftsabbruch dringend nahezulegen oder wenigstens zu empfehlen, bei einer leichten Erkrankung dagegen das Austragen dringend anzuraten und die Bescheinigung einer embryopathischen Indikation zu verweigern. Eibach propagiert hiermit letztlich die Einteilung in schwere, mittlere und leichte Erkrankungen, wobei erfahrene Fachleute, Eltern mit behinderten Kindern und auch Behinderte selbst bei der Aufstellung der Kriterien beteiligt werden sollten. Solche „Leidkriterien" würden die beratenden Ärzte und auch die betroffenen Eltern psychisch und ethisch entlasten, und die Öffentlichkeit nehme die Verantwortung wahr, die ihr in diesen Fragen zukomme. Eltern könnten davor bewahrt werden, daß sie ihre Belastungsfähigkeit durch behinderte Kinder über- oder auch unterschätzten. Auch könnte auf diese Weise verhindert werden, daß auf Eltern ein Zwang zur pränatalen Diagnostik ausgeübt wird, und daß Eltern und Ärzte einem anonymen sozialen Druck bei einem Schwangerschaftsabbruch durch die „öffentliche Meinung" ausgesetzt werden; vermieden würde, daß Ärzte je nach ihren persönlichen Einstellungen Druck auf die Eltern und umgekehrt Eltern Druck auf die Ärzte ausüben. Im Vergleich zu rechtlichen Regelungen sei diese Lösung flexibler, da die ethischen Richtlinien ständig überprüft und in den jeweiligen medizinischen und sonstigen Gegebenheiten entsprechend modifiziert werden könnten.

Unseres Erachtens bedeutet das hier vorgeschlagene Verfahren eine erhebliche Einschränkung einer selbstverantwortlichen Entscheidung der Eltern, die ihre persönliche Situation berücksichtigt und von ihnen längerfristig getragen werden kann. Nicht die individuellen Sichtweisen von Leid würden die Entscheidung bestimmen, sondern die von einem gesellschaftlichen Konsens getragenen „Leidkriterien". Insbesondere die Aufteilung in Gruppen unterschiedlich starken Leids und die damit verbundene Forderung an den Berater, eine bestimmte Entscheidung mehr oder weniger dringend nahezulegen, lösen das Problem unterschiedlicher Wertorientierungen nicht. Auch scheint uns die Flexibilität einer solchen Regelung von Eibach überschätzt.

Die Frage, wie schwer eine Erkrankung sein muß, um einen Schwangerschaftsabbruch zu rechtfertigen, beschäftigt die in der konkreten Beratungsarbeit stehenden Berater ständig und belastet viele von ihnen schwer. Zugleich wird jedoch gesehen, daß jeder individuelle Fall durch die Gesamtheit aller zugeordneten Fakten einmalig ist und die Beurteilung nach einem Katalog daher unangemessen. Schroeder (1982) verdeutlicht dies am Beispiel einer Klientin mit einem Wiederholungsrisiko für Fanconi-Anämie: Die Klientin sah keine Rechtfertigung für einen Schwangerschaftsabbruch und machte deutlich, daß sie auch ein kurzes, leidvolles Leben als sinnvoll empfindet. Sie entschied sich für das Kind, wobei für sie außerordentlich wichtig war, daß sie sich in dieser Situation frei und unbeeinflußt entscheiden durfte. Aufgrund des Risikos für eine Fehlgeburt lehnte sie auch konsequent eine Amniozentese ab. In anderen von dieser Erkrankung betroffenen Familien wird die pränatale Diagnostik gewünscht und auch ein Schwangerschaftsabbruch durchgeführt. Nach Schroeder zeigt dieses Beispiel, daß die wissenschaftlichen Absichten, die Untersuchungsangebote wie auch die Vorstellungen über Lebensinhalte und deren Erfüllung sowie die Belastungsfähigkeit der Klienten ständig einer kritischen Überarbeitung bedürfen.

2.2 Selbstverantwortliche Entscheidung der Klienten im Zusammenhang mit dem Anspruch auf Information und dem Anspruch auf Nichtwissen

Die genetische Beratung geht zunächst vom Recht der Klienten auf Information aus. Möglichst umfassende und zutreffende Information soll die Klienten in die Lage versetzen, selbst und auf eine verantwortliche Weise eine Entscheidung treffen zu können und diese nicht dem Berater, der in bestimmten Bereichen einen Informationsvorsprung hat, zu überlassen. Der Anspruch der Klienten auf Nichtwissen wird zunächst insofern berücksichtigt, als die Beratung mit ihren Informationen ein *Angebot* darstellt. Haben sich die Klienten entschlossen, die Beratung wahrzunehmen, geht der Berater im allgemeinen davon aus, daß mit der Wahrnehmung des Angebotes der Beratung zugleich auch der Anspruch und die Forderung nach vollständiger Information verbunden sind; und zwar im Regelfall auch dann, wenn

Klienten, die nach Risiken für ihre Kinder fragen, ein Risiko für die eigene Person genannt werden muß. Für den Berater steht die Aufklärungspflicht im Vordergrund; er befaßt sich deshalb eher mit den Fragen des Wie als den Fragen des Ob. Es kann für den Berater sehr schwierig sein, herauszufinden, in welcher konkreten Situation der Anspruch auf Nichtwissen Vorrang hat. Wie bereits erwähnt, führen die Informationen des Beraters sowohl von den Inhalten her als auch aufgrund der zunehmenden Komplexität der Entscheidungssituation nicht notwendigerweise zu einer Erleichterung des Entscheidungsprozesses. Doch auch in solchen Fällen wünschen – wenngleich nicht alle – Klienten Informationen. Das Wissen um spezifische Risiken, über die Ursachen bestimmter Erkrankungen, mögliche Ausprägungen und Verläufe wird von vielen Klienten einer Unsicherheit vorgezogen.

Im Zusammenhang mit der Pränataldiagnostik wird davon ausgegangen, daß Klienten, die trotz bestehender Indikation keine Diagnostik wünschen, sich auf der Basis des Wissens um diese Möglichkeit dagegen entscheiden können. Inzwischen werden jedoch Bedenken laut, daß solche Familien, die das bestehende Angebot der pränatalen Diagnostik nicht wahrnehmen, zunehmend sozialem Druck ausgesetzt und Behinderte zunehmend diskrimiert werden könnten (u. a. Schroeder 1982; Seidler 1981), wie auch folgendes Zitat verdeutlicht: „Auch wenn – nach unserem Verfassungsverständnis selbstverständlich – die Entscheidungsfreiheit der Eltern nicht beschränkt wird, kann sich eine Lage des sozialen Drucks entwickeln, in der die Zeugung oder das Austragen behinderter oder sonst nicht dem Gesundheitsideal der Gesellschaft entsprechender Kinder als Zeichen der Verantwortungslosigkeit gewertet wird" (Benda 1985, S.34). Die *Möglichkeit*, zu wissen und bestimmte Konsequenzen aus diesem Wissen ziehen zu können, birgt die Gefahr der Handlungseinschränkung: Es kann die Erwartung entstehen, sich dieses Wissen anzueignen und entsprechende Konsequenzen zu ziehen.

Auf Jonas (1980) Bezug nehmend, meint Benda, während bislang das Ziel des Lebens der Erwerb von Wissen gewesen sei, müsse man nun ein „Grundrecht" auf Nichtwissen fordern. Es gehe hier um den Anspruch darauf, über sich selbst nicht mehr wissen zu müssen, als man selbst will. Wer andererseits glaube, die volle Wahrheit ertragen zu können, habe ein Recht darauf, daß ihm Informationen nicht vorenthalten werden. Dies gehöre zur Eigenverantwortung des Menschen, daß nur er selbst hierüber entscheidet.

Die folgende Äußerung eines Vaters problematisiert das Recht auf Nichtwissen im Falle eines chromosomalen XYY-Befundes nach Amniozentese: „Es ist schwierig genug, ein normales Kind zu erziehen. Wenn er seine Bauklötze quer durchs Zimmer wirft, werde ich dann denken, er macht das, weil er zwei Jahre alt ist – oder weil er ein XYY-Baby ist?" (Katz Rothman 1985, S. 28).

Saxton (1985) spricht sich für umfassende Information aus, betont jedoch zugleich, daß Frauen, wenn sie ihre Entscheidungsfreiheit behalten wollen, auch die Möglichkeit einschließen müssen, sich für ein behindertes Kind zu entscheiden. Saxton, selbst von einer Meningomyelozele betroffen, berichtet im Zusammenhang mit ihrem Kinderwunsch, daß die Wahrscheinlichkeit, daß sie ein Kind mit einer Behinderung bekommen könnte, nie dieses Ziel in Frage stellte. Sie war allerdings entschlossen, soviel wie möglich über die Risiken zu erfahren, die sowohl für sie selbst als auch für ihr Kind auftreten könnten, sowie darüber, welche Technologien entwickelt worden waren, um diesen Risiken zu begegnen. Sie erwähnt die genetische Beratung durch eine Kinderärztin, die ihr die Wahl zwischen verschiedenen Möglichkeiten der Pränataldiagnose eröffnete: der α-Fetoproteinbestimmung im Blut der Mutter, der Ultraschalluntersuchung und der Amniozentese. Da pränatale Therapiemöglichkeiten für den Fall, daß bei der Pränataldiagnostik eine Schädigung gefunden wird, nicht zur Verfügung stehen, wurde für diesen Fall die Entscheidung erörtert, einen Schwangerschaftsabbruch vornehmen zu lassen. Die Frage der Beraterin, ob sie sich für einen Abbruch entscheiden würde, führte Saxton zu folgenden Überlegungen: Wie kann sie, selbst ein behinderter Mensch und zugleich eine Frau, die eine Schwangerschaft plant, die Möglichkeit, das Leben eines anderen behinderten Menschen zu beenden, einschätzen? Sie gewann den Eindruck, daß es gängige Praxis ist, systematisch das Leben eines Feten zu beenden, weil er behindert ist, und dies stellt sie in Frage. Wirkliche Entscheidungsfreiheit bedeute, daß alle vorhandenen Wahlmöglichkeiten verstanden und flexible Entscheidungen getroffen werden können, je nachdem, wie die Frau ihre eigene Lage einschätzt, nachdem sie die ihr zur Verfügung stehenden Ressourcen richtig abgewogen hat.

In besonderer Weise wird der mögliche Konflikt zwischen dem Anspruch auf Information und dem Anspruch auf Nichtwissen im Zusammenhang mit präsymptomatischen Tests deutlich. Von besonderer Aktualität und zugleich exemplarisch ist diese Frage im Zusammenhang mit der Huntington-Chorea. Es wurde bereits darauf verwiesen, daß mit der baldigen Einsatzmöglichkeit eines präsymptomatischen Tests für diese Erkrankung gerechnet wird. Im Hinblick darauf, daß ein solcher Vorhersagetest angeboten wird, bevor eine effektive Behandlung verfügbar oder eine Heilung möglich ist, wird auch von seiten der Humangenetiker das Angebot des Tests als Problem gesehen und die Frage aufgeworfen, wie Menschen, die nicht wissen wollen, ob sie ein unheilbares Leiden entwickeln werden, vor einem solchen Wissen geschützt werden können. Um die Sicht derjenigen, für die der Test zur Verfügung gestellt werden soll, zu erfassen, wurden Risikopersonen befragt, ob sie einen solchen Test durchführen lassen würden (Koller u. Davenport 1984; vgl. auch Wexler 1984). Überwiegend wurde der Wunsch angegeben, am Test teilzunehmen, sobald er verfügbar sei. Begründet wurde dies mit dem Wunsch nach Beendigung der Unwissenheit über die Zukunft und mit der Möglichkeit, diese vernünftig zu planen, auch zu entscheiden, ob sie Kinder wollten, sowie, um zu wissen, ob sie das Gen an ihre Kinder weitergegeben haben könnten. Einige der Befragten gaben jedoch an, daß sie den Test nicht mitmachen würden, daß sie nichts über die Zukunft wissen wollten, die sie als hoffnungslos betrachten. Koller u. Davenport fordern, daß ein solcher Vorhersagetest nur mit größter Sorgfalt durchgeführt werden dürfe: Dem Betroffenen sollten sowohl vor als auch nach der Anwendung des Tests mit der Erkrankung vertraute Sozialarbeiter, Psychologen und Nervenärzte zur Beratung und zur Stützung zur Verfügung stehen. Auch Martin (1984) setzt neben außerordentlich hohen Anforderungen an die Qualität des Suchtests, der möglichst in 2 verschiedenen Laboratorien parallel durchgeführt werden sollte, medizinische Teams voraus, die vollinformierte Neurologen, Genetiker, Psychiater und Sozialarbeiter umfassen sollten. Da der Test nicht nur an der Risikoperson, sondern an mehreren Familienmitgliedern durchgeführt werden muß, ist deren Aufklärung und jeweilige Zustimmung zur Untersuchung erforderlich.

Betroffene bzw. potentiell Betroffene setzten sich in Selbsthilfegruppen auch mit möglichen Auswirkungen solcher Daten auf den Umgang mit den Krankenkassen, dem Arbeitgeber und auch im Bereich der Ehe, der Ehescheidung und Eheauflösung auseinander. Sie sehen sich in dem Dilemma, einerseits Hoffnung in die Diagnostik zu setzen und zugleich ihren Mißbrauch zu fürchten. Auch stellen sie sich die Frage, wie sich die Möglichkeit eines Gentests auf die Einstellung der Gesellschaft gegenüber Risikopersonen, Anlageträgern und Erkrankten auswirkt. Sie fragen sich, ob der Schwangerschaftsabbruch betroffener Feten „normal" werden würde, und ob Eltern, die ihr Kind in einem solchen Fall austragen, gesellschaftlich bestraft würden. Sie stellen dagegen, daß Leiden an sich nicht negativ zu werten ist und zur Grundbefindlichkeit des Menschen gehört.

Bedeutet die Anerkennung des Rechts der Klienten auf Information, daß die Suche nach weiteren Heterozygotentests sowie Tests zur Früherkennung von Erkrankungen sowohl prä- wie postnatal gerechtfertigt ist, tritt dieses Recht mit dem Recht auf Nichtwissen in Konflikt. Kann sich jemand einer solchen Information entziehen, wenn die Möglichkeit, das Wissen schon vorhanden sind? Und wie kann verhindert werden, daß gesellschaftliche Gruppen und Institutionen solche Informationen mißbrauchen? Wie kann verhindert werden, daß diese Informationen nicht denjenigen zugänglich werden, die sie nicht bekommen sollen? Wie können die Rechte des einzelnen Betroffenen und dessen Menschenwürde erhalten bleiben? Auf erste Überlegungen hierzu werden wir in Abschn. 2.4 eingehen.

2.3 Ziel: Individuelle Hilfestellung –
Verdacht: Verfolgung eugenischer Zielvorstellungen

Während in den letzten Jahren die Berater ihre Aufgabe zunehmend in individueller Hilfestellung bei einer selbstverantwortlichen Entscheidung sehen, werden zu gleicher Zeit – wenn auch nur vereinzelt – Kritik und Bedenken gegenüber der genetischen Beratung laut. Ausgangspunkt sind Definitionen genetischer Beratung, die eine auf die Gesellschaft bezogene präventive Orientierung zum Ausdruck bringen, Kosten-Nutzen-Analysen, die Änderung des § 218 sowie die konkrete Arbeit an einer einzelnen genetischen Beratungsstelle. Zu Wort melden sich Behinderte und Eltern von Behinderten, die eine zunehmende Diskriminierung der Behinderten durch die Arbeit der genetischen Beratung befürchten.

In der Zeitschrift *zusammen*, einer Zeitschrift für Behinderte und Nichtbehinderte, findet sich eine Auseinandersetzung mit der genetischen Beratung, insbesondere mit der Amniozentese, bei der auch Eltern zu Wort kommen, die sie befürworten. Zunächst setzt sich der Vater eines behinderten Sohnes mit der bestehenden Indikationsregelung nach § 218 auseinander, die er als rechtswidrig begreift: „Abtreibung aus eugenischer Indikation ist somit eine tödliche Gewaltlösung des Behindertenproblems, die unter keinem rechtlichen Gesichtspunkt zu billigen ist" (Esser 1985, S. 14). Die Indikationslösung habe in der Praxis zur „Abtreibung auf Wunsch" geführt, die grundsätzliche Strafbarkeit des Schwangerschaftsabbruchs völlig ausgehöhlt, und die Krankenkassenfinanzierung habe die Öffentlichkeit zur Annahme verleitet, was nicht bestraft und sogar öffentlich finanziert werde, sei auch erlaubt, also rechtmäßig. Dieser Vater, ein Jurist, lehnt in diesem Zusammenhang auch den

Grundsatz der Güterabwägung ab, da auf seiten der Schwangeren nahezu aus-
nahmslos geringere Interessen als das Leben auf dem Spiel stünden und nach dem
BVG selbst eine Abwägung „Leben gegen Leben" unzulässig sei. Pütz-Sieberath
schildert im darauffolgenden Beitrag in dieser Zeitschrift sehr eindringlich, wie er
den Lebenswert der eigenen behinderten Tochter wahrnimmt. Er vertritt die Ansicht, daß jedes Leben ein Recht auf Leben hat, sowohl vor als auch nach der Geburt, sowie auch, daß jedes bestehende Leben ein Recht auf ein angemessenes und
menschenwürdiges Dasein hat. Er berichtet, daß er und seine Frau, als sie ihr
2. Kind erwarteten, eine Amniozentese durchführen ließen. Sie wüßten jedoch bis
heute nicht, wie sie sich entschieden hätten, falls die Fruchtwasseruntersuchung anders ausgefallen wäre. Die Amniozentese durchführen zu lassen, war ihnen wie ein
Verrat an ihrer behinderten Tochter vorgekommen, und sie fühlten sich dementsprechend schlecht. Andererseits können sie dieser Untersuchungsmethode auch
etwas Positives abgewinnen: Durch sie sei es möglich, sich seelisch und geistig auf
ein behindertes Kind einzustellen. Wer sich jedoch zu einem Schwangerschaftsabbruch entschließe, dürfe nicht verurteilt werden, da die Verantwortung und Entscheidung ausschließlich bei den Eltern liege. Die Entscheidung könne den Eltern
nicht abgenommen, doch könne ihnen geholfen werden, die für sie richtige Entscheidung zu treffen, gerade auch durch eine entsprechende Beratung durch Ärzte.

Nach der eindeutigen Ablehnung eines Schwangerschaftsabbruchs nach Amniozentese und dem aus dem Erleben eines ethischen Dilemmas heraus offeneren Beitrag von Pütz-Sieberath findet sich als 3. Beitrag eine eindeutige und differenziert
begründete Stellungnahme für die Amniozentese von einer ebenfalls betroffenen
Mutter: Sabine von der Recke entschloß sich , bei der 3. Schwangerschaft (nach einem gesunden Kind und einem Kind mit Trisomie 21) zusammen mit ihrem Mann
für die Durchführung einer Amniozentese. Sie sei sich auch darüber im klaren gewesen, welche Entscheidung sie unter Umständen treffen würde. Sie begründet dies
mit ihren eigenen Grenzen, denen ihres Mannes, mit dem Anspruch ihres behinderten Kindes, das besonders viel Zeit fordere, sowie dem Recht ihres gesunden Kindes auf Zeit für Gespräche und Förderung.

Während in einem dieser Beiträge zwar die Regelung durch den § 218, nicht jedoch dagegen die genetische Beratung kritisiert wurde, die beiden übrigen Beiträge
eher für eine Hilfestellung durch Berater sprechen, setzt sich ein weiterer Beitrag im
selben Heft mit den Zielvorstellungen und den Auswirkungen der genetischen Beratung selbst auseinander: Eine anonym bleibende Mutter eines behinderten Kindes wendet sich gegen das „Vorsortieren" ungeborener Kinder. Diese Mutter zeigt
sich entsetzt darüber, daß Kinderärzte, Humangenetiker und Wirtschaftswissen-
schaftler den Wert menschlichen Lebens offen nach finanziell-ökonomischen Gesichtspunkten diskutieren. Sie setzt sich außer mit den Zielvorstellungen Wendts
insbesondere mit der Dissertation von v. Stackelberg (1980) auseinander; es sei das
alarmierendste Beispiel dieser Art. Diese Arbeit sei für sie als betroffene Mutter eine Herausforderung. Sie empfinde sie als bedrohlich, da sie behindertes menschli-
ches Leben aus Kosten-Nutzen-Gründen in Frage stelle. Sie degradiere menschli-
ches Leben zu einem Rechenexempel und verkürze das Problem Behinderung auf
die pränatale Erkennung einer genetischen Schädigung. Die Erfassung behinderten
menschlichen Lebens vor der Geburt sowie die Erwägung, dieses geschädigte Leben aus ökonomischen Gründen im Mutterleib zu töten, beunruhige und belaste sie

deshalb so schwer, da nicht abzusehen sei, wie sich dieser Denkansatz auch auf alle lebenden behinderten Menschen auswirken könnte.

Zur Kritik an Humangenetikern und der genetischen Beratung kam es auch durch einen Kinderarzt, der über eigene Erfahrungen im Zusammenhang mit seinem 7 Monate alten Sohn mit Trisomie 21 in einer Fachzeitschrift für Kinderheilkunde berichtete und damit eine – ebenfalls in dieser Zeitschrift abgedruckte – Diskussion auslöste (Storm 1984): Ein Humangenetiker habe ihm gegenüber in einem eher zufälligen Gespräch „entsetzt" darauf reagiert, daß sie ihr behindertes Kind hatten operieren lassen. Der Humangenetiker habe zum Ausdruck gebracht, man solle ein solches Kind lieber sterben lassen, statt dessen Leben durch eine Operation zu verlängern. Storm stellte in diesem Bericht abschließend die Frage, ob dies Überzeugung und Denkart der heutigen Humangenetiker sei, die betroffen Eltern beraten sollen. Neben den sich hiervon distanzierenden und klärenden Informationen von seiten der Humangenetik wurden jedoch auch Reaktionen ausgelöst, in denen weitere massive Bedenken und kritische Einschätzungen zum Ausdruck kommen. So vertritt Wuermeling die Meinung, daß zur Zeit pränatale Diagnostik betrieben werde, um gegebenenfalls unter dem Schutz des entsprechenden Gesetzes den Schwangerschaftsabbruch als „Therapie" einzusetzen und somit das Problem durch Beseitigung seines Trägers zu erledigen. Damit werde aus der Verhütungsmentalität eine Beseitigungsmentalität, der viele Laien im Vertrauen auf das ärztliche Fachurteil verfallen würden. Krankheit und Leiden seien dann Pannen im System ihrer Vermeidung, zu der jedes Mittel recht sei. Dies führe dazu, daß die Kranken und Leidenden zu „anstößigen Erscheinungen" würden, und daß das Ethos des Helfens verkomme. Hellbrügge zieht in dieser Diskussion einen Vergleich zur Vergangenheit: Die Pränataldiagnostik möge in vielen Fällen für Mütter eine Beruhigung sein, doch stelle sie letztlich auch die Erfüllung des Traumes auch jener Humangenetiker dar, welche die Erbbiologie während des Nationalsozialismus entscheidend beeinflußt haben, nämlich „unwertes Leben" schon im Mutterleib abzutöten. Er verweist auf die Diskrepanz, daß die Tötung eines Kindes mit Trisomie 21 vor der Geburt so gut wie eine Selbstverständlichkeit werde, während Pädiater alles unternehmen, um die gleichen Kinder nach der Geburt durch eine intensive Entwicklungsrehabilitation erfolgreich zu behandeln. Der Humangenetiker und Kinderarzt Fuhrmann geht im Zusammenhang der Problematik der Unterlassung einer belastenden therapeutischen Maßnahme auf unterschiedliche Aufgaben des Humangenetikers und des behandelnden Arztes ein; eine „fachspezifische" Denkweise oder Ethik gebe es indessen nicht. Grimm beantwortet die Frage Storms nach der Denkart der heutigen Humangenetiker auf der Basis seines persönlichen Erfahrungsbereiches. Langenbeck verweist auf einen ethischen Konflikt im Denken beider Fachvertreter, des Kinderarztes und des Humangenetikers: Auf der einen Seite bestehe der Wunsch, dem geborenen Kind in jeder Weise zu helfen, auf der anderen Seite jedoch der Gedanke, den Eltern ein zweites Erlebnis gleicher Art zu ersparen. Er betont, daß die Eltern selbst den Antrag auf einen Schwangerschaftsabbruch stellen und dies in freier und informierter Entscheidung tun würden. Ziel einer neuen ethischen Gesinnung könne es nicht sein, leidgeprüfte Familien zu demutsvollem Dulden zu verdammen. Andererseits könne es auch nicht Ziel humangenetischer Tätigkeit sein, „übersättigten Eheleuten das ideale erbgesunde Kind zu präsentieren" (Langenbeck 1984, S. 1588). In dieser Reaktion wird sowohl auf die selbstverantwortliche Entscheidung der Eltern als auch auf extreme mit den Zielvorstellungen der genetischen Beratung nicht zu vereinbarende Erwartungen verwiesen. Zerres betont, daß es Aufgabe der genetischen Beratung sei, Eltern umfassend über mögliche Risiken aufzuklären und alle Informationen über die Vermeidung und therapeutische Beeinflußbarkeit einer Krankheit zu geben. Die Entscheidung über eine Anwendung medizinisch-genetischen Wissens könne jedoch nur bei den Eltern liegen. Das heißt, auch hier wird die selbstverantwortliche Entscheidung der Eltern hervorgehoben und darüber hinaus auf die Informationsvermittlung als Basis für eine solche Entscheidung verwiesen.

Die tägliche Erfahrung, daß Behinderten Ablehnung entgegengebracht wird, und das Wissen um den Umgang mit Behinderten während des Nationalsozialismus führten Sierck u. Radtke (1984) zur Beschäftigung mit der genetischen Beratung. Ausgangspunkt ist u.a. eine heftige Kritik an der Arbeit einer Hamburger Beratungsstelle, die, soweit wir dies beurteilen können, nicht bzw. wenig individuumorientiert erfolgte. In dieser Beratungsstelle war eingebrochen worden, wobei Akten verschwanden, aus denen später öffentlich zitiert wurde. Die Kritik an der Beratungsstelle wird exemplarisch gesehen und es wird von der Annahme ausgegangen, daß es sich hier um keinen Einzelfall handelt. Zitate aus einer Publikation (Stoeckenius u. Barbuceanu 1983) sowie aus den Akten der Beratungsstelle werden herangezogen, um die Ablehnung der genetischen Beratung ganz allgemein zu begründen. Darüber hinaus stützen sich Sierck u. Radtke auf Kosten-Nutzen-Berechnungen sowie auf verschiedene Definitionen und Begründungen der genetischen Beratung, die eine gesellschaftlich orientierte Prävention betonen. Sierck u. Radtke sehen die genetische Beratung in folgendem Begründungszusammenhang: dem Geburtenrückgang, Kosten-Nutzen-Analysen, die den Gewinn für das Volksvermögen errechnen, wenn Arbeitskräfte von der Pflege behinderter Menschen befreit wären (wie dies in der Arbeit von v. Stackelberg 1980, geschieht), der Verhinderung einer natürlichen Selektion aufgrund des medizinischen Fortschritts sowie der Hoffnung, Auswirkungen von Umweltschäden „humangenetisch in den Griff zu bekommen". Sie gehen davon aus, daß die gängige Gleichsetzung von Leiden und Behinderung in den Begründungen für die genetische Beratung zwangsläufig die bestehende diskriminierende Einstellung Behinderten gegenüber verstärkt. Die Betroffenheit der Autoren, ihre massiven Bedenken gegenüber der genetischen Beratung führen zu einer Auswahl, Zusammenstellung und Einschätzung von Zitaten, die dem beschriebenen Sachverhalt häufig nicht gerecht werden. Sollte das Ziel bewußte Provokation gewesen sein, um eine grundsätzliche Diskussion über Ziele und Methoden der Humangenetik zu initiieren, so scheint es uns – zumindest überregional gesehen – nicht erreicht. Doch unabhängig davon, ob diese Schrift Provokation beabsichtigt oder vordringlich durch die Mitteilung eigener tiefgreifender Befürchtungen andere aufrütteln will: Sie kann ein Anlaß zu Überlegungen und einer Überprüfung sein, wie genetische Beratung in der Öffentlichkeit von verschiedenen Gruppen wie auch von einzelnen Familien auf sehr unterschiedliche Weise wahrgenommen wird, und was die Humangenetik dazu beitragen kann, ihr eigenes – heutiges – Selbstverständnis zu vermitteln.

Für uns stellt sich zunächst jedoch auch folgende Frage: Was bedeutet derartige Kritik in der Öffentlichkeit, der Verdacht, eugenische Zielvorstellungen zu verfolgen, für Berater, die sich voll für die individuelle Hilfestellung einsetzen? Wie erleben solche Berater die Identifikation mit Machenschaften während des Nationalsozialismus? Und wie gehen sie damit um? Verstärkt sich die innerfachliche und die interdisziplinäre Diskussion, die Aufklärung und Diskussion anstehender und zukünftiger Probleme in der Öffentlichkeit? Versuchen sich die Berater in einer Weise fortzubilden, die ihre Rolle der Hilfestellung bei einer selbstverantwortlichen Entscheidung sowohl nach außen dokumentiert als auch ein angemessenes Verhalten in Konfliktsituationen erleichtert? Das Interesse der genetischen Berater an Supervision, an Balint-Gruppen z. B., nimmt zu. Auch sind Überlegungen im Gang, wie die Ausbildung der Berater über die erforderliche sorgfältige medizinisch-genetische Ausbildung hinaus erweitert werden kann (vgl. Kap. 7).

Die innerfachliche Diskussion schlägt sich in einer aktiven Ethikkommission der Fachgesellschaft Anthropologie und Humangenetik nieder, die auch in Form von Pressemitteilungen Öffentlichkeitsarbeit betreibt. Interdisziplinäre Zusammenarbeit und gesellschaftliches Interesse dokumentieren sich in verschiedenen Arbeitsgruppen. Die im Frühjahr 1984 von den Bundesministern für Forschung und Technologie und der Justiz eingerichtete Sachverständigengruppe zum Thema *In-vitro-Fertilisation, Genomanalyse und Gentherapie*, die Enquetekommission *Gentechnologie* des Deutschen Bundestages oder auch die Studiengruppe der Vereinigung Deutscher Wissenschaftler zum Thema *Gesellschaftliche Folgen neuer Biotechniken* sind hier zu nennen. Publikationen über die Arbeit dieser Gruppen tragen zur Aufklärung der Öffentlichkeit bei (z. B. Bericht der Arbeitsgruppe In-vitro-Fertilisation, Genomanalyse und Gentherapie 1985; van den Daele 1985). Auf interdisziplinärer und zugleich internationaler Ebene wird versucht, Richtlinien für die genetische Beratung, die Pränataldiagnostik und das Screening zu entwickeln, um auf diese Weise zu einer konstruktiven Auseinandersetzung mit den bestehenden Dilemmata beizutragen. Hierauf wird im folgenden eingegangen.

2.4 Konstruktive Versuche, den gegebenen Dilemmata zu begegnen

Fletcher, der sich seit Jahren mit bio-ethischen Fragen auseinandersetzt, erarbeitete zusammen mit den norwegischen Philosophen Berg und Tranøy (1985) einen Entwurf zu Richtlinien für genetische Beratung, Pränataldiagnostik und Screening. In diesem Entwurf wird bewußt auf normative Intentionen verzichtet. Doch gehen Fletcher et al. davon aus, daß eine Umsetzung in normative Richtlinien von den offiziellen Institutionen der Humangenetiker vorgenommen wird. Der Entwurf ist unterteilt in Prinzipien, über die aus ihrer Sicht in den verschiedenen Ländern Europas und in USA weitgehend Übereinstimmung besteht, und solche mit geringer Übereinstimmung. Dieses Vorgehen entspricht Fletchers Auffassung über die Beziehung zwischen Technologie und Ethik: Man könne den Standpunkt vertreten, daß moralische Positionen unabhängig von technischen Möglichkeiten sein sollten. Andererseits könne man fordern, daß sich die moralischen Positionen der technischen Entwicklung anpassen. Zwischen diesen beiden Extremen seien verschiedene Sichtweisen möglich. Er selbst geht von einer Interaktion zwischen Moral und Technologie aus sowie davon, daß das gesamte moralische System verschiedene moralische Traditionen beinhaltet, die einander beeinflussen und korrigieren. Die modernen Gesellschaften haben aus der Sicht Fletchers Prozesse entwickelt, die die

Wahrnehmung verschiedener ethischer Forderungen – abgeleitet aus unterschiedlichen moralischen Traditionen – ermöglichen, wie auch Versuche, diese zu balancieren bzw. zu integrieren. Je mehr Quellen der Selbstkritik innerhalb des gesamten moralischen Systems existierten, um so reicher verlaufe die Interaktion zwischen Vorstellungen, Argumenten und möglichen Entscheidungen (Fletcher 1983).

Im Zusammenhang mit der genetischen Beratung, der Pränataldiagnostik und dem Screening wird aus folgenden Gründen ein ethischer Konsens für notwendig gehalten: Viele der alltäglichen Probleme der Humangenetik erforderten Beratungsfähigkeiten sowie Gespür gegenüber ethischen Aspekten, die weit über die sonstigen Anforderungen in der medizinischen Praxis hinausgingen. Der Kontakt zu den Klienten sei vergleichsweise kurz und die Inhalte des Gesprächs zugleich von zentraler Bedeutung für den weiteren Lebenslauf der Klienten. Es gebe nur wenige Möglichkeiten, entstandene Mißverständnisse zu erkennen und zu bearbeiten. Auch in Anbetracht der zu erwartenden zukünftigen Interessenkonflikte zwischen Individuen, Familien und der Gesellschaft halten Fletcher et al. eine schriftliche Festlegung von Richtlinien für erforderlich.

Bei diesen Richtlinien handelt es sich überwiegend um grundlegende Prinzipien im Zusammenhang mit der Würde aller Beteiligten. Doch finden sich auch Aussagen zu konkreten Einzelproblemen wie etwa dem, daß die Pränataldiagnose nicht allein zur Geschlechtsbestimmung durchgeführt werden dürfe. Der vorgelegte Entwurf von Richtlinien basiert auf ausführlichen Gesprächen mit Humangenetikern in den verschiedensten Ländern. Er soll dazu beitragen, eine noch breitere Diskussion auszulösen.

Zunächst gehen wir auf die Prinzipien ein, über die nach Fletcher et al. weitgehende Übereinstimmung besteht: Das Prinzip, die Autonomie des Patienten zu respektieren, wird von den meisten klinischen Genetikern akzeptiert; zugleich stellt dieses Prinzip die bedeutendste Quelle vieler Konflikte in diesem Bereich dar.

Klienten können nur dann eine angemessene Entscheidung treffen, wenn sie sich der Fakten und der wesentlichen Merkmale ihres Falles bewußt sind. Klinische Genetiker respektieren das Recht der Klienten, sich diese angemessene und vollständige Information zu verschaffen.

Die Veröffentlichung von Daten über die genetische Situation eines Klienten kann das personale und soziale Wohlergehen des Ratsuchenden sowie dessen Familie beeinträchtigen. Die Humangenetiker verfechten daher die höchsten Standards an Vertraulichkeit, um die gewonnenen Informationen zu schützen. Dies betrifft auch Fragen des Datenschutzes.

Speziell auf die genetische Beratung bezogen werden 3 Prinzipien und Praktiken genannt: Humangenetiker gehen davon aus, daß für die genetische Beratung neben den medizinischen und diagnostischen Fähigkeiten auch solche spezifisch auf Beratung bezogene erforderlich sind. Hierbei geht es auch um die Vermittlung von Wissen im Zusammenhang mit den schwierigen ethischen Problemen genetischer Beratung sowie um Fähigkeiten, Klienten bei der Erkenntnis dieser Probleme zu helfen. Diesem Prinzip stimmen wir zu; wir teilen jedoch nicht die Auffassung, daß derzeit schon eine weitgehende Übereinstimmung über die Notwendigkeit und das Ausmaß der genannten über die medizinischen und diagnostischen Fähigkeiten hinausgehenden Kompetenzen unter den genetischen Beratern besteht.

Bei den folgenden Prinzipien geht es um die Aufhebung der ärztlichen Schweigepflicht. Hier haben wir grundsätzliche Bedenken, ob diese Prinzipien allgemein akzeptiert werden sollen und können. Fletcher et al. argumentieren wie folgt: Wenn von anderen Schaden abzuwenden sei, wenn Verwandte der Klienten deren Risiken teilen, könne eine Aufhebung der ärztlichen Schweigepflicht und die Verletzung der Vertrauensbasis zum Klienten erforderlich werden. Bevor jedoch die Schweigepflicht gebrochen werden könne, müßten 4 Bedingungen erfüllt sein: Es müsse in angemessenem Ausmaß versucht worden sein, die Klienten dazu zu bringen, von sich aus der Freigabe der entsprechenden Informationen zuzustimmen. Es müsse zudem eine hohe Wahrscheinlichkeit dafür bestehen, daß bei Zurückhalten der Information Schaden entsteht und daß die freigegebene Information dazu beiträgt, Schaden abzuwenden. Schließlich müsse es sich hierbei um einen schwerwiegenden Schaden handeln, und es müßten Vorkehrungen getroffen werden, die sicherstellen, daß nur die benötigten genetischen Informationen weitergegeben werden.

Auch wenn hier einschränkende Bedingungen genannt werden, erscheint uns die Verletzung der Vertrauensbeziehung zwischen Berater und Klient durch die Aufhebung der ärztlichen Schweigepflicht gegen den Willen der Klienten problematisch. Das geforderte „angemessene Ausmaß" des Versuchs, die Klienten zu einer verantwortlichen und verantworteten Freigabe der entsprechenden Informationen zu bringen, erscheint uns zu vage. Die Gründe, weshalb ein Klient die Freigabe verweigert, bleiben in dieser Formulierung völlig unberücksichtigt. Und gerade ihnen kommt Bedeutung zu; sie erfordern eine gemeinsame Auseinandersetzung. Sollte z. B. die Entscheidung der Klienten gegen die Freigabe fallen, um bestimmten Verwandten den Anspruch auf Nichtwissen zu erhalten, dürfte die Entscheidung, sich darüber hinwegzusetzen, besonders schwierig sein. Gerade beim Zugang auf Verwandte von Klienten wird das Prinzip durchbrochen, ein *Angebot* darzustellen, das von den Klienten freiwillig in Anspruch genommen wird. Welche Möglichkeiten gibt es, zu klären, ob die Information, die vermittelt werden soll, überhaupt gewollt ist? Wie kann abgeschätzt werden, welchen Schaden eine nicht angeforderte Information hervorruft? Wie kann ein solcher Schaden gegen den zu verhindernden „genetischen" mit dessen Folgen abgewogen werden?

Hinsichtlich der von Fletcher et al. auf die Pränataldiagnose bezogenen Prinzipien gehen auch wir von einer weitgehenden Übereinstimmung aus, sehen jedoch bei den an 2. und 3. Stelle genannten Prinzipien einen möglichen Konflikt mit dem Recht auf Nichtwissen.

Es geht hier im einzelnen um folgendes:

1) Humangenetiker sollen in den Grenzen ihrer beruflichen Verantwortlichkeiten die Entscheidungsfreiheit der Eltern nach einer Pränataldiagnose schützen, auch wenn ein Schwangerschaftsabbruch erwogen wird.
2) Der Berater soll den Eltern Abweichungen der Geschlechtschromosomen mitteilen mit vollständiger Beschreibung der Möglichkeiten und Probleme, die sich für die Kinder und späteren Erwachsenen ergeben.
3) Informationen über ein vorgefundenes adrenogenitales Syndrom sind den Eltern mitzuteilen mit der Erklärung, daß keine Zweifel hinsichtlich des sozialen und phänotypischen Geschlechts bestehen; es ist eine biologische Begründung der Infertilität unter Berücksichtigung des Bildungsstandes der Klienten zu geben.

4) Die Eltern sind vor der Pränataldiagnose zu befragen, ob sie das Geschlecht des zu erwartenden Kindes erfahren möchten. Wollen die Eltern dies nicht, habe der Humangenetiker dafür Sorge zu tragen, daß dies eingehalten wird.
5) Humangenetiker führen keine Pränataldiagnose allein zur Geschlechtsbestimmung (unabhängig von geschlechtsgebundenen Erkrankungen) durch.
6) Humangenetiker lassen denjenigen Eltern spezielle Hilfe zukommen, deren erwünschte Schwangerschaft nach Pränataldiagnose abgebrochen wird, um ihnen in ihrem Trauerprozeß beizustehen.

Die Prinzipien zum genetischen Screening referieren wir hier nur kurz, da sie über den engeren von uns betrachteten Problemkreis hinausgehen:

Mit Ausnahme des Neugeborenenscreenings für Erkrankungen, die behandelt werden können, wird für alle Screeningtests das Prinzip der Freiwilligkeit der Teilnahme gefordert. Größere Screeningprogramme für Heterozygote sollten erst nach ausführlichen Pilotstudien eingeführt werden. Vorschul- und Schulkinder sollten nicht in Screeningprogramme einbezogen werden, um sie vor einer Stigmatisierung zu schützen. Gegen Ende der Schulzeit sei ein solches Vorgehen angemessen, auch im Hinblick auf die Familienplanung. Durch Screening gewonnene Daten seien nur dann an Dritte weiterzugeben, wenn die betroffene Person dies ausdrücklich erlaubt. Datenschutz müsse in diesem Zusammenhang auf die effektivste Art und Weise durchgeführt werden. Abgesehen vom angemessensten Zeitpunkt erscheinen uns diese Kriterien konsensfähig für die Mehrheit der Humangenetiker und der Klienten.

Unter der Rubrik Prinzipien und Praktiken, die weniger eindeutig übereinstimmend unterstützt werden, finden sich zunächst 2 Aufgaben, die an Humangenetiker gestellt werden, sowie schließlich eine Reihe von praktischen Überlegungen zum Vorgehen in der genetischen Beratung, bei der Pränataldiagnose und dem genetischen Screening. Als Aufgaben der Humangenetiker werden die Kooperation mit Vertretern der Gesellschaft und die Öffentlichkeitsarbeit genannt. Diesen Aufgaben messen auch wir große Bedeutung zu, insbesondere im Hinblick auf die Zielvorstellungen der genetischen Beratung sowie angesichts der weitreichenden Folgen der schnellen Fortschritte der genetischen Diagnostik.

Aus den von den Autoren vorgestellten praktischen Überlegungen greifen wir einige uns besonders wichtig erscheinende heraus: Wenn reliable Tests zur frühzeitigen Erkennung schwerwiegender genetischer Erkrankungen zur Verfügung stehen, wie z. B. für die Huntington-Erkrankung, sollen sie den Familien und Individuen, für die ein Risiko besteht, zugänglich gemacht werden. Es ist ein Konzept zu entwickeln, wie derartige Informationen auf angemessene Weise vermittelt werden können, wobei die Zusammenarbeit mit anderen Ärzten und Psychotherapeuten in Betracht zu ziehen ist. Und: Mit zunehmenden Möglichkeiten des Screenings sind Methoden zu entwickeln, die das Individuum vor Stigmatisierung und Mißbrauch der genetischen Information durch Dritte schützen.

Um weiteres Datenmaterial zur Fundierung der hier vorgestellten Prinzipien und Praktiken zu gewinnen, führt Fletcher in Zusammenarbeit mit regionalen Fachvertretern eine international angelegte Befragung durch, die 1987 publiziert werden soll. Als Basis der Bestandsaufnahme von angewandter Ethik und Humangenetik in verschiedenen Kulturbereichen dient ein offener Fragebogen. Hierin werden

25 verschiedene Konfliktsituationen aus dem Bereich von genetischer Beratung, Pränataldiagnostik und genetischem Screening vorgegeben. Der Befragte soll jeweils angeben, wie er selbst sich in dieser Situation verhält bzw. verhalten würde und mit welcher ethischen Begründung. Unseres Erachtens tragen nicht nur die Ergebnisse, sondern vor allem die Beteiligung an dieser Untersuchung, die Auseinandersetzung mit den im Fragebogen vorgegebenen konflikthaften Situationen sowohl zu einer Ausweitung als auch zu einer Intensivierung der Reflexion und Diskussion der anstehenden Fragen bei.

Während die Arbeit von Fletcher et al. auf das Verhalten des genetischen Beraters abzielt, befaßt sich die Studiengruppe *Gesellschaftliche Folgen neuer Biotechniken* der Vereinigung Deutscher Wissenschaftler relativ konkret auch mit möglichen sozial- und gesellschaftspolitischen Folgen genetischer Analysen sowie mit deren Rückwirkungen auf das betroffene Individuum (van den Daele 1985). Hier rückten der Schutz vor Diskriminierung, vor dem Mißbrauch genetischer Information sowie das Recht auf Nichtwissen in den Vordergrund. Das Recht auf Nichtwissen wird anerkannt, da die Kenntnis der eigenen Gene Handlungsmöglichkeiten nicht nur erweitern, sondern auch zerstören kann. Es wird gefordert, das grundsätzliche Recht, nicht zu wissen, zum Ausgangspunkt für die Bewältigung von Handlungsproblemen zu nehmen, die mit der Erstellung unerwünschter genetischer Informationen und der möglichen Verpflichtung zur Aufklärung über die eigenen Gene verbunden sind. Auch die Frage nach den Interessen Dritter wird bearbeitet: Eine Verantwortung, andere durch seine Gene nicht zu schädigen, vor allem gegenüber dem Partner, mit dem man zusammenlebt und gegebenenfalls gemeinsame Kinder haben wird, wie auch gegenüber zukünftigen Kindern wird in Betracht gezogen. Hinsichtlich des Partners wird davon ausgegangen, daß das Recht, nicht zu wissen, den Vorrang habe. Zwar sei man verpflichtet, dem anderen wesentliche bekannte Umstände, die die eigene Person betreffen, zu offenbaren, man sei jedoch weder rechtlich noch moralisch genötigt, sich testen zu lassen, um herauszufinden, ob solche Umstände vorliegen. Gegenüber zukünftigen Kindern wird die Verantwortung jedoch anders gesehen: Wenn nicht rechtlich, so sei es doch moralisch zuzumuten, sich selbst genetisch testen zu lassen, wenn das für die rechtzeitige Diagnose und Behandlung erblicher Schädigungen des Kindes notwendig wäre. Es wird jedoch in Frage gestellt, ob es zur Fürsorge der Eltern gehört, nicht nur eine drohende Schädigung der Kinder, sondern schon die Geburt behinderter Kinder selbst abzuwenden. In diesem Falle würde ein erheblicher Zwang zur genetischen Aufklärung entstehen. Und hier liege auch der Kern der moralischen Probleme, die die technischen Möglichkeiten genetischer Tests aufwerfen. In diesem Zusammenhang bestünden keine klaren sozialen Wertungen. Es wird jedoch darauf verwiesen, daß dann, wenn es bei den Risiken für die Kinder zugleich um das Auftreten einer unheilbaren Erkrankung bei den betroffenen Eltern selbst geht, wie z. B. bei der Huntington-Chorea, das Recht, die eigenen Gene nicht kennen zu müssen, den Vorrang haben sollte.

Die Problematik einer „genetischen Ausforschung" durch den Arbeitgeber wird ausführlich diskutiert. Auch auf das mögliche Interesse privater Versicherungen an genetischen Analysen und mögliche Folgen für den Betroffenen wird eingegangen in Auseinandersetzung mit folgenden Fragen: Kann der Versicherer genetische Untersuchungen des Antragstellers zur Bedingung für den Abschluß eines Versicherungsvertrages machen? Muß der Antragsteller genetische Befunde, die ihm schon bekannt sind, dem Versicherer bei Vertragsabschluß offenlegen? Eine Risikodifferenzierung mittels genetischer Tests bei Vertragsabschluß würde den Versicherungsnehmer zu erheblichen Abstrichen an seinen Persönlichkeitsrechten nötigen. Im übrigen sei es Aufgabe einer Versicherung, den Versicherungsnehmer von ungewissen zukünftigen Gefahren zu entlasten. Dazu gehöre typischerweise die Gefahr, daß sich irgendwann eine Krankheit manifestiert, die man latent schon in sich trägt. Versicherer sollten daran verdienen, daß sie Risiken übernehmen, nicht jedoch daran, daß sie diese geschickt ausschließen. Als weiterer Punkt gegen die Anwendung genetischer Prognostik wird die Gefahr angeführt, daß die Entwicklungsmöglichkeiten des Menschen eher durch seine Gene als durch seine soziale und natürliche Umwelt bedingt betrachtet werden. Die Antwort auf die Frage, ob der Antragsteller verpflichtet sein soll, dem Versicherer genetische Daten über die Zukunft seiner Gesundheit von sich aus offen zu legen, wenn sie ihm bei Vertragsabschluß schon bekannt sind, bereitet demgegenüber erhebliche Schwierigkeiten. Eine solche Bekanntgabe entspreche zunächst den Grundsätzen von „Treu und Glauben", wonach die Parteien des Versicherungsvertrages von gleichen Voraussetzungen bei der Bewertung des Risikos ausgehen können. Nach der Rechtssprechung muß der Antragsteller nicht nur behandlungsbedürftige Krankheiten, sondern auch Indikatoren für drohende Leiden mitteilen. Es stellt sich indessen die Frage, ob die der herrschenden rechtlichen Meinung zugrundeliegenden Sachverhalte vergleichbar sind mit der neuen Sachlage, die sich aus den Fortschritten der humangenetischen Diagnostik ergibt. So wird gefordert, daß aufgrund der besonderen personenrechtlichen Sensibilität genetischer Daten nach neuen Lösungen gesucht werden muß, die verhindern, daß der Antragsteller seine besseren Kenntnisse des Risikos kurzfristig zum Schaden der Versicherung ausnützen kann. Zugleich müßte diese Lösung jedoch gewährleisten, daß Klienten, die sich über ihre genetischen Gesundheitsaussichten aufklären lassen, damit nicht automatisch versicherungsunfähig werden.

Die von van den Daele vorgestellten Überlegungen machen deutlich, daß die Versuche, negativen Auswirkungen von Gentests auf die Betroffenen entgegenzuwirken, erst in den Anfängen stecken. Die Fortsetzung und Intensivierung der interdisziplinären und öffentlichen Diskussion erscheint dringend erforderlich.

3 Beratungskonzepte

Die genetische Beratung unterscheidet sich nicht grundsätzlich von anderen For-
men des Beratungs- oder Arztgespräches; es bestehen vielfältige Überschneidun-
gen. So teilt die genetische Beratung ihr ganz zentrales Bestimmungskriterium der
Entscheidung über Leben/Nichtleben einer anderen Person mit einer weiteren
Form von Beratungsgesprächen, nämlich der Schwangerschaftskonfliktberatung.
Doch auch zwischen genetischer Beratung und Schwangerschaftskonfliktberatung
gibt es wesentliche Unterscheidungsmerkmale; sie finden sich etwa in den Kriterien
„Klarheit der Erwartungen" (Was läuft da ab?) und „Vorstellungen über Machbarkeit" bei den Klienten, die mit dem unterschiedlichen Bekanntheitsgrad beider Beratungsformen in Zusammenhang stehen. Auch ist das Aufgabengebiet der genetischen Beratung sehr viel breiter angelegt.

Betrachten wir beide Beratungsformen näher, ergeben sich sehr spezifische
Merkmale, in denen sich die genetische Beratung von der Schwangerschaftskonfliktberatung unterscheidet: Das „genetische" Betroffensein kann als persönlicher
oder auch familiärer „Makel" erlebt werden. Auch geht es in der Regel nicht um eine isolierte Entscheidung für ein Kind zum gegebenen Zeitpunkt, sondern um eine
sehr grundsätzliche und existentielle, in die Zukunft weisende Entscheidung. Eine
weitere wesentliche Verschiedenheit liegt darin, daß die Schwangerschaftskonfliktberatung eine „Pflicht" darstellt vor einem erwogenen Schwangerschaftsabbruch,
während sich die genetische Beratung als Angebot versteht für Klienten, die sich
trotz befürchteter oder tatsächlicher Risiken Kinder wünschen.

Hinsichtlich der starken Betroffenheit des Selbstkonzeptes der Klienten findet
sich eine gewisse Übereinstimmung zwischen der genetischen Beratung und der
Psychotherapie. Dem Therapeuten als Experten kommt jedoch in sehr viel stärke-
rem Ausmaß die Rolle einer persönlichen Bezugsperson zu, und die Beziehung zwischen Klient/Patient und Psychotherapeut ist üblicherweise von sehr viel längerer
Dauer als zwischen Klient und Berater in der genetischen Beratung. Auch stehen
im genetischen Beratungsgespräch mögliche oder auch bereits vorhandene Kinder
eher im Mittelpunkt als der Klient selbst. Auch dann, wenn die Psyche der Ratsuchenden, wie z. B. deren persönliche Schuldgefühle, besondere Beachtung finden
(Kessler 1979, dt. 1984), zielt die Beratung letztlich auf das reproduktive Verhalten
der Klienten.

Im Gegensatz zur Psychotherapie steht bei der genetischen Beratung die Informationsvermittlung im Zentrum, die den Klienten ein weitgehendes Verständnis ihrer Situation ermöglichen soll. Dabei geht es um Informationen, die von den Klienten wegen der geringen genetischen Vorkenntnisse oft nur schwer verstanden
werden. Der Umgang mit Wahrscheinlichkeiten ist den Klienten kaum vertraut,

und die vermittelten Risikoangaben stehen zudem oft im Gegensatz zum Wunsch nach „sicheren" Auskünften. Wissenschaftliche Theorien und subjektive Vorstellungen klaffen relativ weit auseinander. Zudem ist gerade bei den in der genetischen Beratung anstehenden Entscheidungen das Verständnis und die Selbstverantwortlichkeit der Klienten von besonderer Bedeutung.

Während sachproblemorientierte Berater im Beratungsgespräch die Fakten betonen, konzentrieren sich klientenorientierte Berater auf die unterschiedlichen Bedeutungen, die die Fakten für die Klienten haben können, und berücksichtigen die intrapsychischen und interpersonalen Konsequenzen dieser Bedeutungen. Im Gegensatz zu den sachproblemorientierten Beratern gehen sie nicht davon aus, daß objektive Zahlen die Basis für den Entscheidungsprozeß und entsprechendes Handeln bilden, sondern daß die Entscheidungen und Handlungen aufgrund subjektiven Verstehens und Bewertens der Fakten getroffen werden.

Im folgenden geben wir einen Überblick über zur Zeit vorliegende Beratungskonzepte der genetischen Beratung sowie über Ansätze aus dem Bereich der Psychotherapie, soweit sie sich mit Beraterkompetenzen auseinandersetzen, die klientenzentrierte Beratung und selbstverantwortliche Entscheidungen der Klienten ermöglichen.

3.1 Konzepte, die auf Informationsvermittlung abzielen

Die Konzepte, die die Informationsvermittlung als Basis für eine selbstverantwortliche Entscheidung der Klienten als zentrale Aufgabe der genetischen Beratung betrachten, lassen sich wie folgt differenzieren:
- Konzepte, die die Entscheidungsfindung als rationalen Prozeß erfassen, die sich auf die sachliche Vermittlung „objektiver" medizinisch-genetischer Fakten beschränken, und die entscheidungsanalytische Modelle als Hilfestellung zur Entscheidungsfindung nutzen (vgl. 3.1.1);
- Konzepte, die kognitive und emotionale Aspekte auf seiten der Klienten berücksichtigen, um die Aufnahme, das Verständnis und die Verarbeitung der Informationen im Prozeß der Entscheidungsfindung zu erleichtern (vgl. 3.1.2);
- Konzepte, die ebenfalls kognitive und emotionale Aspekte berücksichtigen, die jedoch dem Berater eine eher direktive Expertenrolle zuschreiben. Der Berater gibt – als Teil der Informationsvermittlung – Empfehlungen hinsichtlich der zu treffenden Entscheidungen (vgl. 3.1.3).

3.1.1 Entscheidungstheoretisch orientierte Ansätze

Pauker u. Pauker (1979) entwickelten ein analytisches Entscheidungsmodell für die Amniozenteseberatung. In diesem Modell sind für die Entscheidung der Klienten zum einen Wahrscheinlichkeitsaussagen darüber relevant, daß das Kind eine genetische Schädigung haben wird, daß die Amniozentese zu Komplikationen oder gar zu einer Fehlgeburt führt und daß die Diagnose richtig sein wird. Zum anderen berücksichtigt das Modell die Bewertungen der möglichen Folgen einer Entscheidung für oder gegen die Amniozentese durch die Klienten. Im einzelnen werden die Be-

deutung eines behinderten Kindes, eines Schwangerschaftsabbruchs, einer Fehlgeburt usw. für die Klienten gewichtet, indem die jeweilige Bedeutung auf eine Zahl
reduziert wird. Die Risiken für das Auftreten einer Behinderung sowie die mit der
Amniozentese verbundenen Risiken werden als objektive Daten vom Berater vermittelt, die Bewertungen der möglichen Konsequenzen durch die Eltern werden
vom Berater erhoben. Aus den Einzeldaten berechnet der Berater Werte für die beiden Entscheidungsalternativen und diskutiert das Ergebnis mit den Eltern. Offen
bleibt bei diesem Vorgehen die entscheidende Frage, ob die Eltern das, was das formale Verfahren der Integration von Wahrscheinlichkeiten und Bewertungen letztendlich bedeutet, wirklich verstehen, wie die Klienten mit den berechneten Werten
umgehen, und ob sie ihnen wirklich bei ihrer Entscheidung helfen (vgl. Jungermann
et al. 1981).

Auch Beach et al. (1979) gehen von einem entscheidungsanalytischen Ansatz aus.
Sie beziehen jedoch nicht nur die Bewertungen möglicher Konsequenzen einer Entscheidung durch die Klienten ein, sondern auch deren subjektive Erwartung hinsichtlich des Eintreffens dieser Konsequenzen. Die Autoren legen eine strukturierte
Auflistung der Komponenten der Einschätzung als Instrument für die Beratung
vor. Der Klient soll sich für jede Komponente überlegen, ob er bei ihrer Berücksichtigung eher für oder gegen ein weiteres Kind ist, wie wichtig von ihm dieser Aspekt
im Vergleich zu anderen ähnlichen eingeschätzt wird, und wie wahrscheinlich es
ihm erscheint, daß sich dieser Aspekt auch tatsächlich realisiert, wenn er sich für
bzw. gegen ein Kind entscheidet. Ein solches Instrument kann nicht alle denkbaren
individuellen Gesichtspunkte einer Entscheidung und damit nicht alle für einen
einzelnen Klienten relevanten Aspekte erfassen. Sie sind beispielhaft formuliert, so
daß der Klient angeregt wird, seine persönlichen Überlegungen zu der mit dem
Aspekt angesprochenen Komponente der Entscheidung anzustellen und zu beurteilen. Nach Jungermann et al. (1981) hat dieses Vorgehen den großen Vorteil, daß
sich der Klient einerseits mit den spezifischen Aspekten des Problems beschäftigen
und diese besser beurteilen kann, zugleich jedoch nicht ihren Stellenwert im Rahmen des Gesamtproblems aus dem Blick verliert. Zugleich verweisen sie kritisch auf
die „Macht des Beraters" und die „Ohnmacht des Klienten", die bei einem derartigen Vorgehen in gewissem Widerspruch zum Anspruch stehen, dem Klienten lediglich die Analyse des Problems zu erleichtern. Jungermann et al. warnen daher davor, eine solche Methode zum „Korsett" werden zu lassen, und betonen die
Notwendigkeit, die subjektive Problemsicht des Klienten sensibel und transparent
reflektieren zu müssen.

Antley (1979 a, b), der insgesamt eine eher therapeutisch orientierte Beratung vertritt (vgl. 3.2), benutzt eine Liste möglicher Klientenentscheidungen und dement-
sprechendem Verhalten. Auch diese Liste ist vorgegeben und daher nicht auf die
ganz persönliche Situation der Klienten zugeschnitten. Diese Liste soll dazu dienen,
die Vorstellungen der Klienten zu klären und einen systematischen Überblick über
die Alternativen zu erleichtern. Dabei wird auf den für die entscheidungsanalytischen Ansätze typischen Umgang mit Wahrscheinlichkeiten und numerischen Gewichtungen verzichtet, die erfahrungsgemäß den Klienten nur selten vertraut sind
und ihnen deshalb besondere Verständnisschwierigkeiten bereiten (vgl. Lippman-
Hand u. Fraser 1979b). Auch Black (1981), die sich - nach ihren eigenen Worten -
mit dem Mythos eines rationalen Entscheidungsprozesses in der genetischen Bera-

tung auseinandersetzt, plädiert für Strukturierungshilfen, die ohne die Berechnung von Wahrscheinlichkeiten auskommen. Sie sieht hier eine Aufgabe für Sozialarbeiter, die mit Hilfe eines „decisional balance sheet" die Klienten dazu anhalten können, alle Überlegungen für und wider eine Entscheidung folgenden 4 Kategorien zuzuordnen: dem Nutzen und den Kosten für die eigene Person, dem Nutzen und den Kosten für die Bezugspersonen, der eigenen Billigung oder Mißbilligung der Entscheidung sowie der Billigung oder Mißbilligung der Entscheidung durch Bezugspersonen.

Von einer anderen Methode, die jedoch nicht im Beratungsprozeß selbst erprobt wurde, berichten Arnold u. Winsor (1984): dem Einsatz strukturierter Szenarios. Lippman-Hand u. Fraser (1979b, c) hatten davon berichtet, daß sich Klienten als Hilfsmittel für ihre Entscheidung Szenarios ausmalen, „trying out the worst". Arnold u. Winsor erstellten nun solche Szenarios, die – den Klienten vorgelegt – der Vergegenwärtigung zukünftiger Ereignisse sowie des Erlebens dieser Ereignisse durch die Klienten dienen sollen. Die Aussagen der befragten Klientinnen, die in einem Zeitraum bis zu 3 Jahren vor der Befragung die genetische Beratung aufgesucht und überwiegend in der Zwischenzeit bereits eine Entscheidung getroffen hatten, verdeutlichen die Problematik der Auswahl und Formulierung solcher Szenarios: „They are a good idea but were biased", „the scenarios could not provide the whole picture, for they were unrealistic" (Arnold u. Winsor 1984, S. 487). Eine nichtvorstrukturierte Vergegenwärtigung, die den Klienten aus der spezifischen Situation heraus selbst strukturieren läßt (vgl. Rahm 1979), ist unseres Erachtens daher als Verfahren der Hilfestellung bei der Entscheidungsfindung in Betracht zu ziehen.

In den Beratungen, die unserer Untersuchung zugrundeliegen, zeigt sich, daß die Berater keine Entscheidungsbäume, Listen möglicher Klientenentscheidungen oder vorstrukturierte Szenarios verwenden. Die einzelnen Beratungsgespräche lassen differenzierte Abwägungsprozesse in recht unterschiedlichem Ausmaß erkennen. Wertkonflikte auf relativ abstrakter Ebene und auch religiöse Erwägungen spielen in der Mehrzahl der Beratungen eine eher untergeordnete Rolle. Indessen verweisen die konkreten Aussagen der Klienten darauf, daß ethische Aspekte durchaus wahrgenommen und zuweilen auch als bedrängend erlebt werden. Dies zeigt sich z. B. immer wieder in der Einschätzung des späten Zeitpunktes der Amniozentese im Verlauf der Schwangerschaft und der Auseinandersetzung mit der Frage, ob eine Entscheidung über mögliche zu ziehende Konsequenzen wirklich schon vor der Amniozentese zu treffen sei. Die Aussage einiger Klienten, diese Entscheidung nicht im Vorhinein getroffen zu haben, weist in dieselbe Richtung. Auf diese oft konflikthaften Sichtweisen der Klienten werden wir später ausführlicher eingehen.

3.1.2 Nichtdirektive, klientenzentrierte Informationsvermittlung

Headings (1975) schlägt für die genetische Beratung statt der traditionellen Arzt-Patient-Beziehung, in der dem Arzt eine relativ direktive Rolle zukommt, ein prozeßorientiertes Modell vor. In diesem Modell wird den Klienten die steuernde Rolle zugeschrieben; es sind die Klienten, die Informationen suchen, die Entscheidungen treffen und umsetzen. Der Beratungsprozeß beginnt dementsprechend mit der Klärung der Erwartungen und Ziele der Klienten. Dabei ist auch die Rollenverteilung, d. h. die aktive Rolle der Klienten zu explizieren, da viele Klienten aufgrund ihrer Erfahrungen mit Ärzten zunächst dazu neigen, eine passive Rolle zu übernehmen. Der Berater ist aktiver Zuhörer; er versucht, die Sicht der Klienten im Zusammenhang mit ihrer Situation zu klären, sie zu verstehen und dies wiederum den Klienten zu zeigen. Informationen vermittelt er in einer Weise, daß die Klienten sie verstehen und deren Hintergründe nachvollziehen können. Das Verständnis von Risikoziffern kann nach Headings z. B. anhand eines kleinen Experimentes verdeutlicht werden, wobei die Klienten wiederum aktiv einbezogen werden und nicht nur passive Zuhörer sind.

Sowohl Berater als auch Klienten sind gemeinsam aktiv am Gespräch, am Prozeß der Entscheidungsfindung beteiligt. Die Klienten können hierbei die Empathie des Beraters erfahren; sie können erleben, daß der Berater sich in ihre Situation und Problemsicht einzufühlen vermag. Das einfühlende Verständnis des Beraters kann nicht zuletzt dazu beitragen, Gefühle der Stigmatisierung bei den Klienten abzubauen.

Auch Hsia u. Hirschhorn (1979) sehen die Informationsvermittlung in der genetischen Beratung als interaktiven Prozeß zwischen Klienten und Beratern, in dem Meinungen, Einstellungen und Vorverständnis der Klienten zu berücksichtigen sind. Die Anforderungen an den Berater sind dementsprechend vielseitig: Der Berater soll idealerweise ein erfahrener Genetiker, ein klinischer Spezialist sowie Psychologe, Lehrer und Sozialarbeiter sein. Während vor der eigentlichen Beratung andere Formen der Beratung oder Therapie erforderlich sein könnten, solle der genetische Berater nichtdirektiv, nichtpsychoanalytisch und nichtbeurteilend vorgehen. Das Zuhören und Beobachten werden – wie bei Headings das aktive Zuhören – als wesentliche Aufgaben des Beraters gesehen. Genetische Beratung und therapieorientierte Beratung oder gar Therapie werden hier streng getrennt. Der Berater soll jedoch in der Lage sein, Therapiebedürftigkeit zu erkennen.

Hsia u. Hirschhorn messen folgendem Vorgehen besondere Bedeutung bei: Vorbereitung der genetischen Beratung durch Einholen aller bereits erhobenen relevanten medizinisch-genetischen Fakten und deren Ergänzung, die sorgfältige Klärung und Absicherung der Diagnose sowie die Erstellung der Familienanamnese. Die genaue Vorhersage von Risiken, der Art und der möglichen Ausprägung der Erkrankung sowie Informationen über Möglichkeiten der Diagnostik und der Therapie werden als wesentliche Aufgaben der genetischen Beratung betrachtet. Die Risiken seien in Relation zum Basisrisiko zu setzen, und es sei im Zusammenhang mit der Amniozentese darauf zu verweisen, daß dieses Basisrisiko durch die Amniozentese nicht ausgeschaltet werden kann.

Um alle gesammelten und erarbeiteten objektiven Fakten verständlich vermitteln zu können, benötige der Berater Information über die Vorkenntnisse sowie die emotionale Situation, die Persönlichkeit der Klienten. Er müsse sich darum bemühen, das Problem aus der Sicht der Klienten kennenzulernen. Da Einstellungen der Klienten zum Leben, zu gesundheitlichem Verhalten, zur Fortpflanzung sowie zum Umgang mit Risiken die Wahrnehmung der Information wesentlich beeinflussen können, seien diese Faktoren bei einer den Klienten verständlichen Informationsvermittlung zu berücksichtigen. Eine intro- oder extrovertierte, eine optimistische oder pessimistische Haltung, Vertrauen oder auch Angst als Aspekte der Persönlichkeit werden im Zusammenhang mit den Einstellungen der Klienten und deren Fähigkeit, mit der Situation umzugehen, gesehen. Auch auf Einflüsse der Familie sowie des engeren und weiteren sozialen Kontextes wird verwiesen.

Das Beratungskonzept von Lippman-Hand u. Fraser (1979a) ist dadurch charakterisiert, daß nicht die Informationen als solche, sondern die wahrgenommene Information den Entscheidungsprozeß der Klienten beeinflußt. Die konkrete Beratungspraxis wird anhand der Analyse von 30 Beratungsgesprächen hinsichtlich der Aspekte der Vermittlung von Wiederholungsrisiken und der Wahrnehmung dieser Informationen durch die Eltern dargestellt. Es zeigte sich, daß in allen Beratungsgesprächen (20 hiervon wurden von demselben Berater durchgeführt) dieselben allgemeinen Punkte abgehandelt wurden, wenn auch in unterschiedlicher Reihenfolge: Familienstammbaum, Erklärung der Diagnose (soweit sie erstellt werden konnte) und ihre medizinische Bedeutung, Überblick über die Erbgänge im Zusammenhang mit der Diagnose, Wiederholungsrisiken und Erklärungen zu deren Bestimmung sowie Vergleich der spezifischen Risiken der Ratsuchenden mit dem Basisrisiko. Die Inhalte der Beratung variierten je nach der spezifischen Situation; es wurde keine formale Routine verfolgt. Jedes Beratungsgespräch erwies sich als eine Folge von Ereignissen, deren Struktur von der verbalen und nonverbalen Interaktion von Berater und Klienten abhing. Die Beratung verlief in der Regel offen mit einer Betonung der Informationsaspekte: der Prognose, der Behandlung, der genetischen Grundlagen sowie der kontrazeptiven Alternativen. Den Ratsuchenden wurden Auftretens- bzw. Wiederholungsrisiken genannt. In allen Fällen, in denen Unsicherheiten bestanden, wurden diese vom Berater klar angesprochen und jeweils begründet. Risiken unter 10% wurden zusätzlich verbal und bewertend umschrieben, höhere Risiken dagegen nicht.

Im Zusammenhang mit dem Konzept der selbstverantwortlichen Entscheidung der Klienten erscheint uns folgender Befund von Bedeutung: Von den 19 Ratsuchenden, denen es um weitere Kinder ging, fragten 6 den Berater um Rat hinsichtlich ihrer anstehenden Entscheidung. Diese Klienten wollten vordringlich erfahren, was andere in ihrer Situation tun und was Ärzte bzw. Berater allgemein sagen. Dabei ging es eher um Hintergrund- bzw. Vergleichsinformation als um das Abnehmen der eigenen Entscheidung. Zuweilen ging es den Klienten auch darum, ihre eigene Entscheidung durch den Berater bestätigt zu wissen.

Das Konzept einer – wann immer möglich – nichtdirektiven und klientenzentrierten Informationsvermittlung wird auch von den Beratern vertreten, die die Beratungsgespräche geführt haben, über die wir ab Kap. 6 berichten.

3.1.3 Informationsvermittlung mit klientenspezifischen Empfehlungen

Wendt (1975) vertritt die Sicht, daß fast alle ratsuchenden Familien nicht mit der Nennung und Erläuterung einer Risikoziffer zufrieden seien. Sie würden solange fragen, bis der Berater seinen Rat, seine Empfehlung zu der Frage gebe, ob sie eine Schwangerschaft riskieren sollen. Diese Notwendigkeit, nicht nur „wertneutral" ein Risiko anzugeben, sondern eine Empfehlung zum Kinderwunsch auszusprechen, erhöhe den Zeitaufwand genetischer Beratung erheblich. Der Berater müsse sich zusätzlich mit der Denkweise der Familie und der Stärke ihres Wunsches nach eigenen Kindern und den Möglichkeiten und Fähigkeiten zur Betreuung eines behinderten Kindes befassen. Man müsse in gründlichen Gesprächen herausfinden, wie der Ratsuchende auf die notwendige Empfehlung reagieren werde. Die Gesamtsituation der Fragesteller und deren Familien müsse einen wesentlichen Einfluß auf die abschließende Aussage haben. Wie aus der Untersuchung von Mahn (1979, S. 87) ersichtlich, lassen sich die in Marburg ausgesprochenen Empfehlungen zum Kinderwunsch nach 6 Kriterien differenzieren: „ja"; „ja mit Amniozentese"; „ja mit Einschränkung der Partnerwahl"; „ja mit sonstigen Einschränkungen"; „ja mit Vorbehalt"; „nein".

Während des Modellversuchs in Marburg wurde 40% der Ratsuchenden zu eigenen Kindern geraten, weiteren 28% im Zusammenhang mit der Durchführung einer Amniozentese. 3% der Ratsuchenden wurden dringend vor einem heterozygoten Partner, insbesondere der Verwandtenehe, gewarnt. 6% der Ratsuchenden wurde zur Beschränkung der Kinderzahl geraten (z. B. wenn für den Ratsuchenden selbst noch ein Erkrankungsrisiko bestand oder auch dessen allgemeiner Gesundheitszustand dies nahelegte). In einigen Fällen wurde geraten, die Verbesserung der genetischen Diagnostik abzuwarten. Etwa 11% der Ratsuchenden wurde keine eindeutige Empfehlung gegeben: Es wurden erhebliche Bedenken mitgeteilt, die letztliche Entscheidung sei dagegen den Ratsuchenden selbst überlassen worden, insbesondere, wenn der Ratsuchende selbst erkrankt war und am besten ermessen konnte, ob und inwieweit die vorliegende Krankheit die Lebensqualität einschränkt. 11% der Ratsuchenden wurde von Kindern abgeraten, da die bestehenden Risiken als zu hoch eingeschätzt wurden und keine pränatale Diagnostik möglich war. Im Zusammenhang mit der Darstellung dieser Befunde wird von Drohm et al. (1979) betont, daß die letztliche Entscheidung für oder gegen Kinder immer den Ratsuchenden vorbehalten bleibe. Die Problematik möglicher Konsequenzen einer Amniozentese bleibt völlig unerwähnt. Es wird dagegen zum Ausdruck gebracht, daß es erfreulich sei, daß bei ca. 90% der Ratsuchenden eine Schwangerschaft bejaht werden konnte, „vor allem deshalb, weil wegen der Möglichkeit der Amniozentese vielen Paaren trotz eines erkennbaren Risikos zu Kindern geraten werden konnte. In 5% bestanden erhebliche Risiken, die einen Schwangerschaftsabbruch rechtfertigten" (Drohm et al. 1979, S. 50).

Es wird erwähnt, daß im Berichtszeitraum zum Erkrankungsrisiko der Kinder bei 1049 Ratsuchenden Stellung genommen wurde, während 981 (ca. 93%) danach gefragt hatten. Die übrigen, die mit einer anderen Fragestellung zur genetischen Beratung gekommen waren, wurden erst durch den Berater auf die Erkrankungswahrscheinlichkeit ihrer Kinder hingewiesen. Einem Viertel derjenigen Ratsuchenden, die nicht nach dem Erkrankungsrisiko ihrer Kinder gefragt hatten, habe man von Kindern abraten müssen.

Im Zusammenhang mit einem in Frage stehenden Schwangerschaftsabbruch geht Wendt (1975) davon aus, daß es sich hier um eine spezifisch ärztliche Entscheidung handle. Aufgrund der Erfahrungen in Marburg hält er es für verhängnisvoll, wenn es eine Liste mit Diagnosen oder Risiken gäbe, die dem Arzt vorschrieben, wann er „ja" und wann er „nein" zur genetischen Indikation sagen müsse. Auch hier könnten die Einstellung der Mutter und die Familiensituation bei gleicher Ausgangslage unterschiedliche Entscheidungen begründen. Wendt empfiehlt, sich vor einem entsprechenden Gespräch mit der Schwangeren mit demjenigen Kollegen zu beraten, der nachher den empfohlenen Eingriff ausführen soll. Dies erspare der Schwangeren die Schwierigkeit, zwischen 2 ärztlichen Meinungen zu stehen, und unter Umständen die entwürdigende Suche nach einem Arzt, der den Eingriff vornehme. Hier stellen sich unseres Erachtens folgende Fragen: Kann der Berater bereits mit einem anderen Arzt über einen möglichen Abbruch sprechen, bevor er die Sicht der Klienten hierzu kennt? Ändert sich der Rat des Beraters, wenn der Gynäkologe seine Sichtweise nicht teilt?

Problematisch erscheint auch die Empfehlung Wendts, dann, wenn eine Schwangerschaft aus genetischer Indikation abgebrochen wird und die Schwangere selbst Träger der das Risiko bedingenden Erbanlage ist, den Abbruch mit einer Unfruchtbarmachung zu verbinden. Unseres Erachtens kann in einem solchen Fall die Sterilisation als eine von verschiedenen Möglichkeiten der Kontrazeption zur Diskussion gestellt und nach gründlichem Entscheidungsprozeß und entsprechendem Wunsch der Klienten auch befürwortet werden, mehr jedoch ganz sicher nicht. Die Problematik dieser Empfehlung bleibt auch bestehen in Anbetracht dessen, daß sowohl Sterilisation als auch Schwangerschaftsabbruch nur in voller Übereinstimmung zwischen Arzt und den Betroffenen erfolgen und die Freiwilligkeit als unerläßliche Voraussetzung gesehen wird. Bei einseitiger, direktiver Informationsvermittlung und Empfehlung ist die „Freiwilligkeit" der Klienten anders einzuschätzen als bei umfassender Information über mögliche Alternativen.

Fuhrmann u. Vogel (1968, 1982) vertreten, wie bereits in Abschn. 1.1.2 aufgezeigt, die Auffassung, daß die eigentliche Entscheidung den Beteiligten selbst überlassen werden muß. Zugleich betrachten sie die Berater-Klient-Beziehung als eine Arzt-Patient-Beziehung, in deren Wesen liege, daß der Arzt Verantwortung für den Patienten übernimmt, dessen Entscheidung beeinflußt und auch Mitverantwortung trägt. In welchem Umfang dies geschehe, hänge von der Person des Patienten und den Umständen ab. Die persönliche Situation des Patienten, seine Weltanschauung und seine religiösen Bindungen müßten hier ebenso berücksichtigt werden wie die naturwissenschaftlichen Grundlagen. Bei der pränatalen Diagnostik, die mit erheblichen ethischen Problemen konfrontiere und für die es keine „Patentlösung" gebe, solle dagegen die Entscheidung in jedem einzelnen Fall in einem offenen Dialog zwischen Arzt und Eltern erarbeitet werden. Die Familie müsse mit dieser Entscheidung leben, und der Arzt solle ihnen dabei helfen, zu der für sie angemessenen Lösung des Problems zu kommen. Im Zusammenhang mit Amniozentese und Schwangerschaftsabbruch ist das Konzept von Fuhrmann u. Vogel sehr viel deutlicher auf Informationsvermittlung und Selbstverantwortlichkeit der Schwangeren ausgerichtet. Hier wird nicht von Empfehlungen gesprochen, sondern von gemeinsamer Erarbeitung.

Im Bericht über den Modellversuch in Heidelberg (Cremer et al. 1983) wird eine „abschließende Empfehlung" zu den Aufgaben einer genetischen Beratung gerechnet. So werden folgende durchzuführende Schritte und notwendige Voraussetzungen für die genetische Beratung aufgezählt:

- eine exakte Diagnosestellung des zugrundeliegenden Leidens,
- eine umfassende Zusammenstellung des Familienstammbaums,
- die Zuordnung der Erkrankung zu einem bekannten Erbgang,

- die Kenntnis von prä- und postnatalen Diagnosemöglichkeiten,
- grundlegende Kenntnisse über Therapiemöglichkeiten und die Prognose einer Erkrankung,
- Einblick in die Gesamtsituation und die eigenen Vorstellungen eines Ratsuchenden, aus der heraus letztlich nur
- eine abschließende Empfehlung an den Ratsuchenden gegeben werden kann;
- eine schriftliche Information in Form eines ausführlichen individuellen Briefes schließt die Beratung ab.

Die Empfehlung bzw. die abschließende Beurteilung, die am Ende einer Beratung dem Ratsuchenden gegeben wird, umfasse häufig viel mehr Aspekte als nur die rein genetischen Gesichtspunkte.

In diesem Konzept wird zum einen eine abschließende Empfehlung zu den wichtigsten Aufgaben gezählt, zum anderen erwähnt, daß bei den meisten beratenden Ärzten überwiegend die Tendenz bestehe, weniger direktiv vorzugehen und es dem Ratsuchenden zu ermöglichen, nach einer verständlichen Aufklärung über ein bestehendes genetisches Risiko und Information über eine eventuelle pränatale Diagnostik bzw. Therapiemöglichkeiten zu einer adäquaten Entscheidung zu kommen. Es wird berichtet, daß es nur in relativ seltenen Fällen als notwendig angesehen worden sei, ganz klar von (weiteren) Kindern abzuraten bzw. eine Schwangerschaft abbrechen zu lassen. Insgesamt sei man bemüht gewesen, zu einer für die individuelle Familie tragbaren Lösung zu kommen. Das bedeute, daß bei Vorliegen vergleichbarer klinischer Situationen in verschiedenen Familien der am Ende erteilte Rat durchaus unterschiedlich sein konnte. Cremer et al. erwähnen weiter: Am einfachsten erweise sich die abschließende Beurteilung in den Fällen, in denen kein erkennbar erhöhtes Risiko für eine Erkrankung bzw. Fehlbildung besteht. Diese Situation habe sich im Zusammenhang mit dem Modellversuch bei 18% aller Beratungen gezeigt. Eine relativ klare Empfehlung werde in all denjenigen Fällen gegeben, in denen eine pränatale Diagnostik zur Abklärung eines spezifisch erhöhten Risikos indiziert schien, sowie dann, wenn gute therapeutische Möglichkeiten bestehen. In denjenigen Fällen, in denen die Ratsuchenden mit der Problematik sehr vertraut sind und schon eine genaue Vorstellung über ihre weitere Familienplanung im Falle eines erhöhten Risikos haben, wird ein unflexibler direktiver ärztlicher Rat als verfehlt betrachtet.

Keine Hinweise auf konkrete Empfehlungen, jedoch auf eine „eher positive Grundeinstellung" finden sich bei Moser (1980, 1983). Die Informationsvermittlung steht im Mittelpunkt der Beratung, wobei auch die Diskussion der verschiedenen praktischen Möglichkeiten, die dem individuellen Entschluß der Ratsuchenden über ihre Familienplanung Rechnung tragen, einbezogen ist. Die Beachtung einer eher positiven Grundeinstellung gelte zunächst vor allem bei Beratungssituationen mit Risiken unter 10%, doch werde diese positive Grundeinstellung auch dann verantwortet, wenn das Risiko zwar hoch ist, jedoch für die vorliegende Erkrankung präventive Möglichkeiten zur Verfügung stehen, die das Risiko auf wenige Prozent reduzieren können.

3.2 Konzepte mit dem Ziel umfassender Hilfestellung

Eine sehr umfassende Konzeption genetischer Beratung wurde von Kessler (1979, dt. 1984) vorgelegt. Auch in diesem Modell gehören die Informationsvermittlung und die Hilfe bei der Verarbeitung dieser Information und deren Konsequenzen zu den wichtigsten Aufgaben des genetischen Beraters, um den Klienten zu helfen, langfristig tragfähige Entscheidungen zu treffen. Darüber hinaus sieht Kessler jedoch die weitere Aufgabe, den Klienten zu helfen, ihre persönlichen Erfahrungen im Zusammenhang mit einer genetischen Erkrankung zu verstehen und zu verarbeiten. Auch geht es darum, den Klienten zu ermöglichen, mit ihren Gefühlen umzugehen, und die Klienten davor zu bewahren, daß ihre Gefühle sie überwältigen und realitätsbezogene Entscheidungen verhindern.

Kessler betrachtet die Beziehung zwischen Berater und Klienten als wichtigste Determinante für das Beratungsergebnis und stellt dem Modell mit eindeutig definierten Rollen und einer festgelegten asymmetrischen Beziehung, in der der Berater seine Autorität als Mittel einsetzt, um das Verhalten der Klienten zu beeinflussen, ein Modell entgegen, in dem es um ein gemeinsames, interaktives Erarbeiten geht: Der Berater maßt sich nicht an zu wissen, was das Beste für den Klienten ist. Berater und Klient sind beide auf der Suche danach. Das Fehlen absoluter Standards, der begrenzte Einblick des Beraters in die komplexe Situation der Ratsuchenden im Zusammenhang mit deren Kinderwunsch und Gesundheit sowie die Vermeidung der nachteiligen Folgen eines Systems asymmetrischer Machtverteilung, das sich z. B. darin äußert, daß sich der Klient nicht an den Rat des „Experten" hält, sprechen für ein gemeinsames Erarbeiten. Auch im Hinblick auf eine bessere Realisierung der Rechte der Klienten, eine vermehrte innere Beteiligung und Selbstverantwortlichkeit auch im Zusammenhang mit der eigenen Gesundheitsvorsorge, liegt ein solches Modell nahe.

Kessler erkennt die faktische Unmöglichkeit, die Klienten in der genetischen Beratung nicht zu beeinflussen, und sieht zugleich die Gefahr solcher Einflußnahmen, insbesondere auf gesundheitspolitischer Ebene im Zusammenhang mit Aufklärungs- und mit Screeningprogrammen. Er fordert daher dazu auf, genetische Berater zu ermutigen, ihre Selbstwahrnehmung zu schärfen und sich Fähigkeiten anzueignen, die es ihnen ermöglichen, die Klienten auf ihrem Weg durch die verschiedenen belastenden Konflikte zu begleiten, die sich aus den unterschiedlichen Vorstellungen und Bedürfnissen der Individuen, der Institutionen und der Gesellschaft ergeben.

Es müsse daran gearbeitet werden, die Kenntnisse im Hinblick auf jene grundlegenden Fragen zu erweitern, die in engem Zusammenhang mit den psychosozialen Grundproblemen genetischer Krankheiten, ihren biologisch-ethischen Dilemmata und den Chancen persönlichen Reifens und Wachsens stehen.

Trotz verbindender Gemeinsamkeiten über die Beratungsgespräche hinweg wird jedes einzelne Gespräch als einmalige Erfahrung aller Teilnehmer betrachtet. Der Beratungsablauf wird als geprägt durch die persönlichen Ideale, Werte und Bedürfnisse des Beraters gesehen, der in der Regel das Beratungsgespräch aktiv strukturiert. Der Berater habe bestimmte Daten der Klienten herauszufinden bzw. sich rückzuversichern und darauf aufbauend genetische, medizinische und sonstige fachliche Informationen zu vermitteln. Die Klienten erwarten nach Kessler bestimmte Informationen und hoffen auf Hilfe, um ihre Erfahrungen verstehen und als sinnvoll erleben zu können. Es wird in Betracht gezogen, daß Klienten auch aus dem Bedürfnis heraus kommen, vom Berater getröstet und bestärkt zu werden. Auch schließt Kessler nicht aus, daß sich die Klienten vorstellen, man sage ihnen in der Beratung, ihr ungeborenes Kind sei unzweifelhaft gesund, oder auch, daß der Berater schon Geschehenes ungeschehen mache. Solche Phantasien, Hoffnungen und Wünsche werden als Ausgangserwartungen betrachtet, von denen her die Klienten das Beratungsgespräch beurteilen. Da solche Phantasien nicht befriedigt werden können, führen sie zu Enttäuschungen, die wiederum das Gefühl der Klienten, unwissend und töricht zu sein, bestärken.

Bei der Klärung der Erwartungen können nach Kessler Widerstände oder auch starke Abwehrhaltungen der Klienten zum Ausdruck kommen. Sie können sich darin äußern, daß die Klienten keine klare Erwartung einbringen oder eine Erwartung formulieren, die sich nicht auf sie selbst bezieht. Solche Abwehrhaltungen sollten weder völlig ignoriert noch zu schnell aufgegriffen werden mit dem Ziel, sie zu durchbrechen. Auch unrealistische Vorstellungen der Klienten sollten nicht sofort richtiggestellt, sondern erst dann bearbeitet werden, wenn der Stellenwert dieser Vorstellungen im Wertsystem der Klienten deutlich wird und eine Vertrauensbeziehung zwischen Klienten und Berater aufgebaut ist. Auch wird als wichtig erachtet, daß der Berater jeweils im Anschluß an eine neue Information, insbesondere wenn sie diagnostische und genetische Risiken beinhaltet, sich rückversichert, was diese für die Klienten bedeutet. Hierbei sollen sowohl kognitive als auch affektive Aspekte im Zusammenhang mit der Wahrnehmung der Informationen erfaßt werden. Zugleich soll hiermit den Klienten Verständnis für ihre Situation vermittelt werden.

Der Abbau von Schuldgefühlen wird zum engeren Aufgabenbereich des Beraters gerechnet, und es wird davon ausgegangen, daß der Berater die Klienten nicht durch Informationen von diesen Schuldgefühlen befreien kann, sondern daß er es den Klienten ermöglichen muß, über ihre Gefühle und Gedanken zu sprechen. Auch soll der Berater den Klienten zeigen, daß er deren Gefühle versteht und respektiert. Je nach Ausbildung des Beraters wird darüber hinaus die Bearbeitung von Störungen in der Partnerbeziehung als Aufgabe einbezogen. Zumindest sollen die Klienten jedoch auf ihr Problem aufmerksam gemacht und gegebenenfalls an einen Experten weiterverwiesen werden.

Zur Hilfestellung bei der Entscheidungsfindung gehört die umfassende Darstellung der Probleme; so muß der Berater auch Möglichkeiten ansprechen, die den Ratsuchenden nicht vertraut sind, und die Klienten gegebenenfalls auf den Einfluß ambivalenter Gefühle aufmerksam machen sowie zur Klärung der persönlichen Bedeutung, die jede Seite der Ambivalenz für die Klienten hat, beitragen.

In das Beratungskonzept Kesslers einbezogen wird auch ein katamnestisches Gespräch, da es dem Berater ermöglicht zu erfahren, in welchem Ausmaß die Klienten in der Lage waren, das Beratungsgespräch zu nutzen. Der Berater kann feststellen, ob es und wenn ja, wie es zu Mißverständnissen kam, um korrigierend eingreifen zu können. Auch kann der Berater die Auswirkungen der Beratung erfahren, was im einzelnen den Klienten half und was nicht. Und nicht zuletzt kann der Berater lernen, was aus der Sicht der Klienten hätte anders gemacht werden können.

Auch Antley (1979 a, b) sieht als wichtigsten Beitrag des Beraters nicht die Informationsvermittlung als solche, sondern vielmehr, den Klienten zu helfen, mit den neuen Informationen umzugehen. Daher mißt er der Klärung und Berücksichtigung der aktuellen Situation der Klienten, ihren genetischen Vorkenntnissen, ihren Wertvorstellungen, auch ihrer finanziellen Lage besondere Bedeutung zu, um die Informationsvermittlung daran orientieren zu können. Wie bei Kessler werden Kompetenzen, wie sie in der klientenzentrierten Psychotherapie definiert werden, auch für den genetischen Berater vorausgesetzt: Der Berater muß in der Lage sein, den Klienten das Gefühl zu vermitteln, daß er sie für verantwortungsbewußte Gesprächspartner hält, und daß sie mit seiner Unterstützung und Offenheit rechnen können. Der Berater muß die Klienten uneingeschränkt akzeptieren und respektieren und den Klienten vermitteln können, daß er versucht, sich in ihre Lage zu versetzen und ihre Situation zu verstehen. Darüber hinaus gehört zu den Aufgaben des Beraters, den Klienten zur Reflexion ihrer Gefühle zu verhelfen und zu intervenieren, falls die Klienten destruktive Verhaltensmuster zeigen. So faßt also auch Antley die Hilfestellung des genetischen Beraters sehr weit. Die geforderten psychotherapeutischen Kompetenzen des Beraters dienen dabei nicht nur dazu, Voraussetzungen für eine angemessene Informationsverarbeitung zu schaffen, sondern den Klienten bei der Verarbeitung und bei der Anpassung an ihre durch die genetische Erkrankung veränderte Lebenssituation zu helfen. Diese Kompetenzen des Beraters haben auch im Zusammenhang mit der Informationsvermittlung Bedeutung; Antley zeigt dies bei der Beschreibung einzelner Ablaufphasen auf: In der Anfangsphase wird geklärt, welche Erwartungen die Ratsuchenden an das Beratungsgespräch haben, und was der Berater seinerseits ansprechen möchte. Treten Diskrepanzen auf, werden diese zunächst besprochen. Antley beginnt dann mit der Bearbeitung der Fragen und Probleme, die die Klienten einbringen. Die Fragen und Probleme, die der Berater darüber hinaus selbst für wesentlich hält, werden erst im Anschluß hieran besprochen. Treten während der Informationsvermittlung bei den Klienten Anzeichen von Verunsicherung oder Angst auf, entscheidet der Berater jeweils, ob er die Informationsvermittlung unterbrechen will, um auf die Angst einzugehen. So kann sich ein Wechsel zwischen Informationsvermittlung und Verarbeitung angstvoller und schmerzlicher Gefühle ergeben. In der Regel wird es als sinnvoll erachtet, beim Auftreten von Ängsten zunächst auf die Fragen der Klienten einzugehen und ihnen Verständnis zu zeigen, und nicht die belastende Situation durch weitere Fakten zu erschweren, solange nicht eine dringende Entscheidung ansteht.

Im Rahmen der Entscheidungsfindung gehört zu den Aufgaben des Beraters, gemeinsam mit den Klienten die Konsequenzen aller in der Situation möglichen Alternativen durchzuspielen; d.h. den Klienten die Vorstellung möglicher Konsequenzen zu ermöglichen. Hierbei nutzt Antley eine „Entscheidungstabelle". Von Vorteil soll dabei sein, daß diese Tabelle gedruckt und nicht auf die persönlichen Probleme der jeweiligen Klienten zugeschnitten ist. Auf diese Weise kämen die Klienten nicht „in Versuchung", sich bei der Klärung der Fragen an den Vorstellungen des Beraters zu orientieren. Unseres Erachtens beinhaltet dieses Vorgehen einen Aspekt von Nichtdirektivität und von Zurücknahme der eigenen Person des Beraters, die in einem gewissen Gegensatz zu den zuvor geforderten klientenzentrierten Beraterkompetenzen steht. Mit dem weiteren von Antley als positiv hervorgehobenen Grund für die Anwendung einer solchen Tabelle, alle Möglichkeiten, die sich bieten, konkretisieren und systematisieren und damit einen gründlichen

Überblick über alle Alternativen geben zu können, haben wir uns bereits in Abschnitt 3.1.1 auseinandergesetzt, doch soll hier nochmals hervorgehoben werden: Aus unserer Sicht ist ein solcher Überblick entweder für die jeweilige spezifische Situation nicht ausreichend zugeschnitten oder derartig umfassend, daß eine solche Tabelle weniger Hilfestellung bieten als Verwirrung stiften kann. Dies schließt nicht aus, daß derartige Tabellen für den Berater selbst zur Orientierung hilfreich sein können, um wesentliche Aspekte nicht zu übersehen, wenn er sie mit der notwendigen Flexibilität einsetzt.

Ein anderer Aspekt umfassender Hilfestellung wird von Schild (1984) aufgezeigt. Am Beispiel einer Beratung einer Familie mit einem Kind, das an Phenylketonurie erkrankt ist, wird dargestellt, daß auch therapeutische Maßnahmen im Sinne einer Krisenintervention zu den Aufgaben der genetischen Beratung gehören können. Um solchen Familien in ihrer Krise zu helfen, müssen notfalls kurzfristig unterstützende Beratungssitzungen zum Zeitpunkt der schwersten Belastung der Eltern durch die Diagnose angesetzt werden. Auch Informationen über wichtige Anlaufstellen sowie die Ermutigung zur Eigeninitiative in Selbsthilfegruppen wird als wichtig erachtet. Da in Frage gestellt wird, ob der genetische Berater jeden erforderlichen Rat, den diese Familie braucht, auch anbieten kann, sei zu prüfen, auf welche andere Weise diese Hilfeleistungen erfolgen können. In diesem Zusammenhang wird auf Kinderkliniken verwiesen, in denen multidisziplinäre Teams mit Ärzten, Genetikern, Ernährungswissenschaftlern, Gemeindeschwestern und Sozialarbeitern in gemeinsamer Arbeit diesen Familien helfen können.

Der Aspekt der Ermutigung zur Arbeit in Selbsthilfegruppen, der Hilfe durch gegenseitige Unterstützung, wird auch von Fischman (1984) am Beispiel der genetischen Beratung bei Zystischer Fibrose hervorgehoben. Im Zusammenhang mit der Informationsvermittlung, insbesondere bei der Beurteilung des Wiederholungsrisikos für eine Zystische Fibrose, wird auf die Notwendigkeit verwiesen, zwischen den eigenen Wertmaßstäben und den Bedürfnissen des Beraters und denen der Klienten zu unterscheiden: So könne der Berater z.B. davon ausgehen, daß eine Familie durch ein (weiteres) krankes Kind überlastet wäre; doch könne eine solche Vorstellung weitgehend an der tatsächlichen Einstellung der Familie vorbeigehen. Es komme immer wieder vor, daß die Klienten aus verschiedenen Gründen den Berater nicht über ihre eigentlichen Vorstellungen informieren. Hier gehört es zu den Aufgaben des Beraters, nach unbearbeiteten Schuld- und Zorngefühlen bei den Mitgliedern der betroffenen Familie zu suchen und Hilfe anzubieten bei deren Bemühungen, sich mit der Krankheit und ihren Folgen auseinanderzusetzen. Auch in diesem Konzept geht es darum, den Betroffenen und ihren Familienangehörigen bei der Verarbeitung ihrer Erfahrung zu helfen. Die vorherrschende Tendenz, den an Zystischer Fibrose Erkrankten eindringlich von eigenen Kindern abzuraten, lehnt Fischman ab, da ein solches Verhalten die Eigenständigkeit und Autonomie der Betroffenen einschränkt. Sinnvoller sei es, mit den Klienten gemeinsam daran zu arbeiten, welche Bedeutung ein Kind für sie hat, und wie weit sie realistisch abschätzen können, wie es für sie mit einem von dieser Erkrankung betroffenen Kind sein wird zu leben.

3.3 Psychotherapeutische Konzepte mit Bedeutung für die genetische Beratung

3.3.1 Konzepte der klientenzentrierten Gesprächspsychotherapie

Wie Kessler (1979) und Antley (1979a, b) halten auch wir klientenzentrierte Konzepte in der genetischen Beratung für relevant. Im klientenzentrierten Ansatz geht es zunächst ganz grundsätzlich um die Schaffung zwischenmenschlicher Beziehungen, die persönliches Wachstum ermöglichen (Rogers 1973; Tausch u. Tausch 1981). In jeder helfenden Begegnung, in Therapie und Beratung steht das Individuum im Mittelpunkt der Betrachtung. Ziel ist nicht, ein bestimmtes Problem zu lösen, vielmehr ist den Klienten Hilfestellung zu geben, sich dahin zu entwickeln, daß sie ihre gegenwärtigen und zukünftigen Probleme selbst bewältigen können.

Als Voraussetzung für eine solche helfende Beziehung werden folgende Haltungen, Einstellungen und damit im Zusammenhang stehendes Handeln des Beraters bzw. des Therapeuten gesehen (vgl. Hammond et al. 1977; Biermann-Ratjen et al. 1979):

– *Empathische Kommunikation.* Sie umfaßt sowohl die Fähigkeit, die persönlichen Gefühle und Erfahrungen des Klienten wahrzunehmen und zu erkennen, wie sie der Klient erlebt, als auch empathisches Reagieren, das sich auf die Gefühle des anderen zentriert und Verständnis dieser Gefühle zum Ausdruck bringt. Tausch u. Tausch (1981) sprechen hierbei von einfühlendem, nichtwertendem Verstehen. Ausgehend davon, daß jedes Individuum in seiner eigenen Erlebniswelt lebt, sie als Realität wahrnimmt und entsprechend auf wahrgenommene Bedeutungen und Erfahrungen reagiert, geht es zunächst darum, die Erlebniswelt des anderen zu verstehen und an ihr teilzuhaben. Ein sehr aufmerksames, sensibles Hinhören auf die Äußerungen des anderen trägt hierzu bei. Es geht um die Suche nach den persönlichen Bedeutungen der berichteten Erfahrungen wie auch darum, das Verstandene mitzuteilen. Die klientenzentrierte Haltung bedeutet daher immer eine Aufforderung des Beraters an sich selbst, zu begreifen, was in den Klienten abläuft, was sie sich wünschen, was ihnen Angst macht.

– *Wertschätzung.* Der Berater vermittelt eine nichtbewertende, nichtbeurteilende oder gar verurteilende Haltung, sondern eine akzeptierende, wertschätzende, und er vermittelt den Klienten, daß sie sowohl das Recht als auch die Fähigkeit haben, selbst in verantwortlicher Weise Entscheidungen zu treffen. Diese Haltung erlaubt ein ehrliches Infragestellen des Verhaltens der Klienten, beinhaltet jedoch nicht, daß destruktives Verhalten der Klienten akzeptiert wird. Die Haltung der Wertschätzung steht in sehr engem Zusammenhang mit dem einfühlenden Verstehen, das nur in einem vorurteilsfreien Rahmen möglich ist. Wertschätzen und Akzeptieren der Klienten sind davon abhängig, wie weit der Berater die jeweiligen Klienten verstanden hat. Lösen bestimmte Gefühle oder Werthaltungen der Klienten beim Berater Angst oder auch Ablehnung aus, kann dieser die Wertschätzung nicht oder nur sehr eingeschränkt aufrecht erhalten. Eine solche Entwicklung kann dadurch ausgelöst worden sein, daß der Berater die Klienten nicht verstanden hat, oder daß die Klienten über Dinge sprechen, in denen sich der Berater selbst nicht versteht oder seine Erfahrungen nicht akzeptiert. Der Berater kann daher am Ausmaß der Wertschätzung, die er den Klienten gegenüber empfindet, überprüfen, inwieweit er imstande ist, auf die Klienten empathisch einzugehen. Das Ausmaß der Wertschätzung ist ständigen Veränderungen ausgesetzt; letztlich ist Wertschätzung ein Ziel, das angestrebt wird.

– *Echtheit/Kongruenz.* Der Berater bringt sich als Person in die Interaktion ein, nicht als Rollenträger. Er zeigt keine Fassade oder professionelles Gehabe. Er steht zu seinen augenblicklichen Gefühlen und Einstellungen; er kann sie sich bewußt werden lassen und kann sie mitteilen, wenn er dies für angezeigt hält. Auch Echtheit stellt keine überdauernde Eigenschaft dar, sondern eine Anforderung des Beraters an sich selbst im konkreten Beratungsprozeß. Der Berater muß sich der Gefühle bewußt werden können, die die Klienten in ihm auslösen, ohne durch diese Gefühle daran gehindert zu werden, weiterhin eine den Klienten förderliche Beziehung aufrecht zu erhalten. Das bedeutet nicht, daß er die Klienten damit beschäftigen muß, was er über sie denkt; er soll vielmehr die eigenen emotionalen Reaktionen auf die Klienten zum Verstehen der Klienten nutzen. Die Klienten sollen sich nicht mit den Emotionen des Beraters befassen, sondern mit ihren eigenen und deren Bedeutungen. Das Bemühen um Kongruenz dient dazu, den Klienten Wertschätzung entgegenzubringen und empathisch auf sie eingehen zu können. Ist der Berater dagegen damit befaßt, eigene unerwünschte Gefühle nicht wahrhaben zu wollen und sie abzuwehren, dann ist es ihm nur eingeschränkt möglich, die Erfahrungen der Klienten offen aufzunehmen.

Diese 3 Haltungen und die ihnen entsprechenden Aktivitäten des Beraters gelten als zentrale Merkmale des klientenzentrierten Ansatzes. Eine eher umstrittene Aktivität des Beraters in diesem Ansatz ist die sogenannte Konfrontation. Darunter ist folgendes zu verstehen: Den Klienten werden Aspekte ihres Problems gegenübergestellt, die sie bislang nicht sahen bzw. nicht angesprochen haben; vom Berater wahrgenommene Diskrepanzen in ihren geäußerten Wahrnehmungen, Gefühlen, Verhaltensweisen und Wertvorstellungen werden ihnen aufgezeigt. Unseres Erachtens kommt in der genetischen Beratung auch derartigen Aktivitäten als Hilfestellung im Entscheidungsprozeß Bedeutung zu (vgl. 3.3.2 sowie 3.3.3). Solange die Konfrontation auf der Basis von Empathie, Wertschätzung und kongruentem Verhalten des Beraters erfolgt, zählen wir sie zu den Aktivitäten, die einen selbstverantwortlichen Entscheidungsprozeß der Klienten fördern.

Als nicht mit dem klientenzentrierten Ansatz zu vereinbaren und als die Kommunikation beeinträchtigend werden folgende Verhaltensweisen eines Beraters betrachtet (vgl. Hammond et al. 1977): Passivität des Beraters, da sein Verhalten mißverstanden werden kann, z. B. als mangelndes Interesse, als Kritik oder Zurückweisung; dominantes Verhalten des Beraters, das sich u. a. in häufigen Unterbrechungen, Ungeduld, häufigem Themenwechsel oder auch Überredungsversuchen äußern kann. Solches Verhalten hindert den Berater daran, ausreichende Informationen von seiten des Klienten zu erhalten; er kann zu früh und möglicherweise zu falschen Schlüssen kommen. Auch exzessives Ausfragen beschneidet die Redemöglichkeiten und die Öffnung der Klienten gegenüber dem Berater. Verhaltensweisen, die eine Distanz zwischen Berater und Klienten schaffen, wie z. B. Intellektualisierung oder Tabuisierung des Ausdrucks von Gefühlen, verhindern die Entwicklung

von Vertrauen, von Offenheit und Spontaneität. Unangemessenes Einbringen eigener Probleme (z.B. im Sinne von mißverstandenem „echten" bzw. „kongruenten"
Verhalten) kann Klienten verunsichern. Solches Verhalten verlagert den Schwer-
punkt von den Problemen der Klienten zu denen des Beraters.

Um bei Beratungsgesprächen das Vorgehen des Beraters am Denken, Empfinden
und der Wirklichkeitsauffassung der Klienten zu orientieren, rät Teegen (1976) dem
klientenzentrierten Berater, sich mit folgenden Fragen auseinanderzusetzen: Welche Informationen brauchen diese Klienten, welche Informationen stehen mir
selbst zur Situation und Problematik der Klienten zur Verfügung; wie vermittle ich
diese Informationen? Da auch sachliche Hinweise für Klienten mit gefühlsmäßigen
Reaktionen verbunden sein können, die das Verstehen beeinträchtigen, wie z.B.
Gefühle von Angst, Unsicherheit und Schuld: Was empfinden die Klienten? Sind
sie stark mit ihren Empfindungen beschäftigt? Sind diese so stark, daß es sinnvoller
ist, mit ihnen zunächst hierüber zu sprechen? Können die Klienten die Informationen umsetzen? Biermann-Ratjen et al. (1979) sehen folgende Funktionen der klientenzentrierten Haltung: Das Bemühen um das Verstehen der eigenen gefühlsmäßigen Reaktionen des Beraters als Möglichkeit, die Klienten besser zu verstehen, das
Verstehen und Akzeptieren der Klienten als Hilfe zu deren besserer Selbstwahrnehmung und größerer Offenheit dem Erleben gegenüber sowie das Verstehen der
Klienten als Voraussetzung, sie akzeptieren zu können. Auch eine klientenzentrierte
Beratung könne sich im wesentlichen auf Informationsvermittlung beschränken,
wenn dem Berater aufgrund seiner klientenzentrierten Haltung deutlich wird, daß
die Klienten nichts anderes wünschen. Empathisches, wertschätzendes, echtes wie
auch im klientenzentrierten Sinne konfrontierendes Verhalten des Beraters ermöglicht den Klienten, sich mit ihren Gefühlen, ihren Wertvorstellungen und Verhaltensweisen auseinanderzusetzen und sich selbst hierbei besser kennenzulernen. Sie
lassen den Klienten die Selbstbestimmung und schaffen Raum für selbstverantwortliche Entscheidungen.

3.3.2 Ein Konzept theorie- und therapieübergreifender Interventionsstrategien

Aus der Vielzahl der Versuche, klientenzentrierte Ansätze zu erweitern sowie theo-
rie- und therapieübergreifende Therapeuten- bzw. Beratervariablen zu erarbeiten,
greifen wir den Ansatz von Bastine (1976) heraus. Die von ihm unter Einbezug verschiedener psychotherapeutischer Ansätze formulierten Interventionsstrategien
enthalten unseres Erachtens eine Reihe von Anregungen für den Interaktionsprozeß in der genetischen Beratung. So könnten folgende Interventionsstrategien für
bestimmte Situationen der genetischen Beratung hilfreich sein:

- *Amplifizieren* als Verfahren zur Erweiterung des Problembewußtseins, der Definition und der Bewältigung von Problemen, das folgendes Verhalten des Beraters
  beinhalten kann: Hinterfragen der Problemstellung, Entwickeln alternativer Zielsetzungen; Anbieten von Informationen, von Alternativen; Anregung neuer
  Sichtweisen, Erproben neuer Situationen, Vermitteln neuer Erfahrungen; Rollenspiel, Fördern von Probehandlungen, Erproben alternativer Verhaltensweisen
  sowie das Infragestellen bisheriger selbst auferlegter Verbindlichkeiten und Ver-
  pflichtungen.

- *Vereinfachen* als Verfahren der Reduktion komplexer Situationen und Erlebnisse auf einfache, für die Klienten übersehbare und lösbare Einheiten, die Verhalten folgender Art umfassen: das Abgrenzen und Benennen von Schwierigkeitsbereichen, das Auswählen von zu behandelnden Problemstellungen, das Aufgreifen von Teilaspekten einer Situation oder eines Verhaltens, das Erstellen von Hierarchien, ein Einsteigen mit „leichten" Problemen und graduellem Annähern an schwierige Bereiche.

- *Selbstaktivieren* als Verfahren zur Erhöhung der Eigenbeteiligung der Klienten bei der Analyse und Bewältigung von Problemen, das das Vermeiden von Ratschlägen, Interpretationen und Erklärungen und die Ermutigung zu Eigeninitiativen, der Selbstbestimmung in Zielsetzung, Analyse und Planung von Lösungsansätzen beinhalten kann.

Amplifizieren, zeitweiliges Vereinfachen und Selbstaktivieren beschreiben konkrete Verhaltensweisen des Beraters, die mit einer klientenzentrierten Haltung zu vereinbaren sind und die dazu beitragen können, den Klienten Hilfestellung für eine selbstverantwortliche Entscheidung zu geben. Den übrigen von Bastine genannten, stärker verhaltenstheoretisch orientierten Interventionsstrategien kommt dagegen in diesem Zusammenhang weniger Bedeutung zu; z. T. stehen sie sogar eher in einem gewissen Widerspruch zum Ziel der genetischen Beratung, wie das durch andere Personen, Normen und Vorbilder beeinflussende Aktivieren.

3.3.3 Gestaltberatung

Hinsichtlich des Ziels genetischer Beratung, den Klienten eine selbstverantwortliche Entscheidung zu ermöglichen, kommt auch der Gestalttherapie bzw. der Gestaltberatung besondere Bedeutung zu. In diesem Ansatz werden die Klienten in ihrem Kontext betrachtet, da sie mit ihrer Umwelt interagieren, diese zugleich verändern und durch sie verändert werden; der Lebensraum der Klienten wird daher in die Therapie bzw. in die Beratung mit einbezogen. Alle verwendeten Gestaltverfahren zielen letztlich darauf ab, „Bewußtheit" zu verwirklichen und dabei den Menschen in seiner Ganzheitlichkeit und innerhalb seines situativen Kontextes zu betrachten. Relevant ist neben der Bewußtheit des Menschen das „Hier-und-jetzt-Prinzip", das beinhaltet, daß auch entfernte Situationen, auch Vergangenheit und Zukunft, im „Hier" zu erleben sind, so daß die Bedeutung von vorangegangenen und zukünftigen Gegebenheiten für die gegenwärtige Befindlichkeit erlebt werden kann. „Vermeidungsmechanismen" interessieren, da sie Bewußtheit einschränken; sie sind daher im Rahmen der Therapie bzw. der Beratung aufzudecken und zu beseitigen, und zwar in einer Weise, wie es für die Klienten zum gegebenen Zeitpunkt möglich ist. Rahm (1979) stellt Verfahren zur Einsichtsförderung sowie zur Förderung von eigener Verantwortlichkeit und Entscheidungsfähigkeit vor. Die Unterscheidung der Verfahren entspricht der Strukturierung des Beratungsprozesses in eine Einsichts- und in eine Entscheidungsphase, ohne daß eine klare Trennung zwischen beiden möglich ist. Die Verwendung bewußtseinsfördernder Verfahren beinhaltet immer auch den Aspekt der Übernahme eigener Verantwortung; verantwortlichkeits- und entscheidungsfähigkeitsfördernde Verfahren sind auch immer mit einer Intensivierung der Bewußtheit verbunden.

Im Rahmen der Gestalttherapie und der Gestaltberatung gibt es keine systematische und vollständige Sammlung von Verfahren, da gerade die „Erfindung" bzw. flexible Anwendung verschiedenster Vorgehensweisen zum Wesen der Gestaltarbeit gehört. Bei den folgenden Beispielen handelt es sich daher um Anregungen, wie durch das Verhalten des Beraters zur Einsichtsförderung und Entscheidungsfindung der Klienten beigetragen werden kann. So kann der Berater die Klienten darauf *aufmerksam machen*, wenn ihm bei den Klienten Diskrepanzen zwischen dem verbalen und nichtverbalen Ausdruck auffallen oder plötzlich die Stimme der Klienten leiser wird. Rahm (1979) führt hierzu eine Liste besonders wichtiger Beobachtungsgesichtspunkte auf, die als Ausgangspunkt für ein Vorgehen im Sinne des Aufmerksammachens dienen können. Das *Wiederholen* kann von Bedeutung sein, wenn die Klienten Gefühle, Gedanken oder Verhaltensweisen mehr oder weniger nebenher äußern, während der Berater den Eindruck hat, daß es sich um wichtige Aspekte für die Klienten handelt. Bei diesem Vorgehen fordert der Berater die Klienten auf, ihre Aussagen zu wiederholen. Da Klienten in der Beratung erwarten, daß auf ihre *sprachlichen Äußerungen* eingegangen wird, löst ein Vorgehen des Beraters, wie es im folgenden beschrieben wird, bei den Klienten kaum Verwunderung aus, sondern wird häufig ganz selbstverständlich angenommen: Bei der Arbeit mit dem verbalen Ausdruck sollte der Berater besonders auf Klientenäußerungen achten, die

- das Gesagte in irgendeiner Weise einschränken bzw. relativieren (z. B. ziemlich, eigentlich, relativ, wenigstens),
- dazu beitragen, daß ein bestimmter Sachverhalt nur vage ausgedrückt wird (z. B. vielleicht, das könnte sein, ich glaube),
- auf eine Widersprüchlichkeit hinweisen (z. B. ja . . . aber, natürlich . . . allerdings),
- verallgemeinern (z. B. immer, nie, alle, niemand).

Das Aussprechen derartiger Äußerungen führt häufig dazu, daß die Klienten registrieren, daß sie sich ihrer Gefühle nicht deutlich bewußt waren oder sie nicht wahrhaben wollten.

Für die genetische Beratung ist möglicherweise auch von Bedeutung, daß sich die Klienten die *Zukunft vergegenwärtigen*. Der Klient soll sich die zukünftige Situation so vorstellen, als erlebe er sie gerade im Augenblick. Auf diese Weise kann er sich der Bedeutung bewußt werden, die die Situation für sein gegenwärtiges Denken, Fühlen und Handeln besitzt. Diese Vergegenwärtigung ist eine gute Möglichkeit, dem Klienten erlebbar zu machen, daß es Alternativen gibt. Wenn ein Klient zukünftigen Situationen gegenüber Angst oder globale Ausweglosigkeit empfindet, hilft ihm die Vergegenwärtigung, diffuse Katastrophenerwartungen in konkrete Befürchtungen umzuwandeln, denen er sich eher gewachsen fühlt. Die von Lippman-Hand u. Fraser (1979 b, c) beschriebenen Szenarios, die die Klienten im Rahmen ihres Entscheidungsprozesses selbst entwickelten, können als eine solche Form des Vergegenwärtigens betrachtet werden.

Während das Aufmerksammachen, Wiederholen, Eingehen auf sprachliche Äußerungen und Vergegenwärtigen der Zukunft vor allem zur Einsichtsförderung beitragen, geht es im folgenden um die Förderung der eigenen Verantwortlichkeit und

Entscheidungsfähigkeit: *Dialoge* können bei direkten Entscheidungsfragen eingesetzt werden, in denen der Klient abwechselnd 2 alternative Einstellungen vertritt.
Beide Seiten können vom Berater unterstützt werden, so daß der Klient eine möglichst große Bandbreite von Gefühlen und Gedanken wahrnehmen kann.

Sprachliche Äußerungen können Aufschluß darüber geben, inwieweit ein Klient
Verantwortung für seine Gefühle, Gedanken, Handlungsweisen und Werturteile
übernimmt und bewußt dazu stehen kann, anstatt sich von den Erwartungen und
Bewertungen anderer Personen abhängig zu machen. Hier besteht die Möglichkeit
zu verbalen Interventionen, z. B. in folgender Form: Verwendet der Klient Begriffe
wie „es" oder „man", fordert der Berater ihn auf, statt dessen den Begriff „ich" zu
benutzen. Gebraucht der Klient Begriffe wie „muß", „sollte" oder „ich kann nicht",
fordert der Berater ihn auf, statt dessen die Begriffe (ich) „will" bzw. „will nicht" zu
verwenden.

Im Rahmen des Gestaltansatzes wird es für erforderlich gehalten, daß der Berater den Klienten erklärt, was er tut, aus welchem Grund und mit welchem Ziel er
handelt. Wenn der Berater die Klienten über die Funktion der eingesetzten Gestaltverfahren informiert, so fördert dies die Selbständigkeit und die eigene Verantwortlichkeit der Klienten sowie ihre Unabhängigkeit vom Berater. Je nach Situationsbe-
dingungen können diese Verfahren aber auch ganz spontan eingeführt werden; die
Erklärung kann dann im Nachhinein erfolgen, sofern sie überhaupt noch erforderlich ist, denn häufig erleben die Klienten selbst, welcher Stellenwert dem jeweiligen
Schritt zukommt.

4 Genetische Beratung als Interaktionsprozeß

Das von uns vertretene und hier dargestellte Interaktionskonzept der genetischen Beratung entstand in Auseinandersetzung mit

- der Literatur zum Problembereich psychosozialer Aspekte sowie der Evaluierung genetischer Beratung (vgl. 1.1),
- Konzepten der Psychotherapie- und Beratungsforschung, der kognitiven Sozialpsychologie sowie der interpretativen Soziologie (vgl. 3.3 und 5.1),
- konkreter Erfahrung mit genetischer Beratung, genetischen Beratern und Klienten sowie mit
- dem erhobenen Datenmaterial.

Diese Auseinandersetzung ist wesentlich mitbestimmt durch die Wertorientierungen der am Forschungsprojekt Beteiligten; diese Wertorientierungen schlagen sich vor allem im Ziel der genetischen Beratung nieder, das wir als wesentlichen Ausgangspunkt des Konzepts setzen, nämlich das Ziel, den Klienten Hilfestellung für eine *selbstverantwortliche* Entscheidung zu geben. Weiterhin ist diese Auseinandersetzung beeinflußt durch unser wissenschaftliches Vorverständnis, das die Auswahl und die Berücksichtigung der verschiedenen Konzepte leitet.

Im Sinne einer qualitativen Sozialforschung erfolgt die Entwicklung des Konzepts weder ausschließlich deduktiv noch ausschließlich induktiv. Zunächst werden die theoretischen Vorüberlegungen in relativ offener Weise formuliert, die Auswahl der zu erhebenden Daten sowie die Methoden der Datenerhebung und -auswertung daraus abgeleitet und schließlich die theoretischen Vorüberlegungen in stetiger Auseinandersetzung mit dem Datenmaterial präzisiert oder auch modifiziert (vgl. u. a. Hopf 1979).

Bei der Darstellung des Konzepts kommt es uns auf diesen weitgehend offenen Charakter an. Eher allgemein formuliert verweisen wir auf Gesichtspunkte, denen wir im Hinblick auf die Auswirkungen der genetischen Beratung auf den Entscheidungsprozeß der Klienten besondere Bedeutung zumessen.

4.1 Genetische Beratung als Teil des Entscheidungsprozesses der Klienten

Die genetische Beratung umfaßt nur einen Teil des Entscheidungsprozesses der Klienten; nur in den seltensten Fällen läuft der gesamte Entscheidungsprozeß innerhalb der Beratung ab. Zumeist besteht die Situation, die zur Entscheidungsproblematik führte, schon vor der Beratung, auch wenn sich die Entscheidungssituation durch die Informationen des Beraters ändern oder gar neu stellen kann. Ein sich aus der Wahrnehmung des Problems ergebendes Informationsbedürfnis der Klienten richtet sich nur in seltenen Fällen unmittelbar an den genetischen Berater; erste Kontaktpersonen sind eher der behandelnde Arzt (Frauenarzt, Kinderarzt, Hausarzt) oder auch Verwandte und Bekannte. Auch Zeitschriften und Bücher können erste Informationsquellen darstellen. Erst wenn bei den Klienten ein weitergehendes Informationsbedürfnis besteht, und wenn zugleich die Institution der genetischen Beratung bekannt ist, kommen die Klienten zur genetischen Beratungsstelle.

Eine besondere Rolle kommt in diesem Ablauf dem überweisenden Arzt zu. Er ist als medizinischer Experte bereits Bezugsperson der Ratsuchenden; er ist in ei-

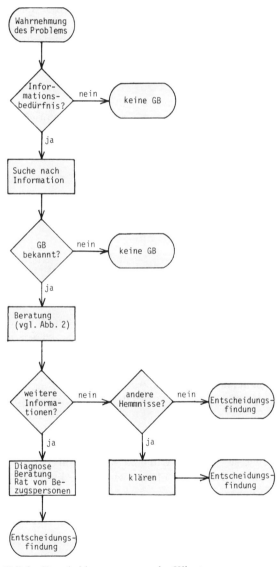

Abb. 1. Genetische Beratung (GB) als Teil des Entscheidungsprozesses der Klienten

nem gewissen Grade vertraut mit den Klienten und deren Situation; er kann Indikationen zur genetischen Beratung erkennen und die Klienten sowohl darüber als auch über genetische Beratung aufklären. Wie Cremer et al. (1983) für den Raum Heidelberg berichten, nahm in den letzten Jahren die Zahl ärztlicher Empfehlungen zu; gleiches gilt für erste informierende Gespräche über genetische Beratung durch den behandelnden Arzt.

Die Entscheidung der Klienten fällt in der Regel nicht in der Beratung selbst, da zunächst ein Überdenken und Verarbeiten der Informationen sowie ein Austausch der Partner hierüber erforderlich ist. Der Arztbrief – eine Zusammenfassung der Beratung speziell für die Klienten – kann hierbei hilfreich sein. Es kann noch ein weiteres Informationsbedürfnis bestehen, z. B. wenn die Diagnose der Erkrankung/Behinderung noch nicht geklärt ist und hierzu weitere Schritte erforderlich sind. Befunde solcher zusätzlicher Diagnoseschritte, weitere Beratungsgespräche mit dem genetischen Berater oder auch mit dem behandelnden Arzt sowie der Rat von Bezugspersonen wie Verwandten oder Freunden können zusätzliche Voraussetzungen für die Entscheidung sein. Auch können Hemmnisse anderer Art vorliegen, die zu einer Verzögerung und Erschwerung der Entscheidungsfindung führen. So kann es z. B. sein, daß die Klienten zunächst die Entwicklung eines behinderten Kindes abwarten wollen, bevor sie eine Entscheidung für weitere Kinder treffen. Abbildung 1 schematisiert diesen Ablauf.

4.2 Genetische Beratung als gegenseitiger Informationsaustausch

Das von uns vertretene Interaktionskonzept der genetischen Beratung beruht auf folgenden Annahmen:

- Ziel der genetischen Beratung ist, den Klienten Hilfestellung für eine selbstverantwortliche Entscheidung zu geben.
- Um selbstverantwortlich eine Entscheidung treffen zu können, benötigen die Klienten vom Berater Informationen. Sie müssen diese zum Teil sehr schwierigen, dem Alltagsverständnis wenig nahestehenden Informationen verstehen und handhaben können. Daher ist der *Prozeß der Informationsvermittlung in der genetischen Beratung von zentraler Bedeutung.* Hierbei kann der Berater in unterschiedlichem Ausmaß seine eigenen Sichtweisen, auch Rat und Empfehlungen, zum Ausdruck bringen.
- Um das angestrebte Ziel der Informationsvermittlung zu erreichen, sind folgende Aspekte in Betracht zu ziehen: Die Informationen des Beraters sowie dessen gesamtes Interaktionsverhalten während der Beratung beeinflussen den Entscheidungsprozeß der Klienten nicht unmittelbar, sondern in Abhängigkeit davon, wie sie von den Klienten wahrgenommen und erlebt werden. Bei der Analyse dieses Prozesses müssen wir uns deshalb mit der *Wahrnehmung der vermittelten Informationen durch die Klienten* auseinandersetzen.
- Die Wahrnehmung der Informationen durch die Klienten wird durch kognitive und affektive Prozesse beeinflußt, die wir zusammenfassen unter *Erwartungen der Klienten* an den Berater und an die Möglichkeiten der Beratung, das *Vorwissen der Klienten* zur Genetik allgemein und zu spezifischen Fragestellungen sowie die bisherigen *Sichtweisen* des Problems (hierzu gehören auch Trauer, Äng-

ste, Schuldgefühle und Schuldzuweisungen, Beeinträchtigungen des Selbstwertgefühls sowie auch die Wertvorstellungen, insbesondere wahrgenommene ethische Dilemmata). Das bedeutet, daß beim Prozeß der Informationsvermittlung die Erwartungen, das Vorwissen und die Sichtweisen der Klienten berücksichtigt werden müssen.

In der genetischen Beratung treffen 2, 3 oder auch 4 Individuen (wenn außer den beiden Partnern und dem Berater z. B. eine Sozialpädagogin am Beratungsgespräch teilnimmt) aufeinander mit je unterschiedlichen Erfahrungen, Vorkenntnissen, Bedürfnissen und Wertvorstellungen sowie Erwartungen an die Beratung. Selbst das, um was es in der Beratung gehen soll, kann unterschiedlich gesehen werden. Deshalb muß einer der ersten Schritte dahin gehen, die Erwartungen der Klienten zu klären. Stimmen diese Erwartungen nicht mit den Möglichkeiten der genetischen Beratung überein, erfordert dies eine zusätzliche Bearbeitung. So kann z. B. eine bestimmte Untersuchung von den Klienten erwartet, gewünscht oder gefordert werden, die jedoch nicht angeboten werden kann; oder es kann die Erwartung bestehen, vom Berater „hundertprozentige Sicherheit" zu erhalten, ein gesundes Kind zu bekommen, die nicht gegeben werden kann. Die Klärung der Sichtweisen der Klienten zur anstehenden Problematik ermöglicht dem Berater, mit der Situation der Klienten vertraut zu werden und den Klienten sein Verständnis zu vermitteln, so daß die Klienten davon ausgehen können, daß der Berater ihre Situation - annähernd - kennt und versteht.

Die Klärung der Erwartungen ist erforderlich, um eine Offenheit, eine Bereitschaft der Klienten, Informationen aufzunehmen, herzustellen. Stimmen die Erwartungen der Klienten nicht mit den Informationen, auch der Art der Informationen des Beraters überein, werden die Klienten Schwierigkeiten haben, sich auf diese nicht erwarteten Informationen einzustellen. Die Kenntnis des Vorwissens und der Sichtweisen der Klienten ist erforderlich, um die Informationen in einer den Klienten verständlichen und handhabbaren, integrierbaren Weise vermitteln zu können. Zugleich macht die Wahrnehmung der Erwartungen, des Vorwissens und der Sichtweisen der Klienten, die Mitteilung dieser Wahrnehmung sowie das Zeigen von Verständnis durch den Berater jene empathische Kommunikation aus, die den Klienten eine konstruktive Auseinandersetzung mit ihrer Situation ermöglicht.

- Um die Erwartungen, das Vorwissen und die Sichtweisen der Klienten erfahren zu können, ist der Berater seinerseits auf Informationen der Klienten angewiesen. Das bedeutet, daß es sich bei der Beratung nicht um einen einseitigen Informationsvermittlungsprozeß handelt, sondern um einen *gegenseitigen Informationsaustausch.* Sowohl der Berater als auch die Klienten sind darauf angewiesen, sich gegenseitig verständlich zu machen und auf die jeweiligen Rückmeldungen zu achten.
- Um den Klienten zu ermöglichen, offen über ihre Erwartungen, Vorkenntnisse und Sichtweisen zu sprechen, sind bestimmte Verhaltensweisen erforderlich, die eine Vertrauensbasis schaffen. Sie stehen im Zusammenhang mit den im Abschn. 3.3.3 beschriebenen Haltungen Empathie, Wertschätzung und Echtheit. Wie der Berater sich gegenüber den Klienten verhält, wird von dessen Einstellungen und Wertorientierungen im allgemeinen wie auch im besonderen zu genetischen Fragestellungen, zur Pränataldiagnostik und möglichen Konsequenzen der Pränataldiagnostik sowie zur spezifisch gegebenen Problemsituation beeinflußt.

Die folgende Abbildung schematisiert den wechselseitigen Informationsaustausch, der jeweils durch Wahrnehmungen der Beteiligten gefiltert wird.

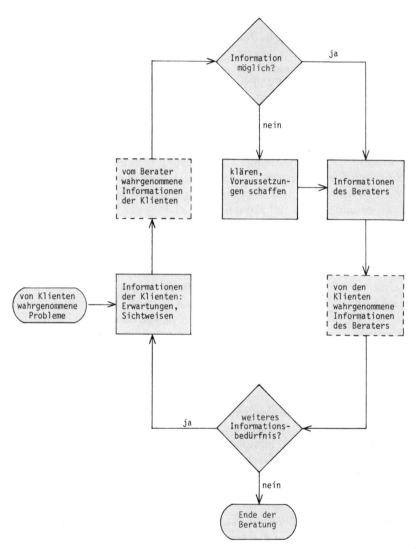

Abb.2. Genetische Beratung als Informationsaustausch

4.2.1 Erwartungen, Vorwissen und Sichtweisen der Klienten

Die Erwartungen, das Vorwissen und die Sichtweisen der Klienten sind als konkrete spezifische Inhalte von Bedeutung: Der interaktive Kontext der Äußerung, ob z. B. die Äußerung einer Erwartung aus Eigeninitiative der Klienten oder als Rückmeldung auf eine entsprechende Frage des Beraters erfolgt, und ob der Berater sofort auf diese Erwartung eingeht, kann eine Rolle spielen und muß deshalb berücksichtigt werden.

Die Inhalte interessieren dabei unter folgenden Gesichtspunkten:
- sie ermöglichen einen Überblick über die Variationsbreite der in die genetische Beratung eingebrachten Erwartungen, Vorkenntnisse und Sichtweisen;
- sie ermöglichen den Vergleich der Erwartungen und Sichtweisen der Klienten untereinander sowie den Vergleich zwischen Äußerungen der Klienten und Wahrnehmungen dieser Äußerungen durch den Berater;
- sie sind eine Voraussetzung zur Überprüfung von Veränderungen der Erwartungen und der Sichtweisen durch die Beratung oder durch Einflüsse außerhalb der Beratung.

Hinsichtlich der Übereinstimmungen, Diskrepanzen und Veränderungen dieser Inhalte messen wir folgenden Bedeutung zu:
- der Übereinstimmung oder Nichtübereinstimmung der Erwartungen zwischen den Klienten, den Partnern,
- der Übereinstimmung oder Nichtübereinstimmung zwischen den von den Klienten geäußerten Erwartungen und den vom Berater wahrgenommenen,
- der Veränderung der Erwartungen der Klienten aufgrund der Informationen des Beraters,
- der Übereinstimmung oder Nichtübereinstimmung der Sichtweisen zwischen den Klienten, den Partnern,
- der Übereinstimmung oder Nichtübereinstimmung zwischen den von den Klienten geäußerten Sichtweisen und den vom Berater wahrgenommenen,
- der Veränderung der Sichtweisen im Hinblick auf die Informationen des Beraters,
- der Übereinstimmung der vom Berater gegebenen Informationen mit den von den Klienten wahrgenommenen,
- der Veränderung der Sichtweisen im Hinblick auf Einflüsse nach der Beratung (von seiten anderer Ärzte, Verwandter, Bekannter, Medien).

Darüber hinaus interessiert die Einschätzung der Informationen des Beraters durch die Klienten im Hinblick auf deren Erwartungen und deren Sichtweisen, wobei zwischen nur kurzfristig und längerfristig wirksamen Einschätzungen zu unterscheiden ist.

Anhand des erhobenen Datenmaterials ergaben sich darüber hinaus folgende spezifischere Gesichtspunkte:
Hinsichtlich der Erwartungen kann unterschieden werden,
- ob sie eher vage oder klar formuliert in die Beratung eingebracht werden,
- ob sie von den Möglichkeiten der genetischen Beratung erfüllbar oder nicht erfüllbar, also unrealistisch sind.
Falls sie unrealistisch sind,
- ob es sich bei der Quelle dieser Erwartungen um einen „Experten" und/oder eine wichtige Bezugsperson handelt und
- ob diese unrealistischen Erwartungen durch die Informationen des Beraters kurzfristig und/oder längerfristig in realistische Erwartungen überführt werden können.

Hinsichtlich des Vorwissens kann danach differenziert werden,
- ob es vage oder differenziert in die Beratung eingebracht wird,
- ob es zutreffend oder nichtzutreffend ist.

Falls die Vorkenntnisse nicht zutreffend sind,
- ob es sich bei der Quelle dieses Vorwissens um einen „Experten" und/oder eine wichtige Bezugsperson der Klienten handelt und
- ob das nicht zutreffende Vorwissen durch die Informationen des Beraters kurzfristig und/oder längerfristig in zutreffendes Wissen verändert werden kann.

Hinsichtlich der Sichtweisen kann es eine Rolle spielen,
- ob sie vage oder klar ausgeprägt,
- ob sie wenig oder sehr differenziert sind und
- ob sie in Übereinstimmung oder Diskrepanz zu den Wertvorstellungen des Beraters stehen.

4.2.2 Informationsvermittlung

Bei der Informationsvermittlung durch den Berater sind Form und Inhalt relevant. In Anbetracht der Fragestellung unserer Untersuchung interessieren uns die Inhalte, um die vermittelten Informationen mit den möglicherweise veränderten Sichtweisen der Klienten, ihren Entscheidungen und deren Begründungen in Beziehung setzen zu können. Da wir davon ausgehen, daß nicht die vermittelten Fakten als solche, sondern als wahrgenommene die Entscheidung beeinflussen, ist neben den Fakten vor allem auch die Art und Weise der Vermittlung in Betracht zu ziehen. Als Hinweise auf empathische Kommunikation und Voraussetzung für eine Informationswahrnehmung, die den Klienten eine selbstverantwortliche Entscheidung ermöglicht, betrachten wir hierbei, daß der Berater bei der Informationsvermittlung

- auf die Erwartungen der Klienten eingeht bzw. sich mit nichterfüllbaren Erwartungen der Klienten auseinandersetzt und den Klienten begründet, warum er sie nicht erfüllen kann,
- die Vorkenntnisse der Klienten berücksichtigt, die Formulierung dem Wissensstand der Klienten anpaßt,
- den Klienten für die Äußerungen von Sichtweisen Raum gewährt und diese in die Informationsvermittlung einbezieht,
- den Gesamtablauf der Beratung in Abhängigkeit von den Erwartungen und Sichtweisen der Klienten flexibel gestaltet.

Darüber hinaus kommt in Betracht, ob der Berater spezifische Verfahrensweisen einsetzt, die den Klienten ein Verständnis der Informationen erleichtern, wie z. B. Abbildungen und Skizzen im Zusammenhang mit der Erklärung von Chromosomenstörungen und Erbgängen oder auch Verfahren im Sinne der Gestaltberatung (vgl. 3.3.3) z. B. durch das Anregen der Vergegenwärtigung zukünftiger Situationen oder das konkrete Vorstellen und Ausmalen von „Szenarios".

4.2.3 Auswirkungen der genetischen Beratung

Da der Berater den Klienten bei deren Entscheidung nur behilflich sein, ihnen diese jedoch – auch aus ethischen Überlegungen heraus – nicht abnehmen kann, entfällt die Übereinstimmung zwischen einer direkten oder indirekten Empfehlung des Beraters und der Entscheidung der Klienten als „Erfolgskriterium". Selbst bei sorgfältigster Beratung unter Berücksichtigung der persönlichen Situation können die Klienten eine für sie angemessene selbstverantwortliche Entscheidung treffen, die dem Berater weniger nahe liegt. Daher ist nicht allein ausschlaggebend, zu welcher je konkreten Entscheidung die Klienten finden, sondern vor allem, auf welcher Basis, und ob sie zu dieser Entscheidung stehen können. Möglicherweise sind hierbei andere Einflüsse als die Beratung gewichtiger.

Folgende Aspekte der Auswirkungen der genetischen Beratung ziehen wir in Betracht:

- *die Einschätzung* der Beratung durch die Klienten, sowohl als Gesamtbewertung als auch hinsichtlich Details der Informationsvermittlung und der Beziehung zum Berater,
- *die Erinnerung* der Klienten an die Beratung insgesamt, an spezifische vermittelte Informationen und an die Beziehung zum Berater,
- *die Rolle des Arztbriefes:* das erhobene Datenmaterial verweist auf eine Differenzierung dieser Rolle hinsichtlich der eigenen Erinnerung, hinsichtlich des Umganges mit behandelnden Ärzten, insbesondere bei einer weiteren Schwangerschaft sowie hinsichtlich der Information innerhalb der (weiteren) Familie, z. B. als „Nachweis", daß keine „Schuld" der Mutter bzw. der Eltern vorliegt,
- *die Wechselwirkung zwischen genetischer Beratung und zwischenzeitlichen Einflüssen* auf die Entscheidung der Klienten in Form von Information durch andere Ärzte, Verwandte, Bekannte, Freunde oder Medien, in Form der Entwicklung des erkrankten/behinderten Kindes oder auch in Form der Veränderung der Beziehung zwischen den Partnern sowie zwischen den Partnern und ihrer Umwelt,
- *die Entscheidung der Klienten* gegen (weitere) Kinder oder für ein (weiteres) Kind bzw. für mehrere Kinder, gegen oder für die Durchführung einer Amniozentese, ohne oder auch mit gleichzeitiger Entscheidung hinsichtlich möglicher Konsequenzen,
- *die Begründung der Entscheidung* durch die Klienten. Hier kommen in Frage die Informationen des Beraters, die Informationen anderer Ärzte, die Informationen anderer Bezugspersonen und die Informationen aus Medien sowie auch die Veränderung der Situation (im Zusammenhang mit einem behinderten Kind), die Veränderung der Beziehung der Partner untereinander und die Veränderung der Beziehung zur Umwelt.

Anhand des Datenmaterials zu diesen Aspekten der Einschätzung/Erinnerung und Entscheidung lassen sich die Auswirkungen der genetischen Beratung differenzieren nach

- einer *Veränderung des Kenntnisstandes* und im Zusammenhang hiermit einer Änderung unzutreffender Erwartungen sowie einer Veränderung von Sichtweisen, die auf nicht zutreffendem Vorwissen beruhen, sowie
- einer *Veränderung der emotionalen Belastung.*

Hinsichtlich weiterer, insbesondere inhaltlicher Differenzierungen unseres Konzepts möchten wir jedoch nicht der Darstellung der Befunde vorgreifen.

5 Methodischer Zugang
zum Interaktionsprozeß der genetischen Beratung und zum Entscheidungsprozeß der Klienten

Die Unterscheidung von Informationsvermittlung und Informationswahrnehmung, die Berücksichtigung kognitiver und affektiver Prozesse, die Betrachtung der jeweiligen individuellen Situation der Klienten und der konkreten Interaktion zwischen Berater und Klienten kennzeichnen unsere Konzeption genetischer Beratung. Diese Aspekte bestimmen auch unseren Forschungsansatz: unsere Wahl des Zugangs zum Interaktionsprozeß der Beratung und dessen Auswirkungen auf den Entscheidungsprozeß der Klienten. Da unser Vorgehen nicht dem traditionellen Ansatz innerhalb der Psychotherapieforschung entspricht, stellen wir einige methodologische Überlegungen voran, auf die wir andernorts bereits ausführlicher eingingen (Reif 1985).

5.1 Methodologische Überlegungen

Die Diskussion um die dem Gegenstand angemessenste Methode, ob naturwissenschaftlich-experimentell, phänomenologisch oder in einer beide Ansätze integrierenden Art und Weise vorzugehen ist, bestimmt die Human- und Sozialwissenschaften seit Anbeginn. Die psychologische Forschung ist in den letzten Jahrzehnten überwiegend nomologisch orientiert, und zwar auch in den Bereichen, in denen die Bedeutung kognitiver und affektiver Prozesse gesehen oder diese gar zum Untersuchungsgegenstand gemacht werden. Seit den 70er Jahren verstärkt sich jedoch sowohl in den USA als auch in der Bundesrepublik Deutschland die Kritik an dieser Orientierung. Insbesondere in der Sozialpsychologie wurden die Restriktionen laborexperimentellen Vorgehens und der damit verbundenen mangelnden Validität deutlich. Es wurden Forderungen dahingehend laut, Menschen in Alltagssituationen zu erforschen und dabei Äußerungen über Situationsdefinitionen, Intentionen, Konventionen und Regeln der untersuchten Personen einzubeziehen, um die Genese von Handlungen erklären zu können (Harré u. Secord 1972). Die implizite Annahme, daß die Bedeutung des erfaßten Verhaltens für die Teilnehmer eines Experiments oder einer sozialen Situation für das „Subjekt" und den Forscher identisch ist, wurde kritisiert (Armistead 1974) sowie, daß bei standardisierten Verfahren in Form von Fragebögen, Einstellungsskalen oder Kategoriensystemen die Perspektive des Wissenschaftlers, nicht jedoch die des Befragten oder des Beobachteten in die Untersuchung eingeht (Mertens u. Fuchs 1978).

Bei der derzeitigen methodologischen Diskussion wird zum einen eine Erweiterung der psychologischen Forschung durch zusätzliche Verfahren vorgeschlagen (Jüttemann 1983), zum anderen eine Änderung bisheriger Forschungsstrategien sowie eine Verschiebung von Forschungsinteressen. Die Analyse isolierter Kausalketten und die Akkumulation von Einzelbefunden zur Erkennung von Gesetzmäßigkeiten von reflexiven Gebilden mit Systemcharakter, die sich nonakkumulativ verhalten, wird kritisiert (Dörner 1983).

Die reflexive Beziehung einer Handlung zu ihrem Situationskontext, die Abhängigkeit der Bedeutung einer Handlung oder eines Begriffs vom jeweiligen Kontext stehen in den phänomenologisch orientierten Konzepten der Soziologie im Mittelpunkt; sie bilden zugleich den Ansatzpunkt der Kritik an der traditionellen Forschungsmethodik, die diese Aspekte unberücksichtigt läßt (vgl. Blumer 1973; Douglas 1970; Wilson 1982). Zwar wird innerhalb der nomologisch orientierten Psychologie – bezugnehmend auf Stegmüller (1973) – die Kontextbedingtheit menschlichen Verhaltens insofern berücksichtigt, als theoretische Sätze als immer nur an bestimmten Raum-Zeit-Stellen anwendbar betrachtet und eine kontextunspezifische Formulierung von Bedingungshypothesen mit allgemeinem Geltungsanspruch als überholt kritisiert wird (Westmeyer 1982); andererseits werden aber diese Kontextbedingungen vom Forscher im voraus bestimmt und festgelegt, die Bedeutung des Kontextes für den beforschten Handelnden wird nicht erfaßt, und mögliche unterschiedliche Bedeutungszuschreibungen durch den Handelnden und den Forscher bleiben unberücksichtigt. In phänomenologisch orientierten Konzepten wie dem symbolischen Interaktionismus (vgl. Blumer 1973) wird dagegen davon ausgegangen, daß in jeder konkreten Situation der tatsächliche Ablauf der Interaktion von den Beteiligten auf der Basis der Bedeutung hergestellt wird, die sie sich, dem Interaktionspartner und der Situation zumessen oder auch aushandeln. Die so zustandekommenden situativen Handlungen sind in einem Kontext des Ablaufs, der Beziehungen sowie der Sozialstruktur eingebettet. Nach Douglas (1970) besteht innerhalb der Soziologie breite Übereinstimmung darüber, daß soziale Handlungen Handlungen mit Bedeutung sind und daher in Begriffen ihrer Situationen und der Bedeutung der Handelnden zu untersuchen und zu erklären sind. Jedes wissenschaftliche Verständnis menschlichen Handelns müsse daher, unabhängig davon, auf welcher Abstraktionsebene es erfolgt, mit dem Verständnis des Alltagslebens derjenigen beginnen, die dieses Handeln erbringen. Die Erfassung der Bedeutung von Handlungen, Situationen, Beziehungen usw. erfordert die Kommunikation mit den Mitgliedern der untersuchten Gruppe. Um Validität und Reliabilität zu erreichen, setzt jede Kommunikation mit solchen Mitgliedern ein Verständnis ihrer Sprache und des Gebrauchs ihrer Sprache sowie auch andererseits das Verständnis der Untersuchung durch die in die Untersuchung Einbezogenen voraus. Um größere Objektivität – im Sinne von Verständlichkeit bzw. Teilbarkeit des Wissens – zu erreichen, schlägt Douglas (1970) unter anderem vor, die Eigenschaften der Forschungsmethoden und insbesondere der Situationen, in denen die Daten erhoben werden, systematisch zu beschreiben. Wesentlich ist hierbei, annähernd herauszufinden, was in Situationen fundamental und was eher zufällig ist.

Aus der methodologischen Diskussion innerhalb der psychoanalytischen Forschung greifen wir die Sichtweise von Thomä u. Kächele (1983) heraus, die neben dem nomothetischen Ansatz im Sinne der Forderung nach strenger Hypothesenprüfung unter Beachtung von Generalisierungsnotwendigkeiten auch dem idiographischen Ansatz eine Berechtigung einräumen. Sie gehen davon aus, daß sich die psychoanalytische Forschung im engeren Sinne mit der psychoanalytischen Situation selbst, mit dem Austausch zwischen dem Patienten und dem Psychoanalytiker zu befassen habe. Vollständige Verlaufsbeschreibungen sollen sowohl dazu dienen, die Veränderung des Patienten und die Ergebnisse der Behandlung zu objektivieren als auch ihr schrittweises Zustandekommen durch die jeweiligen therapeutischen Interventionen zu erklären. Hermeneutische Verfahren, die sich am Text des Dialogs orientieren, konversationsanalytische Studien sowie auch computergestützte Textanalysen werden als mögliche Zugangsweisen zum therapeutischen Prozeß in Betracht gezogen. Eine am Einzelfall orientierte Prozeßforschung stehe einer generalisierenden Forschungsperspektive keinesfalls entgegen; sie sei zum gegenwärtigen Zeitpunkt für die Weiterentwicklung fruchtbarer als die gruppenstatistische Forschungsmethodologie. Bei Spence (1981) gewinnen die Bedeutungszuschreibung des Patienten zur Interpretation des Therapeuten, das Erleben bzw. die Erfahrung des Analytikers wie auch die Psychotherapiesituation, die für einen außenstehenden Beobachter nicht unmittelbar zugänglich sind, besondere Bedeutung. Spence faßt diese dem außenstehenden Betrachter nicht zugänglichen Aspekte unter den Begriff „privileged context" und betont das Problem, sehr spezifische individuelle Bedeutungen in verallgemeinernde Formulierungen zu übersetzen, sowie die Frage, wieviel Kontext notwendigerweise einzubeziehen ist, um z. B. diesen „privileged context" mitteilbar, teilbar, verständlich zu machen. Hier kommt der Psychoanalytiker Spence dem Ethnomethodologen Douglas sehr nahe.

Mit der Angemessenheit der Forschungsmethoden im Rahmen der klientenzentrierten Psychotherapie, speziell zur Erfassung von Empathie, befaßt sich Kwiatkowsky (1980). Sie verweist auf die Verarmung des phänomenologischen Konzepts Empathie durch dessen objektivierte Definition in Form einer Skala, die die Verbalisierung emotionaler Erlebnisinhalte erfaßt. Diese Skala ist an sprachliche Äußerungen des Therapeuten gebunden. Die „subjektive Brechung" des empathischen Verstehens, die von seiten des Therapeuten und des Klienten einfließe, sowie das interaktionale Wechselspiel werde bei der Reduktion auf die Verbalisierung emotionaler Inhalte eliminiert. Dem naturwissenschaftlich orientierten Gesprächstherapeuten komme es auf eine bestimmte, von ihm zu beherrschende Verhaltensfertigkeit an, die er in der Therapie zeigt. Begreife er sich als „verursachendes" Element, könne er sein Verhalten relativ unabhängig vom je idiosynkratischen Klienten gestalten. Er könne „empathisch" sein, indem er sich an die Erfüllung der formalen Kriterien der Skala hält. Kwiatkowski sieht hier tendenziell die Gefahr eines eher mechanistischen Therapeutenverhaltens gegenüber einem prinzipiell austauschbaren Klienten. Im phänomenologischen Konzept der Empathie wird Verhalten dagegen als Manifestation einer Einstellung konzipiert, um beim Therapeuten eine Haltung des Bemühens um das Verstehen der Erlebniswelt der Klienten zu erreichen, ohne zugleich spezifische therapeutische Verhaltensvorschriften bzw. Fertigkeiten zu benennen. Als entscheidender Bezugspunkt für die Realisierung von Empathie wird die Wahrnehmung der Klienten betrachtet.

Jüttemann (1981, 1983) legt im Sinne der Erweiterung psychologischer Methodik ein Konzept der „komparativen Kasuistik" zur Hypothesengenerierung in der Psychotherapieforschung vor, das am Einzelfall ansetzt, um über den Vergleich von Einzelfällen zu verallgemeinerbaren Aussagen zu kommen. Diese Komparationen sollen auf eine qualitative Art und Weise erfolgen, die den Interpretationen eines hermeneutischen Ansatzes entsprechen und deren Schlüssigkeit und Angemessenheit über die Einschaltung von Auswerterkollektiven zu einem gewissen Grad empirisch kontrollierbar gemacht werden sollen. Objektivität - Jüttemann spricht hier einschränkend von „Quasi-Objektivität" - interpretativ gewonnener Auswertungen „jenseits" der Anwendung statistischer Verfahren ist aus seiner Sicht über den Einsatz und die wechselseitige Kontrolle von Expertenkollektiven zu erreichen. Daß Objektivität oder auch „Quasi-Objektivität" über Expertenkollektive und deren wechselseitige Kontrolle hergestellt wird, erscheint uns jedoch zu kurz gegriffen: Eine solche wechselseitige Kontrolle kann - soweit überhaupt in der Forschungswirklichkeit herstellbar - als ein 2. Schritt sinnvoll und wünschenswert sein; er setzt jedoch einen 1. Schritt voraus, der aus sich heraus Objektivität gewährleistet - die Datenerhebung und -auswertung, d. h. der gesamte Prozeß der Daten- und Befundgewinnung ist auf eine nachvollziehbare Weise zu dokumentieren und mitzuteilen. Die von Petermann (1980, 1982) unter „Objektivierbarkeit/Dokumentierbarkeit" gefaßte kriteriengeleitete Mitteilung der Indikationsbedingungen und des Therapieverlaufs für Außenstehende kommt diesem Vorgehen nahe. Objektivierbar wird hier nicht gleichbedeutend mit dem Anliegen, objektive Realität zu erfassen, betrachtet. Es kann auch dann von Objektivierbarkeit gesprochen werden, wenn die vom Patienten subjektiv empfundene Realität abgebildet wird.

Dieses Gütekriterium der „Objektivierbarkeit/Dokumentierbarkeit" stellt Petermann für sein Konzept der „kontrollierten Praxis" auf, das sich auf fallspezifische Indikationsbedingungen, Verlaufsdokumentation sowie vergleichende Bewertung von klinischen Befunden bezieht. „Subjektive Bedeutsamkeit" und „Komplexität" werden als weitere Kriterien zur Bewertung der Datenerhebung herangezogen, wobei die subjektive Bedeutsamkeit am deutlichsten den Rahmen der klassischen Gütekriterien sprengt. Alle 3 Kriterien simultan zu optimieren sei jedoch schwierig: Bei hoher subjektiver Bedeutsamkeit und hoher Komplexität bereite die Objektivierbarkeit Probleme.

Unter dem Gesichtspunkt der subjektiven Bedeutsamkeit und der Komplexität besitzen auf der Ebene der Datenerhebung die Selbstbeobachtung, die retrospektive Selbsteinschätzung, therapiebegleitendes Selbsteinschätzen, das Berichten von Stimmungen und Gefühlen, der Tagesbericht (Tagebuch), Berichte der Einstellungen zu vergangenen Erlebnissen und Erwartungen von zukünftigen Schicksalsschlägen einen zentralen Stellenwert. Mögliche Zweifel an der Exaktheit dieses Vorgehens lassen sich aus der Sicht Petermanns durch die Verwendung zusätzlicher Informationen aus dem unmittelbaren Umfeld des Patienten und unter Heranziehung von Dokumenten reduzieren. Selbstbetrachtungen und Selbsteinschätzungen eines Patienten werden, wie wir meinen, jedoch nicht dadurch „exakter", daß zusätzliche Informationen aus dessen Umfeld herangezogen werden: Der Grad der Exaktheit ergibt sich aus der Erhebungs- und der Auswertungsmethode selbst. Zusätzliche Informationen haben ihren eigenen Stellenwert.

Obwohl Petermann relativ stark vorstrukturierte Verfahren der Datenerhebung vorschlägt wie situationsspezifisch ausgestaltete Tests oder Selbst- und Fremdeinschätzungsskalen, bei deren Anwendung mögliche unterschiedliche Bedeutungszuschreibungen nicht geklärt werden können, erscheinen uns die Bewertungskriterien der Objektivierbarkeit/Dokumentierbarkeit, der Komplexität sowie der subjektiven Bedeutsamkeit richtungsweisend; und zwar verweisen sie unseres Erachtens vor allem auf die Rolle sehr viel weniger vorstrukturierter Verfahren. Sie erscheinen auch geeignet zur Bewertung des von uns entwickelten, spezifisch auf unsere Fragestellung und unser theoretisches Interaktionskonzept ausgerichteten Verfahrens der Datenerhebung und -auswertung.

5.2 Datenerhebung

5.2.1 Datenquellen

Die Auswahl der Datenquellen wurde durch folgende Annahmen bestimmt:
- Wir gehen davon aus, daß die Informationen des Beraters sowie dessen gesamtes Interaktionsverhalten während der Beratung den Entscheidungsprozeß der Klienten nicht direkt beeinflussen, sondern in Abhängigkeit davon, wie sie von den Klienten wahrgenommen, erlebt werden. Darum interessieren uns die Sichtweisen der Klienten und die Bedeutung, die sie den Informationen und dem gesamten Beraterverhalten zumessen.
- Auch gehen wir davon aus, daß die Wahrnehmung der Beratungssituation und die darin enthaltene Information des Beraters nicht für alle Interaktionsteilnehmer dieselbe ist: Sie kann sowohl bei den Klienten (häufig erscheinen Partner gemeinsam zur genetischen Beratung) unterschiedlich ausfallen als auch zwischen Klienten und Berater sowie - und auch das ist uns wichtig - dem teilnehmenden und/oder auswertenden Forscher.
- Wir gehen weiterhin davon aus, daß die Wahrnehmungen der Interaktionsteilnehmer, ihr Interaktionserleben, nur ansatzweise aus den verbalen Interaktionen, wie z. B. Rückmeldungen während des Beratungsgesprächs, erschlossen werden können. Diese sind in genetischen Beratungen häufig recht knapp und hinsichtlich unseres Interesses wenig ergiebig. Es ist daher unumgänglich, das Interaktionserleben explizit in Form eines teilstrukturierten Interviews zu erfassen.
- Wir teilen die Sicht von Douglas (1970), daß Bedeutungszuschreibungen, das Interaktionserleben, im Rahmen der Kommunikation mit den Handelnden zu erfassen sind. Ein Vertrautsein mit der Situation der Handelnden sowie ihrer Sprache halten wir hierbei für wesentlich.
- Wir halten es für erforderlich, sowohl bei der Datenerhebung als auch bei der -auswertung die Phänomene des Interaktionserlebens in ihrer Strukturierung, in ihrer Gewichtung und in ihrem Inhalt weitgehend zu erhalten.

Darum beziehen wir folgende Datenquellen in unsere Untersuchung ein:
- das Beratungsgespräch (BG) selbst, an dem die Untersucherin teilnimmt, um sich mit der konkreten zu untersuchenden Interaktionssituation und der Sprache der Klienten vertraut zu machen. (Mit dem Untersuchungsfeld als solchem, der Institution der genetischen Beratung und den Beratern machte sie sich bereits zuvor vertraut; vgl. 5.2.2);
- „Nachgespräche" mit den Klienten (NGK) sowie mit dem Berater (NGB) über ihr Erleben der Beratung (direkt im Anschluß an das Beratungsgespräch durch die Untersucherin in teilstrukturierter Form erhoben). Hier werden die Sicht der Beteiligten, deren Bedeutungszuschreibungen und Situationsdefinitionen explizit angesprochen;

- ein Katamnesegespräch (KG) mit den Klienten (mindestens ein Jahr nach der Beratung durch die Untersucherin in teilstrukturierter Form erhoben). Auch hier geht es um die Sicht, die Bedeutungszuschreibungen der Klienten (zur Beratung, zum Beratungsproblem, zu ihrem Entscheidungsprozeß, zu möglichen Einflüssen auf diesen Prozeß in der Zeit zwischen Beratung und Katamnese).

Als teilstrukturiert bezeichnen wir diese Gespräche deshalb, da bestimmte uns interessierende Aspekte angesprochen werden sollen: Gehen die Klienten (oder der Berater im NGB) nicht von sich aus auf diese Aspekte ein, dann spricht die Untersucherin die Klienten darauf an. Das Ausmaß an Strukturiertheit hängt in soweit auch von den Klienten (bzw. dem Berater im NGB) ab.

In Ergänzung zu den tonbandprotokollierten, verschrifteten und dabei anonymisierten Datenquellen Beratungsgespräch, Nachgespräch mit den Klienten, Nachgespräch mit dem Berater und Katamnesegespräch liegen Notizen der Untersucherin zur Datenerhebung vor sowie die - ebenfalls anonymisierten - Arztbriefe, die, von Ausnahmefällen abgesehen, den Klienten als Zusammenfassung der Beratung zugeschickt werden.

Die Einbeziehung einer weiteren Datenquelle wurde zeitweilig erwogen: ein Vorgespräch vor der Beratung zur Erfassung der Erwartungen und Vorkenntnisse der Klienten. Ein Doktorand (T. Nießer) wünschte diese Aufgabe im Rahmen der Bearbeitung des Themas *Erwartungen und Vorwissen der Klienten* zu übernehmen. Letztendlich verzichteten wir jedoch auf diese ergänzende Datenquelle: Eine Durchführung unmittelbar vor der Beratung hätte zusammen mit der Beratung und dem anschließenden Nachgespräch die Klienten schon rein zeitlich übermäßig beansprucht. Hinzu kommt, und dies hätte sich bei einem zeitlich abgehobenen Vorgespräch verstärkt, daß die Klienten Information und Hilfestellung suchen, nun jedoch zuerst - einseitig - ihrerseits Informationen liefern sollen. Das ist sowohl für die Klienten selbst als auch für denjenigen, der dieses Vorgespräch durchführt, unbefriedigend. Es entsteht sowohl die Erwartung als auch das Bedürfnis nach Vorabinformation. Nicht zuletzt hätte ein solches Vorgespräch die Beratung selbst beeinflußt. Bei einer der Beratungen wurde jedoch ein Vorgespräch mit den an den Forschungsaspekten besonders interessierten Klienten durchgeführt; es ist in die Befunddarstellung mit einbezogen.

Wir gehen davon aus, daß durch die Dokumentation der gesamten verbalen Interaktion während des Beratungsgesprächs sowie der Nach- und Katamnesegespräche auf Tonband (mit anschließender anonymisierender Transkription), die Tonbandaufnahme ergänzende Notizen der Untersucherin zur Datenerhebung sowie die explizite Erhebung der Bedeutungszuschreibungen von Berater und Klienten in den Nach- und Katamnesegesprächen die Kriterien Nachvollziehbarkeit/Objektivierbarkeit, subjektive Bedeutsamkeit und Komplexität bei der Datenerhebung angemessen berücksichtigt werden.

Die Datenerhebung erfolgte in Zusammenarbeit der Abteilung Anthropologie und Wissenschaftsforschung, der die Autoren angehören, mit der Abteilung Klinische Genetik der Universität Ulm, in die die Genetische Beratungsstelle integriert ist. Es liegen uns Beratungsgespräche von 4 Beratern/Beraterinnen vor, die wir mit den Buchstaben A–D benennen. Die Berater/Beraterinnen haben unterschiedliche Erfahrung und sind in unterschiedlichem Ausmaß mit zusätzlichen Aufgaben be-

traut. Nähere Angaben zu den Beratern halten wir an dieser Stelle nicht für erforderlich, da es uns in unserer Untersuchung weniger auf den Einfluß der Berufs-
erfahrung, des Geschlechts etc. ankommt als auf die Auswirkungen bestimmter Verhaltensweisen und dabei zum Ausdruck kommender Wertorientierungen.

Die Datenerhebung läßt sich grob in 3 Phasen einteilen: In der Anfangsphase
wurden von 2 Beratern Beratungsgespräche auf Band aufgenommen, bei denen die
Untersucherin nicht anwesend war (11 Gespräche). Hierzu wurden weder Nach-
noch Katamnesegespräche durchgeführt. Ein 3. Berater nahm in dieser 1. Phase in
Anwesenheit der Untersucherin Gespräche auf Band auf (3 Beratungen mit insgesamt 5 Gesprächen); hier erprobte die Untersucherin die Durchführung von Nachgesprächen mit den Klienten, nicht jedoch mit dem Berater. Von 2 dieser Klientinnen konnten katamnestische Daten gewonnen werden, im 3. Fall waren die
Klienten zum Zeitpunkt der Katamnese nicht zu erreichen.

Auf der Basis der Erfahrungen der Anfangsphase und nach der Entwicklung von
Gesprächsleitfäden für Nach- und Katamnesegespräche wurden bei Anwesenheit
der Untersucherin mit nun insgesamt 4 Beratern/Beraterinnen von weiteren 23 Beratungen Gespräche aufgenommen und Nachgespräche mit den Klienten und den
Beratern durchgeführt. In einer dieser Beratungen kam es zu insgesamt 5 Beratungsgesprächen, in einem weiteren zu 2 Gesprächen. In einer 3. Phase der Datenerhebung fanden zu 18 dieser Beratungen Katamnesegespräche statt; in 2 weiteren
Fällen erhielten wir briefliche bzw. telefonische Kurzinformationen, doch kam kein
Katamnesegespräch zustande; ein Klientenpaar war nicht mehr erreichbar, eines
lehnte ein Katamnesegespräch ab. Die Klienten erschienen überwiegend mit ihrem
Partner zur Beratung, vereinzelt kamen Klientinnen allein, wobei die Abwesenheit
des Partners beruflich begründet wurde. Beim Katamnesegespräch kam es häufiger
vor, daß der Partner aus beruflichen Gründen nicht teilnahm.

Die im folgenden dargestellten Befunde beziehen sich auf die 20 nach der Anfangsphase einbezogenen Beratungen, zu denen katamnestische Angaben vorliegen. In 19 Beratungen erschienen die Klienten gemeinsam zur Beratung. In einer
Beratung hatte die Klientin zunächst allein die Beratungsstelle aufgesucht; zum
Zeitpunkt der Katamnese kam es jedoch zu einem 2. Beratungsgespräch, an dem
auch der Klient teilnahm. Das Katamnesegespräch erfolgte in diesem Fall direkt im
Anschluß an das 2. Beratungsgespräch. Insgesamt nahmen in 11 der 20 Beratungsfälle beide Partner am Katamnesegespräch teil.

Die in die Untersuchung einbezogenen Beratungen variieren hinsichtlich des Beratungsanlasses, wie Tabelle 1 zeigt.

Die Beratungen sind nicht nach Krankheitsbildern, sondern nach Beratern grup-
piert und pro Berater nach der zeitlichen Abfolge der Datenerhebung. Beginnt die
Numerierung nicht mit 1, verweist dies darauf, daß vom jeweiligen Berater proto-
kollierte Beratungsgespräche aus der Anfangsphase der Datenerhebung vorliegen.
Diese Kennzeichnung der einzelnen Beratungen wird auch bei der Befunddarstellung verwendet. Auf die einzelnen Beratungen wird dort in unterschiedlichstem Zusammenhang und hinsichtlich spezifischer Teilaspekte immer wieder eingegangen;
hierbei kann nicht in jedem Fall der Beratungsanlaß wiederholt werden. Ein Rück-
griff auf diese Tabelle kann dann zur Orientierung hilfreich sein. Es ist jedoch zu
betonen, daß die in der Tabelle angegebenen Beratungsanlässe nicht die Komplexi-

Tabelle 1. Beratungsanlaß der 20 einbezogenen Beratungen

Beratung	Beratungsanlaß
A 1	Kind mit Trisomie 21
A 2	Nichte mit Trisomie 21; geistige Behinderung beim Onkel – Ursache nicht näher bekannt
A 3	Kind mit Trisomie 21
A 4	Kind mit Anenzephalus
A 5	Alter des Vaters
B 8	Verdacht auf frühkindliche Hirnschädigung beim Sohn; keine eindeutige Klärung der Ursache
B 9	Klient mit therapeutischer Strahlenbelastung bei Morbus Hodgkin
B 10	Kind mit Hypochondroplasie
B 11	Verdacht auf eine autosomal-rezessive Erkrankung bei Kindern aus erster Ehe
B 12	Kind mit ventilversorgtem Hydrozephalus
B 13	Kind mit schwerem Entwicklungsrückstand; epileptische Erkrankung; keine schlüssige ursächliche Erklärung
B 14	Nichte mit ventilversorgtem Hydrozephalus; Meningozele
B 15	3 Fehlgeburten
B 16	Tuberöse Hirnsklerose (M. Pringle) bei der Klientin und beim Sohn
C 6	Kind mit Handfehlbildungen (Amnionabschnürungen)
C 7	Schizophrenie beim Bruder und bei der Tante
C 8	Spondyloepiphysäre Dysplasie beim Klienten; Alter der Mutter
D 4	Anfallserkrankung der Klientin
D 5	Kind mit persistierendem Ductus arteriosus Botalli. Trachealstenose
D 6	Polydaktylie beim Klienten

tät der eingebrachten Erwartungen der Klienten wiedergeben, sondern sich auf die den Beratern vorliegenden Vorinformationen beschränken.

Ein möglichst breites Spektrum von Beratungen wurde angestrebt, da uns gerade die Vielzahl möglicher Erlebens- und Verhaltensweisen in der genetischen Beratung interessiert. Dabei stehen nicht die jeweiligen Krankheitsbilder im Vordergrund, sondern die Wahrnehmung, das Erleben der Erkrankung bzw. Behinderung durch die jeweiligen Klienten. Es liegen Beratungen von Klienten vor, die aufgrund ihrer Erfahrung mit Behinderten vorsorglich nach den Risiken für eigene Kinder fragen, von Klienten, die aufgrund von Erkrankungen in der weiteren Familie Risiken für ihre eigenen Kinder befürchten, und von Eltern eines oder auch mehrerer behinderter Kinder ohne und mit gesunden Geschwistern. Anlaß für die Beratung sind sowohl Erkrankungen bzw. Behinderungen, deren Ätiologie nicht eindeutig festzustellen ist, als auch solche mit hinreichend geklärter Ursache. Es sind Klienten einbezogen, die vor einer geplanten Schwangerschaft die Beratung aufsuchten, wie auch Frauen, die zum Zeitpunkt der Beratung bereits schwanger waren. Auch ging es um mögliche Risiken aufgrund therapeutischer Strahlenbelastung. In keinem der Fälle handelt es sich um eine „reine" Amniozenteseberatung bei Altersindikation. Dennoch steht die Amniozenteseproblematik in einigen der Beratungen im Mittelpunkt des Gesprächs, z.B. bei Eltern eines Kindes mit freier Trisomie 21. In Abschn.6.1 stellen wir die einzelnen Beratungen näher vor.

Bei einem qualitativen Vorgehen wie dem unsrigen, bei dem der konkrete Einzelfall mit seiner Spezifität und Komplexität in die Darstellung der Befunde eingeht, ist eine Anonymisierung besonders schwierig. Auf Angaben zu Alter, Ausbildung, Beruf oder auch zu Details aus der medizinischen Vorgeschichte oder der Familienanamnese wird daher, um die Anonymisierung zu gewährleisten, weitgehend verzichtet zugunsten von Details hinsichtlich der für unsere Fragestellung relevanten Erwartungen und Sichtweisen der Klienten.

Die Erhebung der Beratungs- und Nachgespräche wurde im Februar 1983, die der Katamnesegespräche im März 1984 abgeschlossen.

5.2.2 Zugang zu den Beratern und zu den Klienten

Die Klienten und die Berater werden in unserem Forschungsansatz nicht als Untersuchungsobjekte, sondern als Partner im Forschungsprozeß betrachtet. Selbstverantwortlichkeit auch hinsichtlich der Beteiligung an unserer empirischen Untersuchung bei Kenntnis der Ziele sowie Respekt gegenüber der Bereitschaft, sich in einer schwierigen Situation mit zum Teil als tabuisiert erlebten Problembereichen zur Tonbandaufnahme und zu zusätzlichen Gesprächen über die Beratung und den Entscheidungsprozeß zur Verfügung zu stellen, betrachten wir als eine wesentliche Voraussetzung für die Datenerhebung.

Vordringlich war ein gegenseitiges Vertrautmachen von Beratern und Untersucherin. Die Untersucherin nahm an den regelmäßigen Beratungsbesprechungen der Mitarbeiter der Beratungsstelle teil und informierte ihrerseits die Berater über die Ziele, die theoretische Konzeption und das geplante Vorgehen der empirischen Untersuchung. Anfängliches Zögern einzelner Berater wurde respektiert; die Bereitschaft zur Teilnahme nach besserem Kennenlernen und Vertrautwerden wurde abgewartet. Die Anwesenheit der Untersucherin bei Beratungen ohne Tonbandaufnahme wie auch Tonbandaufnahmen ohne Anwesenheit der Untersucherin trugen mit dazu bei. Auch wurde das Bedürfnis einzelner Berater berücksichtigt, zunächst für Tonbandaufnahmen Beratungen auszuwählen, die ihnen weniger problematisch erschienen. Allmählich ergab sich hieraus das Bedürfnis, die Untersucherin gerade auch in solchen Beratungen dabei zu haben, die sie als schwierig einschätzten. Berater und Untersucherin erwogen jedoch jeweils auf der Basis der Vorinformationen zur anstehenden Beratung, ob es verantwortet werden kann, die Klienten in Anbetracht ihrer Situation um ihre Mitarbeit an der empirischen Untersuchung zu bitten. In einem Fall lehnte der Klient die Teilnahme ab.

Auch hinsichtlich der Art und Weise, wie die Klienten über unsere Untersuchung informiert und um ihre Bereitschaft zur Teilnahme gebeten wurden, waren die Berater beteiligt. Dabei übernahm diese Rolle überwiegend der Berater, in einigen Fällen vor Anwesenheit der Untersucherin, in anderen in deren Anwesenheit. Einer der Berater wünschte, daß die Untersucherin die Klienten vorab im Warteraum über das empirische Vorhaben informierte und die Klienten um ihre Bereitschaft zur Teilnahme bat. Dies geschah deshalb, da der Berater davon ausging, daß den Klienten bei dieser Vorgehensweise eine Ablehnung der Teilnahme leichter fällt bzw. die Entscheidung zur Teilnahme am Forschungsprojekt von den Klienten „freier" getroffen werden kann. Im Nachhinein erscheint uns dieses zuletzt geschilderte Vorgehen am angemessensten, unter anderem auch deshalb, da auf diese Weise vermieden werden kann, daß Klienten, die bereits mit ihrem Anliegen auf den Berater zugehen, von diesem wegen der Vorinformation zum Forschungsprojekt unterbrochen werden müssen.

Die Klienten wurden über das Ziel der Untersuchung informiert; es wurde verdeutlicht, daß wir – Berater und Untersucherin – aus diesen Beratungen und aus den Erfahrungen der Klienten mit der Beratung für zukünftige Beratungen lernen wollen. Die Klienten wurden gebeten, das Beratungsgespräch auf Tonband aufnehmen zu dürfen und sich im Anschluß an die Beratung zu einem Gespräch mit der Untersucherin zur Verfügung zu stellen, in dem es darum geht, wie sie die Beratung erlebten, was ihnen daran wichtig war und was sie sich vielleicht anders vorgestellt bzw. gewünscht hatten. Hinsichtlich der Ankündigung der Katamnese gingen wir unterschiedlich vor: Ursprünglich – bei den ersten Beratungen – kündigten wir die Katamnese nicht an aus der Sorge, damit die Katamnese zu beeinflussen. Im Verlauf der Untersuchung maßen wir dagegen der Offenheit und der vollständigen Ankündigung demgegenüber mehr Bedeutung zu und erwähnten die Katamnese sowohl bei der Information vor der Beratung als auch nochmals bei der Verabschiedung nach dem Nachgespräch. Im Nachhinein messen wir der Beeinflussung des Katamnesegesprächs durch die Ankündigung äußerst geringe Bedeutung zu; der Vorteil der Ankündigung überwiegt unseres Erachtens bei weitem.

Den Klienten wurde versichert, daß die Tonbandaufnahmen verschriftet und dabei anonymisiert werden, sowie, daß die Bänder verschlossen aufbewahrt und, sobald sie nicht mehr benötigt werden, gelöscht werden. Der Aspekt der Anonymisierung erscheint uns von besonderer Bedeutung. Hierzu fühlen wir uns vor allem den Klienten aber auch den Beratern verpflichtet. Nicht nur aus Datenschutz-, sondern in erster Linie aus ethischen Gründen sehen wir uns dazu veranlaßt, insgesamt verantwortungsbewußt mit dem uns anvertrauten Datenmaterial umzugehen aus Respekt gegenüber unseren Forschungspartnern, die bereit sind, uns ihre Erfahrungen mitzuteilen und uns an einer häufig als schwierig erlebten Situation teilhaben zu lassen.

Die Klienten durch das Forschungsprojekt nicht zusätzlich zu belasten, war uns ein wesentliches Anliegen. Das Wissen der Klienten, daß sie jederzeit Bedenken gegenüber der Teilnahme am Forschungsprojekt äußern und auch ihr bereits gegebenes Einverständnis zurückziehen können, war uns wichtig. Nach Abschluß des Beratungsgesprächs versicherten wir uns nochmals, daß wir die Aufnahme benützen dürfen und baten auch nochmals um das Einverständnis für die Durchführung des Nach- und des Katamnesegesprächs. Auch die zeitliche Belastung versuchten wir möglichst gering zu halten. Dies ging soweit, daß die Untersucherin zeitweise den Eindruck hatte, sie selbst schätze diese zeitliche Belastung höher ein als die Klienten. Daß die Teilnahme am Forschungsprojekt von den Klienten nicht als belastend, sondern sogar eher als hilfreich, zumindest als selbstverständliche Hilfe ihrerseits für das Forschungsprojekt betrachtet wird, schlägt sich in den Nachgesprächen nieder. Zum Teil wurde auch noch während des Katamnesegesprächs Interesse am guten Fortkommen des Projektes gezeigt. Insgesamt hatten wir den Eindruck, daß zu den Klienten eine Vertrauensbasis aufgebaut werden konnte und daß die Klienten das Ziel der Untersuchung wie auch den Aspekt der Anonymisierung verstanden. Daß die Tonbandaufnahme jedoch – zumindest für einzelne Klienten – nicht ganz ohne Probleme war, zeigt sich z. B. darin, daß in einer der Beratungen die Klienten zwar zur Aufnahme des Beratungsgesprächs und des Nachgesprächs bereit waren und auch nach erfolgter Aufnahme beim Rückversicherungsversuch der Untersucherin ihre Zustimmung zur Verwendung erteilten, beim

Katamnesegespräch jedoch deutlich machten, daß sie Notizen der Untersucherin einer Tonbandaufnahme vorziehen würden. Dieser Wunsch wurde respektiert, und die Untersucherin legte anhand der Notizen im Anschluß an dieses Gespräch ein Gedächtnisprotokoll an.

5.3 Datenauswertung

Das unserem Forschungsgegenstand angemessenste Auswertungsverfahren soll folgende Kriterien erfüllen:
- Das Verfahren soll in analoger Weise auf die verschiedenen für uns relevanten Datenquellen angewendet werden können. Vergleichbarkeit bzw. eine gemeinsame Betrachtung der Perspektiven, wie sie sich in den verschiedenen Datenquellen niederschlagen, soll gewährleistet sein.
- Das Verfahren soll ermöglichen, auch solche Aspekte des Interaktionsverhaltens und Interaktionserlebens zu erfassen, die für die spezifische Beratungssituation und die beteiligten Interaktionspartner aus deren Sicht wesentlich sind, jedoch nicht mit der Perspektive des Forschers und dessen Vorstrukturierung übereinstimmen bzw. in diesen Vorstrukturierungen (noch) nicht enthalten sind.
- Der Interaktionskontext, die spezifische Situation, in der die Perspektiven der Beteiligten zum Ausdruck kommen, sollen berücksichtigt werden.

Um diesen Kriterien zu genügen, wählten wir 2 einander ergänzende Zugangsweisen zum Datenmaterial: Um einen Überblick über das gesamte Beratungsgespräch als Interaktionskontext einzelner uns interessierender Aussagen von Klienten und Berater zu gewinnen, strukturierten wir den Gesamtablauf des Beratungsgesprächs in Phasen (Ablaufstrukturanalyse). Als Verfahren, das eine analoge Auswertung der verschiedenen Datenquellen erlaubt, wählten wir Kategorien, die wir als „offen" bezeichnen, da es sich um kein fest vorstrukturiertes, geschlossenes Kategoriensystem handelt. Statt dessen dienen diese Kategorien zur Gliederung des Datenmaterials entsprechend unserer Erkenntnisinteressen, indem systematisch alle pro Kategorie relevanten Äußerungen aus dem Datenmaterial zusammengetragen und zusammengefaßt werden. Die gemeinsame Betrachtung aller systematisch gesammelten Äußerungen der beteiligten Interaktionspartner in den verschiedenen Datenquellen ermöglicht sowohl eine Differenzierung als auch Präzisierung und – falls erforderlich – eine Änderung der offenen, globalen Kategorien. Bei diesem Vorgehen stellt die Differenzierung und Präzisierung der Kategorien das Ergebnis und nicht den Ausgangspunkt der Auswertung dar und bezieht die Perspektiven aller Beteiligten ein: die der Klienten, die der Berater sowie die des Forschers.

Im folgenden gehen wir näher auf das Verfahren der Ablaufstrukturanalyse sowie das Gliederungssystem zur Strukturierung des Datenmaterials anhand offener Kategorien ein.

Ablaufstrukturanalyse. Die Beratungsgespräche dauern 1–2 Stunden und erbringen entsprechend umfangreiche Transkripte. Unsere Ablaufstrukturanalyse dient nun dazu,
- einen Überblick über den gesamten Ablauf des Beratungsgesprächs zu gewinnen,
- einzelne in die kategoriale Auswertung mit Seiten- und Zeilenangaben eingehende Äußerungen im Gesamtverlauf leichter einordnen zu können, und

- schließlich dazu, die verschiedenen Beratungen auf ihren Ablauf, mögliche Muster hin zu vergleichen.

Diese Sequenzierung erreichen wir sowohl durch das Heranziehen unserer offenen Kategorien, die zugleich die wesentlichen Variablen unseres Modells der genetischen Beratung darstellen, als auch durch die Beachtung von Themenwechseln. Der gesamte Gesprächsablauf wird auf diese Weise in Teilschritte strukturiert. Der 1. Teilschritt kann z. B. in der Bitte des Beraters an die Klienten bestehen, zu erzählen, was sie zur Beratung führte; als 2. Schritt kann der Bericht der Vorgeschichte durch die Klienten und als weiterer die Klärung eines bestimmten Aspektes der Vorgeschichte folgen. Auch das Einbringen einer Erwartung und die Informationen des Beraters hierzu oder auch die Informationen zu einem weiteren, nicht erfragten Aspekt können solche Teilschritte darstellen.

Die Länge der jeweiligen Interaktionsschritte kann stark variieren, sie kann aus den Seiten- und Zeilenangaben, die zur Orientierung jeweils links als Spalte vor dem beschreibenden Text aufgeführt sind, ersehen werden, wie folgende Beispiele aus einer Beratung zeigen:

1,1 – 1,29 Hinweis des Beraters auf die vorliegenden Krankenunterlagen, die noch kein vollständiges Verständnis der Situation ermöglichen, und Bitte an die Klienten, die Vorgeschichte aus ihrer Sicht zu erzählen sowie über ihre Überlegungen hierzu zu berichten.
2,9 – 10,6 Bericht der Klientin: Schwangerschaft sehr erwünscht; Vorkommnisse während der Schwangerschaft; Geburt des Kindes.
Zwischendurch kurze Abklärungsfragen und Rückversicherungsversuche sowie Begründung der Notizen durch den Berater.
60,21 – 60,41 Klärung des Vorwissens hinsichtlich des Basisrisikos.
69,2 – 69,16 Hinweis des Beraters auf ein mögliches Vorgehen sowie auf die bei den Eltern liegende Entscheidung. Zustimmung der Klienten.

Diese Beispiele zeigen, daß nicht nur die Länge der einzelnen Interaktionsabschnitte variiert, sondern auch deren Komplexitätsgrad. In einzelnen Abschnitten wird der Interaktionsaspekt hervorgehoben, in anderen versteckt er sich hinter dem Begriff Klärung, da die Klärung in Interaktion zwischen Berater und Klienten erfolgt; auch kann sich die Interaktion erst durch die Einbeziehung des vorhergehenden oder folgenden Abschnitts ergeben.

Das 2., relativ lange und komplexe Beispiel könnte, wie die Interaktionshinweise verdeutlichen, in kleinere Abschnitte aufgeteilt werden. Mit zunehmender Übung und Erfahrung mit dem Sequenzieren und dem Umgang mit den Ablaufstrukturanalysen erwies sich jedoch ein Vorgehen wie im Beispiel als vorteilhaft. Die Darstellung des Ablaufs wird klarer und prägnanter, ohne daß möglicherweise relevant werdende spezifische Interaktionsaspekte unberücksichtigt bleiben.

Auch bei regem wechselseitigem Informationsaustausch können selbst längere Abschnitte des Beratungsverlaufs in recht knapper Weise zusammengefaßt werden, wie folgende Beispiele aus einer anderen Beratung zeigen:

29,6 – 41,6 Vorwissen der Klientin und Informationen des Beraters zu einem erhöhten Wiederholungsrisiko bei freier Trisomie 21.
41,7 – 45,17 Diskussion der Informationen zu Risiken der Fruchtwasseruntersuchung.
45,18 – 49,16 Informationen zu und Diskussion möglicher Befunde der Fruchtwasseruntersuchung.
49,17 – 54,15 Diskussion der Problematik eines möglichen Schwangerschaftsabbruchs.

In Anbetracht dessen, wozu uns die Ablaufstrukturanalyse dient, ist weder die gleiche Länge der Interaktionsabschnitte noch ein vergleichbarer Komplexitätsgrad erforderlich: Nicht die Länge der Einheit, sondern deren Inhalt ist für die Strukturierung von Bedeutung. Erweist sich bei der späteren Arbeit mit der Ablaufstrukturanalyse, z. B. beim Vergleich über die Beratungen hinweg, ein Interaktionsabschnitt als zu global, kann jederzeit aufgrund der Seiten- und Zeilenangaben die entsprechende Stelle im Transkript des Beratungsgesprächs aufgesucht und die erforderliche Differenzierung nachgeholt werden. Es zeigte sich jedoch weniger ein Bedürfnis nach weiterer Differenzierung als nach einer übergeordneten, zusammenfassenden Strukturierung. Über mehrere Schritte der Zusammenfassung einzelner Interaktionsabschnitte zu Interaktionsblöcken wurde schließlich als globalste Form der Strukturierung eine Strukturierung in Phasen gewählt, wobei sich die Phaseneinteilung an unseren Kategorien orientieren ließ. Für das Auffinden von Ablaufmustern und dem Vergleich über die Beratungen hinweg wurde schließlich noch eine zusätzliche Fassung der Ablaufstrukturanalyse gewählt, in der der Ablauf auf Symbole für die einzelnen Phasen reduziert ist und auf Seiten- und Zeilenangaben verzichtet wird (vgl. 6.2).

Die Arbeit mit der Ablaufstrukturanalyse brachte eine mehrfache Auseinandersetzung mit dem Datenmaterial mit sich: sowohl bei der Zusammenfassung zu Informationsblöcken und Phasen, bei stichprobenartigen Vergleichen mit der kategorialen Auswertung, die ebenfalls Seiten- und Zeilenangaben berücksichtigt, als auch vor allem beim Vergleich über die Beratungen hinweg. Hierbei kam es nicht nur zu Differenzierungen und Zusammenfassungen sondern auch zu Präzisierungen und Korrekturen.

Es liegen schließlich pro Beratungsgespräch 3 Fassungen der Ablaufstrukturanalyse vor: eine Langfassung des Beratungsablaufs, wobei die differenzierten Interaktionsabschnitte bereits durch graphische Umrahmung zu Informationsblöcken und schließlich zu Phasen zusammengefaßt und als solche kenntlich gemacht werden, eine Kurzfassung, in die neben den Phasenbezeichnungen die Überschriften der einzelnen Informationsblöcke bzw. zusammengefaßte Abschnitte des Beratungsverlaufs eingehen, und schließlich die auf Symbole reduzierte Kurzform. Die Kurzfassungen erweisen sich vor allem hinsichtlich der Schaffung eines Überblicks und des Vergleichs über die Beratungen hinweg als erforderlich, da sich die differenzierten Beschreibungen des Beratungsablaufs – zumeist schon allein des Ablaufs der Phase der Informationsvermittlung – über mehrere Seiten erstrecken.

Zur Konkretisierung unseres Vorgehens stellen wir daher keine vollständige Langfassung einer Ablaufstrukturanalyse als Beispiel vor, sondern beschränken uns auf eine Kurzfassung und Ausschnitte aus der dazugehörigen Langfassung. Auf die Symbolfassung der Ablaufstrukturanalyse können wir an dieser Stelle verzichten, da sie in Abschn. 6.2 ausführlich dargestellt wird.

Die folgende Kurzfassung der Ablaufstrukturanalyse beschreibt den Gesprächsablauf der Beratung A 4, einer relativ kurzen Beratung (Abb. 3). Als Ausschnitte aus der Langfassung wählen wir die ersten beiden Phasen des Beratungsgesprächs (Abb. 4).

Über die Einzelfälle hinweg lassen sich die Beratungsabläufe anhand der Phasenstruktur miteinander vergleichen. Hierbei interessiert zunächst, welche der Phasen auftreten und in welcher Reihenfolge, ob sich die Beratungsabläufe der Berater un-

| 1,1 - 1,34 | Phase 1: Klärung der Anliegen der Klienten |

| 1,35 - 5,10 | Phase 2: Klärung der Situation (Erleben und Sichtweisen der Klienten) |

5,11 - 34,40	Phase 3: Informationsvermittlung; Diskussion der Informationen
5,11 - 6,18	Informationen des Beraters zum Wiederholungsrisiko.
6,19 - 11,32	Informationen zur Ursache und Möglichkeiten der Diagnose.
11,33 - 14,10	Klärung des Erlebens der Klienten (im Zusammenhang mit den Informationen des Beraters).
14,11 - 19,6	Informationen zur Erkrankung, zu deren Ätiologie und zu Wiederholungsrisiken.
19,7 - 19,32	Klärung des Vorwissens hinsichtlich möglicher vorgeburtlicher Untersuchungen.
19,33 - 28,37	Informationen zur Pränataldiagnose.
28,38 - 30,26	Informationen zum Basisrisiko sowie zum speziellen Risiko.
30,27 - 31,11	Empfehlungen / Sichtweisen des Beraters.
31,12 - 34,12	Klärung des Erlebens der Klienten.
34,13 - 34,40	Rat und Angebot des Beraters.

| 34,41 - 55,32 | Phase 4: Familienanamnese |

| 55,33 - 59,4 | Phase 5: Abschluß des Gesprächs |

Abb. 3. Ablaufstrukturanalyse der Beratung A 4 (Kurzfassung)

terscheiden oder ob und inwieweit sich unabhängig vom jeweiligen Berater bestimmte Bestandteile oder auch bestimmte Reihenfolgen einzelner Bestandteile einer genetischen Beratung auffinden lassen.

Doch auch innerhalb der Phasen ist eine Suche nach Gemeinsamkeiten und Besonderheiten möglich: Es kann festgestellt werden, ob es bestimmte Formulierungen der Gesprächseröffnung gibt, die sich bei einzelnen Beratern oder auch über die Berater hinweg auffinden lassen. Entsprechendes gilt auch für die Überleitung zur Abschlußphase. Insbesondere bei der im Regelfall größten Teilphase, der Informationsvermittlung, interessiert, ob sich über die Beratungen hinweg vergleichbare Substrukturierungen finden lassen.

Systematische Gliederung des Datenmaterials anhand offener Kategorien. Die Entwicklung eines Kategoriensystems, das einerseits für die spezifische Situation und für die spezifischen Interaktionspartner relevante Informationen aufzunehmen und zu erhalten erlaubt, zugleich jedoch auch eine Vergleichbarkeit über Interaktionspartner, Datenquellen und Beratungsfälle hinweg ermöglicht, stellte einen langwie-

1,1 - 1,34	Phase 1: Klärung der Anliegen der Klienten
1,1 - 1,6	Bezugnehmend auf Krankenunterlagen und den Frage-bogen Bitte des Beraters, die im Vordergrund ste-henden Fragen zu benennen.
1,7 - 1,14	Die Klientin nennt ihre Anliegen: Ursache und Wie-derholungsrisiko.
1,15 - 1,26	Klärung des Vorwissens (Frage des Beraters, Antwort des Klienten, ergänzt durch die Klientin).
1,27 - 1,34	Der Klient nennt nun von sich aus ihre Erwartung und begründet diese (sie möchten sich vergewissern; ein nochmaliges Auftreten wäre für sie untragbar).

1,35 - 5,10	Phase 2: Klärung der Situation (Erleben und Sichtweisen der Klienten)
1,35 - 1,37	Der Berater zeigt Verständnis für Anliegen und Be-gründung des Klienten.
1,38 - 2,6	Die Klientin berichtet über ihr Erleben.
2,7 - 2,13	Der Berater zeigt wiederum Verständnis.
2,14 - 2,22	Die Klientin versucht, eine positive Seite des Ge-schehens zu sehen.
2,23 - 2,28	Der Berater erkundigt sich danach, wie es zur Diagnose der Anenzephalie kam.
2,29 - 4,23	Die Klientin berichtet, wie es zur Diagnose und zum Schwangerschaftsabbruch kam.
4,24 - 4,30	Frage des Beraters nach Vorinformationen und Über-legungen im Zusammenhang mit einer neuen Schwan-gerschaft.
4,31 - 4,35	Die Klienten berichten von einer Vorinformation; die Klientin ergänzt ihre eigene Einstellung hierzu.
4,36 - 4,38	Rückversicherungsversuch des Beraters, ob eine weitere Schwangerschaft für die Klienten im Moment vorstellbar ist.
5,1 - 5,10	Sichtweise der Klienten hierzu.

Abb. 4. Ausschnitt aus der Langfassung der Ablaufstrukturanalyse der Beratung A 4: Phase 1 und 2

rigen Prozeß der Wechselwirkung zwischen Erkenntnisinteressen, theoretischem Vorwissen und dem Forschungsfeld, insbesondere dem Datenmaterial, dar. Diesen Prozeß der Kategorienentwicklung fassen wir in Abb. 5 zusammen.

Während der Entwicklungsprozeß mit sehr viel mehr und differenzierteren Kategorien begonnen wurde, beschränkt sich das schließlich zur Strukturierung des Datenmaterials herangezogene Kategoriensystem auf die wesentlichen Variablen unseres Konzepts der genetischen Beratung als offene Kategorien: Die Erwartungen der Klienten, das Vorwissen und die Sichtweisen der Klienten, die Informationsvermittlung durch den Berater sowie die Einschätzung der Beratung, ohne diese weiter zu differenzieren. Es wird lediglich nach Inhalten und Interaktionskontext der geäußerten Inhalte unterschieden sowie nach Interaktionspartnern und Datenquellen. Dieses Gliederungssystem integriert alle uns zur Verfügung stehenden Daten-

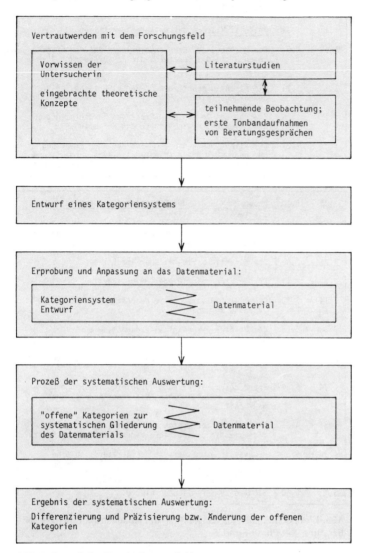

Abb. 5. Prozeß der Kategorienentwicklung

quellen und ermöglicht eine systematische Aufarbeitung des gesamten Datenmaterials. Diese systematische Aufarbeitung dient wiederum als Basis für weitere, differenziertere Auswertungsschritte: z.B. für die inhaltliche Differenzierung der Erwartungen in Themenbereiche, für die Deskription von Erwartungsstrukturen und deren Zusammenhang mit dem Vorwissen und den spezifischen Sichtweisen der jeweiligen Klienten, für das Auffinden von Übereinstimmungen oder Diskrepanzen zwischen den Partnern hinsichtlich dieser Erwartungen und Sichtweisen sowie zwischen den von den Klienten geäußerten Erwartungen und Sichtweisen und den vom Berater wahrgenommenen, für die Deskription der Veränderung von Erwartungen und Sichtweisen unter Berücksichtigung der Information des Beraters und möglicher zusätzlicher von den Klienten berichteter Einflüsse. Diese Auswertungsschritte führen zu einer Differenzierung, Präzisierung oder auch Änderung der globalen offenen Kategorien. Da es sich bei diesen Kategorien um die wesentlichen Variablen unseres Modells genetischer Beratung handelt, führt dies zugleich zu einer Differenzierung und Präzisierung unseres Modells. Das heißt, wir gehen, wie bereits in Kap. 4 dargestellt, nicht von einem bereits differenzierten theoretischen Modell und spezifischen, hieraus abgeleiteten Hypothesen aus, um sie anhand eines fest vorstrukturierten differenzierten Kategoriensystems zu überprüfen. Statt dessen leiten wir aus unserem vorläufigen Modell offene Kategorien ab, die erst im Auswertungsprozeß bzw. als Ergebnis des Auswertungsprozesses überprüft, differenziert, präzisiert oder auch korrigiert werden: Modell und Methode stehen in Wechselwirkung. Diese Wechselwirkung darf indessen nicht zu unendlichen Kreisprozessen in Form von Zirkelschlüssen führen; angestrebt wird vielmehr eine ständige Weiterentwicklung, derart, daß die Prozesse, bei denen das Vorgehen auf der jeweils nächsten Ebene von den Befunden der darunterliegenden Ebene profitiert, eher mit einer Spirale zu vergleichen sind.

Im folgenden stellen wir die gesamte Gliederung vor, anhand derer jeder Einzelfall dokumentiert wird. Die systematische Datensammlung für jeden Einzelfall beginnt mit einführenden Anmerkungen zu Beratungsanlaß und zur Datenerhebungssituation. Hinsichtlich der Punkte 1–3 zeigt sich eine durchgehende Systematik: Für jede der globalen Kategorien werden getrennt nach Datenquelle und getrennt für die Interaktionspartner alle Äußerungen gesammelt und zusammengefaßt, in denen Inhalte der jeweiligen Kategorie zu finden sind. Im Zusammenhang mit der Kategorie Erwartungen können solche Inhalte z. B. darin bestehen, genetisch untersucht zu werden, Informationen über die Höhe eines Wiederholungsrisikos zu erhalten oder auch durch die Beratung alle Risiken für das erwartete Kind völlig ausschließen zu können.

Darüber hinaus wird für die aus dem Beratungsgespräch gesammelten Äußerungen festgehalten, in welchem spezifischen Kontext sie auftreten, indem wir jeweils kurz auf das Interaktionsverhalten eingehen. So wird z. B. erfaßt, ob die Klienten ihre Erwartungen von sich aus einbringen oder ob sie einer vom Berater formulierten Erwartung zustimmen sowie auch, ob der Berater sofort auf diese Erwartungen eingeht. Während wir bei der Datenquelle Beratungsgespräch unter dem Gliederungspunkt „Interaktionsverhalten" den Kontext der jeweiligen unter „Inhalte" zugeordneten Äußerung beschreiben, sammeln wir aus den Datenquellen Nach- und Katamnesegespräch unter „Interaktionsverhalten" Äußerungen von Berater und Klienten über das Interaktionsverhalten während des Beratungsgespräches im Zusammenhang mit der jeweiligen Kategorie.

Bei der Kategorie „Einschätzung der Beratung", unter die wir auch Äußerungen der Klienten zu ihrem Befinden kurz nach der Beratung fassen, interessiert uns neben den Inhalten der Einschätzung der Beratung und des Befindens der Klienten und des Beraters das Interaktionsverhalten während des Beratungsgesprächs, auf das sich die Äußerungen zum Befinden und zur Einschätzung der Beratung beziehen. Unter diese Kategorie fassen wir sowohl die Einschätzungen als auch das Eingeschätzte.

Mit den Anmerkungen zum Beratungsanlaß und zur Datenerhebungssituation sowie der systematischen Zusammenstellung der Inhalte und des Interaktionsverhaltens entsprechend der jeweiligen Kategorie ist die systematische Datensammlung jedoch noch nicht zu Ende. Da wir davon ausgehen, daß die Entscheidung der Klienten nicht nur durch die Beratung, sondern eine Reihe möglicher anderer Einflüsse in der Zeit zwischen Beratung und Katamnese mitbestimmt wird, sammeln wir entsprechende Informationen der Klienten, die sich aus dem Katamnesegespräch ergeben, unter einem eigenständigen Punkt 5.

Im nächsten Gliederungsabschnitt (Punkt 6) geht es bereits um eine Integration, ein Inbeziehungsetzen der zuvor gesammelten Daten. Hier erfolgt eine Suche nach Übereinstimmungen bzw. Diskrepanzen zwischen den Interaktionspartnern pro Kategorie, nach Veränderungen über die Datenquellen hinweg sowie nach Zusammenhängen zwischen den Kategorien. Diese Auswertungsschritte basieren auf der vorausgegangenen Strukturierung des Datenmaterials im Verlauf der Punkte 1–5.

Als Punkt 7 greifen wir aus den im Katamnesegespräch geschilderten Sichtweisen speziell diejenigen heraus, die sich auf die Entscheidung der Klienten und deren Begründung der Entscheidung beziehen. Als Punkt 8 schließt sich noch eine kurze Zusammenfassung der Beratung auf der Basis der vorausgegangenen Punkte an:

0   Anmerkungen

1   Erwartungen/Anliegen der Klienten
1.1   Inhalte der Erwartungen und Anliegen
1.1.1 Datenquelle: Beratungsgespräch
　　　　　　　Klientin
　　　　　　　Klient
1.1.2 Datenquelle: Nachgespräch mit den Klienten
　　　　　　　Klientin
　　　　　　　Klient
1.1.3 Datenquelle: Nachgespräch mit dem Berater
　　　　　　　Berater
1.1.4 Datenquelle: Katamnesegespräch mit den Klienten
　　　　　　　Klientin
　　　　　　　Klient
1.2   Interaktionsverhalten im Zusammenhang mit der Äußerung von Erwartungen und Anliegen
1.2.1 Datenquelle: Beratungsgespräch
1.2.2 Datenquelle: Nachgespräch mit den Klienten
1.2.3 Datenquelle: Nachgespräch mit dem Berater
1.2.4 Datenquelle: Katamnesegespräch mit den Klienten

2   Vorwissen/Sichtweisen der Klienten
2.1   Inhalte des Vorwissens/der Sichtweisen
2.1.1 Datenquelle: Beratungsgespräch
　　　　　　　Klientin
　　　　　　　Klient
2.1.2 Datenquelle: Nachgespräch mit den Klienten
　　　　　　　Klientin
　　　　　　　Klient
2.1.3 Datenquelle: Nachgespräch mit dem Berater
　　　　　　　Berater
2.1.4 Datenquelle: Katamnesegespräch mit den Klienten
　　　　　　　Klientin
　　　　　　　Klient
2.2   Interaktionsverhalten im Zusammenhang mit Äußerungen zum Vorwissen und den Sichtweisen der Klienten
2.2.1 Datenquelle: Beratungsgespräch
2.2.2 Datenquelle: Nachgespräch mit den Klienten

Die anhand dieser Gliederung erfolgte Einzelfallbeschreibung stellt, wie bereits angedeutet, ein Hilfsmittel für weitere Auswertungsschritte dar, insbesondere auch für die Suche nach Gemeinsamkeiten über die verschiedenen Beratungen hinweg. Wie bereits bei der Ablaufstrukturanalyse beschrieben, zeigt sich hierbei folgendes: Ergeben sich bei der Auswertung einer Beratung neue Gesichtspunkte, die bei den vorausgegangenen Auswertungen nicht aufgefallen und dementsprechend nicht berücksichtigt worden waren, kann nun das pro Beratungsfall aufbereitete Material nochmals spezifisch unter diesem Blickwinkel betrachtet werden; es kann gesucht werden, ob sich auch in anderen Beratungen – wenn auch weniger deutlich – Anhaltspunkte hierzu ergeben. Lassen sich einzelne zusammengefaßte Äußerungen unter diesem neuen Erkenntnisinteresse nicht eindeutig zuordnen, ist jederzeit aufgrund der Seiten- und Zeilenangaben ein Auffinden der entsprechenden Stelle im Originaltext möglich. Auf diese Weise trägt das je Spezifische einer Beratungssituation bzw. die individuelle Perspektive der jeweiligen Klienten und Berater über die Erweiterung oder Veränderung der Perspektive der Untersucherin zur Auswertung des Datenmaterials bei.

Über die Einzelfälle hinweg suchen wir anhand unserer offenen Kategorien u.a. danach, ob bestimmte Themenbereiche und bestimmte spezifische Inhalte immer wieder auftreten, ob sich bestimmte Erwartungsmuster in unterschiedlichen Beratungen oder auch bestimmte berater- oder beratungsspezifische Vorgehensweisen des Beraters bei der Informationsvermittlung finden lassen. Auch über die Kategorien hinweg wird nach möglicherweise typischen Mustern gesucht: Gehen die Berater mit Erwartungen, die sie nicht erfüllen können, in vergleichbarer Weise um? Erkennen die Berater über die Beratungen hinweg Erwartungen der Klienten? Berücksichtigen sie diese Erwartungen in vergleichbarer Weise bei der Informationsvermittlung?

Zuverlässigkeit, Nachvollziehbarkeit, Komplexität und subjektive Bedeutsamkeit der Auswertung. Bereits die Arbeit am Einzelfall erfordert mehrere Bearbeitungsdurchgänge der Transkripte der einzelnen Datenquellen mit unterschiedlichen Schwerpunktsetzungen. In einem 1. Durchgang erfolgt sowohl eine vorläufige Sequenzierung als auch eine erste Kategorisierung durch Vermerke am rechten Rand des Textes. In einem weiteren Durchgang wird die Ablaufstruktur in einer 1. Fassung festgelegt. Für das Herausgreifen und Beschreiben der Kategorien wird für jede einzelne der Kategorien getrennt nach Inhalten und Interaktionsverhalten und getrennt für die Interaktionspartner ein eigener Durchgang durch die Transkripte gewählt. Diese wiederholte Befassung mit dem Datenmaterial führt zu einem zunehmenden Vertrautwerden mit der Beratung. Die zusätzliche Bearbeitung des Datenmaterials mit erweiterter oder veränderter Perspektive aufgrund der Erfahrungen mit den anderen Einzelfällen trägt in besonderem Ausmaß hierzu bei. Hinzu kommt als Gewinn die Korrekturmöglichkeit: Zusammenfassungen, die Äußerungen nicht zutreffend wiedergeben, Falschzuordnungen oder Übertragungsfehler bei Seiten- und Zeilenangaben können erkannt und korrigiert werden.

Sowohl hinsichtlich der Nachvollziehbarkeit als auch der subjektiven Bedeutsamkeit erscheint uns wichtig, daß wir bei der Kategorisierung die jeweiligen Äußerungen weitgehend deskriptiv zusammenfassen, wobei wir den Inhalt sowie die Strukturierung und Gewichtung des Inhalts zu erhalten suchen. In Fällen, in denen eine eindeutige Zusammenfassung oder „Übersetzung" in die Sprache dieser Arbeit nicht möglich oder auch, weil sie besonders aussagekräftig sind, nicht sinnvoll erscheint, werden die jeweiligen Ausschnitte der Äußerungen als Zitat übernommen.

Folgende Beispiele verdeutlichen gleich 3 Gesichtspunkte: Wie eng sich die Zusammenfassung an der ursprünglichen Äußerung orientiert, eine Zusammenfassung nicht notwendigerweise bedeutet, daß sie kürzer als die ursprüngliche Äußerung ist, da Kontextinformation wie z. B. vorausgehende Aussagen des Beraters um der Verständlichkeit willen mit einbezogen werden müssen, und schließlich den Einbezug von Zitaten, die wir aufgrund ihrer Aussagekraft erhalten wollen. Im Gliederungssystem haben wir unter der Kategorie Vorwissen/Sichtweisen der Klienten unter der Datenquelle Beratungsgespräch für die Klienten u. a. folgende Äußerung festgehalten:

Welche Bedeutung ein geringes Risiko für ihren Kinderwunsch hätte, überlegte sich die Klientin persönlich nicht so genau. Wäre das Risiko geringfügig („was jetzt bei jedem Zehnten oder so vorkommen könnte"), würden sie sich wahrscheinlich trotzdem für ein Kind entscheiden. Nur wenn spezielle Dinge da wären, müßten sie sich das noch einmal genau überlegen. Darüber haben sie noch nicht gesprochen (B 8; BG: S. 85,17-85,35).

Dieser wiedergegebenen Äußerung entspricht folgender Interaktionsausschnitt aus dem Beratungsgespräch:

K1: So genau hab, hab ich mir persönlich das nicht überlegt. Ich, wenn da was wäre, äh, mit dem nächsten Kind, wenn das, sagen wir mal in der Form schon, wenn das jetzt irgendwie geringfügig wäre, jetzt, was jetzt bei jedem zehnten oder so
B: mhm
K1: vorkommen könnte (kurze Pause), dann (kurze Pause) würden wir und also so, wie wir uns jetzt da schon besprochen haben, jetzt also daheim auch, würden wir uns wahrscheinlich trotzdem für ein Kind entscheiden.
B: Mhm.
K1: Nur wenn jetzt also spezielle, äh, Dinge da wären, dann (Pause) müßten wir; haben wir uns also noch nicht genau
B: mhm
K1: darüber besprochen, muß ich ehrlich sagen (Pause)

Und hier nun noch ein weiteres Beispiel aus dieser Beratung: Im Gliederungssystem findet sich unter der Kategorie Erwartungen/Anliegen der Klienten in der Datenquelle Beratungsgespräch für die Klienten unter anderem folgende Äußerung:

Da nun langsam der Wunsch nach einem 2. Kind aufkommt, möchte sie „auf Nummer sicher" gehen. Sie möchte „einfach die Sicherheit haben", daß von ihnen beiden aus „wirklich alle Fehlerquellen" von vornherein ausgeschaltet werden (B 8; BG: S. 42,22-42,37).

Dies entspricht im Transkript des Beratungsgespräches folgendem Abschnitt:

K1: also, daß man jetzt, weil jetzt eigentlich so langsam der Wunsch nach einem 2. Kind
B: mhm
K1: (kurze Pause) da ist, daß man jetzt einfach auf Nummer sicher gehen möcht, und daß auch von mir her (kurze Pause), weil ich einfach (kurze Pause) jetzt da furchtbar belastet bin, daß ich, daß ich einfach die Sicherheit haben möcht, daß von uns 2 (kurze Pause) eh wirklich alle Fehlerquellen so quasi ausgeschaltet werden
B: mhm

K1:   werden können, und
B: mhm
K2:   von vornherein,
K1:   von vorne weg.
B: Mhm.

Der Beitrag des Klienten „von vornherein" findet sich im Gliederungssystem zur Kategorie Erwartungen/Anliegen der Klienten, Datenquelle Beratungsgespräch, beim Klienten in folgender Weise wieder:

Der Klient bekräftigt das Anliegen der Klientin, nun beim Wunsch nach einem 2. Kind „von vornherein" alle Fehlerquellen, die bei ihnen selbst liegen, ausschalten zu wollen (B 8; BG: S. 42,35).

Und nun ein Beispiel aus einer anderen Beratung: Unter der Kategorie Erwartungen/Anliegen der Klienten und der Datenquelle Beratungsgespräch findet sich unter den Äußerungen der Klientin auch folgende:

Für sie beide besteht nun die Frage, ob sie die Fruchtwasserpunktion machen und das Risiko dabei eingehen sollen. „Das ist natürlich jetzt schon eine Entscheidung" (A 1; BG: 3,9-3,16).

Dies entspricht im Transkript des Beratungsgesprächs folgendem Abschnitt:

K1:   Und jetzt ist für uns halt auch die Frage, wir haben halt lang dran rum, machen wir da noch
       dran rum, ob man das mit der Fruchtwasserpunktion macht, geht man das Risiko ein oder –
B: mhm.
K1:   Ich meine, das ist natürlich jetzt
K2:   also
K1:   schon eine Entscheidung.

Wir gehen davon aus, daß durch die weitgehende Orientierung an den Äußerungen der Interaktionspartner, wie sie u. a. anhand dieser Beispiele deutlich und durch die geringe Vorstrukturierung möglich wird, subjektive Bedeutsamkeit gewährleistet ist, d. h. jene Aspekte aus dem Datenmaterial herausgearbeitet werden, die für die jeweiligen Interaktionspartner in dieser Situation Bedeutung besitzen. Im Hinblick auf unsere Fragestellung sind es vor allem diejenigen Aspekte, die zum Entscheidungsprozeß der Klienten beitragen.

Komplexität erreichen wir bei unserem Auswertungsverfahren dadurch, daß
– der engere Interaktionskontext mit der jeweiligen Äußerung berücksichtigt wird,
– der Gesamtablauf der Beratung als Kontext erfaßt wird,
– die offenen Kategorien so global und umfassend sind, daß aus unserer Sicht alle wesentlichen Äußerungen im Beratungsgespräch und über das Beratungsgespräch durch das Auswertungsverfahren erfaßt werden, und schließlich noch dadurch, daß
– die Auswertung aller Einzelfälle in einer zwar vergleichbaren jedoch nicht fest vorstrukturierten Weise erfolgt, die das Erkennen von beratungs- und klientenspezifischen Gesichtspunkten nicht nur zuläßt, sondern über die Erweiterung der Perspektive der Untersucherin für die Auswertung nutzbar macht.

Aus forschungsökonomischen Gründen und wegen der Zeitaufwendigkeit des gewählten Auswertungsverfahrens wurde nicht überprüft, ob ein anderer Auswertender zu denselben bzw. vergleichbaren Befunden wie die Untersucherin kommt. Wir

gehen davon aus, daß die Replizierbarkeit – bei Vertrautsein, d. h. intensiver Auseinandersetzung mit unserem Konzept der genetischen Beratung und dem Datenmaterial – nicht zuletzt aufgrund unseres weitgehend deskriptiven Vorgehens
grundsätzlich gegeben ist. Aus unserer Sicht ist das Auswertungsverfahren nicht an
die Untersucherin, die das Verfahren entwickelte, jedoch an das Datenmaterial gebunden.

Weitere methodische Zugänge zu Ausschnitten unseres Datenmaterials. Die Durchführung unserer Untersuchung als Teilprojekt des Sonderforschungsbereiches *Psychotherapeutische Prozesse* der Universität Ulm ermöglichte uns eine interdisziplinäre Zugangsweise, die sich in unterschiedlichen, sich gegenseitig ergänzenden
Methoden niederschlägt.

Auf der Basis der Vorarbeiten eines anderen Teilprojektes des Sonderforschungsbereiches (Kächele und Mergenthaler) werden die anonymisierten Beratungsgespräche – nicht jedoch die Nach- und Katamnesegespräche – anhand einer compu-
tergestützten Inhaltsanalyse ausgewertet. Hierbei wird das EVA-System bzw. das
System TAS und das Programmpaket TEXTPACK genutzt sowie das von uns auf
der Basis unserer Erkenntnisinteressen und der Kenntnis des Datenmaterials entwickelte Wörterbuch *Genetische Beratung*. Diese computergestützte Inhaltsanalyse
greift auf Befunde der qualitativen Inhaltsanalyse, die in diesem Buch dargestellt
werden, zurück wie auf die Strukturierung des Gesamtablaufs und die Auswirkungen der Beratung (Sponholz, Dissertation in Vorbereitung).

Ebenfalls auf die Beratungsgespräche beschränkten sich linguistische Analysen,
die auf Ansätze der ethnomethodologischen Konversationsanalyse und auf Methoden aus dem Bereich der Semantik und der Pragmatik der Linguistik zurückgreifen
(Hartog, Dissertation in Vorbereitung).

Auf die Informationsvermittlung des Beraters und die hierbei zum Ausdruck
kommenden Wertorientierungen bezieht sich die Arbeit von Fässler (Dissertation in
Vorbereitung). Hierbei werden zunächst nach formalen Kriterien (z. B. Verwendung
der Begriffe „ich", „wir", „Indikation", „raten", „empfehlen" etc.) Äußerungen des
Beraters im Text aufgesucht. Anschließend werden die in diesen Äußerungen zum
Ausdruck kommenden Wertorientierungen herausgearbeitet. Hier werden neben
den Beratungsgesprächen auch die Nachgespräche mit den Beratern einbezogen.

Vom Projekt betreut wurden darüber hinaus 2 medizinische Doktorarbeiten. In
einer dieser Arbeiten wurden in einer kleineren Zahl von Beratungsgesprächen alle
diejenigen Äußerungen von Klienten aufgesucht, in denen Angst, worunter z. B.
auch die Nennung eines befürchteten Sachverhalts gezählt wurde, zum Ausdruck
kam. Diese Äußerungen wurden auf Gemeinsamkeiten hin untersucht und katego-
risiert. Entsprechend wurde mit den jeweiligen Reaktionen der Berater auf diese
„Angstäußerungen" umgegangen, um schließlich den Ablauf solcher Teilabschnitte
der Beratung anhand der Kategorien darzustellen (Ritter 1985). Die 2. Arbeit setzt
sich mit der ethischen Problematik genetischer Beratung auseinander, wobei zur
Konkretisierung ebenfalls eine kleinere Zahl von Beratungsgesprächen herangezogen wurde, um Hinweise auf ethische Dilemmata aufzusuchen und aufzuzeigen
(Rittner, Dissertation in Vorbereitung).

6 Befunde

In Abschn. 5.2.1 gaben wir bereits einen Überblick über den jeweiligen „offiziellen" Beratungsanlaß. Daß der Anlaß, die Beratungsstelle aufzusuchen, sehr viel komplexer sein kann als dort angegeben, wird in der in Abschn. 6.3 folgenden Beschreibung der Themenbereiche, auf die sich die Erwartungen der Klienten beziehen, sowie bei der Herausarbeitung der Funktionen, die die Klienten der Beratung zuschreiben, deutlich. Bevor wir nun auf unsere einzelnen Befunde zu den Erwartungen, dem Vorwissen und den Sichtweisen der Klienten, zur Informationsvermittlung durch den Berater sowie zu den Auswirkungen der Beratung näher eingehen, möchten wir einführend und als Hintergrund zum Verständnis der Befunde die einbezogenen 20 Beratungen jeweils in Form einer kurzen zusammenfassenden Beschreibung vorstellen (vgl. 6.1) sowie auf die Gesprächsabläufe anhand der Ablaufstrukturanalyse eingehen (vgl. 6.2), um auf diese Weise den Interaktionskontext der jeweiligen Beratung aufzuzeigen.

Bei der Darstellung der Befunde orientieren wir uns auch im Zusammenhang mit dem übergeordneten Ziel der Suche nach Gemeinsamkeiten an den Einzelfällen. Es wird, soweit möglich, bewußt darauf verzichtet, „Übersetzungen" in die medizinisch-genetische Fachsprache vorzunehmen. Im Rahmen des von uns gewählten Forschungsansatzes erscheint es uns wesentlich, alltagssprachliche Formulierungen und spezifische Redewendungen von Klienten und Beratern weitgehend beizubehalten – in Form indirekter Rede, zuweilen auch als Zitat. So wird häufig die Bezeichnung „nichterblich" und „erblich" verwendet, z. B. im Zusammenhang mit der Trisomie 21, wobei die freie Trisomie 21 von der Translokationstrisomie abgehoben wird. Obwohl die Berater insgesamt Wert darauf legten, daß die Klienten auch die genetische Basis einer Aussage wie „erblich" bzw. „nichterblich" verstanden und obwohl diese Begriffe in ihrer Reduktion auf Alternativaussagen der Komplexität des beschriebenen Geschehens nicht gerecht werden, behielten die Berater diese von den Klienten verwendeten alltagssprachlichen Begriffe im Gespräch mit den Klienten bei.

6.1 Kurzbeschreibung der einbezogenen Beratungsfälle

Die Beschreibung basiert auf der Gesamtauswertung der jeweiligen Einzelfälle. Wie bereits in Abschn. 5.2.1 begründet, verzichten wir weitgehend auf Details hinsichtlich der Familienanamnese und der medizinisch-genetischen Fakten.

Beratung A 1: Die Klienten haben 2 Kinder; beim 2. Kind wurde eine freie Trisomie 21 nachgewiesen; die Klientin ist zum Zeitpunkt der Beratung in der 10. Woche schwanger. Beide Klienten nehmen sowohl am Beratungs- als auch am Katamnesegespräch teil.

Die Klienten kommen mit der Erwartung zur Beratung, Hilfestellung in ihrem Entscheidungsprozeß hinsichtlich der Durchführung einer Amniozentese zu bekommen. Sie wissen bereits, daß es diese Möglichkeit gibt, und sie haben sich bereits sehr differenziert mit den verschiedensten Gründen, die für oder gegen diese Untersuchung sprechen, auseinandergesetzt. Dies bringen sie nun im Beratungsgespräch zum Ausdruck (Wiederholungsrisiko, Risiken der Fruchtwasseruntersuchung, die Meinung von Bekannten und Verwandten, die Beziehung zum behinderten Kind, Verantwortung für ein weiteres behindertes Kind – auch gegenüber der Familie etc.). Das Beratungsgespräch verläuft in regem Austausch von differenzierten Informationen des Beraters und Erwartungen, Vorwissen und Sichtweisen der Klienten.

Die Information, daß ein Wiederholungsrisiko von etwa 1–2% besteht, obwohl es sich um die nichterbliche Form der Trisomie 21 handelt, ist für den Entscheidungsprozeß der Klienten wichtig, ebenso die relativ geringen Risiken (relativ im Vergleich zu den Vorinformationen der Klienten und zum Wiederholungsrisiko) der Amniozentese für das Kind und die Mutter. Die Klienten entscheiden sich für die Durchführung der Amniozentese, doch bedeutet diese Entscheidung für die Klienten nicht zugleich eine Entscheidung hinsichtlich möglicher Konsequenzen.

Vor der Amniozentese ist für beide Klienten – insbesondere für die Klientin – eine Reihe von Anliegen im Zusammenhang mit der Durchführung dieser Untersuchung von Bedeutung, die nach der Amniozentese diese Bedeutung verlieren: Im Katamnesegespräch gehen die Klienten hierauf nicht mehr ein.

Die Klienten empfinden die Beratung als hilfreich: Die vermittelte Information trug zu ihrer Entscheidung für die Amniozentese bei und erleichterte das Erleben der Situation im Zusammenhang mit der Durchführung der Amniozentese.

Die Angemessenheit der Verwendung alltagssprachlicher Formulierungen, auf die wir in den Vorbemerkungen zur Befunddarstellung verwiesen, zeigt sich bereits hier: Die Verwendung des Begriffs „freie" Trisomie 21 würde das Erstaunen der Klienten über das spezifische Wiederholungsrisiko weniger verständlich erscheinen lassen als die Formulierung „nichterbliche Form".

Beratung A 2: Die freie Trisomie 21 einer Nichte sowie die geistige Behinderung eines Onkels des Klienten veranlassen die Klienten, durch die genetische Beratung Risiken für eigene Kinder zu klären. Die Klienten haben zum Zeitpunkt der Beratung noch keine eigenen Kinder, und es liegt auch noch keine Schwangerschaft vor. Zum Zeitpunkt der Katamnese, die aus diesem Grunde auf Wunsch der Klientin um einige Wochen verschoben wurde, ist das 1. Kind bereits geboren. Am Beratungsgespräch nehmen beide Klienten teil, am Katamnesegespräch nur die Klientin.

Beide Klienten bringen zum Ausdruck, daß sich ihr Hauptanliegen auf die Risiken im Zusammenhang mit der Trisomie 21 der Nichte bezieht. Der Berater setzt sich ausführlich mit diesem Hauptanliegen der Klienten auseinander; auch geht er auf die Behinderung des Onkels und die mögliche Bedeutung für Kinder der Klienten ein. Es ergeben sich keine spezifischen Risiken für Kinder der Klienten. Der Berater versucht u. a. zu verdeutlichen und zu begründen, daß sich die Situation der Eltern der behinderten Nichte von der der Klienten unterscheidet, und daß dementsprechend auch einer Fruchtwasseruntersuchung unterschiedliche Bedeutung zukommt.

Im Nachgespräch zeigt sich, daß die Klienten damit gerechnet hatten, selbst untersucht zu werden. Der Berater habe sie jedoch dahingehend informiert, daß dies nicht erforderlich ist, und die Klienten haben dies akzeptiert; die Klientin ist sogar erleichtert darüber, daß dies nicht erforderlich ist. Die Information, daß für ihre Kinder kein spezifisches Risiko besteht, sondern nur das Basisrisiko wie für alle anderen Elternpaare auch, veranlaßt die Klienten, sich für eine Schwangerschaft zu entscheiden. Während sich zu Beginn der Schwangerschaft die Beratung noch positiv auswirkt, treten im weiteren Verlauf der Schwangerschaft Unsicherheiten auf: Zunächst macht sich die Klientin „Kopfzerbrechen" im Zusammenhang mit dem behinderten Onkel. Sie überlegt, ob nicht doch eine Fruchtwasseruntersuchung erforderlich sein könnte und bespricht dies mit ihrem Arzt, dem der Bericht der Beratungsstelle vorliegt. Der Arzt rät ab. Gegen Ende der Schwangerschaft schließlich empfindet die Klientin es als „fehlend", daß sie beide nicht, wie ursprünglich erwartet, untersucht worden waren. Sie stellt sich die Frage, ob eine solche Untersuchung („Blutbild" oder „Chromosomen"), obwohl keine spezifischen Risiken vorliegen, nicht „zusätzlich" etwas bringen könnte. Die Klientin schließt nicht aus, daß sich ihr diese Frage bei der nächsten Schwangerschaft wieder stellt. Auf das Angebot, sich nochmals an den Berater wenden zu können, reagiert die Klientin jedoch damit, daß sie zur Zeit nicht unsicher sei. Auch erwähnt sie, ihr Mann halte die Beratung für ausreichend, da bei ihnen kein erhöhtes Risiko vorliege.

Beratung A 3: Die Klienten haben ein Kind mit freier Trisomie 21, aufgrund eines Herzfehlers mit ungünstiger Prognose. Das Kind wird in der Klinik betreut und von den Klienten mitversorgt. Kurze Zeit nach der Beratung verstirbt es. Zum Zeitpunkt der Katamnese, 14 Monate nach der Beratung, ist bereits das 2. Kind geboren. Das Beratungsgespräch findet mit beiden Klienten, das Katamnesegespräch nur mit der Klientin statt. Sowohl im Beratungsgespräch als auch im Katamnesegespräch nimmt das Erleben und der Umgang mit dem behinderten Kind breiten Raum ein.

Die Klienten kommen mit der Erwartung in die Beratung, daß bei ihnen selbst eine Blutuntersuchung durchgeführt wird und man ihnen dann sagen kann, daß sie gesunde Kinder bekommen. Diese Erwartung beruht auf unzutreffendem Vorwissen, das durch die Informationen des Beraters verändert wird. Aufgrund dieser Informationen kommen die Klienten zu dem Schluß, daß sich für sie eine solche Blutuntersuchung erübrigt, und zu dem Wissen, daß auch durch eine Fruchtwasseruntersuchung nicht alle Erkrankungen ausgeschlossen werden können. Die aufgrund des spezifischen Wiederholungsrisikos vom Berater in die Diskussion gebrachte Fruchtwasseruntersuchung bringt für die Klienten zunächst zusätzliche Schwierigkeiten, da die Diagnostik erst sehr spät im Verlauf der Schwangerschaft möglich ist und es sich hierbei nicht, wie von den Klienten gewünscht, um eine Methode der Vorbeugung handelt. Trotz ethischer Probleme, von den Klienten als „Gewissensfrage" bezeichnet, entscheiden sich die Klienten bei ihrer bald nach der Beratung und dem Tod ihres 1. Kindes eingetretenen Schwangerschaft, eine Amniozentese durchführen zu lassen; auch für zukünftige Schwangerschaften planen sie eine Amniozentese ein. Die Gewissensfrage bleibe bestehen; welche Konsequenzen die Klienten bei einem entsprechenden Befund der Amniozentese treffen würden, bleibe offen; das wäre für die Klienten eine zusätzliche Entscheidung. Wie bei den Klienten der Beratung A 1 bedeutet die Entscheidung zur Amniozentese nicht zugleich eine Entscheidung für den Abbruch der Schwangerschaft, für den Fall, daß beim Kind der befürchtete Befund diagnostiziert wird.

Beratung A 4: Die Klienten, die gemeinsam zur Beratung kommen, verloren nur wenige Wochen vor der Beratung ihr Kind durch einen Abbruch in einem späten Stadium der Schwangerschaft; beim Kind war eine Anenzephalie diagnostiziert worden. Es handelte sich um die 1. Schwangerschaft. Auf die Anfrage der Untersucherin wegen eines Termins für das bereits bei der Beratung angekündigte Katamnesegespräch teilt die Klientin mit, daß sie inzwischen schwanger sei und eine Amniozentese habe durchführen lassen. Eine weitere Beratung sei nicht erforderlich. Auf unsere Bitte, sich trotzdem zu einem katamnestischen Gespräch zur Verfügung zu stellen, geht die Klientin nicht mehr ein.

Die Klienten wollen wissen, ob sich das, was sie erlebten, wiederholen kann, was sie in jedem Fall verhindern möchten; eine Wiederholung wäre für sie untragbar. Der Berater geht auf die explizit formulierten Erwartungen der Klienten zur Ursache (multifaktorieller Erbgang) und zum Wiederholungsrisiko (5% für eine Verschlußstörung des Neuralrohrs) ein sowie auch auf Möglichkeiten der Pränataldiagnostik. Für die Klienten scheint vor allem wichtig, daß die Ursache nicht bei ihnen selbst liegt, daß sie nicht selbst durch ein bestimmtes (Fehl)verhalten die Anenzephalie herbeigeführt haben. Trotz einer verbleibenden Angst stellen die Klienten eine weitere Schwangerschaft nicht in Frage. Detaillierte Informationen zu Möglichkeiten der Pränataldiagnostik scheinen zum Zeitpunkt der Beratung für die Klienten eher von geringer Bedeutung, obwohl sie sie bereits ernsthaft in Erwägung ziehen bzw. sich bereits dafür entschieden haben.

Beratung A 5: Die Klienten kommen gemeinsam zur Beratung und suchen Informationen zu möglichen Risiken, insbesondere aufgrund des Alters des Klienten. Zum Zeitpunkt der Katamnese ist die geplante Schwangerschaft noch nicht eingetreten. Beide Klienten nehmen sowohl am Beratungs- als auch am Katamnesegespräch teil.

Der Kinderwunsch der Klienten ist diskrepant: Der Klient wünscht sich selbst keine Kinder, doch zeigt er Verständnis für den Kinderwunsch der Klientin. Beide Klienten sind hinsichtlich möglicher Risiken für eine Behinderung des Kindes verunsichert: Das Alter des Klienten sowie berufliche Erfahrungen im Umgang mit Behinderten haben zu dieser Verunsicherung beigetragen. In der Beratung wird für alle Beteiligten ziemlich schnell deutlich, daß das Hauptproblem nicht im genetischen Bereich liegt. Der Berater stellt dies fest, und die Klienten bestätigen diese Auffassung. Berater und Klienten einigen sich, daß es in der Beratung darum gehen soll zu prüfen, ob spezielle Risiken vorliegen, und gegebenenfalls nach Möglichkeiten zu suchen, diesen Risiken zu begegnen.

Der Klient ist sich im klaren darüber, daß die genetische Beratung seine emotionalen Probleme nicht beseitigen kann; er betrachtet die Beratung jedoch als kleinen

Schritt in dieser Richtung. Die Klientin empfindet die Informationen des Beraters weitgehend als eine Bestätigung ihres Vorwissens.

Im Katamnesegespräch zeigt sich weiterhin der diskrepante Kinderwunsch und zugleich die gemeinsame Entscheidung für ein Kind. Inwieweit Informationen des Beraters, z. B. die, daß die Risiken aufgrund des Alters des Klienten sehr viel niedriger sind als von ihm befürchtet, eine Rolle spielen, bleibt offen. Der Klient begründet die Entscheidung mit dem ausgeprägten Kinderwunsch der Klientin. Beide Klienten bedauern zum Zeitpunkt der Katamnese, daß die Klientin noch nicht schwanger wurde. Hinsichtlich der Fruchtwasseruntersuchung, die die Klientin zum Zeitpunkt des Beratungsgespräches deutlich ablehnte, ergab sich eine Veränderung der Sichtweise der Klientin: Vor der Beratung habe sie eine Verletzung des Kindes befürchtet; nun wisse sie, daß die Amniozentese unter Ultraschallkontrolle durchgeführt werde und das Kind daher durch die Untersuchung nicht gefährdet sei.

Beratung B8: Die Klienten sind Eltern eines behinderten Kindes; die Ätiologie der Behinderung konnte nicht eindeutig abgeklärt werden. Sowohl am Beratungs- als auch am Katamnesegespräch nehmen beide Klienten teil. Zum Zeitpunkt des Katamnesegespräches ist die Klientin schwanger und hat bereits eine Amniozentese durchführen lassen.

Die Klienten kommen zur genetischen Beratung, da sie „alle Fehlerquellen" ausschalten wollen. Es geht ihnen dabei vor allem darum zu erfahren, daß bei ihnen selbst „alles in Ordnung" ist. Als ihnen der Berater zu einer Chromosomenanalyse beim Kind zur weiteren diagnostischen Abklärung rät, wünschen sie, daß bei ihnen selbst eine solche Untersuchung durchgeführt wird. Der Berater nimmt diesen nachdrücklichen Wunsch wahr, lehnt ihn jedoch ab und versucht den Klienten zu verdeutlichen, daß sie auf diese Weise nicht die von ihnen gewünschte Sicherheit erhalten können. Die Klientin versucht mehrmals ihr Anliegen einzubringen bzw. durchzusetzen, und der Berater begründet ebenfalls mehrmals, warum er dies nicht für angemessen hält. Die Klienten, die in dieser Beratung „eine endgültige Antwort" erwarteten, akzeptieren schließlich den Vorschlag des Beraters, zunächst beim Kind eine Chromosomenanalyse durchzuführen, und nur dann, wenn sich dies aufgrund des Befundes für erforderlich erweisen sollte, eine solche bei den Klienten.

Die Klienten erwarteten, daß es in der Beratung mehr um sie selbst als um das Kind geht. Die Klientin ist daher sehr überrascht, daß sie über die Entwicklung und die Krankengeschichte des Kindes berichten soll. Da sie nicht darauf vorbereitet ist, belastet sie dies emotional sehr. Im Nachhinein findet sie diese Schilderung jedoch wichtig, sowohl für den Berater und die Beratung als auch für sie selbst, und meint, der Berater habe ihr durch die Ruhe, die er vermittelte, hierbei geholfen. Es habe immer wieder Freiraum zum Überlegen, Nachdenken und Nachvollziehen gegeben, und sie hätten alles einbringen können, was sie ansprechen wollten. Insgesamt ist die Einschätzung des Beratungsgespräches bei der Katamnese weit positiver als im Nachgespräch. Die Befunde der vom Berater angeregten Untersuchungen, die eine Chromosomenstörung und eine Stoffwechselstörung als Ursache der Behinderung des Kindes ausschlossen, haben den Klienten weitgehend Sicherheit vermittelt. Den Zeitraum von mehreren Monaten, den diese verschiedenen Untersuchun-

gen erforderten, schätzen die Klienten im Nachhinein als sinnvoll für die
allmähliche Reifung ihres Kinderwunsches ein. Die Vorfreude der Klienten auf das
2. Kind wird durch den beruhigenden Befund der Amniozentese verstärkt.

Beratung B 9: Die Klienten haben noch keine Kinder und befürchten aufgrund wiederholter Bestrahlungen des Klienten wegen eines M. Hodgkin Risiken für ihre
Kinder. Am Beratungsgespräch nehmen beide Klienten, am Katamnesegespräch
nur der Klient teil. Zum Zeitpunkt der Katamnese ist die geplante Schwangerschaft
noch nicht eingetreten.

Die Klientin bringt im Zusammenhang mit der Beratungsproblematik differenziertere Vorkenntnisse ein als der Klient. Während dieser eher eine Bestätigung seiner Vorinformationen, daß keine Auswirkungen der Bestrahlungen zu befürchten
sind, wünscht, ist die Klientin eher an Begründungen dafür interessiert, weshalb
keine Bedenken bestehen. Der Kinderwunsch wird – als gemeinsamer – nur vom
Klienten erwähnt; die Klientin geht eher auf die Risiken ein. Der Berater vermittelt
mit seinen Informationen sowohl die vom Klienten gewünschte Bestätigung als
auch die von der Klientin erwarteten Begründungen. Im Nachgespräch geben beide
Klienten zu erkennen, daß durch die Beratung lange bestehende Unsicherheiten beseitigt worden seien. Im Katamnesegespräch betont der Klient, daß für sie beide
„die Sache" mit der Beratung abgeschlossen sei. Der Kinderwunsch bestehe weiterhin, doch sei eine Schwangerschaft noch nicht eingetreten.

Beratung B 10: Die Klienten erscheinen gemeinsam mit ihren Kindern zur Beratung, die während des Gesprächs in einem Nebenraum spielen, betreut durch die
Sozialarbeiterin. Auch am Katamnesegespräch nehmen beide Klienten teil. Bei einem der Kinder wurde eine Hypochondroplasie, eine dominant vererbte Erkrankung, deren Ausprägung sehr variabel ist, festgestellt. Die Klienten sind aufgrund
des zurückbleibenden Größenwachstums ihrer Tochter stark beunruhigt. Es entsteht der Eindruck, als sei die genetische Beratung die letzte Hoffnung für die
Klienten, noch etwas für ihr Kind tun zu können.

Zu erfahren, daß ihre Tochter noch ihren Wünschen entsprechend wächst, bzw.
zu erfahren, was getan werden kann, damit dies geschieht, scheint den Klienten vordringlich. Inwieweit die Klienten auch damit rechnen, daß es darum geht zu überprüfen, ob die bei der Tochter nachgewiesene Hypochondroplasie auch bei anderen
Familienmitgliedern auftrat, und darum, ob sich dies bei einer nächsten Schwangerschaft bzw. bei Kindern der Tochter wiederholen kann, bleibt offen; doch finden
sich genügend Anhaltspunkte dafür, daß diese Themen für die Klienten nicht völlig
überraschend kommen. Die Beratung wird durch die dramatische Einschätzung der
Größe der Tochter geprägt sowie durch Versuche, deutlich zu machen, daß in der
jeweils eigenen Familie niemand hinsichtlich der Größe auffiel. Partnerkonflikte
deuten sich bereits im Zusammenhang mit der Familienanamnese an und verstär-
ken sich, als deutlich wird, daß der Klient Überträger ist. Zum Zeitpunkt der Katamnese haben sich diese Partnerkonflikte eher noch verschärft. Unzutreffendes
Vorwissen hinsichtlich der Vererbung bzw. der Ausprägung konnte zumindest bei
der Klientin durch die Informationen des Beraters nicht verändert werden. Der
Klient wiederum erinnert sich zwar an die Information, Überträger zu sein, vermittelt jedoch deutlich, daß er diese Information nicht als zutreffend akzeptieren kann.

Die Klientin spricht sich – im Gegensatz zum Klienten – sowohl im Beratungs- als auch im Katamnesegespräch trotz ihres Kinderwunsches vehement gegen weitere Kinder aus: aufgrund des Wiederholungsrisikos, jedoch vor allem aufgrund ihrer Einschätzung der Veränderung sowie der trotz der anderslautenden Information des Beraters weiterhin bestehenden nicht zutreffenden Vorstellung über die Ausprägung bei einem weiteren Kind.

Beratung B11: Die Klienten kommen gemeinsam mit einer Tochter des Klienten zur Beratung. Die Tochter spielt während des Beratungsgesprächs, betreut von der Sozialarbeiterin, in einem Nebenraum. Die Klientin ist zum Zeitpunkt der Beratung schwanger; sie kommt gerade von einer Ultraschalluntersuchung aus der Universitätsklinik. Zum Zeitpunkt der Katamnese ist das Kind bereits geboren. Aus organisatorischen Gründen wird das Katamnesegespräch mit der Klientin telefonisch durchgeführt.

Die Klienten sind vordringlich wegen Medikamenteneinnahme in der Frühschwangerschaft beunruhigt. Dieses Medikamentenproblem wird von beiden Klienten jedoch nicht als Thema der genetischen Beratung betrachtet; hierzu haben sie bereits andernorts ausführliche Erkundigungen eingezogen und sich für die Erhaltung der Schwangerschaft entschieden. Im Zusammenhang mit der durch die Medikamenteneinnahme aufgetretenen Beunruhigung suchte die Klientin nach weiteren Risiken, wobei die Erkrankung der Kinder ihres Mannes aus erster Ehe zur Sprache kam. Die Klientin wünscht nun Informationen über Art, Verlauf, Ursachen, Wiederholungsrisiken und Therapiemöglichkeiten der Erkrankung. Nicht zuletzt Partnerprobleme, die bei dieser Suche der Klientin nach weiteren Risiken entstanden, veranlassen sie und auch den Klienten, die genetische Beratungsstelle aufzusuchen.

Anhand der vorliegenden Befunde wird zunächst davon ausgegangen, daß die Kinder aus erster Ehe des Klienten von einer autosomal rezessiven Erkrankung betroffen sind. Während der Beratung ergaben sich Anhaltspunkte, die zur Einholung weiterer Befunde führen und die ergeben, daß diese Erkrankung nicht vorliegt. Da bei einem der Kinder, das früh verstarb, eine andere autosomal rezessiv bedingte Erkrankung, eine Mukoviszidose, nicht völlig ausgeschlossen werden konnte, riet der Berater den Klienten, den entbindenden Frauenarzt und den zuständigen Kinderarzt nach der Geburt des erwarteten Kindes darauf aufmerksam zu machen, besonders sorgfältig das Vorhandensein einer Mukoviszidose auszuschließen. Die Klientin erwähnt im Katamnesegespräch, daß sie den zu ihrer Beruhigung vorgeschlagenen Test habe durchführen lassen; ein Hinweis auf das Vorliegen einer Mukoviszidose ergab sich nicht.

Wie die Klientin im Katamnesegespräch berichtet, wirkten sich die Beratung und die Ultraschalluntersuchungen auf den weiteren Verlauf der Schwangerschaft positiv aus. Das vage Vorwissen sei durch differenzierte Informationen in – wie die Klientin sagte – „Klarheit" gewandelt worden. Die Klienten schätzen jedoch nicht nur die vermittelte Information positiv ein, sondern auch die Art und Weise der Informationsvermittlung, die Beziehung zum Berater und dessen offenes Verhalten. Der Berater habe sowohl sachlich informiert als auch die Gefühlsebene einbezogen.

Beratung B 12: Die Klienten kommen gemeinsam mit ihrer Tochter zur Beratung. Bei der Tochter war ein Hydrozephalus internus diagnostiziert worden, der eine Operation zum Einlegen eines Ventils nötig machte. Das Katamnesegespräch findet nur mit der Klientin statt.

Die Klienten interessieren sich sowohl für die Ätiologie des Hydrozephalus als auch für Möglichkeiten der Pränataldiagnostik. Der Berater nimmt das konkrete Interesse am genetischen Hintergrund wie auch die praktischen Fragen der Klienten wahr. Er berichtet dementsprechend sehr ausführlich: Er geht auf die Ätiologie (multifaktoriell bedingt) und die Wiederholungsrisiken ein (es besteht nicht nur eines für einen Hydrozephalus, sondern auch eines für eine Spina bifida von zusammen etwa 3%); er verweist auf die Basis dieser empirischen Zahlen; er bezieht die spezifischen Risiken auf das Basisrisiko; er beantwortet die eingebrachten Fragen zur Behinderung der Tochter sowie die Fragen zur Pränataldiagnostik. Während sich die Klientin im Nachgespräch relativ beruhigt zeigt und der Klient das Ergebnis als sehr positiv einschätzt, erinnert sich die Klientin im Katamnesegespräch, daß sie nach der Beratung sehr verunsichert gewesen sei, da die Informationen auf „Statistik" basierten. Für sie sei nicht die Höhe des Risikos von Bedeutung, sondern die Möglichkeit, daß auch beim nächsten Kind wieder etwas sein könne. Die Klienten haben sich bewußt für ein weiteres Kind entschieden. Dieser Wunsch bestand bereits vor der Beratung, und die Beratung hat diese Entscheidung nicht verändert. Hätte ihnen der Berater jedoch ein Risiko von 50% genannt, hätten sie sich gegen ein weiteres Kind entschieden.

Beratung B 13: Die Klienten sind Eltern eines Kindes mit einem schweren Entwicklungsrückstand; die Ursache der Behinderung ist nicht geklärt und die Prognose offen. Die Klienten nehmen beide sowohl am Beratungs- als auch am Katamnesegespräch teil.

Die Klienten kommen auf den Rat des Kinderarztes zur genetischen Beratung und erfahren, daß auch der Berater ihnen die Ursache der Behinderung des Kindes nicht nennen kann. Die Angaben, die ihnen der Berater zum Wiederholungsrisiko machen kann, liegen in dieser Situation bei ungeklärter Krankheitsursache zwischen dem Basisrisiko, falls keine genetisch bedingte Erkrankung vorliegt, und einem Risiko von 25%, falls es sich um eine autosomal rezessiv vererbte Erkrankung handelt. Da sich aus der Familienanamnese keine Anhaltspunkte für eine genetisch bedingte Erkrankung ergeben und der Berater zu erkennen gibt, daß er keine Veranlassung sieht, auf weitere Kinder zu verzichten, empfindet die Klientin die Beratung als Bestätigung ihres Kinderwunsches. Obwohl sie die Ursache der Behinderung auch hier nicht erfahren konnte, betrachtet die Klientin die Beratung als Hilfe. Sie fühlt sich nicht mehr so ganz unsicher; sie meint, sie sei bislang noch von niemandem so aufgeklärt worden. Sie ist froh über das Gespräch; dazu trugen nicht nur die Informationen, sondern auch die Art und Weise der Beratung bei. Daß sie die Ursache der Behinderung nicht kennt, bleibt für die Klientin ein Problem; sie suchte sich selbst eine Erklärung („daß das bei der Geburt war"), die ihr wahrscheinlich erscheint und die ihr die Ungewißheit zu ertragen hilft. Zum Zeitpunkt der Katamnese ist die gewünschte Schwangerschaft noch nicht eingetreten.

Beratung B 14: Beide Klienten nehmen gemeinsam an der Beratung und auch am Katamnesegespräch teil. Die Klientin ist zum Zeitpunkt der Beratung schwanger. In der Zeit zwischen der Beratung und der Katamnese hat sie eine Fehlgeburt, wird jedoch sehr schnell wieder schwanger. Zum Zeitpunkt der Katamnese, die aus diesem Grund auf Wunsch der Klienten um einige Wochen verschoben wird, hat sie bereits ihr 1. Kind zur Welt gebracht.

Die Schwester der Klientin sah sich aufgrund einer Meningozele ihrer Tochter und wohl durch den Rat ihres Frauenarztes veranlaßt, die Klientin auf die Möglichkeit bzw. Notwendigkeit einer Fruchtwasseruntersuchung hinzuweisen. Nach einer Reihe von Vorgesprächen mit der Schwester und ihrem Frauenarzt beschlossen die Klienten, sich von einem Experten hierüber informieren zu lassen. Trotz dieser Vorgespräche haben die Klienten noch ein relativ vages Vorwissen, jedoch schon eine Vorentscheidung getroffen: „Für die Blutprobe und anschließend für die Ultraschalluntersuchung" (Pränataldiagnose anhand der α-Fetoproteinbestimmung aus dem Serum der Mutter kombiniert mit gezielten Ultraschalluntersuchungen). Die Anliegen der Klienten beziehen sich überwiegend auf die verschiedenen Möglichkeiten der Pränataldiagnose, deren Risiken und deren Durchführung. Die Klienten suchen Informationen, um ihre Entscheidung abzusichern. Den Klienten interessieren darüber hinaus mögliche Ausprägungen der Erkrankung sowie Therapiemöglichkeiten.

Das Bedürfnis der Klienten nach Information wird befriedigt; die Vorentscheidung hinsichtlich der geeigneten Methode der Pränataldiagnose wird bestätigt. Die Klienten erfuhren sehr viel mehr, als sie zuvor wußten (zur Erkrankung und deren Ausprägungsmöglichkeiten, zu Risiken und Aussagekraft der verschiedenen Methoden der Pränataldiagnose). Diese Informationen des Beraters führten auch zu einer gewissen Beunruhigung der Klienten. Doch trotz dieser Beunruhigung ist ihnen das Wissen wichtig. Als schwieriges Problem empfinden die Klienten die möglichen Konsequenzen der Pränataldiagnostik. Ihre Entscheidung, die Pränataldiagnostik zu nutzen und, falls die befürchtete Erkrankung vorliegt, auch die Konsequenzen zu ziehen, wird durch die Information mit beeinflußt, daß die Behinderung sehr viel schwerwiegender ausfallen kann als bei ihrer Nichte. Die vom Berater ebenfalls erwähnte Möglichkeit der sehr viel geringeren Ausprägung wird dagegen von den Klienten nicht angesprochen.

Die Pränataldiagnose führt zur Beruhigung der Klienten, die aufgrund der Ultraschalluntersuchungen zudem eine frühe Stärkung der Beziehung zum Kind empfinden. Auch bei der nächsten Schwangerschaft möchten sie diese Möglichkeit der Pränataldiagnose wahrnehmen.

Beratung B 15: Aufgrund von 3 Fehlgeburten in der Frühschwangerschaft kommen die Klienten gemeinsam zur Chromosomenanalyse in die genetische Beratungsstelle und nehmen auch beide am Katamnesegespräch teil. Die Katamnese findet kurz nach der Geburt des 1. Kindes statt (14 Monate nach dem Beratungsgespräch).

Die Klienten haben zwar mit einem Gespräch, nicht jedoch mit einer ausführlichen genetischen Information gerechnet. Der Klient stellt die Notwendigkeit ausführlicher Informationen vor der Chromosomenanalyse in Frage, als ihn diese zunehmend verunsichern und ängstigen. Die Klientin gibt demgegenüber zu erkennen, daß sie die vom Berater vermittelten Informationen für wichtig hält.

Eine Chromosomenstörung bei den Klienten konnte als Ursache für die Fehlgeburten ausgeschlossen werden. Im Katamnesegespräch halten beide Klienten die Beratung für wichtig, stellen nun jedoch beide die Notwendigkeit des Ausmaßes bzw. der Differenziertheit der Informationen in Frage.

Beratung B 16: Die Klientin leidet an einer tuberösen Hirnsklerose (M. Pringle), ebenso eines ihrer beiden Kinder. Zum Zeitpunkt der geplanten Katamnese kommt es zu einem 2. Beratungsgespräch, an dem auch der Klient teilnimmt. Die Klientin war trotz Empfängnisverhütung schwanger geworden und erwog einen Schwangerschaftsabbruch. Das Katamnesegespräch fand direkt im Anschluß an das 2. Beratungsgespräch statt.

Die Klientin gibt im 1. Beratungsgespräch zu erkennen, daß sie nach einem weiteren Kind eine Sterilisation in Erwägung zieht. Als sie erfährt, wie schwerwiegend ihre Erkrankung ist, welche Ausprägung sie annehmen kann, und hört, daß eine weitere Schwangerschaft für sie selbst aufgrund ihrer Erkrankung eine besondere Belastung darstellt, entscheidet sie sich trotz ihres Kinderwunsches gegen weitere Kinder und für eine Sterilisation.

Im 2. Beratungsgespräch berichtet die Klientin, ihr behandelnder Arzt habe gemeint, aufgrund von Vernarbungen im Bauchraum sei eine Sterilisation nicht möglich, und sie habe weiterhin eine Spirale getragen. Trotz der liegenden Spirale ist die Klientin schwanger geworden. Als sie ihren behandelnden Arzt darauf angesprochen habe, ob sie dieses Kind nicht doch austragen könne, habe dieser sie wieder an die genetische Beratung verwiesen. In diesem 2. Gespräch geht es nochmals um die Risiken für die Klientin selbst wie auch um das 50%ige Wiederholungsrisiko verbunden mit der Gefahr einer extremen Ausprägung für ihre Kinder. Der Berater verweist darauf, daß es sich um Wahrscheinlichkeiten und nicht um bestimmte Vorhersagen handelt, und daß die Entscheidung hinsichtlich eines Schwangerschaftsabbruchs bei den Klienten verbleibt. Schließlich geht es wiederum um eine Sterilisation, insbesondere um eine Vasektomie.

Beratung C6: Die Klienten kommen gemeinsam mit ihrer Tochter zur Beratung. Anlaß ist eine Handfehlbildung der Tochter, die von den Klienten - insbesondere von der Klientin - als sehr gravierend eingeschätzt wird. Als die Klienten nach einer schriftlichen Ankündigung telefonisch um einen Termin für das Katamnesegespräch gebeten werden, lehnt die Klientin ein solches Gespräch mit der Begründung ab, daß sie diese Probleme nicht wieder „aufwühlen" wolle. Zugleich gibt sie jedoch zu erkennen, daß sie mit der Beratung sehr zufrieden ist und daß sie sich aufgrund des Altersunterschiedes zwischen ihrer Tochter und einem möglichen 2. Kind gegen weitere Kinder entschieden habe.

Beiden Klienten geht es darum zu erfahren, ob es sich um eine „erbliche" Fehlbildung handelt. Die Klientin berichtet, daß sie dies vor allem wegen der eventuellen Kinder ihrer (etwa 7jährigen) Tochter interessiere, weniger wegen weiterer eigener Kinder. Der Kinderwunsch der Klientin scheint sehr ambivalent: Sie wünscht sich ein 2. Kind nur unter der Voraussetzung, daß man ihr hundertprozentig sagen kann, daß dieses gesund sein wird. Zugleich weiß sie, daß man ihr diese Sicherheit nicht geben kann. Als sie erfährt, daß die Handfehlbildung auf Amnionabschnürungen zurückzuführen ist, zeigt sie sich zwar, soweit es um ihre Tochter und deren künftige Kinder geht, erleichtert, hinsichtlich eigener Kinder sieht sie sich jedoch erneut vor die Entscheidung gestellt. Sie bekam weder ein spezifisch erhöhtes Risiko genannt, das eine Entscheidung gegen weitere Kinder begründen könnte, noch die hundertprozentige Sicherheit, die sie bei einer Entscheidung für ein Kind wünscht (vgl. 6.3.4).

Beratung C 7: Die Klienten erscheinen gemeinsam zur Beratung; die Klientin ist im 4. Monat schwanger. Anlaß ist die Schizophrenie zweier Familienmitglieder (eines Bruders und einer Tante) aus der Familie der Klientin. Das Katamnesegespräch findet nur mit der Klientin in Anwesenheit der inzwischen geborenen Tochter statt.

Die Klientin befürchtet aufgrund der beiden Fälle von Schizophrenie in ihrer Familie Risiken für ihr erwartetes Kind sowie für weitere Kinder. Der Berater informiert über Risiken und Ätiologie; hierbei geht er auch auf das für die Klientin selbst (noch) bestehende (geringe) Risiko ein. Der Klient, insgesamt weniger beunruhigt als die Klientin, interessiert sich nun für Testmöglichkeiten. Für die Klienten erscheint zunächst von Bedeutung, daß man für den einzelnen keine präzise Vorhersage treffen kann. So meint die Klientin zur Beratung, daß sie „die Statistik" als nicht sehr hilfreich empfand, als nicht konkret auf sie selbst bezogen. Im Katamnesegespräch wird deutlich, daß vor allem die auch im Arztbrief erwähnte Rolle der Umwelteinflüsse die Klientin beruhigte. Sie hofft, ihrer Tochter eine gute Umwelt geben zu können, und plant noch ein weiteres Kind.

Beratung C8: Die Klienten kommen mit einem ganzen Bündel von Erwartungen gemeinsam zur Beratung. Auslöser war wohl vor allem der Verdacht auf eine Hypochondrodystrophie beim Klienten, der allerdings nicht bestätigt wurde; es handelt sich um eine spondyloepiphysäre Dysplasie. Darüber hinaus hatte die Klientin Bedenken wegen eigener Erkrankungen und ihres Alters. Die Klientin ist zum Zeitpunkt der Beratung schwanger. Beim Katamnesegespräch, an dem wiederum beide Klienten teilnehmen, ist auch die inzwischen geborene Tochter dabei.

Die Klientin wünscht „im frühesten Stadium" der Schwangerschaft eine „gründliche Untersuchung" und begründet dies sehr ausführlich mit der Erkrankung des Klienten, eigenen Erkrankungen, ihrem Alter und verweist auch auf Röntgenstrahlung, der sie zeitweilig ausgesetzt war und ist. Der Berater geht auf jede der herangezogenen Begründungen ausführlich ein, die Suche nach Information zu diesen vielen verschiedenen Punkten, nicht jedoch die „gründliche Untersuchung" selbst als Anliegen wahrnehmend. Besonders ausführlich behandelt der Berater die Erkrankung des Klienten und deren Ätiologie. Da die Erkrankung nicht eindeutig einem der möglichen Erbgänge zugeordnet werden kann, beschreibt der Berater alle in Frage kommenden Erbgänge mit dem Hinweis, welchen er aufgrund der Gegebenheiten als den wahrscheinlichsten einschätzt (den autosomal-rezessiven Erbgang). Da zwischen den Klienten keine Blutsverwandtschaft vorliegt, würde dies ein Risiko von weniger als 1% bedeuten. Aufgrund nicht nachprüfbarer Angaben zur Familienanamnese konnte jedoch ein dominanter Erbgang und damit ein 50%iges Wiederholungsrisiko nicht ganz ausgeschlossen werden. Aufgrund des Alters der Klientin und deren Wunsch stellt die Amniozentese einen weiteren Themenbereich der Beratung dar. Die Informationen sind den Klienten wichtig; wichtiger erscheint ihnen jedoch eine Untersuchung. Das Bedürfnis nach exakten, individuell auf sie bezogenen Aussagen wird durch die Informationen des Beraters nicht befriedigt. Diese werden wohl durch eine Untersuchung, nun durch die noch ausstehende Amniozentese, erhofft (obwohl die Erkrankung des Klienten dadurch nicht erkannt werden kann).

Der Befund der Amniozentese trägt zur Beruhigung der Klienten bei. Zum Zeitpunkt der Katamnese haben die Eltern ihre inzwischen geborene Tochter bereits auf die befürchtete Erkrankung hin untersuchen lassen, obwohl sie an anderer Stelle im Katamnesegespräch entgegen den Informationen des Beraters die Vorstellung zum Ausdruck bringen, daß die Erkrankung des Klienten nur an Söhne vererbt werden könne. Die Klienten planen nun nach der Geburt ihrer Tochter aus einer Reihe von nichtgenetischen Gründen keine weiteren Kinder.

Beratung D 4: Mit der Klientin finden insgesamt 5 Beratungsgespräche statt sowie ein weiteres sehr knappes und abschließendes Gespräch im Anschluß an die Katamnese ein Jahr später. Außer beim 4. Beratungsgespräch und dem Katamnesegespräch ist auch der Klient anwesend.

Die Klientin kommt mit dem zentralen Wunsch, ihr Medikament gegen Krampfanfälle, das sie seit ihrem bislang einzigen Anfall einnimmt, abzusetzen. Diesen Wunsch bringt sie vor allem im Zusammenhang damit ein, daß sie einen schädigenden Einfluß von Medikamenten auf eine Schwangerschaft befürchtet. Wenn sie von Risiken für das Kind spricht, denkt die Klientin zunächst an Risiken, die mit der Einnahme des Medikamentes verbunden sind. Inwieweit sie auch das Risiko fürchtet, daß das Kind Krampfanfälle bekommen könnte, wird trotz ihrer Zustimmung auf eine entsprechende Frage des Beraters nicht völlig klar. Immerhin verweist sie darauf, sie wünsche nicht, daß auch ihr Kind unter Krampfanfällen zu leiden hat. Der Aspekt des genetischen Risikos tritt jedenfalls im Rahmen der Gesamtberatung eindeutig gegenüber der Medikamentenproblematik in den Hintergrund. Es geht der Klientin weniger um die Frage, ob überhaupt eine Schwangerschaft angestrebt werden soll, als darum, wie vor und während einer Schwangerschaft vorzugehen ist.

Während des Beratungsgesprächs erwähnt die Klientin einen Unfall, den sie als Kind erlitten hat. Den dem Berater vorliegenden Befunden ist hierzu nichts zu entnehmen, entsprechende Krankenunterlagen werden noch eingeholt. Die Familienanamnese auf seiten des Klienten führt zur Bitte an den Klienten, ein EEG durchführen zu lassen. Beide Gesichtspunkte sind Anlaß für ein 2. Beratungsgespräch. In diesem 2. Gespräch ist die Klientin sowohl an Empfehlungen des Beraters zum weiteren Vorgehen hinsichtlich des Absetzens und der Dosierung der Medikamente als auch ganz konkret an der Versicherung interessiert, daß sie ihre Anfälle nicht an ein Kind weitervererben kann. Diese Versicherung, kann der Berater der Klientin nicht geben, obwohl die Befunde zum Unfall der Klientin eine Mitverursachung nahelegen und das beim Klienten durchgeführte EEG einen unauffälligen Befund erbrachte; der Berater begründet dies. Hinsichtlich des weiteren Vorgehens bekräftigt der Berater die konstruktiven Vorüberlegungen des Klienten. Der Bereich „Lebensführung" nimmt breiten Raum ein.

Im 2. Beratungsgespräch verbleiben Klienten und Berater dahingehend, daß die Klienten in Absprache mit den behandelnden Ärzten ein Absetzen des Medikamentes im Zusammenmhang mit der geplanten Schwangerschaft versuchen. Nach dem Absetzen des Medikamentes kommt es zu weiteren Anfällen und, damit verbunden, zu erneuter Verunsicherung der Klienten und dem Wunsch nach weiteren Gesprächen. Im 3. und 4. Gespräch geht es u. a. wieder um die Lebensführung und die psychische Situation der Klientin. Nach einer weiteren diagnostischen Abklärung in einem Epilepsiezentrum kommt es schließlich zu einem 5. Beratungsgespräch, in dem es um die Befunde und die sich daraus ergebenden Empfehlungen hinsichtlich der Medikamenteneinnahme geht. Auch im Epilepsiezentrum wurde auf mögliche Auswirkungen des Medikaments auf das Ungeborene verwiesen, und nun bringt die Klientin dem Berater gegenüber zum Ausdruck, daß sie sich wünscht, jemand könnte ihr die Entscheidung abnehmen. Zugleich betont sie, sie werde alles tun, um ein gesundes Kind zu bekommen. Hierzu gehört, daß sie sich an die Empfehlungen des Epilepsiezentrums und der sie behandelnden Ärzte halten wird.

Die Klienten entscheiden sich schließlich für eine Schwangerschaft unter Medikamenteneinnahme bei niedrigstmöglicher Dosierung. Zum Zeitpunkt der Katamnese zeigt sich die Klientin sehr enttäuscht darüber, daß in der Zwischenzeit noch keine Schwangerschaft eingetreten ist. Sie berichtet von ihrer Behandlung durch den Frauenarzt, über ihre Versuche, eine Schwangerschaft zu forcieren.

Beratung D 5: Die Klienten kommen gemeinsam zur Beratung und nehmen auch beide am Katamnesegespräch teil. Ihr 1. Kind starb in Folge eines persistierenden Ductus arteriosus Botalli und einer Trachealstenose. Im Zusammenhang mit ihrem aktuellen Kinderwunsch wurden sie vom Frauenarzt an die genetische Beratung verwiesen. Durch diese Überweisung wurden bei der Klientin Ängste und Befürchtungen geweckt, die Erkrankung ihres Kindes könnte genetisch mitbedingt sein.

Während des Beratungsgesprächs berichten beide Klienten ausführlich über Vorkommnisse während der Schwangerschaft, insbesondere im Krankenhaus vor und nach der Geburt des Kindes, die sie ursächlich im Zusammenhang mit der Erkrankung und dem Tod ihres Kindes sehen. Die Informationen des Beraters nehmen der Klientin die Befürchtung, daß es sich um etwas „Erbliches" handelt, und führen bei ihr zu einer großen Erleichterung. Zugleich kommt es zu einer Fülle von Fragen im Zusammenhang mit möglicherweise wieder auftretenden Problemen bei einer nächsten Schwangerschaft, worauf der Berater jeweils eingeht. Die Entscheidung der Klienten, die nur noch von diesen Informationen des Beraters abgehangen hatte, fällt für ein weiteres Kind. Daß sie nicht sofort schwanger wird, führt bei der Klientin zu zeitweiliger Niedergeschlagenheit, die sich in Begeisterung auflöst, als sie schließlich schwanger ist. Ihre bereits während des Beratungsgesprächs geäußerten Befürchtungen hinsichtlich möglicher Probleme während einer weiteren Schwangerschaft, die jedoch vom Kinderwunsch überwogen werden, treten bei fortschreitender Schwangerschaft wieder auf, und zwar mit Annäherung an den Termin, zu dem bei der 1. Schwangerschaft Probleme aufgetreten waren. Die ursprüngliche Befürchtung, es könne eine „erbliche Belastung" vorliegen, konnte vom Berater beseitigt werden, nicht jedoch - trotz Informationen in dieser Richtung - die Befürchtungen über den Verlauf der Schwangerschaft. Hierzu meint die Klientin bereits im Nachgespräch, daß dies etwas sei, womit sie allein fertig werden müsse.

Beratung D 6: Die Klienten kommen gemeinsam zur Beratung. Sie hatten bereits früher erwogen, sich wegen der Polydaktylie des Klienten genetisch beraten zu lassen. (Der Klient hatte an einer Hand einen zusätzlichen Finger, der früh operativ entfernt worden war.) Kurzfristig ergab sich für die Klienten die Möglichkeit für ein solches Gespräch, nachdem die Klientin aus einem anderen Zusammenhang heraus mit dem Berater Kontakt aufgenommen hatte. Die Klienten stellen sich bereits vor der Beratung einem Doktoranden zu einem Vorgespräch zur Verfügung, das in die Auswertung dieses Einzelfalles mit einbezogen wird; auch nehmen beide Klienten am Katamnesegespräch teil.

Die Klienten erwarten eine wissenschaftlich orientierte Beratung mit Fakten zum Risiko für ein Auftreten der Fehlbildung bei ihren Kindern, die Klientin darüber hinaus zu Risiken für schwerwiegendere Behinderungen. Bei beiden Klienten besteht aufgrund ihres genetischen Vorwissens eine gewisse Skepsis gegenüber den Möglichkeiten der Genetik, hierzu konkrete Aussagen machen zu können. Der Berater verhält sich entsprechend diesen Erwartungen: Er nennt Fakten und Risikozahlen. Diese Risikoangaben sind nicht ganz so eindeutig, wie von den Klienten gewünscht, doch können die Klienten damit umgehen und sie empfinden sie als gewisse Beruhigung.

Als die Informationen des Beraters die ursprünglichen Bedenken der Klientin hinsichtlich schwerer wiegender Symptome nicht bestätigen, konzentriert sich die Klientin auf das Phänomen als solches; sie befürchtet nun, die Fehlbildung könne beim Kind stärker ausgeprägt sein als beim Klienten sowie negative Konsequenzen eines frühen Krankenhausaufenthaltes für das Kind im Falle einer erforderlichen Operation. Diese befürchteten Konsequenzen haben für die Klientin auch zum Zeitpunkt der Katamnese noch Bedeutung. Der Kinderwunsch wird nun als nicht aktuell bezeichnet und mit der beruflichen Entwicklung der Klientin begründet.

6.2 Ablaufstrukturanalyse des genetischen Beratungsgesprächs

Wie in Abschn. 5.3 dargestellt, erfolgt die Strukturierung des Ablaufs eines Beratungsgesprächs zunächst in relativ differenzierten, kleinen Schritten, die dann zu größeren Einheiten, zu Phasen zusammengefaßt werden. Die zentralen Variablen unseres Modells der genetischen Beratung, Erwartungen, Vorwissen und Sichtweisen der Klienten sowie die Informationsvermittlung durch den Berater, finden sich im Ablauf als mehr oder weniger eigenständige Phasen wieder. Es kommt nicht zu einer vollständigen Trennung der Variablen, z. B. der Klärung der Sichtweisen und der Informationsvermittlung; doch zeigen sich diese Variablen schwerpunktmäßig in unterschiedlichen Phasen.

Um der Übersichtlichkeit und der Vergleichbarkeit willen gehen wir im folgenden nicht im einzelnen auf die differenzierten Ablaufbeschreibungen ein, sondern orientieren uns im wesentlichen am Vorkommen und der unterschiedlichen Reihenfolge von Phasen. Die Informationen, die sich aus der Langfassung der Gesprächsabläufe ergeben, fließen indessen in die Beschreibung der Phasen ein, so insbesondere bei der Darstellung der unterschiedlichen Strukturierung der Informationsphase.

6.2.1 Gemeinsamkeiten der Ablaufstruktur
der verschiedenen Beratungsgespräche

Folgende Phasen charakterisieren nahezu alle Gesprächsabläufe: Die *Aufwärmpha-*
se mit der Begrüßung, Bemerkungen über das Auffinden der Beratungsstelle, über
Parkplatzprobleme, das Wetter etc. und die Absprache hinsichtlich der Teilnahme
der Klienten an der empirischen Untersuchung liegt im wesentlichen vor dem Beginn der Tonbandaufnahme. Das Einstellen des Tonbandes fällt in der Regel mit
dem Beginn des „offiziellen" Teils der Beratung zusammen; es „markiert" den
Übergang zur Beratung selbst. Vereinzelt finden sich noch zu Beginn der Tonbandaufnahme Äußerungen, die dieser Phase zugerechnet werden können. Bei der weiteren Beschreibung der Gesprächsabläufe bezeichnen wir die auf Tonband festge-
haltenen Anteile dieser Aufwärmphase als Phase 0.

Die Überleitung erfolgt zumeist durch den Berater, indem er auf bereits vorliegende Krankenunterlagen und auf vorausgegangene schriftliche oder zum Teil
auch telefonische Kontakte verweist. Der Berater wendet sich zumeist mit einer offen formulierten Bitte zu erzählen an die Klienten. Auf beraterspezifische Differenzierungen dieser Bitte gehen wir später noch ein.

Gelegentlich kommt es vor, daß dieser Übergang zum Beratungsthema von den
Klienten initiiert wird: Sie verweisen auf ein vorausgegangenes Telefongespräch
oder auf vorhandene bzw. fehlende Krankenunterlagen oder bringen direkt ihr Anliegen zum Ausdruck. Erwähnen die Klienten nur die Krankenunterlagen und noch
nicht ihr konkretes Anliegen, dann kann sich die Bitte des Beraters anschließen, die
Klienten mögen (aus ihrer Sicht) berichten.

Diese Überleitung, die den Beginn der Phase 1 markiert, kann sowohl zur *Klä-*
rung der Anliegen der Klienten führen als auch zur *Klärung der Vorgeschichte, der*
aktuellen Situation sowie des Vorwissens und der Sichtweisen der Klienten. Die Schilderungen der Klienten und das Nachfragen des Beraters können alle diese Elemente in unterschiedlicher Gewichtung oder aber auch nur Teilaspekte beinhalten. Bei
einer größeren Zahl der vorliegenden Beratungen läßt sich eine Phase der Klärung
der Anliegen von einer Phase der Klärung der Vorgeschichte, des Vorwissens und
der Sichtweisen unterscheiden, wobei die Reihenfolge variiert. Manche Beratungen
beginnen mit der Klärung der Anliegen, andere mit der Klärung der Vorgeschichte,
des Vorwissens und der Sichtweisen. Zuweilen lassen sich diese beiden, meist als
Phase 1 oder 2 auftauchenden Elemente des Beratungsgesprächs nicht oder nur
schwer aufteilen, so daß sie als eine einzige Phase zusammengefaßt werden.

Die *Informationsvermittlung* ist die zentrale und zumeist längste Phase jeder genetischen Beratung. Sie erfolgt regelmäßig erst nach der Klärung der Anliegen
und/oder der Vorgeschichte, des Vorwissens und der Sichtweisen der Klienten.

Art und Ausmaß der Aktivität der Klienten ermöglichen folgende Substrukturierung der Phase der Informationsvermittlung:

- *Schrittweises Abarbeiten* der anstehenden Themenbereiche *ohne* (bzw. mit geringer) *Initiative der Klienten.* Der Berater spricht bei geringer Aktivität der Klienten
die erforderlichen Themenbereiche von sich aus an.

- *Schrittweises Abarbeiten auf Initiative der Klienten.* Die Bearbeitung der erforderlichen Themenbereiche wird überwiegend durch entsprechende Anliegen der
Klienten gesteuert. Diese Anliegen der Klienten können bereits vor Beginn der

Beratung vorhanden sein, um dann schrittweise von den Klienten zur Bearbeitung eingebracht zu werden. Sie können jedoch – insbesondere bei geringem Vorwissen – auch bzw. erst im Zusammenhang mit den vermittelten Informationen des Beraters entstehen.

- *Kreis- bis spiralförmiges Abarbeiten* der Themenbereiche *auf Initiative der Klienten* findet sich bei Beratungsgesprächen, in denen die Klienten nichterfüllbare Anliegen einbringen und trotz der klarstellenden Informationen des Beraters längere Zeit darauf beharren. Durch Wiederholung und Variation ihres Anliegens, das sie auch begründen, veranlassen sie den Berater, seine Informationen, seine Begründungen ebenfalls zu wiederholen, umzuformulieren oder auch näher auszuführen.
- *Gemeinsame Bearbeitung der Problematik in regem und differenziertem Austausch* der Interaktionspartner. Diese Substrukturierung ist gekennzeichnet durch ausführliche Rückmeldungen, einen Austausch von Sichtweisen und durch immer wieder neue, zum Teil aus dem Informationszusammenhang entstehende Anliegen. Auch Abklärungsversuche zu weiteren sich in der Informationsphase ergebenden Aspekten kommen vor.

In der Regel läßt sich eine relativ geschlossene größere Phase der Informationsvermittlung innerhalb eines einzelnen Beratungsgesprächs auffinden; zuweilen kommt es aber auch zu einer Aufteilung der Informationsphase durch die Familienanamnese oder deren Teilbereiche. Neben den expliziten Phasen der Informationsvermittlung finden sich immer wieder auch in anderen Phasen Informationen des Beraters, insbesondere in den Phasen der Klärung des Vorwissens und der Sichtweisen und der Familienanamnese. Diese Informationen fallen dann sehr viel kürzer aus und stehen in direktem Zusammenhang mit spezifischen Aspekten des Vorwissens und der Sichtweisen bzw. der Familienanamnese. Da es sich hierbei jeweils um recht kurze Abschnitte des Gesprächsverlaufs handelt, wird der Übersichtlichkeit wegen bei der Beschreibung der Phasen des Gesprächsverlaufs auf solche Spezifizierungen verzichtet.

Auch der *Familienanamnese* kommt im genetischen Beratungsgespräch zentrale Bedeutung zu. In der Regel hat sie den Charakter einer eigenständigen und deutlich abgrenzbaren Phase. In Abhängigkeit von einer spezifischen Beratungssituation bzw. Beratungsproblematik kann es jedoch vorkommen, daß die Familienanamnese qualitativ und quantitativ gesehen sowie hinsichtlich ihrer Abgrenzbarkeit an Eigenständigkeit und Bedeutung zurücktritt. Auch die Einordnung der Familienanamnese in den Gesamtablauf des Beratungsgesprächs variiert in Abhängigkeit vom Beratungsproblem, den Klienten und dem jeweiligen Berater. Die Familienanamnese kann vor der expliziten Informationsphase erfolgen wie auch danach. Auch wenn die Familienanamnese der Informationsvermittlung folgt, steht sie in keinem Falle unverbunden da, sondern sie ist in den Gesprächsverlauf integriert. Es kommt zumindest zu einer kurzen Wiederaufnahme der Informationsvermittlung, oder es finden sich entsprechende Informationen bereits innerhalb der Phase der Familienanamnese.

Die *Abschlußphase* wird wiederum in der Regel durch den Berater eingeleitet. Dies kann geschehen in Form einer Rückversicherung, ob noch Fragen vorhanden sind, durch das Ziehen eines kurzen Resümees, das Angebot weiterer, zumindest telefonischer Gesprächsmöglichkeiten oder auch durch den Hinweis auf den Arzt-brief oder direkte Überleitung auf organisatorische Fragen wie Bescheinigungen etc. Zuweilen geht die Initiative zum Abschluß der Beratung auch von den Klienten aus, etwa in der Form einer Rückmeldung, daß nun alles besprochen sei.

Die Abschlußphase ist nicht in allen Beratungsgesprächen vollständig aufge-zeichnet. Ging es z. B. bei organisatorischen Fragen in größerem Umfang um per-sönliche Daten, so wurde das Tonband abgestellt, so daß die Verabschiedung, mög-liche (z. T. wiederholte) Hinweise auf den Arztbrief, weitere Terminmöglichkeiten etc. nicht auf dem Band sind. Dies ist auch dann der Fall, wenn der Berater die Ver-abschiedung auf den Zeitpunkt nach dem Nachgespräch verschob.

Neben dem Austausch von Rückversicherungsversuchen, Rückversicherungen und Rückmeldungen kommt es gelegentlich auch in der Abschlußphase nochmals zu weiteren Anliegen der Klienten, auf die der Berater auch jeweils eingeht.

Stellen wir die einzelnen Phasen durch graphische Symbole dar, ergibt sich fol-gender typisierter, d. h. aus den Gemeinsamkeiten der Gespräche entwickelter Ab-lauf des genetischen Beratungsgespräches:

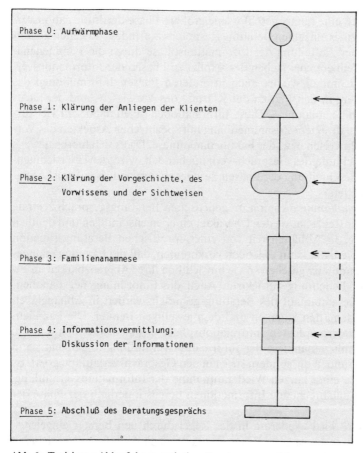

Abb. 6: Typisierter Ablauf des genetischen Beratungsgesprächs

Wie bereits beschrieben, ist die Reihenfolge der Phasen 1 und 2 variabel; auch ist eine Integration beider Phasen möglich. Auch hinsichtlich der Phasen 3 und 4 kann es zumindest zu einer teilweisen Umkehrung kommen. Auf jeden Fall gehen der Informationsvermittlung (Teil)phasen der Klärung voraus. Auf die einzelnen konkreten Abläufe der Beratungsgespräche wird unter Abschn. 6.2.3 näher eingegangen.

Die Dauer der einzelnen Beratungsgespräche und der jeweiligen einzelnen Phasen haben wir nicht in Stunden und Minuten festgehalten. In grober Schätzung läßt sich sagen, daß ein Beratungsgespräch im Durchschnitt 1 Stunde dauert; einige Beratungen waren etwas kürzer, manche deutlich länger. Zur Orientierung über die Länge der Beratungsgespräche und der einzelnen Phasen können wir die uns zur Verfügung stehenden Seitenangaben der transkribierten Tonbandgespräche heranziehen. Auch sie ermöglichen einen Überblick über die unterschiedliche Länge einzelner Beratungen. Eine weitere Möglichkeit besteht in der Auszählung des Vokabulars, wie sie im Rahmen der computergesteuerten Inhaltsanalyse erfolgt (vgl. Sponholz, in Vorbereitung).

Die Mehrzahl der Transkripte der Beratungsgespräche hat einen Umfang von etwa 60 Seiten (mit etwa 35–45 Zeilen pro Seite, in Abhängigkeit von der Häufigkeit des Sprecherwechsels). Der Umfang der Beratungsgespräche variiert in Abhängigkeit von der Problemlage, den jeweiligen Klienten sowie dem Berater. Die Beratungsgespräche eines der 4 Berater sind relativ kurz (16, 30 und 52 Seiten); bei 2 Beratern kommen auch relativ lange Beratungen vor: So findet sich bei einem Berater ein Gespräch mit einem Umfang von 125 Seiten, bei einem anderen neben kürzeren Gesprächen auch solche mit einem Umfang von 106, 116 und 121 Seiten.

Selbst das kürzeste Beratungsgespräch von 16 Seiten zeigt die wesentlichen Elemente eines Beratungsgespräches; die Phasen sind hier insgesamt relativ kurz. Zur besonderen Länge der längsten Beratungen tragen die Phasen der Informationsvermittlung und der Familienanamnese bei, in einem Fall die lange Auseinandersetzung mit der Vorgeschichte und der Klärung von Anliegen, Vorwissen und Sichtweisen. Insgesamt läßt sich sagen, daß die Länge eines Beratungsgesprächs vor allem durch die Länge der Phase der Informationsvermittlung bestimmt wird.

Hinsichtlich der Länge der Informationsphase findet sich zwar ein Einfluß des jeweiligen Beraters, jedoch vor allem von seiten der jeweiligen Problemlage, den Anliegen und dem Interaktionsverhalten der Klienten (vgl. die unterschiedliche Strukturierung der Informationsphase). Die Klärung der Anliegen der Klienten nimmt selbst dann, wenn sie im Rahmen einer eigenständigen Phase erfolgt, relativ geringen Raum ein. Der Raum variiert von einer halben Seite bis zu 11 Seiten.

Auch die Phase der Klärung der Vorgeschichte, des Vorwissens und der Sichtweisen der Klienten fällt von wenigen Ausnahmen abgesehen eher kurz aus und umfaßt etwa 1–10 Seiten. Die Länge wird hier u. a. durch die Länge der Vorgeschichte und Notwendigkeiten der diagnostischen Abklärung mitbestimmt. In 3 Beratungsgesprächen nimmt diese Phase jedoch deutlich breiteren Raum ein: In allen 3 Fällen sind die Klienten Eltern eines behinderten Kindes, wobei in der Beratung, die die längste Phase dieser Art besitzt (52 Seiten), die Ätiologie der Behinderung ungeklärt ist.

Die Phase der Familienanamnese trägt neben der Phase der Informationsvermittlung wesentlich zur Gesamtlänge des Beratungsgespräches bei. Hier wird die Länge vor allem durch die Größe der Familie und die Art und die Anzahl der in der Familie aufgetretenen Erkrankungen mitbestimmt.

Die Abschlußphase ist demgegenüber wieder relativ kurz und variiert von
½-10 Seiten. In diesem Zusammenhang ist nochmals darauf hinzuweisen, daß vereinzelt, wenn es bei der Klärung organisatorischer Fragen zu einer Häufung persönlicher Daten kam, das Tonband vor der Verabschiedung abgestellt wurde. Beeinflußt wird die Länge dieser Phase auch dadurch, ob die Klienten vor dem Abschluß
der Beratung noch weitere Anliegen einbringen und der Berater darauf eingeht;
diese zusätzlichen Anliegen und ihre Beantwortung können bis zu 4 Seiten der Abschlußphase umfassen.

6.2.2 Ablaufstruktur der Beratungsgespräche bei den einzelnen Beratern

Ablaufstruktur der Beratungsgespräche des Beraters A. Der Gesprächsablauf der
5 Beratungsgespräche des Beraters A läßt sich anhand der folgenden Abbildung 7
prägnant zusammenfassen.

Der Vergleich des Gesprächsablaufs der 5 Beratungen verweist auf einen spezifischen Beraterstil: Bestimmte Phasen treten in allen Beratungen und zumeist in der
gleichen Reihenfolge auf. Abweichungen stehen im Zusammenhang mit den vom
Berater wahrgenommenen Belastungen der Klienten sowie deren Aktivität und verweisen auf eine flexible Anpassung des Beraters an die jeweilige Beratungssituation.

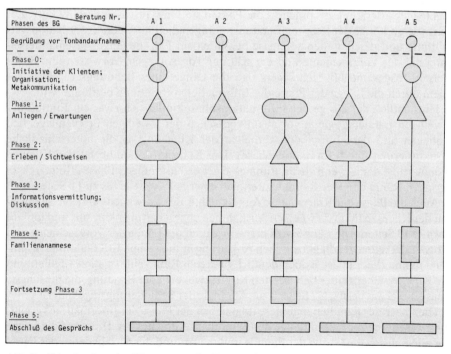

Abb. 7: Ablaufstruktur der 5 Beratungen des Beraters A

In 4 der 5 Beratungsgespräche erfolgt die Klärung der Anliegen und Erwartungen der Klienten als Phase 1, im 5. Beratungsgespräch finden wir eine Umkehrung der Phasen 1 und 2: Hier initiiert der Berater zunächst die Klärung der Vorgeschichte, des Vorwissens und der Sichtweisen der Klienten. Die Familienanamnese wird in allen 5 Gesprächen nach der Informationsphase erhoben und führt zu einer Wiederaufnahme der Informationsphase, in der auf die Familienanamnese Bezug genommen wird.

Eine *Phase 0* findet sich in 2 der 5 Beratungsgespräche: In beiden Fällen handelt es sich um eine Initiative der Klienten, die sowohl als Teil der Aufwärmphase als auch als Übergang zur Beratung im engeren Sinne aufgefaßt werden kann: So nimmt die Klientin im Gespräch A 1 Bezug auf Krankenunterlagen; der Klient in Beratung A 5 spricht die Anwesenheit der Untersucherin an. Der Berater geht zunächst auf diese Initiativen ein, um schließlich zur Klärung der Anliegen und Erwartungen der Klienten überzuleiten; damit initiiert er die *Phase 1*. In den anderen 3 Gesprächen initiiert der Berater die 1. Phase unmittelbar. In 2 der Beratungsgespräche verweist der Berater - wie dies auch in anderen Beratungen üblich ist - auf vorliegende Krankenunterlagen bzw. auf ein bereits geführtes Telefongespräch und bittet die Klienten, über ihre Anliegen und Erwartungen zu berichten. In Beratung A 3 spricht der Berater unmittelbar das Erleben der Klienten an. Damit löst er eine längere Phase der Abklärung aus, in der es um die Vorgeschichte, das Vorwissen und die Sichtweisen der Klienten geht.

Als *Phase 2* findet sich dem typisierten Gesprächsablauf (Abb. 6) entsprechend in 2 Beratungen die Klärung der Vorgeschichte, des Vorwissens und der Sichtweisen der Klienten; in einem Gespräch tritt in Umkehrung der Phasen 1 und 2 die Klärung der Anliegen und Erwartungen der Klienten auf. In 2 Beratungsgesprächen fehlt eine eigenständige Phase 2. In diesen beiden Fällen gibt es keine umfangreiche Vorgeschichte zu berichten. Ein Informationsaustausch über Vorkenntnisse und Sichtweisen der Klienten kann in engem Zusammenhang mit der Klärung der Anliegen sowie später im Verlauf der Informationsvermittlung erfolgen. Aspekte dieser Phase sind bereits in die Phase 1 integriert. Bei diesen beiden Beratungen (A 2, A 5), in denen eine eigenständige Phase 2 fehlt, haben die Klienten noch keine Kinder, es liegt auch keine Schwangerschaft vor. Die Klienten in Beratung A 5 bringen ihre Sichtweisen von sich aus als Begründung ihres Anliegens ein. In den Beratungen A 1 und A 3 sind die Klienten Eltern eines Kindes mit Trisomie 21; hier nimmt die Phase der Klärung der Vorgeschichte, des Vorwissens und der Sichtweisen einen besonders breiten Raum ein. In der Beratung A 4 reicht eine relativ kurze - eigenständige - Phase für den Berater aus, sich über das Vorwissen der Klienten und deren Erleben der Situation im Zusammenhang mit der Anenzephalie ihres Kindes zu informieren und den Klienten sein Verständnis für ihre Situation zu vermitteln. Der Berater gibt auch hier Raum für diese Phase; deren Länge wird jedoch auch durch das Interaktionsverhalten der Klienten mitbestimmt.

Die *Informationsphase* erfolgt in allen 5 Gesprächen - nicht zuletzt aufgrund der jeweiligen Problemlage - vor der Familienanamnese. Sie läßt sich für die einzelnen Beratungen in folgender Weise substrukturieren: Eine Informationsphase mit geringer Aktivität der Klienten findet sich in einer der 5 Beratungen (A 4). Hier ist der Verlauf sehr viel stärker als in den übrigen Beratungsgesprächen dieses Beraters durch den Berater geprägt. Er übernimmt ausbleibende Diskussionsbeiträge der

Klienten, indem er sich immer wieder hinsichtlich des Vorwissens der Klienten wie auch ihres Erlebens rückversichert. Er stellt auch von sich aus mögliche Fragen und spricht mögliche Überlegungen der Klienten an. Hier übernimmt der Berater ausbleibende Aktivitäten der Klienten. Ein schrittweises Abarbeiten der Problemstellungen auf Initiative der Klienten findet sich in der Beratung A 2; hier zeigen sich zugleich auch Anteile eines kreis- bis spiralförmigen Abarbeitens: Der Klient faßt im Zusammenhang mit einem seiner Anliegen mehrmals durch Fragen nach. Deutlicher findet sich ein solches kreis- bis spiralförmiges Abarbeiten bei Beratung A 3. Ein reger Austausch von Informationen, Sichtweisen, Rückmeldungen sowie das Einbringen weiterer Erwartungen findet sich in den beiden Beratungen A 1 und A 5; es sind zugleich diejenigen Beratungen, in denen die Klienten zu Beginn die Initiative ergriffen hatten. In der Beratung A 1 verläuft dieser Austausch kooperativ zwischen Klienten und Berater, in der Beratung A 5 ist die Kooperation verbunden mit aggressiven Untertönen. Die Klienten der Beratung A 1 zeigten sich auch untereinander kooperativ, sie stimmten in ihrem Kinderwunsch überein; die Klienten der Beratung A 5 unterschieden sich dagegen deutlich hinsichtlich ihres Kinderwunsches.

Die *Familienanamnese* folgt durchgehend der ausführlichen Informationsphase und erhält damit den Charakter des zusätzlichen Abklärens. Eine zusammenfassende Einschätzung der Familienanamnese in bezug auf die Fragestellung der Klienten schließt die Familienanamnese jeweils ab. In 4 der 5 Gespräche lassen sich diese Resümees als kleine explizite Phasen der Wiederaufnahme bzw. Fortsetzung der Informationen erkennen, im 4. Gespräch sind entsprechende Informationen bereits in die Familienanamnese integriert.

Die *Abschlußphase* beinhaltet bei diesem Berater üblicherweise Organisatorisches (Bescheinigungen etc.), einen Hinweis auf den Arztbrief sowie das Angebot, sich jederzeit wieder an den Berater wenden zu können.

Ablaufstruktur der Beratungsgespräche des Beraters B. Die folgende Abb. 8 gibt einen Überblick über die Ablaufstruktur der Beratungsgespräche des Beraters B. Es handelt sich hier um 9 Beratungen; von der Beratung B 16, in der nach einem Jahr ein 2. Beratungsgespräch stattfand, wird in diesem Zusammenhang nur der Ablauf des 1. Beratungsgespräches einbezogen.

Bei Berater B zeigt sich eine größere Variabilität hinsichtlich der Abfolge der einzelnen Phasen als bei Berater A. Die im typisierten Beratungsablauf (Abb. 6) aufeinanderfolgenden Phasen 1 (Klärung der Anliegen) und 2 (Klärung der Vorgeschichte, des Vorwissens und der Sichtweisen), die wir in 4 der 5 Beratungsgespräche des Beraters A fanden, zeigen sich bei Berater B in 3 der 9 Gespräche; die Umkehrung dieser Phasen tritt in 2 und eine Integration beider Phasen in 3 Gesprächen auf. In einer dieser integrierten Phasen stehen dabei die Anliegen im Vordergrund, während sie in den beiden anderen Beratungsgesprächen eher zurücktreten. Die Betonung diagnostischer Gesichtspunkte innerhalb der Vorgeschichte sowie die Tatsache, daß in 2 der Beratungsgespräche die Familienanamnese bereits als Phase 2 erfolgt, könnte als Indiz dafür betrachtet werden, daß das Vorgehen des Beraters wesentlich durch die jeweilige Problemstellung und die ihm fehlenden bzw. vordringlich als Basis für die Beratung notwendig erscheinenden Informationen von seiten der Klienten bestimmt wird.

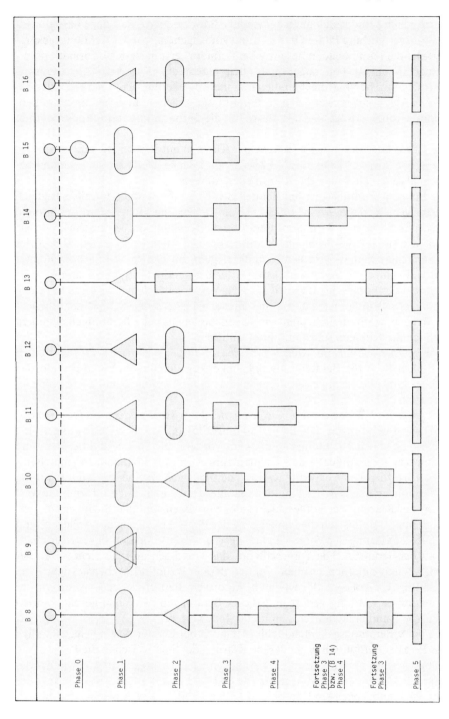

Abb. 8: Ablaufstruktur der Beratungsgespräche des Beraters B

Durchgehend findet sich auch bei Berater B die Sequenz, daß der Phase der Informationsvermittlung Phasen der Klärung vorausgehen. In 4 der Beratungsgespräche erfolgt die Familienanamnese wie bei Berater A erst nach der Informationsvermittlung; in einem Fall sogar erst nach einem ersten Ansatz, die Beratung abzuschließen. Hier hat die Familienanamnese wiederum den Charakter des *zusätzlichen* Abklärens im Vergleich zu Beratungsgesprächen, in denen die Familienanamnese früher erfolgt und als Basis für die Informationsvermittlung benötigt wird.

Die *Phase 1* der Beratungsgespräche der Klienten mit Berater B kann sowohl die Klärung der Vorgeschichte, des Vorwissens und der Sichtweisen der Klienten beinhalten als auch alternativ die Klärung der Anliegen.

Die Eingangsformulierung bei Berater B variiert und umfaßt zuweilen zugleich mehrere verschiedene Gesichtspunkte, zu denen der Berater Informationen wünscht: So bittet er z. B. in einer Beratung die Klienten, die Vorgeschichte zu erzählen: wie sie auf die Problematik aufmerksam wurden, wie sie den Ablauf der Vorgeschichte sehen, was sie sich dazu überlegten sowie auch, was sie vom Berater erwarten. In einer anderen Beratung bittet der Berater die Klienten ebenfalls um einen Bericht der Vorgeschichte sowie über ihr Vorwissen; in einer weiteren Beratung erkundigt er sich außer nach der Vorgeschichte nach der Fragestellung der Klienten sowie danach, worin die Klienten seine Aufgabe sehen; bei 2 Beratungen beginnen schließlich die Klienten selbst mit ihren Anliegen.

Eine explizite Klärung der Anliegen als Phase 1 findet sich bei 4 der 9 Beratungen (B 9, B 11, B 13, B 16). Bei Beratung B 9 geht es zugleich um die Vorgeschichte, das Vorwissen und die Sichtweisen der Klienten unter Betonung diagnostischer Gesichtspunkte.

Eine explizite Klärung der Vorgeschichte, des Vorwissens und der Sichtweisen tritt ebenfalls in 4 Beratungen (B 8, B 10, B 14 und B 15) auf, wobei in 2 Beratungen (B 8 und B 15) diagnostische Gesichtspunkte im Vordergrund stehen und bei Beratung B 14 implizit auch Anliegen der Klienten zum Ausdruck kommen. In einer Beratung (B 15) erfolgt keine explizite Klärung der Anliegen, in einer weiteren Beratung (B 13) kommt es erst nach der Familienanamnese und einer ersten Informationsvermittlung zur Klärung der Vorgeschichte, des Vorwissens und der Sichtweisen.

Bei Berater B findet sich die Umkehrung der Phase 1 (Klärung der Anliegen) und der Phase 2 (Klärung der Vorgeschichte, des Vorwissens und der Sichtweisen) häufiger als bei Berater A. Die Vorgeschichte, das Vorwissen und die Sichtweisen der Klienten kennenzulernen, erscheint für den Berater B zumindest ebenso wichtig wie die Klärung der Anliegen der Klienten. Zu diesem Bedürfnis der Klärung vor der Informationsvermittlung gehört in 3 dieser Beratungen, wie eben gezeigt werden konnte, die Familienanamnese, zumindest Teile von ihr.

In 2 der 9 Beratungsgespräche fehlt (wie auch bei Berater A) eine eigenständige Phase 2: so bei Beratung B 9, bei der die Klärung der Sichtweisen in die Phase 1, die hier überwiegend in der Klärung der Anliegen besteht, integriert ist, sowie bei der Beratung B 14, bei der die Anliegen in die hier als Phase 1 auftretende Klärung der Sichtweisen einbezogen sind. In beiden Fällen handelt es sich wie bei den beiden Beratungen des Beraters A ohne eigenständige Phase 2 um die Beratung von Klienten, die noch kein Kind haben.

Als Phase 3 finden wir mit einer Ausnahme durchgehend die Informationsvermittlung. Bei der Ausnahme (Beratung B 10) erfolgt vor der Informationsvermittlung bereits ein Teil der Familienanamnese, die dann nach der Informationsvermittlung fortgesetzt wird und zu einer Wiederaufnahme der Informationsvermittlung führt. So können wir hier von einer Aufgliederung der Phasen 3 und 4 (Informationsvermittlung und Familienanamnese) ausgehen.

Die Informationsphase ist bei Berater B trotz immer wiederkehrender längerer Abschnitte der Informationsvermittlung, in denen sich nur Rückmeldesignale der Klienten finden, insgesamt komplex strukturiert. Ein schrittweises Abarbeiten ohne bzw. mit nur geringfügiger Aktivität der Klienten wie bei Beratung A 4 zeigt sich bei den Beratungsgesprächen des Beraters B nicht. Ein Beratungsgespräch, in dem die Klienten längerfristig auf einem Anliegen beharren, das der Berater nicht erfüllt, gibt es auch bei Berater B: Die Klienten bestehen relativ lange auf ihrem Wunsch, daß bei ihnen selbst eine Chromosomenanalyse durchgeführt wird; sie veranlassen damit den Berater, in immer wieder neuen Anläufen seine Ablehnung dieses Anliegens zu begründen. Wie bei Beratung A 3 ist auch in diesem Fall keine Indikation für eine Chromosomenanalyse bei den Eltern gegeben, und die an dieses Verfahren geknüpften Erwartungen der Klienten sind nicht zutreffend. Doch obwohl diese Beratung (B 8) durch das längerfristige Beharren der Klienten auf ihrem Anliegen geprägt ist, handelt es sich bei diesem Gespräch um ein komplexes Geschehen. Die Initiative des Beraters wird immer wieder von Initiativen der Klienten, insbesondere der Klientin, abgelöst. Informationen, Klärungsversuche, Sichtweisen, Anliegen, Rückversicherungsversuche, Rückversicherungen und Rückmeldungen wechseln einander ab.

Ein schrittweises Abarbeiten der Problemstellung auf der Basis der Anliegen der Klienten zeigt sich in den Beratungsgesprächen B 9 und B 12. Der Berater übernimmt in diesen Gesprächen immer wieder die Initiative, dennoch ist der Ablauf der Informationsphase wesentlich durch Anliegen der Klienten geprägt.

In 3 Beratungen (B 13, B 14, B 15) ist jeweils der 1. Teil der Informationsphase stark durch die Initiative des Beraters bestimmt, um dann jeweils in einem 2. Teil in einen regen Informationsaustausch überzugehen. So ist bei Beratung B 13 die Interaktion zwischen Klienten und Berater im Zusammenhang mit den Informationen des Beraters zur Vererbung gering; mit Beginn der Zusammenfassung der Informationen zur Situation der Klienten, der Klärung des Kinderwunsches und den Möglichkeiten der Beratung bringt die Klientin dann zunehmend ihre Sichtweisen und ihr Vorwissen ein. Informationen, Stellungnahmen, Rat, Rückversicherungsversuche, Rückversicherungen und Rückmeldungen des Beraters wechseln mit Rückversicherungsversuchen, Anliegen, Rückmeldungen und Sichtweisen der Klientin sowie vereinzelt auch des Klienten ab. Bei Beratung B 14 ist die Interaktion während der Information über die Ätiologie und die Wiederholungsrisiken ebenfalls gering. So leitet hier der Berater selbst durch eine rhetorische Frage von der Ätiologie zu den Wiederholungsrisiken über und kommt schließlich, nur getrennt durch ein rückversicherndes „Ja" und die betonende Artikulierung von „gut", zu den Informationen über pränataldiagnostische Möglichkeiten. Nun beginnen die Klienten mit ihren Anliegen die Informationsphase mitzugestalten; es kommt jetzt auch zu einem Austausch von Sichtweisen, so im Zusammenhang mit der von den Klienten bereits getroffenen Entscheidung über das weitere Vorgehen. Bei dieser Beratung zeigen sich Übergänge zwischen einem schrittweisen Abarbeiten und einem komplexen Interaktionsgeschehen. In der Beratung B 15 schließlich verstärkt sich die Interaktion erst, nachdem der Klient die Notwendigkeit der Informationen des Beraters vor dem Vorliegen eines Befundes der Chromosomenanalyse in Frage gestellt und der Berater sein Vorgehen begründet hat. Im weiteren Verlauf folgen immer wieder Anliegen und auch die Äußerung von Sichtweisen durch beide Klienten. Dieses Beratungsgespräch wird wesentlich durch das Infragestellen der (detaillierten und umfangreichen) Informationsvermittlung vor Vorliegen des Chromosomenbefundes durch den Klienten geprägt.

Die Beratung B 11 läßt sich als komplexes Geschehen beschreiben, in dem die Informationen des Beraters überwiegend auf die explizit formulierten Anliegen der Klienten, als Reaktion auf deren Sichtweisen sowie als Ergebnisse bzw. Zwischenergebnisse von Abklärungsversuchen erfolgen. In den Fällen, in denen der Berater von sich aus einen neuen Informationsabschnitt beginnt, kündigt er diesen jeweils an und/oder begründet ihn. Zuweilen stellt der Berater mitten im Informationsfluß auch selbst Fragen, um zu einem neuen Aspekt der Information überzuleiten, wie z. B. „Ja, was bedeutet das?" oder „Jetzt, womit hängt das zusammen?".

Die *Familienanamnese* wird in 2 Beratungsgesprächen (B 13 und B 15) vor der Informationsvermittlung erhoben: In diesen beiden Fällen ist die Familienanamnese Voraussetzung für die Informationsvermittlung des Beraters. In einer weiteren Beratung (B 10) wird ein speziell auf die vorliegende Problematik bezogener Teil der Familienanamnese vorgezogen, wohl um den Klienten die folgenden Informationen leichter nachvollziehbar zu machen.

In 5 Beratungsgesprächen erfolgt die Familienanamnese nach der Informationsvermittlung (B 8, B 11, B 14, B 16), in Beratung B 14 sogar erst nach Gesprächsanteilen, die sich ansonsten in Phase 5, der Abschlußphase finden. In 2 Beratungen (B 11 und B 14) sind Informationen zur Familienanamnese bereits in diese Phase integriert, es kommt daher zu keiner expliziten Wiederaufnahme der Phase der Informationsvermittlung. In 3 Gesprächen folgt dagegen eine explizite Fortsetzung der Informationsphase (B 8, B 10 und B 16), wobei es sich bei den Beratungen B 10 und B 16 nicht nur um ein Resümee im Zusammenhang mit der Familienanamnese handelt. In 2 Beratungsgesprächen (B 9 und B 12) findet sich keine explizite und ausführliche Phase der Erhebung der Familienanamnese.

Die Familienanamnese wird grundsätzlich mit einer Begründung bzw. Überleitung begonnen. Der Berater verweist darauf, daß die Durchführung der Familienanamnese zu seinen Aufgaben gehört; zumeist begründet er auch inhaltlich, warum es erforderlich ist, die Familienanamnese zu erheben.

Die *Abschlußphase* beginnt in 3 Gesprächen (B 10, B 13 und B 14) mit dem Rückversicherungsversuch des Beraters, ob noch weitere Fragen bestehen. Einmal initiiert der Berater diese Phase durch ein Resümee seiner Aufgaben (B 8), ein anderes Mal durch ein Resümee seines Informationsverhaltens (B 15). In einem weiteren Gespräch beginnt diese Phase mit einer Ankündigung des Beraters, weitere Informationen einholen zu wollen (B 11), in einem anderen äußert er die Bitte, das Kind fotografieren zu dürfen (B 12). Nur in der Beratung B 9 erfolgt der Abschluß auf Initiative des Klienten durch eine zusammenfassende Rückmeldung.

In der Abschlußphase geht es um Organisatorisches (Bescheinigungen etc.), einen Hinweis auf den Arztbrief und zuweilen das Angebot, sich jederzeit wieder an den Berater wenden zu können, oder auch die Ankündigung, noch weitere Informationen einholen zu wollen. Ausführlichere Rückmeldungen oder ein Resümee der Klienten finden sich nur in einer Beratung (B 9). Weitere Anliegen ergeben sich noch innerhalb der Abschlußphase bei 3 Beratungen, worauf der Berater auch jeweils eingeht (in Beratung B 8 etwa 4 Seiten umfassend; in Beratung B 9 etwa 4 Seiten umfassend und bei Beratung B 15 etwa eine Seite umfassend).

Nicht nur die Klienten haben die Möglichkeit, in der Abschlußphase noch Ausstehendes nachzuholen; dies gilt auch für den Berater: So erfolgt in einem der Beratungsgespräche noch die Klärung, ob Blutsverwandtschaft zwischen den Klienten besteht (B 13).

Ablaufstruktur der Beratungsgespräche des Beraters C. Einen Überblick über die Ablaufstruktur der Beratungsgespräche des Beraters C gibt Abb. 9.

Der dargestellten Abfolge nicht zu entnehmen ist der den Gesprächen gemeinsame Beginn durch den Berater: Er verweist auf die der Beratung vorangegangenen schriftlichen Mitteilungen der Klienten und bittet, „es" trotzdem noch einmal zu erzählen (C 6 und C 7) bzw. zu sagen, „was ist, was war". Auf diese relativ offene Bitte hin kommt es in 2 Beratungsgesprächen als Phase 1 zu einer Klärung der Anliegen, des Vorwissens und der Sichtweisen der Klienten (C 7 und C 8). Im Gespräch C 6 beginnt die Klientin mit Angaben zur Familienanamnese, worauf der Berater eingeht, so daß hier als Phase 1 bereits die Familienanamnese erfolgt. Das heißt, die Anfangsphase wird hier im wesentlichen durch eine offen gehaltene Bitte des Beraters, zu erzählen, und die jeweilige Reaktion der Klienten bestimmt.

In der Beratung, in der es aufgrund der Reaktion der Klientin schon in der 1. Phase zur Erhebung der Familienanamnese kommt, folgt zwar als Phase 2 eine Klärung von Vorgeschichte, Vorwissen und Sichtweisen, nicht jedoch eine explizite Klärung der Anliegen. Anliegen der Klienten finden sich jedoch – wie übrigens in allen anderen Beratungen auch – im Zusammenhang mit den Informationen des Beraters. Ein weiteres Anliegen wird erst im Nachgespräch mit der Untersucherin geäußert. Dies führt im Anschluß an das Nachgespräch zu einer kurzen Wiederaufnahme der Beratung, in der der Berater auf dieses zusätzliche Anliegen eingeht.

Vorwissen und Sichtweisen finden sich als Phase 2 und zwar im Zusammenhang mit diagnostischen Abklärungen der Fehlbildungen des Kindes.

Gemeinsam ist allen 3 Beratungsgesprächen, daß die *Familienanamnese* vor der Informationsvermittlung (C 6 und C 7) bzw. zwischen einer 1. und einer 2. Teilphase der Informationsvermittlung (C 8) stattfindet; sie stellt jeweils eine Voraussetzung für die Informationsvermittlung dar.

Die *Informationsphase* läuft in den Beratungen C 6 und C 7 im wesentlichen auf Initiative der Klienten schrittweise ab als Folge von Anliegen und Rückversicherungsversuchen. Bei Beratung C 7 endet diese Phase mit dem Austausch von Sichtweisen. Auch bei Beratung C 8 erfolgt ein Großteil der Informationsphase auf Initiative der Klienten. Die Interaktion ist bei diesen Klienten während dieser Phase jedoch insgesamt sehr vielfältig und komplexer als in Beratung C 7. Die Informationsphase ist in Beratung C 8 durch die Familienanamnese und eine Phase der Sichtweisen der Klientin zur Erkrankung des Klienten und zur Familienanamnese getrennt. Die 1. Informationsphase läßt sich wiederum dahingehend unterteilen,

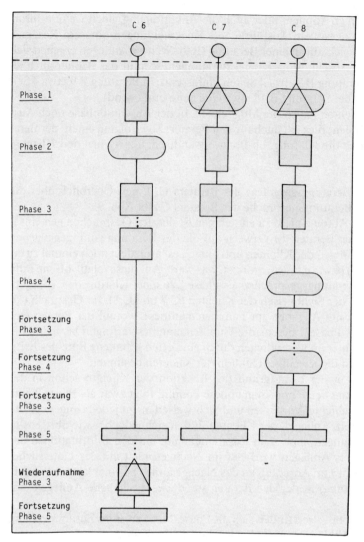

Abb. 9: Ablaufstruktur der Beratungsgespräche des Beraters C

daß zunächst die Anliegen der Klientin die Informationsvermittlung bestimmen, wobei es zu einem regen Austausch von Informationen, Sichtweisen und Einschätzungen des Beraters und Anliegen und Sichtweisen der Klientin kommt. Bei den Informationen im Zusammenhang mit Anliegen des Klienten ist der wechselseitige Austausch geringer, die Informationsvermittlung durch den Berater steht im Vordergrund. Diese Phase wird durch gegenseitige Rückmeldungen abgeschlossen. Die 2. Informationsphase nach der Familienanamnese und der Schilderung von Sichtweisen durch die Klienten (zur Erkrankung des Klienten und zur Familienanamnese) erfolgt wiederum in einem regen Austausch von Informationen des Beraters sowie Anliegen und Sichtweisen der Klienten.

In den Beratungen C 6 und C 8 kommt es jeweils zu einer kurzen Abwesenheit des Beraters, einmal während, das andere Mal nach Abschluß eines Teils der Informationsphase. Dies wird in Abb. 9 durch Punkte symbolisiert.

Die *Abschlußphase* wird in 2 Beratungsgesprächen (C 6 und C 7) von seiten der Klienten, und zwar jeweils durch die Klientin eingeleitet. Es erfolgt das Angebot des Beraters, weitere Fragen einbringen bzw. einen weiteren Termin wahrnehmen zu können. In beiden Gesprächen geben die Klientinnen eine zusammenfassende Rückmeldung, ein Resümee. Bei Beratung C 6 kommt es, da im Nachgespräch ein weiteres Anliegen der Klienten deutlich wird, zu einer Wiederaufnahme der Abschlußphase im Anschluß an das Nachgespräch zur Beantwortung dieses Anliegens. Die Abwesenheit des Beraters während des Nachgesprächs wird in Abb. 9 wiederum durch Punkte angedeutet. Im 3. Gespräch wird die Abschlußphase durch den Rückversicherungsversuch des Beraters eingeleitet, ob noch Fragen vorhanden sind. Hier finden sich auch Hinweise auf den Arztbrief sowie auf eine weitere mögliche telefonische Kontaktaufnahme und die Bearbeitung von Organisatorischem.

Ablaufstruktur der Beratungsgespräche des Beraters D. Einen Überblick über die Ablaufstruktur der Beratungsgespräche des Beraters D gibt Abb. 10.

Von den insgesamt 5 Beratungsgesprächen der Beratung D 4 ziehen wir für den Vergleich der Ablaufstruktur nur das erste heran.

In allen 3 Beratungen (D 4, D 5 und D 6) bittet der Berater die Klienten, ihre Probleme aus ihrer Sicht zu schildern. In 1 Gespräch verweist er zuvor auf die ausreichend zur Verfügung stehende Zeit, in einem 2. auf die vorliegenden Unterlagen. Im 3. Gespräch erwähnt der Berater ein bereits zuvor stattgefundenes Gespräch mit der Klientin; hier richtet sich seine Bitte, über die Problemlage aus der eigenen Sicht zu berichten, speziell an den Klienten.

Diese auf die Sichtweisen der Klienten zielende Bitte des Beraters führt in allen 3 Beratungsgesprächen zur Schilderung des Beratungsanlasses. Dabei kommen auch Vorwissen, Sichtweisen und Anliegen der Klienten zur Sprache. Weitere Anliegen ergeben sich wiederum im Zusammenhang mit der Informationsvermittlung des Beraters. In Beratung D 4 wird der genetische Aspekt der von den Klienten geschilderten Probleme vom Berater eingebracht.

Trotz dieser Gemeinsamkeiten zu Beginn des Gesprächs verläuft die weitere Strukturierung der Abklärungsversuche in den 3 Beratungsgesprächen unterschiedlich: Bei der Beratung D 4 kommt es nach der eher freien Schilderung der Klienten durch gezielte Fragen des Beraters zur Klärung der aktuellen Situation. In der Beratung D 5 gibt der Berater bereits im Zusammenhang mit den Schilderungen der Klientin eine erste kurze Information. In der Beratung D 6 folgen der Schilderung des Klienten diagnostische Klärungen mit familienanamnestischen Aspekten (eine eigenständige ausführliche Familienanamnese fehlt in dieser Beratung) und eine weitere, vom Berater initiierte, Klärung der Sichtweisen und Anliegen beider Klienten.

Die *Familienanamnese* (in Beratung D 6 nur ansatzweise durchgeführt) erfolgt in allen 3 Gesprächen jeweils vor der Informationsphase. In Beratung D 4 erfolgt ein Teil der Informationen des Beraters bereits während der Familienanamnese als Begründung der Bedeutung, die er einem von der Klientin erwähnten Aspekt zumißt. Nach Abschluß der Familienanamnese erfolgt die eigentliche Phase der Informationsvermittlung.

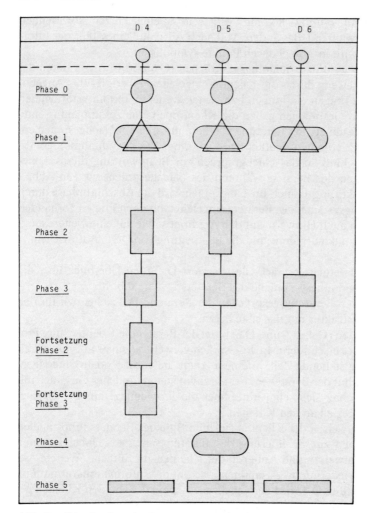

Abb. 10: Ablaufstruktur der Beratungsgespräche des Beraters D

Die *Strukturierung der Informationsphase* wird in den 3 Beratungen von den Klienten durch ausführliche Schilderungen ihres Vorwissens und ihrer Sichtweisen sowie auch durch deren Anliegen mitbestimmt; doch auch der strukturierende Einfluß des Beraters wird deutlich, insbesondere bei Beratung D 4. So ist es in dieser Beratung der Berater, der die Frage nach dem Wiederholungsrisiko für Kinder der Klienten einbringt, und der die von der Klientin eingebrachten Anliegen gewichtet. In der Beratung D 5 bestimmen die Klienten die Informationsphase dadurch stark mit, daß sie auch innerhalb der Informationsphase wiederholt über belastende Bedingungen während der Schwangerschaft berichten und eine Fülle von Fragen im Zusammenhang mit einer weiteren Schwangerschaft einbringen. Die Informationsphase der Beratung D 6 ist vor allem durch stets neue Bedenken und Befürchtungen der Klientin geprägt: Sobald der Berater mit seinen Informationen eine bestimmte Sorge der Klientin entkräftet hat, bringt sie bei der Schilderung ihres Vorwissens und ihrer Sichtweisen einen neuen Aspekt ihrer Bedenken ein. Insgesamt handelt es sich um einen regen wechselseitigen Informationsaustausch, wobei die Interaktion zwischen dem Berater und der Klientin sehr viel intensiver abläuft als zwischen dem Berater und dem Klienten oder gar zwischen den beiden Klienten.

Bei den Beratungsgesprächen D 4 und D 6 erfolgt der Abschluß des Gesprächs unmittelbar im Anschluß an die Informationsphase; bei Beratung D 5 wird dagegen die Klärung der Sichtweisen der Klienten erneut aufgenommen; es folgt eine Auseinandersetzung mit dem Erleben ihrer Situation. Wie bei Berater A wird die besondere Betroffenheit der Klienten angesprochen. Während dies bei Beratung A 3 gleich zu Beginn der Beratung geschieht, erfolgt es in Beratung D 5 erst vor dem Abschluß des Beratungsgesprächs.

Die *Abschlußphase* wird in allen 3 Beratungsgesprächen durch den Berater initiiert. In der Beratung D 4, in der aufgrund noch ausstehender Informationen ohnehin ein weiteres Gespräch vorgesehen ist, verweist der Berater auf die schon erhebliche Dauer des Gesprächs und die offensichtliche Ermüdung der Klientin. Dementsprechend erkundigt sich der Berater nicht danach, ob noch weitere Fragen bestehen. Statt dessen bittet der Berater um eine Einschätzung des bisherigen Verlaufs, ein Resümee der Klienten.

Die Rückversicherung, ob noch weitere Fragen bestehen, findet sich in der Abschlußphase der Beratung D 6; in Beratung D 5 verweist der Berater auf die Möglichkeit zu weiteren Terminen. Sowohl in Beratung D 4 als auch in Beratung D 5 bringen die Klienten auch noch in der Abschlußphase Anliegen ein, worauf der Berater jeweils eingeht.

6.2.3 Besonderheiten der Ablaufstruktur der Beratungsgespräche der verschiedenen Berater

Während wir in Abschn. 6.2.1 das den verschiedenen Beratungsabläufen Gemeinsame hervorgehoben haben, fassen wir nun nach der Darstellung der einzelnen Gesprächsabläufe bei den verschiedenen Beratern beraterspezifische Vorgehensweisen zusammen, d. h. wir heben nun nach den Gemeinsamkeiten die Besonderheiten der jeweiligen Berater heraus:

Eine durchgehende explizite Trennung der Phasen 1 und 2 (Klärung der Anliegen; Klärung der Vorgeschichte, des Vorwissens und der Sichtweisen) findet sich lediglich bei Berater A; ebenso die Bevorzugung der Klärung der Anliegen als Phase 1. Eine deutliche Tendenz zur Trennung dieser Phasen zeigt sich bei Berater B, ohne zugleich wie Berater A die Klärung der Anliegen als Phase 1 zu bevorzugen. In den 3 Beratungen des Beraters B, die mit der Klärung der Vorgeschichte beginnen, wird dieser Schritt explizit vom Berater initiiert, während die Initiative bei den Beratungen, die mit der Klärung der Anliegen beginnen, weniger eindeutig vom Berater ausgeht: So fragt Berater B z. B. in einem Fall zugleich nach dem Vorwissen und den Anliegen, in einem anderen danach, wie die Klienten zur genetischen Beratung kamen, in den beiden anderen geht die Initiative überhaupt von den Klientinnen aus. Bei den Beratern C und D zeigt sich im Gegensatz zu den Beratern A und B in keinem der Beratungsgespräche eine explizite eigenständige Phase der Klärung der Anliegen.

Zu einer deutlichen Überschneidung von beraterspezifischem Vorgehen und einem Einfluß der jeweiligen Problemsituation kommt es bei der Einordnung und der Einbettung der Familienanamnese in den Gesprächsverlauf: Berater A erhebt die Familienanamnese durchgehend nach der Phase der Informationsvermittlung, um im Anschluß daran – zumindest kurz auf die Familienanamnese Bezug nehmend – die Informationsphase fortzusetzen. Die Berater C und D führen dagegen die Familienanamnese vor der zentralen Informationsphase durch. Bei Berater B zeigen sich beide Vorgehensweisen; er zieht die Familienanamnese dann vor die Informationsphase, wenn sie etwa aufgrund ungeklärter Ätiologie einer zur Diskussion stehenden Erkrankung eine wesentliche Voraussetzung für die Informationsphase darstellt. In diesem Zusammenhang wird ein Dilemma des genetischen Beraters erkennbar: Zum einen gehört die Familienanamnese in den Bereich der Klärung der Voraussetzungen für die vom Berater zu vermittelnde Information; zum anderen wird durch das zeitlich aufwendige Erheben der Familienanamnese die Antwort des Beraters auf die Anliegen der Klienten und die Auseinandersetzung mit deren Sichtweisen weit hinausgeschoben. Dieses Dilemma wird dadurch zu lösen versucht, daß der Berater unmittelbar im Zusammenhang mit der Äußerung der Anliegen und der Sichtweisen zumindest kurze Informationen und Stellungnahmen gibt. Das Ausmaß an Information, das bereits vor der Erhebung der Familienanamnese vermittelt werden kann, wird durch die jeweilige Problemlage bestimmt; inwieweit diese mögliche Information tatsächlich vor der Familienanamnese vermittelt wird, hängt vom Berater ab, von dessen Wahrnehmung und Einschätzung der Situation der Klienten.

In Anbetracht dessen, daß eine völlige Trennung der einzelnen Gesichtspunkte in verschiedene Phasen, wie aus dem Bisherigen deutlich wurde, nicht möglich ist, kommt dem unterschiedlichen Ausmaß der Klarheit der Aufgliederung der Phasen nur eine relative Bedeutung zu. Eine eher klare und stringente Abfolge erleichtert, solange sie sich nicht gegen die Interessen der Klienten richtet, sowohl den Klienten als auch dem Berater die Orientierung im Gesprächsverlauf. Bei besonders flexiblem Vorgehen kann es leichter vorkommen, daß einzelne Gesichtspunkte nicht konsequent verfolgt werden. Stärker als die hier erwähnten Unterschiede zwischen den Beratern sind die Gemeinsamkeiten: Alle 4 Berater gewähren den Klienten Freiraum für eigene Initiativen, insbesondere zu Beginn, bei der Schilderung der Vorgeschichte, des Vorwissens und der Sichtweisen. So bestimmen nicht zuletzt die Klienten (mit), was vordringlich als Phase 1 abgehandelt wird. Dieser Freiraum für Initiativen und ausführliche Rückmeldungen der Klienten zeigt sich auch in der Strukturierung der Informationsphase sowie in der Abschlußphase. Selbst dort können noch Anliegen eingebracht und bearbeitet werden.

6.3 Erwartungen der Klienten

6.3.1 Strukturierung der Erwartungen

Zunächst geht es uns darum zu erfahren, Erwartungen welcher Art die Klienten in die genetische Beratung einbringen. Neben diesen Inhalten der Erwartungen interessiert uns, inwieweit die von den Klienten zum Ausdruck gebrachten Erwartungen mit den vom Berater wahrgenommenen übereinstimmen, ob sie, gemessen an den Möglichkeiten der genetischen Beratung erfüllbar sind oder nicht und inwieweit es aufgrund der Erfahrung mit der Beratung zu einer Veränderung der Erwartungen kommt. Hinsichtlich der Inhalte/Themenbereiche versuchen wir zusammenfassend einen Überblick über alle einbezogenen Beratungen zu geben; bereits hier wird die Variationsbreite und Vielgestaltigkeit der Erwartungen deutlich. Die Komplexität der Erwartungsmuster, ihre Verknüpfung mit Vorwissen und Sichtweisen sowie ihre mögliche Veränderung unter anderem aufgrund der Informationen des Beraters wird im Anschluß daran anhand von Einzelbeispielen beleuchtet.

Themenbereiche, auf die sich die Erwartungen der Klienten beziehen, wurden von Sorenson et al. (1981) erhoben. Den Klienten wurde vor der Beratung eine in Pilotstudien überprüfte Liste von Themenbereichen mit der Frage vorgegeben, aus welchen Gründen sie an diesem Tag zum Beratungsgespräch gekommen seien. Die Angaben von über tausend Klientinnen erbrachten folgende Anliegen, die wir in der Reihenfolge ihrer Auftretenshäufigkeiten nennen: Die Ätiologie der Erkrankung/Behinderung, das Risiko, ein behindertes Kind zu bekommen, Therapiemöglichkeiten, Diagnose eines erkrankten Kindes, Pränataldiagnose, die Diagnose einer Erkrankung der Klientin selbst, Prognose für eine Erkrankung/Behinderung, Umgang mit dem behinderten Kind/Pflege des behinderten Kindes, Diagnose einer Erkrankung eines weiteren Familienmitgliedes, Gefühle gegenüber dem eigenen behinderten Kind, medizinischer Entwicklungsstand des Kindes, Förderungsprogramme, finanzielle Kosten im Zusammenhang mit der Erkrankung/Behinderung, Beziehung zu anderen Kindern, Beziehung zum Partner. Insgesamt zeigte sich, daß die Klientinnen häufiger diagnostische und genetische Anliegen als Anliegen im Zusammenhang mit Therapiemöglichkeiten einbrachten, diese jedoch häufiger als Themen, die eher den sozialen Bereich berühren. Bei über 80% der Klientinnen, die mit ihrem Partner zur Beratung gekommen waren, stimmten die Anliegen mit denen ihrer Partner überein. Ein Vergleich der Anliegen weiblicher und männlicher Klienten erbrachte insgesamt nur geringe Unterschiede.

Auch im Bericht über den Modellversuch in Marburg finden sich Angaben über die in den Jahren 1972-1977 an die genetische Poliklinik herangetragenen Fragen (Drohm et al. 1979). Ob diese Erwartungen vor oder während der genetischen Beratung erhoben wurden und auf welche Weise, wird aus dem Bericht nicht ersichtlich. Wie in der amerikanischen Studie von Sorenson et al. sind Aussagen von über tausend Klienten erfaßt. Die Frage nach dem Erkrankungsrisiko für Kinder, gestellt von Eltern, die noch kein krankes Kind haben, findet sich hier am häufigsten. Die Frage nach der Ätiologie folgt an 2. Stelle, die Frage nach dem Wiederholungsrisiko - nach der Geburt eines kranken Kindes - an 3. Der Wunsch nach einer allgemeinen genetischen Untersuchung, der bei Sorenson et al. überhaupt nicht erwähnt wird, macht hier immerhin 10% der Anliegen aus. Auf der anderen Seite finden sich bei Drohm et al. keine Angaben zu den Themenbereichen finanzielle Belastungen, Beziehung zum behinderten Kind, zu anderen Kindern und zum Partner.

In unserer Untersuchung wurden die Erwartungen der Klienten nicht wie bei Sorenson et al. vor der Beratung anhand vorgegebener Listen erfragt. Wir erfaßten die Anliegen der Klienten insoweit, als sie im Beratungsgespräch selbst zum Ausdruck kamen und auf diese Weise dem Berater zugänglich wurden. Sie sind auf Tonband bzw. im Transkript des Beratungsgespräches dokumentiert. Auch hatten die Klienten die Möglichkeit, sowohl im Nachgespräch als auch im Katamnesegespräch von sich aus nochmals auf ihre Erwartungen einzugehen. Für eine der Beratungen (D 6) liegen uns darüber hinaus die Erwartungen und Vorstellungen der Klienten zur genetischen Beratung vor, die in einem offenen Gespräch einige Tage vor der Beratung von einem Doktoranden erhoben wurden.

Bereits bei der Darstellung der Beratungsabläufe in Phasen wurde deutlich, daß die Klienten nicht nur zu Beginn der Beratung ihre Vorstellungen darüber einbringen, was in der Beratung bzw. durch die Beratung geschehen soll. Aussagen und Fragen, die auf ein Informationsbedürfnis verweisen, finden sich bis zum Abschluß des Gesprächs; in einer der Beratungen (C 6) sogar noch danach im Nachgespräch, was zu einer kurzen Wiederaufnahme der Beratung führte.

Erwartungen der Klienten zeigen sich in Aussagen folgender Art:

K1: Und jetzt ist für uns halt auch die Frage, wir haben halt lang dran rum, machen wir da noch dran rum, ob man das mit der Fruchtwasserpunktion macht, geht man das Risiko ein oder –
B: mhm
K1: ich meine, das ist natürlich jetzt
K2: also
K1: schon eine Entscheidung. (Klientin, A 1; BG: S. 3,9–3,16).

K2: Das ist eigentlich das, wo wir uns eh von dem Gespräch ein bißchen Hilfestellung
B: mhm
K2: erwartet oder erhofft haben. Eh, ich meine, es ist schwierig; Sie können uns eh Tabellen wahrscheinlich vorlegen,
B: hm
K2: wie groß die Wahrscheinlichkeit wieder ist und so.
B: Mhm.
K2: Oder – zum anderen, wenn das, der Eingriff, die Fruchtwasseruntersuchung ganz ohne Risiko wäre, bräuchte man überhaupt nicht darüber diskutieren (Klient, A 1; BG: S. 4,6–4,19).

K1: Ja, also, ich bin erpicht darauf, ehm, mir eine gründliche Untersuchung schon im frühesten Stadium der Schwangerschaft durchführen zu lassen. (Klientin, C 8; BG: S. 1,11–1,14).

K1: – – er hat halt gesagt, man soll das mal machen lassen, weil wir halt ein behindertes Kind haben
B: Ihr Kinderarzt?
K1: Ja. Er hat
B: hm
K1: gesagt, das empfiehlt er uns
B: hm
K1: also. Grad, weil man bei unserem Kind nicht weiß, was es hat. (Klientin, B 13; BG: S. 1,1–1,10).

Erwartungen der Klienten lassen sich auch aus einem Nachfragen oder einem Rückversicherungsversuch im Zusammenhang mit bestimmten Informationen des Beraters ersehen, z. B.:

K2:   Wenn Sie diese Untersuchung dann machen, können Sie das dann mit eh, mit einer hundert-
       prozentigen Sicherheit sagen oder ist das –? (Klient, B 14; BG: S. 11,3–11,5).

K2:   Ist das sicher, daß die sich vorher ausschalten (kurze Pause), die vernetzten –? (Klientin, B 9;
       BG: S. 20,25–20,26).

Oder auch als Hinweis auf das Anliegen, die (Informationen zur) Ätiologie zu verstehen:

K2:   Was sind eigentlich Amnionstränge, was sind das? (Klient, C 6; BG: S. 10,30)

Schließlich äußern sich die Klienten in Form einer Rückmeldung auf vom Berater
formulierte Erwartungen, z. B.:

B: Ehm, (Pause) vielleicht sollte doch, sollten wir doch noch die Frage anschneiden, ehm, Sie
       hatten mich nicht danach gefragt, aber ich will diese Frage doch selbst aufstellen, eh (zögert),
       ob ein Risiko da ist, daß ein Kind auch was hat.
K1:   Mhm, ja.
B: Haben Sie sich die Frage auch vorgelegt?
K1:   Schon sehr oft, das ist eigentlich auch mit der Grund, warum ich dieses Gespräch –
B: mhm –
K1:   anstrebte hier mit Ihnen (Klientin, D 4; BG: S. 51,29–51,39).

Wie vor allem die letzten Beispiele verdeutlichen, ist für das Verständnis der jeweiligen Aussage der Klienten die Kenntnis zumindest der unmittelbar vorausgegangenen Aussage des Beraters erforderlich.

Die Unterscheidung der von den Klienten zum Ausdruck gebrachten Erwartungen dahingehend, ob sie diese von sich aus ansprechen (auch als Reaktion auf eine
offene Frage) oder in Form einer Rückversicherung oder als Rückmeldung einbringen, verweist u. a. auf eine mögliche unterschiedliche Gewichtung oder auch auf eine mögliche Tabuisierung der einzelnen, auf unterschiedliche Weise eingebrachten
Erwartungen. Diese Differenzierung reicht indessen nicht aus, um eine solche Gewichtung vorzunehmen. Erst die Sichtung aller im Beratungsgespräch eingebrachten Erwartungen sowie der Rückmeldungen auf entsprechende Informationen des
Beraters geben hier deutlichere Anhaltspunkte. Entsprechende Aussagen im Nachgespräch und im Katamnesegespräch können hier ergänzend von Bedeutung sein.

Dieser Gesichtspunkt ist neben der geringen Zahl und der Heterogenität der einbezogenen Beratungsgespräche zu bedenken, wenn wir im folgenden einen Überblick über die vorgefundenen Erwartungen geben und dabei auch Häufigkeitsanga-
ben verwenden.

Die von den Klienten im Beratungsgespräch und zum Teil auch im Nachgespräch und im Katamnesegespräch geäußerten Erwartungen lassen sich nicht nur
nach Themenbereichen, auf die wir in Abschn. 6.3.1 eingehen, unterscheiden. Es
finden sich auch Erwartungen, die Bedürfnisse und Wertvorstellungen zum Ausdruck bringen und die sich auf die Funktion des Beratungsgespräches für die Klienten beziehen (vgl. 6.3.2). Ein weiterer Aspekt der Erwartungen, der nicht unmittelbar die Themenbereiche betrifft und der weder bei Sorenson et al. noch bei Drohm
et al. hervorgehoben wird, steht im Zusammenhang mit dem Vorwissen über genetische Beratung sowie dem Verständnis der Arzt-Patient- bzw. der Berater-Klient-Beziehung. In verschiedenen Beratungen wurde zum Teil erst im Nachgespräch oder
auch im Katamnesegespräch deutlich, daß die Klienten weniger bzw. nicht *nur* ein
Gespräch erwartet, sondern angenommen hatten, untersucht zu werden (vgl. 6.3.3).

Themenbereiche der Erwartungen der Klienten. Hinsichtlich der Themenbereiche finden sich in den von uns einbezogenen Beratungsgesprächen Erwartungen im Zusammenhang mit

- der *Diagnose* einer Erkrankung. Hierbei geht es weniger um das Stellen einer Diagnose als um Fragen zu deren Verständnis sowie auch zu verschiedenen Ausprägungsmöglichkeiten der Erkrankung;
- der *Ätiologie* einer Erkrankung/Behinderung in der Familie. Hier unterscheiden wir allgemein formulierte Fragen nach Ursachen wie auch solche nach einem Einfluß der Vererbung, des Alters der Mutter und/oder des Vaters, allgemeine oder auch konkrete Fragen hinsichtlich nichtgenetischer Ursachen;
- *Wiederholungsrisiken*;
- Möglichkeiten der *Erkennung einer Anlageträgerschaft*;
- der *Pränataldiagnostik*. Diese beziehen sich überwiegend auf die Amniozentese, zum Teil auch auf die α-Fetoproteinbestimmung aus dem Blutserum sowie auf Ultraschalluntersuchungen. Hierbei geht es um Indikationen, Risiken, Möglichkeiten, Konsequenzen sowie auch um die Durchführung, den konkreten Ablauf;
- *Therapiemöglichkeiten*;
- *Schwangerschaftsverhütung*;
- *Schwangerschaftsabbruch*.

Der Aspekt finanzieller Belastungen, der zwar in der Untersuchung von Sorenson et al. (1981), nicht jedoch in der Untersuchung von Drohm et al. (1979) genannt wird, findet sich auch in unserer Untersuchung nicht. Hier können unter anderem die in den USA und der Bundesrepublik vorzufindenden unterschiedlichen Sozial- und Krankenversicherungssysteme von Bedeutung sein. Beziehungen zum behinderten Kind, zum Partner, zur Umwelt (bei Sorenson et al. unter anderem als Grund für das Aufsuchen der genetischen Beratung genannt, nicht jedoch bei Drohm et al.) werden in unserer Untersuchung zwar thematisiert, jedoch nicht in Form von Erwartungen, sondern im Rahmen der Schilderung der eigenen Sichtweisen der Klienten.

Die Diagnose steht in keiner der Beratungen im Vordergrund. In den einzelnen Beratungen findet sich hierzu lediglich folgendes: So zeigen die Klienten der Beratung D 4 sowohl im 2. als auch im 5. Teilgespräch Interesse an zwischenzeitlich eingeholten Befunden. In 2 der Beratungen (B 12 und C 6) geht es um die Klärung von Fachausdrücken, die der Berater verwendete. In Beratung B 12 bittet der Klient darüber hinaus den Berater, sich zu einem Symptom zu äußern, zu dem der Berater die Sicht der Klienten erfragte. Eine ausführliche Frage zur Diagnose findet sich bei der Klientin der Beratung C 8; sie verweist zugleich auf Überlegungen zur Ätiologie sowie zu Therapiemöglichkeiten:

K1:   Ehm, ich bin da auch noch nicht mitgekommen, was er eigentlich hat. Ist es irgendwie ein, eh, eine Erkrankung, die, eh, im Stoffwechsel stattfindet oder was? Also im Aufbau, daß, daß eben der Körper verknöchern kann oder was? Oder was ist das, hängt das mit Calzium oder – oder – oder vom Vitamin D ab, oder irgend etwas muß, eh, wird irgend etwas nicht eingelagert oder richtig verarbeitet, so daß es eben zum (kurze Pause) zur End- zum Endstadium kommt, der Verknöcherung oder was. Was ist das für eine Erkrankung? (Klientin, C 8; BG: S. 15,1–15,11).

In Beratung B 11 versucht die Klientin, solche Aspekte der Diagnose zu verstehen, die ihr prognostische Hinweise auf das Erscheinungsbild, insbesondere hinsichtlich der Entwicklung ihrer Tochter ermöglichen. So erkundigt sie sich danach, welche spezifischen Probleme bei ihrer Tochter noch auftreten können (BG: S. 4,36-4,38), und fragt „andere Zellen können die Funktion nicht übernehmen?". Die mögliche Ausprägung, das Erscheinungsbild wie auch die weitere Entwicklung sind auch in 4 anderen Beratungen von Bedeutung. So möchte die an M. Pringle erkrankte Klientin der Beratung B 16, bezogen auf ihre eigene Erkrankung, erfahren, ob es immer noch zu Tumoren kommen kann (BG: S. 7,25-7,27). Bei ihr waren bereits zuvor welche entfernt worden. Darüber hinaus möchte sie wissen, ob man die Ausprägung der Erkrankung vorhersagen kann (BG: S. 12,15-12,16) und ob das Kind, wenn es die Krankheit hat, diese dann nicht mehr „verlieren" könne (BG: S. 28,20-28,21), und ob die (mögliche) geistige Leistungsschwäche schon bei der Geburt bestehen würde (BG: S. 32,24). Hier wird deutlich, daß sich die Anliegen im Zusammenhang mit der Diagnose sowohl auf die Klientin selbst, auf bereits vorhandene als auch auf zukünftige Kinder beziehen kann. Hinsichtlich eines erneuten Auftretens bei Kindern bekommt die Frage der möglichen Ausprägung in der Beratung D 6 größere Bedeutung: Die Klientin befürchtet, daß die Polydaktylie mit schwerwiegenderen Symptomen vergesellschaftet sein könnte (BG: S. 9,29-10,27).

Betrachten wir diese relativ geringe Zahl von Anliegen, die wir im weitesten Sinne dem Themenbereich Diagnostik zuordnen können, zeigt sich eine deutliche Zukunftsorientierung. Die Klienten bemühen sich um ein Verständnis der Diagnose insoweit, als es ihnen eine Prognose ermöglicht. Selbst in den Beratungen, in denen weitere diagnostische Abklärungen in Erwägung gezogen werden, geht es weniger um die Diagnose des erkrankten/behinderten Kindes als um die Frage, wie bei einem weiteren Kind Risiken ausgeschaltet werden können. Dies zeigt sich besonders deutlich in der Beratung B 8 (vgl. 6.3.1.2 und 6.4.9.6). Der Aspekt der Klärung der bestehenden aktuellen Situation tritt im Vergleich zur Planung der Zukunft in den Hintergrund.

Anliegen aus dem Themenkreis Ätiologie finden sich in 15 der 20 Beratungsgespräche. Da es sich um *genetische* Beratung handelt, kann es zunächst verwundern, daß in 5 Beratungsgesprächen keinerlei Erwartungen im Zusammenhang mit der Ätiologie eingebracht werden. Daher soll zunächst kurz auf diese 5 Beratungen eingegangen werden: In der Beratung B 8 bestimmt die Frage der Ätiologie die erste ausführliche, vom Berater initiierte Phase der Beratung, in der er sich die Entwicklung des Kindes schildern läßt. Hier benennt der Berater die Klärung der Ätiologie als Anliegen der Klienten. Die Klientin stimmt dem zwar zu, doch die von ihr und auch vom Klienten später selbst eingebrachten Erwartungen beziehen sich auf die Zukunft: Sie zielen darauf ab, beim nächsten Kind „sicher" zu gehen. In der Beratung B 13 berichtet die Klientin, ihr Arzt habe ihr gesagt, sie solle „das mal machen lassen", weil sie ein behindertes Kind habe und da die Ursache der Behinderung des Kindes nicht bekannt sei. Hier wird der Aspekt der Ätiologie weniger als Erwartung denn als Begründung eingebracht. In der Beratung B 14 (die Klientin ist zum Zeitpunkt der Beratung schwanger) zielen die Erwartungen ausschließlich auf den Bereich der Pränataldiagnostik. Hier stehen nicht die Risiken und deren Ursache im Vordergrund, sondern das, was aufgrund möglicher bestehender Risiken getan werden kann. In der Beratung C 8 nehmen zwar die Informationen des Beraters zur Vererbung breiten Raum ein, doch auch hier richtet sich das Interesse der Klienten darauf, welche Handlungsmöglichkeiten trotz der vorhandenen Risiken – bei schon bestehender Schwangerschaft – gegeben sind. In der Beratung D 6 geht die Klientin bereits davon aus, daß die Polydaktylie des Klienten vererbt ist. Hier steht neben dem Wiederholungsrisiko insbesondere der Aspekt der Vergesellschaftung mit schwerwiegenderen Symptomen im Vordergrund. Der Klient der Beratung D 6 bringt zwar im Vorgespräch die Frage ein, ob diese Fehlbildung überhaupt vererbt ist, im Beratungsgespräch selbst erwähnt er jedoch lediglich Erwartungen im Zusammenhang mit Therapiemöglichkeiten.

Konkret nach einem möglichen *Einfluß der Vererbung*, nach genetischen Ursachen einer Erkrankung/Behinderung fragten die Klienten in 13 Beratungen, in Beratung D 4 dabei erst im 2. Teilgespräch. In einer weiteren Beratung (D 5) erkundigt sich der Klient gegen Ende des Gesprächs danach, warum die Ärzte erbliche Ursachen in Betracht gezogen hatten. Nach dem *Einfluß des Alters der Eltern* erkundigten sich lediglich die Klienten der Beratung A 5, hier speziell hinsichtlich des Alters des Vaters. Implizit spielt das Alter der Mutter in Beratung C 8 eine Rolle im Komplex der Anliegen: Hier dient es als eine Begründung für den Wunsch nach einer Amniozentese.

Fragen zu *Umwelteinflüssen* finden sich in 6 Beratungen, in 4 dieser Beratungen zugleich auch zur Vererbung. In einer weiteren Beratung (B 8) stehen sowohl Umwelteinflüsse als auch genetische Aspekte zur Diskussion, ohne daß sich dies in einer direkten Frage der Klienten äußert. In dieser Beratung wird die entsprechende Frage vom Berater formuliert. In der Beratung A 1 sucht die Klientin nach (Umwelt)ursachen für die freie Trisomie 21 ihres Kindes. In der Beratung B 9 wird ein Einfluß therapeutischer Strahlenbelastung befürchtet. In der Beratung B 10 fragt der Klient nach der Möglichkeit eines konkreten Umwelteinflusses, nachdem der Berater bereits dahingehend informiert hat, daß die Erkrankung der Tochter dominant vererbt wird, und die Erkrankung beim Klienten – wenn auch minimal ausgeprägt – nachgewiesen wurde. In dieser Beratung wurde nicht nach genetischen Einflüssen gefragt. In der Beratung B 15 suchen die Klienten nach Umwelteinflüssen auf Empfängnis und Fehlgeburten. In der Beratung D 4 interessiert die Klienten (im 2. der 5 Gespräche), ob ein Autounfall der Klientin als möglicher Auslöser der Anfallserkrankung in Frage kommt. In Beratung D 5 geht es schließlich um eine ganze Reihe von Umwelteinflüssen während der Schwangerschaft als mögliche Ursache für die Erkrankung des Kindes.

Während bei Beratung A 1 die Suche nach einer Erklärung, der Versuch, das Auftreten der freien Trisomie 21 zu verstehen, deutlich wird, steht in den Beratungen B 10, B 15, D 4 und D 5 bei den Klienten die Hoffnung im Vordergrund, Umwelteinflüsse statt genetischer Ursachen als Erklärung aufzufinden, und zwar solche, die bei einer geplanten Schwangerschaft kontrolliert werden können. Bei Beratung B 9 ergibt sich dagegen die Frage nach Umwelteinflüssen, speziell dem Einfluß therapeutischer Strahlenbelastung, aus der Problemsituation selbst. Hier geht es weder um das Verständnis der Ätiologie einer aufgetretenen Erkrankung oder Behinderung, noch um die Kontrolle zukünftiger Ereignisse, sondern darum zu erfahren, ob genetische Veränderungen infolge der Strahlenbelastung aufgetreten sind und weitervererbt werden können.

Nach dem Wiederholungsrisiko wird in 12 Beratungen gefragt. Um Risiken geht es darüber hinaus in den Beratungen A 5 und B 9, in denen die Klienten ihre Verantwortung gegenüber zukünftigen Kindern hervorheben. In einem weiteren Gespräch (D 5) befürchten die Klienten zwar auch eine Wiederholung, doch richten sich hier die Überlegungen eher auf gynäkologische Probleme, deren Wiederholung verhindert werden soll. In einer Beratung (A 2) spricht der Berater von sich aus das Wiederholungsrisiko an. In den 4 Beratungen, in denen nicht nach einem (Wiederholungs)risiko gefragt wird, geht es zum einen vor allem um die weitere Entwicklung des betroffenen Kindes (B 10 und B 12), zum anderen darum, mögliche Risiken von vornherein auszuschließen (B 8) bzw. darum, aufgrund vorhandener Risiken die angemessenste Methode der Pränataldiagnostik zu nutzen (B 14).

In den Beratungen, in denen ein Interesse am Wiederholungsrisiko zum Ausdruck kommt, geschieht dies zum Teil indirekt oder in engem Zusammenhang mit anderen, übergeordneten Erwartungen: So erkundigen sich die Klienten der Beratung A 2 nach dem Wiederholungsrisiko für die Eltern der Nichte. Der Klient der Beratung A 1 benennt den Aspekt des Wiederholungsrisikos im Zusammenhang mit seiner übergeordneten Erwartung, Hilfestellung im Entscheidungsprozeß, beim Abwägen von Wiederholungsrisiken und Risiken der Amniozentese zu bekommen. Die nachstehenden Beispiele zeigen deutlich die Verknüpfung mehrerer Anliegen:

K2: Also, man kann nicht generell feststellen, daß eh jetzt ein nächstes Kind vollkommen normal ist, oder daß so ein Fall wieder passieren kann?
B: Daß ein Kind vollkommen normal ist, das kann man nie –
K2: ja, ich mein jetzt,
B: ja?
K2: Grad aufgrund von dem Vorkom-, von der Vorkommnis (Klient, B 13; BG: S. 1,35–2,4).

K2: Daß man versuchen würde abzuklären, inwieweit da ein, ein Risiko besteht, daß die Kinder das auch haben, und was mich noch mehr beschäftigt hat, ob nicht so etwas zum Beispiel statistisch gesehen häufig mit irgendwas anderem vergesellschaftet sein könnte (Klient, D 6; BG: S. 10,10–10,15).

K2: Ja, ob das also in Zukunft bei einem nächsten Kind, ob das wieder vorkommen kann oder
B: hm
K2: woher das kommen könnte.
B: Hm.
K2: Ob das erblich oder
B: hm
K2: woher das kommt? (Klientin, A 4; BG: S. 1,7–1,14)

Der Klient ergänzt und begründet, daß sie sich vergewissern möchten. Eine Wiederholung wäre für sie untragbar (BG: S. 1,27–1,34).

Zusammenfassend zeigt sich, daß weniger die Höhe des Wiederholungsrisikos interessiert, als die Frage, ob überhaupt eines besteht und wenn ja, was in Anbetracht dieses Risikos getan werden kann. Dies erinnert an Befunde von Lippman-Hand u. Fraser (1979b, c), die auf eine relativ geringe Bedeutung des Wiederholungsrisikos im Vergleich zur Bedeutung möglicher Konsequenzen für den Entscheidungsprozeß der Klienten verweisen. Die von Lippman-Hand u. Fraser längere Zeit nach der Beratung befragten Klienten berichteten, daß sie sich vorstellen, was schlimmstenfalls geschehen könnte. Daß derartige Szenarios hinsichtlich der Konsequenzen auch für die Klienten unserer Untersuchung relevant sein können, legen deren Fragen nach den Ausprägungsmöglichkeiten nahe. Es zeigt sich jedoch nicht nur die geringe Bedeutung der Höhe des Wiederholungsrisikos im Vergleich zur Bedeutung der Konsequenzen, sondern auch im Vergleich zur Bedeutung der Möglichkeit, gegen Risiken und Konsequenzen anzugehen.

Neben dieser Handlungs- und Zukunftsorientierung gibt es bei einigen Klienten (zusätzlich) auch eine Orientierung an der Höhe der Risiken und der Gegenwart. Sie zeigt sich bei den Klienten der Beratung A 1, die im Rahmen des aktuellen Entscheidungsprozesses für oder gegen die Durchführung einer Amniozentese das Wiederholungsrisiko gegen die Verletzungsgefahr des Kindes, das Risiko einer Fehlgeburt und das Risiko für die Mutter abwägen. Auch für andere Klienten ist im Rahmen der aktuellen Entscheidung von Bedeutung, ob ihr spezifisches Risiko gegenüber dem „normalen" Risiko, dem Basisrisiko, erhöht ist. Dies zeigt sich z. B. in folgender Formulierung einer Klientin im Katamnesegespräch:

K2:   Und nachdem das Gespräch dann so verlaufen ist, daß das Risiko ganz normal ist wie bei anderen Ehepartnern auch, eh, haben wir uns eigentlich entschlossen, ein Kind zu bekommen, und das hat ja jetzt auch - (Klientin, A 2; KG: S. 4,22-4,25).

Erwartungen im Zusammenhang mit der Erkennung einer *Anlageträgerschaft* finden sich nur in einer Beratung (C 7), in der der Berater auf das Risiko für die Klientin verweist, selbst an Schizophrenie zu erkranken. Hier erkundigt sich die Klientin danach, ob Möglichkeiten bestehen, das Vorhandensein solcher Anlagen festzustellen; und der Klient fragt danach, ob hierzu psychologische Tests eingesetzt werden könnten.

Die Frage nach *vorbeugenden Untersuchungen*, einer Untersuchung der Eltern selbst, findet sich in 3 Beratungen: So erkundigt sich ein Klient, nachdem der Berater das Wiederholungsrisiko als geringfügig gegenüber dem Basisrisiko erhöht angegeben hatte, danach, welche (Untersuchungs)möglichkeiten es denn gebe, da sie auf jeden Fall Kinder wollten (A 3; BG: S. 27,3-27,6). Die Klienten der Beratung B 8 drängen auf eine Chromosomenuntersuchung bei sich selbst und nicht bei ihrem Kind (BG: S. 78,18-79,18; 80,40-81,1; 82,40-83,4; 83,17-83,36; 85,41-86,6). Die Klientin der Beratung B 9 fragt, welche Untersuchungen man machen könne „um dem vorzubeugen, daß da nichts passiert" (BG: S. 18,15-18,22). Die Klientin der Beratung C 8 drängt auf eine gründliche Untersuchung im frühesten Stadium der Schwangerschaft (BG: S. 1,11-11,14). Bei dieser Klientin, die bereits schwanger ist, ist der Wunsch nach einer gründlichen Untersuchung nicht eindeutig von dem Wunsch bzw. der Forderung nach einer Amniozentese zu trennen.

Fragen zum Themenbereich *Pränataldiagnostik* finden sich in 10 Beratungen. In einer Beratung (B 13) beschränkt sich die Frage darauf, ob die Behinderung, wie sie beim Sohn der Klienten vorliegt, bereits während der Schwangerschaft erkannt werden kann (BG: S. 44,25-44,26). Die Klientin der Beratung C 8, die zunächst auf eine gründliche Untersuchung im frühesten Stadium der Schwangerschaft gedrängt hatte, erkundigt sich schließlich nach der Amniozentese (BG: S. 29,12-29,14), um dann später ihren Wunsch bzw. ihre Forderung nach der Durchführung einer Amniozentese zu „betonen" (S. 40,13-40,15). Nach *Indikationen zur Pränataldiagnostik* erkundigt sich nur ein Klient (Beratung A 2): Er fragt danach, wie man eine Fruchtwasseruntersuchung bekommt und aus welchen Gründen sie abgelehnt wird (BG: S. 10,32-10,38; 11,16-11,20). In 9 Beratungen finden sich Fragen nach den *Risiken pränataldiagnostischer Untersuchungen*; in einem weiteren Gespräch werden die Risiken in Form des Vorwissens angesprochen. In 4 Beratungen wird nur allgemein und zum Teil in Form einer Rückversicherung danach gefragt, ob die Fruchtwasseruntersuchung nicht gefährlich sei (A 2, A 4, B 9 und B 15). In 6 Beratungen wird nach den Risiken für das Kind gefragt, wobei zunächst wohl vor allem an eine Verletzung des Kindes gedacht wird. Zweimal wird auch der Aspekt einer Fehlgeburt angesprochen (A 1 und B 12). Nach Risiken für die Mutter wird in 3 Beratungsgesprächen gefragt (A 1, A 3 und B 12).

Die Aussagemöglichkeiten der Pränataldiagnostik werden in 4 Beratungen thematisiert (A 3, B 12, B 14 und C 8). Die Klientin der Beratung A 3 möchte erfahren, welche Krankheiten man mit der Fruchtwasseruntersuchung feststellen kann (BG: S. 28,45-28,46; 32,1-32,2); die Klientin der Beratung B 12 möchte wissen, ob man mit der Amniozentese auch „andere Sachen" (als das Vorliegen einer Verschlußstörung des Neuralrohrs) feststellen kann: „Mongolismus" oder „Stoffwechselkrankheiten" (BG: S. 39,21-39,22; 39,40-39,41). In den Beratungen B 14 und C 8 besteht ein Interesse an der Geschlechtserkennung (B 14, BG: S. 37,38-38,4; C 8, BG: S. 32,10-32,16; 32,25-32,30). Für den Klienten in der Beratung B 14 scheint es sich hierbei eher um ein Nebeninteresse zu handeln, da es in dieser Beratung nicht um geschlechtsgebundene Vererbung geht und der Klient zum Ausdruck bringt, daß er eine Amniozentese mit diesem Ziel ablehnt. Bei der Beratung C 8 war zeitweilig ein geschlechtsgebundener Erbgang in Erwägung gezogen, jedoch als am wenigsten wahrscheinlich eingeschätzt worden. Die Klienten bezogen diesen Gesichtspunkt - wie aus dem Katamnesegespräch ersichtlich - jedoch weiterhin in ihre Überlegungen ein.

Anliegen im Zusammenhang mit den möglichen *Konsequenzen der Pränataldiagnostik* finden sich lediglich in 2 Beratungen (A 3 und B 14). So beschäftigt die Klientin der Beratung A 3 das Problem, ob eine Entscheidung über mögliche Konsequenzen bereits vor der Durchführung der Amniozentese zu treffen ist (BG: S. 35,26-35,27). Diese Frage ist für die Klienten insbesondere aufgrund des späten Zeitpunktes der Amniozentese und der möglichen Konsequenz eines Schwangerschaftsabbruchs von Bedeutung. Der Klient wünscht, vorbeugend zu handeln, und nicht, wenn es zu spät ist (BG: S. 42,1-42,2). In der Beratung B 14 hatte der Berater die Klienten über die Aussagemöglichkeiten der Pränataldiagnose informiert; dabei hatte er die Klienten darauf verwiesen, daß die Entscheidung bei ihnen liege. Als der Berater schließlich die Häufigkeit schwerer Ausprägungen hervorhebt, will der Klient wissen, ob das bedeute, daß es dann zum Schwangerschaftsabbruch kommt (BG: S. 25,6-25,7).

Fragen zur *Durchführung und zum Ablauf der Amniozentese* finden sich in 4 Beratungen. Eine ganze Reihe von Fragen hierzu stellen die Klienten der Beratungen A 1 und B 14, in denen die Pränataldiagnose, falls sich die Klienten dafür entscheiden, in Kürze ansteht. Bei der ebenfalls schwangeren Klientin der Beratung C 8, die auf die Durchführung einer Amniozentese drängt, stehen Fragen zur Durchführung und zum Ablauf dagegen eher im Hintergrund. Die Klientin stellt indessen als einzige eine Frage zur Analyse des Fruchtwassers (BG: S. 50,29-50,31). Die Klientin der Beratung A 3 erkundigt sich zunächst allgemein danach, wie die Amniozentese durchgeführt wird (BG: S. 33,22-33,25), um nach den Informationen des Beraters nachzufragen, ob man diese Untersuchung nicht früher durchführen könne (BG: S. 34,11-34,12).

Nach *Therapiemöglichkeiten* wird in 7 Beratungen gefragt. In 2 Beratungen (B 10 und B 11) beziehen sich diese Fragen auf die eigene Tochter: Die Klientin der Beratung B 10 möchte alles tun, um die Größe ihrer Tochter zu beeinflussen; die Klientin der Beratung B 11 möchte erfahren, was für ihre Tochter getan werden kann, falls im weiteren Verlauf der Entwicklung Komplikationen auftreten sollten. In Beratung B 14 sind die Klienten an der weiteren Entwicklung ihrer Nichte interessiert. In Beratung B 15 geht es den Klienten darum, die Ursache für die gehäuften Fehlgeburten zu erfahren mit dem Ziel, etwas dagegen unternehmen zu können. (BG: S. 39,10-39,14). Die Klientin der Beratung C 8 war von der Vorstellung ausgegangen, daß die Erkrankung, falls sie beim Kind auftreten sollte, mit Medikamenten behandelt werden kann. Die Klienten der Beratung D 6 interessieren Operationsmöglichkeiten im Falle einer Wiederholung einer Polydaktylie. In Beratung A 1 schließlich erkundigt sich die Klientin zu Therapiemöglichkeiten von Spaltbildungen, als der Berater bei seinen Informationen über die Aussagemöglichkeiten der Pränataldiagnostik darauf verwiesen hatte, daß auch solche Erkrankungen dabei entdeckt werden können.

Das Thema *Schwangerschaftsverhütung* tritt nur in einer Beratung (B 16) auf. Hier berichtet die Klientin, daß sie eine Sterilisation erwägt. Auch die explizite Frage nach der Möglichkeit, einen *Schwangerschaftsabbruch* durchführen zu lassen, findet sich nur in einer Beratung (C 6). Während diejenigen Klienten, die einen Schwangerschaftsabbruch implizit oder explizit als mögliche Konsequenz der Pränataldiagnostik ansprechen (s. oben), ihn problematisieren und befürchten, schätzen die Klienten der Beratung C 6 die bei ihrer Tochter aufgetretene Fehlbildung so schwerwiegend ein, daß sie (unabhängig von der Pränataldiagnostik, die in diesem Fall nicht gegeben ist, und trotz der Information des Beraters zur Ätiologie und zum Wiederholungsrisiko: „ein ganz minimales") davon ausgehen, es könne eine Indikation zu einem Schwangerschaftsabbruch gegeben sein (BG: S. 29,26-29,32).

Funktionen der genetischen Beratung für die Klienten. Die Zukunftsorientierung, die bei der Darstellung der Themenbereiche, auf die sich die Erwartungen beziehen, deutlich wurde, verweist bereits in Richtung von Bedürfnissen und Wertvorstellungen, die vor allem jedoch in den Sichtweisen zum Ausdruck kommen. Einen Zusammenhang von Erwartungen an die genetische Beratung und Bedürfnissen der Klienten lassen die Befunde von Lippman-Hand u. Fraser (1979b, c) erkennen: In ausführlichen katamnestischen Gesprächen zeigte sich immer wieder die Diskrepanz zwischen dem, was die Klienten gerne wissen wollten, und dem, was sie in der genetischen Beratung erfahren hatten. In diesen Schilderungen wurde wiederholt das Bedürfnis, Sicherheit zu bekommen, offensichtlich. Auch wiesen die Klienten darauf hin, daß sie nichts über die Teilung von Eizellen und Spermien erfahren wollten, sondern etwas über ihr ganz persönliches Schicksal. Vergleichbare Äußerungen finden sich auch in unserer Untersuchung. Im folgenden gehen wir näher auf diese funktionalen Aspekte der Erwartungen der Klienten ein.

Von grundlegender Bedeutung für die Ausrichtung der Erwartungen ist der Kinderwunsch der Klienten. Er kann als zentrales Bedürfnis zum Auslöser für das Aufsuchen der genetischen Beratung werden, wenn die Wahrnehmung oder auch nur die Befürchtung von Risiken mit dem Kinderwunsch konfligieren. Der Kinderwunsch kann von den Klienten sowohl explizit formuliert als auch als selbstverständliche Basis in die Beratung eingebracht werden. Nicht immer ist dieser Kinderwunsch eindeutig: Er kann bei den Partnern unterschiedlich ausgeprägt sein oder mit anderen Bedürfnissen der Klienten in Konflikt stehen. Ein solcher ambivalenter Kinderwunsch kann sich in der Suche nach Informationen niederschlagen, die eher gegen ein Kind sprechen.

Hinsichtlich des Kinderwunsches der in die Untersuchung einbezogenen Klienten zeigt sich folgendes: 5 der Klientinnen sind zum Zeitpunkt der Beratung schwanger (A 1, B 11, B 14, C 7 und C 8). Bei den Klienten der Beratung A 1 ist der Kinderwunsch stark ausgeprägt; zugleich sehen sie die Problematik, ein weiteres behindertes Kind zu bekommen, sehr differenziert. Auch die Klienten der Beratung B 14 verweisen deutlich auf ihren Kinderwunsch. Sie suchen daher in Anbetracht des bestehenden – wenn auch geringen – Risikos für eine Verschlußstörung des Neuralrohrs nach einer Form der Pränataldiagnostik, die das Kind am wenigsten gefährdet. Die Klienten der Beratungen B 11, C 7 und C 8 erwähnen zwar auch im Verlaufe des Gesprächs ihren Kinderwunsch, und die Klientinnen der Beratungen B 11 und C 7 betonen zudem, daß sie sich trotz ihrer Befürchtungen für eine Fortsetzung der Schwangerschaft entschieden haben, doch stehen bei diesen Klienten die Sorgen hinsichtlich der Entwicklung ihres Kindes im Vordergrund.

In 5 der 15 Beratungen, in denen zum Zeitpunkt der Beratung keine Schwangerschaft vorliegt, wird der Kinderwunsch explizit als Begründung der Suche nach genetischer Beratung angeführt (A 3, A 5, B 8, B 9, D 5). In einer dieser Beratungen (A 5) verweist der Klient von sich aus auf die bestehende Diskrepanz hinsichtlich des Kinderwunsches: Im Gegensatz zu ihm selbst wünscht die Klientin Kinder, wofür er Verständnis aufbringen kann. Bei den Klienten der Beratungen A 3, B 8 und D 5 besteht offensichtlich Übereinstimmung hinsichtlich des Kinderwunsches. In Beratung B 9 betont der Klient den Kinderwunsch; inwieweit ihn die Klientin teilt, bleibt offen.

In 3 Beratungen (B 10, B 13, D 4) finden sich bei der Schilderung der Sichtweisen Aussagen zum Kinderwunsch. Während die Klientin in Beratung B 13 ihren ausgeprägten Kinderwunsch trotz der ungeklärten Ätiologie und der ungünstigen Prognose für ihr behindertes Kind aufrecht erhält, betont die Klientin in der Beratung B 10 die Aufgabe ihres Kinderwunsches unter anderem aufgrund des Wiederholungsrisikos, vor allem jedoch aufgrund ihrer Einschätzung der Erkrankung und ihrer nicht zutreffenden Vorstellungen über die Ausprägung bei einem weiteren Kind. Bei der Klientin in der Beratung D 4 steht der Kinderwunsch in engem Zusammenhang mit dem Wunsch, Medikamente gegen Anfälle absetzen sowie die als belastend empfundene Berufstätigkeit aufgeben zu können. Bei der Klientin der Beratung B 16 besteht zwar weiterer Kinderwunsch, doch denkt sie aufgrund der eigenen Erkrankung, der Auswirkungen der Schwangerschaft auf diese Erkrankung wie auch aufgrund des bestehenden Wiederholungsrisikos und vor allem aufgrund der möglichen Ausprägung an eine Sterilisation.

In den Beratungen A 2, A 4, B 12 und B 15 läßt sich aus dem Gesamtzusammenhang auf einen Kinderwunsch der Klienten schließen. So kommen z. B. die Klienten der Beratung B 15 aufgrund wiederholter Fehlgeburten.

In 4 der 15 Beratungen, bei denen zum Zeitpunkt der Beratung keine Schwangerschaft vorliegt, finden sich Hinweise auf einen *ambivalenten* Kinderwunsch: so beim Klienten der Beratung A 5, der auf den Kinderwunsch der Klientin verweist und ihn akzeptiert, obwohl er selbst eigentlich keine Kinder mehr möchte; bei Beratung D 6, in der die Klientin so lange Bedenken gegen Kinder einbringt, die der Berater jeweils entkräftet, bis sie in Bereiche gelangt, für die der genetische Berater nicht mehr als Experte zuständig ist (mögliche Hospitalisierungsschäden bei Nutzung der gegebenen Operationsmöglichkeiten). Auch bei Beratung C 6 finden sich Hinweise auf eine Ambivalenz hinsichtlich des Kinderwunsches: Obwohl sich die Handfehlbildung der Tochter auf nichtgenetische Ursachen zurückführen läßt, meint die Klientin, sie wolle nur dann weitere Kinder, wenn ihr der Berater hundertprozentige Sicherheit geben könnte, und das könne er nicht. Auch verweist sie auf nichtgenetische Aspekte, die gegen weitere Kinder sprechen. In der Beratung B 9 hinterfragt die Klientin mehrmals Aussagen des Beraters, mit denen er die aufgrund der therapeutischen Strahlenbelastung bestehenden Bedenken gegen Kinder ausräumt. So fragt sie im Zusammenhang mit den Informationen des Beraters zu biologischen Regulationsmechanismen: „Ja, sicher, ich überlege mir aber jetzt gerade, wo kommen dann die ganzen Mißbildungen her?" (Klientin B 9, BG: S. 26,46–26,47).

In *keiner* der Beratungen sprechen sich die Klienten *gegen* (weitere) Kinder aus. Selbst in der Beratung B 16, in der es um Sterilisation geht, wird grundsätzlich auf einen bestehenden Kinderwunsch verwiesen. Die Sterilisation wird hier jedoch vor allem aufgrund des eigenen Gesundheitszustandes der Klientin wie auch aufgrund des bestehenden Wiederholungsrisikos in Erwägung gezogen.

Die hier beschriebene Ausrichtung und Ausprägung des Kinderwunsches sowie die mögliche Diskrepanz hinsichtlich des Kinderwunsches zwischen den Partnern tragen vermutlich dazu bei, welche Funktion die Klienten der genetischen Beratung zuschreiben.

Angesichts der eingebrachten Bedürfnisse und der sich daraus ergebenden Funktionen der genetischen Beratung für die Klienten lassen sich die Erwartungen nach folgenden Gesichtspunkten unterscheiden:

- *Suche nach Information* (ohne explizit formulierte darüber hinausgehende Bedürfnisse),
- *Suche nach Informationsaustausch,*
- *Suche nach Expertenmeinung,*
- *Suche nach Bestätigung* (der eigenen Sicht durch den Experten),
- *Suche nach Sicherheit,*
- *Suche nach Empfehlungen/Handlungsanweisungen.*

Im Zusammenhang mit diesen Bedürfnissen stehen Äußerungen der Klienten, die das Tragen von Verantwortung zur Begründung ihrer Suche nach genetischer Beratung heranziehen und/oder den Aspekt der Vorbeugung hervorheben.

Eine ausschließliche Suche nach Information, ohne daß zugleich weitere Bedürfnisse explizit werden, findet sich eher selten; sie läßt sich in 3 Beratungsgesprächen aus den eingebrachten Erwartungen schließen: A 2, B 12 und D 6. Auffallenderweise zeigt sich, daß die Phase der Informationsvermittlung (vgl. 6.2.2) in diesen Beratungen schrittweise auf Initiative der Klienten erfolgt, in den Beratungen A 2 und B 12 in Form von Anliegen der Klienten, in Beratung D 6 in Form von Bedenken und Befürchtungen der Klienten.

Die Suche nach Information kann dahingehend erweitert sein, daß die Klienten auch eigene Vorstellungen, Vorwissen und Sichtweisen einzubringen und zur Diskussion zu stellen wünschen. Hier geht es um eine Suche nach Informationsaustausch. *Eine Suche nach Informationsaustausch* zeigt sich deutlich in Beratung A 1. Daß eigene Vorüberlegungen bestehen und Hilfestellung in einem bereits in seiner Problematik erkannten Entscheidungsprozeß gesucht wird, läßt sich sowohl aus der Fülle der geschilderten Sichtweisen als auch aus den eingebrachten Erwartungen der Klienten ersehen:

K1: Und jetzt ist für uns halt auch die Frage, wir haben halt lang dran rum, machen wir da noch dran rum, ob man das mit der Fruchtwasserpunktion macht, geht man das Risiko ein oder –
B: mhm
K1: Ich meine, das ist natürlich jetzt
K2: also
K1: schon eine Entscheidung (Klientin, A 1; BG: S. 3,9–3,16).

K2: Das ist eigentlich das, wo wir uns eh von dem Gespräch ein bißchen Hilfestellung
B: mhm
K2: erwartet oder erhofft haben. Eh, ich meine es ist schwierig. Sie können uns eh Tabellen wahrscheinlich vorlegen,
B: hm
K2: wie groß die Wahrscheinlichkeit wieder ist und so.
B: Mhm.
K2: Oder – zum anderen, wenn das, der Eingriff, die Fruchtwasseruntersuchung ganz ohne Risiko wäre, bräuchte man überhaupt nicht darüber diskutieren (Klient, A 1; BG: S. 4,6–4,18).

Das Bedürnis nach *Informationsaustausch* zeigt sich jedoch vor allem im Interaktionsverhalten der Klienten, in deren ausführlichen Schilderungen und Rückmeldungen. Die Phase der Informationsvermittlung (vgl. 6.2.2) ist durch einen regen Austausch von Anliegen, Sichtweisen und Informationen als ein komplexes Interaktionsgeschehen gekennzeichnet.

Eine Suche nach Expertenmeinung kann als weiterer Aspekt sowohl zur Suche nach Information als auch zur Suche nach Informationsaustausch hinzukommen. Daß sich die Suche nach Information, wenn sie die Klienten an den genetischen Berater richten, zugleich als Suche nach Information durch einen Experten versteht, ist offensichtlich. Explizit angesprochen wird dieser Aspekt jedoch nur in einer Beratung, und zwar in Form einer Rückmeldung: Als der Berater darauf verweist, es bestehe keine Veranlassung, auf eigene Kinder zu verzichten, meint der Klient, das sei an und für sich das Problem, „aus berufenem Munde" die Bestätigung zu erhalten (B 9; BG: S. 47,9–47,14). Im Nachgespräch verweist dieser Klient darauf, daß er bereits früher mit einem Professor darüber gesprochen habe, doch daß man natürlich gern eine weitere Person dazu höre (B 9; NGK: S. 1,13–1,20). Im Beratungsgespräch selbst hatte der Klient gleich zu Beginn als Erwartung geäußert, daß sie von ärztlicher Seite „eine Hilfe oder eine Bestätigung" suchen (B 9; BG: S. 1,27–1,36). Da vor allem die Schlußfolgerung des Beraters, daß er keine Veranlassung sieht, auf eigene Kinder zu verzichten, für den Klienten von Bedeutung ist und nicht nur die sachliche Information über die Strahlendosis und deren Auswirkungen, wird deutlich, daß nicht nur *Experteninformation* gesucht wird, sondern auch eine *Expertenmeinung*. Die Klientin dieser Beratung erwartete demgegenüber „die Aufklärung an und für sich" (B 9; NGK: S. 6,17). Aus ihrer Sicht haben sie die Beratung aufge-

sucht, da sie sich, obwohl sie „mit der Materie vertraut" ist, in „diesen ganzen Sa-
chen" nicht hundertprozentig auskennt (NGK: S. 3,24–3,26). Im Beratungsge-
spräch selbst zeigt sich dies in ihren dort eingebrachten Fragen. Ihr Nachhaken bei
Informationen des Beraters, die gegen spezifische Risiken sprechen, zeigt, daß die
Klientin eher Risiken sieht als der Klient. In Anbetracht dieser unterschiedlichen
Bedürfnisse und Sichtweisen kommt der Bestätigung der eigenen Sicht durch den
Berater und der Betonung der Expertenmeinung eine besondere Bedeutung gegen-
über dem eher Bedenken hegenden Partner zu.

Hinweise auf einen derartigen Zusammenhang zwischen der Suche nach Expertenmeinung und diskrepanten Bedürfnissen und Sichtweisen der Partner zeigen
sich auch in Beratung A 5. Dort wird die Suche nach Expertenmeinung jedoch erst
im Katamnesegespräch erwähnt: Die Klientin berichtet, sie habe einmal von „kompetenter Seite" her wissen wollen ... Auch verweist sie explizit darauf, daß sie mit
Hilfe der genetischen Beratung die Ängste des Klienten ein wenig ausräumen wollte (A 5; KG: S. 10,13). In dieser Beratung war u. a. der diskrepante Kinderwunsch
der Klienten Thema des Gesprächs. Es fällt auf, daß sowohl der Klient der Beratung B 9 als auch die Klientin der Beratung A 5 im Zusammenhang mit ihren Anliegen den Aspekt der *Verantwortung* hervorheben. Während der Aspekt der Verantwortlichkeit gegenüber dem geplanten Kind, dessen Geschwistern, der Familie
usw. und das Bedürfnis, Risiken vorzubeugen, auch bei anderen Klienten Beweg-
gründe für das Aufsuchen der genetischen Beratung darstellen, sind der Klient der
Beratung B 9 und die Klientin der Beratung A 5 die einzigen, die den Aspekt der
Verantwortung im Zusammenhang mit ihren Erwartungen an die genetische Beratung explizit ansprechen. In beiden Beratungen wird dieser Aspekt jeweils von
demjenigen Partner eingebracht, der sich das Kind (stärker) wünscht. Diesen Klienten geht es nicht nur darum, bestätigt zu bekommen, daß die Geburt eigener Kinder
verantwortet werden kann, sondern auch darum, Hilfestellung beim Ausräumen
von Bedenken des Partners zu finden. Möglicherweise geht es nicht zuletzt darum,
dem Bedenken hegenden Partner gegenüber deutlich auf das eigene Verantwortungsbewußtsein zu verweisen.

In 3 weiteren Beratungen finden sich im Nach- bzw. im Katamnesegespräch Hinweise darauf, daß über die Information hinaus die Meinung des Erfahreneren bzw.
Information von seiten des Experten gesucht wird. So wird im Nachgespräch der
Beratung A 3 deutlich, daß der Klient im Zusammenhang mit der Frage, ob bei einer nächsten Schwangerschaft eine Amniozentese trotz der damit verbundenen Risiken und vor allem trotz der möglichen Konsequenzen durchgeführt werden soll,
gern die Meinung des Beraters gehört hätte (A 3; NGK: S. 10,2–10,13). Ebenfalls zu
dieser als problematisch wahrgenommenen möglichen Konsequenz eines Schwangerschaftsabbruchs infolge der Pränataldiagnose hätte auch der Klient in Beratung B 14 gern die persönliche Einschätzung des Beraters erfahren, da dieser von
der „ganzen Materie" mehr Ahnung habe als er (NGK: S. 12,1–12,10).

Der Klient der Beratung A 3 war davon ausgegangen, daß es Möglichkeiten der
Vorbeugung gäbe; diese zu erfahren, war er gekommen. Die Möglichkeit der Prä-
nataldiagnostik entspricht nicht dem Wunsch nach Vorbeugung. Die problematische
Frage eines Schwangerschaftsabbruchs für den Fall, daß pränataldiagnostisch der
befürchtete Befund festgestellt wird, verdeutlicht dies in besonderer Weise. Den
Klienten der Beratung B 14 geht es vordringlich um *Information durch den Exper-*

ten. So berichtet die Klientin im Katamnesegespräch, sie hätten gleich dorthin gehen wollen, „wo die Leut' vielleicht am besten Bescheid wissen" (B 14; KG: S. 23,26-23,27). Bei dieser Beratung finden sich ansatzweise im Nachgespräch, deutlicher im Katamnesegespräch, Hinweise darauf, daß ein möglicher Schwangerschaftsabbruch von den Partnern unterschiedlich gesehen wird, so daß auch hier die Expertenmeinung zu einem zwischen den Partnern eher strittigen Gesichtspunkt gewünscht wird.

In Beratung B 13 schließlich, in der ebenfalls der Wunsch nach Expertenmeinung angesprochen wird (NGK: S. 1,23-1,25), finden sich wiederum Hinweise darauf, daß die Klientin Hilfestellung beim Ausräumen von Bedenken des Partners, vor allem jedoch der weiteren Verwandtschaft sucht. Diese Klientin berichtet im Katamnesegespräch, daß sie nach der Beratung deshalb ruhiger war, da andere *bestätigten,* was sie denkt (KG: S. 1,10-1,12; 14,23-14,29; 30,28-30,29). Auch verweist sie darauf, daß die ganze Verwandtschaft versuche, ihnen weitere Kinder auszureden, sowie auf folgendes: Während sie selbst Kontakte mit Müttern behinderter Kinder habe, die inzwischen ein zweites, gesundes, Kind bekommen haben und froh darüber sind, habe ihr Mann solche Kontakte nicht. Hier wird möglicherweise angedeutet, daß der Klient dem Einfluß der Verwandtschaft eher ausgesetzt ist bzw. weniger entgegenzusetzen hat als die Klientin (KG: S. 9,4-11,2).

Diese Beispiele im Zusammenhang mit der Suche nach Expertenmeinung und Bestätigung sowie der Betonung von Verantwortung verweisen darauf, daß die Information von den Klienten nicht nur als Basis für ihre eigene Entscheidung, sondern – zumindest vereinzelt – auch zur Rechtfertigung gegenüber dem Partner oder auch der Verwandtschaft gesucht wird.

Eine Suche nach Sicherheit, das Bedürfnis des Verhindernwollens bzw. des Vorbeugens zeigt sich in 7 der 20 Beratungen (A 3, A 4, B 8, B 9, B 11, C 6, C 8). Im folgenden geben wir einige Beispiele für Äußerungen von Klienten, die solche Bedürfnisse zum Ausdruck bringen (Hervorhebungen durch die Autoren):

K1: will auch we-, wenn möglich –
B: mhm
K1: die *Risiken ausschalten* oder halt-
B: ist klar –
K1: die Prozentwerte in etwa in Erfahrung bringen (Klientin, B 11; BG: S. 40,8-40,12)

K2: Eben das Ergebnis, was rauskommt, das ist
    wichtig,
B: ja, die Einzelheiten.
K2: welche Untersuchungen man eben machen kann –
B: mhm
K2: *um dem vorzubeugen* –
B: mhm
K2: *daß da nichts passiert.* (Klientin, B 9; BG: S. 18,5-18,22)

K1: Aber zur Sicherheit möchten wir uns halt vergewissern, ob das
B: ah ja
K1: nicht, daß da dann, daß wir uns auf eine nächste Schwangerschaft einlassen, und das kommt
    wieder vor. Weil das wäre,
B: hmhm
K1: das wäre untragbar (Klient, A 4; BG: S. 1,27-1,34).

Der Wunsch, vorzubeugen und zu verhindern, zeigt sich auch bei einer bereits schwangeren Klientin:

K1: Ja, also, ich bin erpicht darauf, ehm, mir eine
gründliche Untersuchung schon im frühesten Stadium der Schwangerschaft durchführen zu
lassen. (C 8; BG: S. 1,11-1,14).

K1: Ja, ich freue mich schon darauf, ich möchte nur, daß eben alles, wei- weil ich eben sehr -
B: ah ja.
K1: viel krank war und, ehm.
B: Mhm.
K1: Ich möchte, daß alles in Ordnung ist. Daß das Kind dann auch gesund auf die Welt kommt.
B: Mhm.
K1: *Nicht, daß ich mir irgendwie Vorwürfe machen muß*, daß -
B: mhm, ja
K1: *ich irgend etwas versäumt habe.* (C 8; BG: S. 37,26-37,37; 40,13-40,15).

Die Klienten der Beratungen A 3 und B 8 haben ein behindertes Kind und wünschen bei sich selbst eine Chromosomenuntersuchung in der Hoffnung, hiermit alle
Risiken ausschließen zu können. Der Klient der Beratung A 3 betont dabei, daß er
die *Risiken vorher ausschalten* möchte und nicht, wenn es zu spät ist (BG: S. 41,11;
S. 42,1-42,2). Die Klientin der Beratung B 8 meint unter anderem:

K1: Also, daß man jetzt, weil jetzt eigentlich so langsam der Wunsch nach einem 2. Kind
B: mhm
K1: (kurze Pause) da ist, daß man jetzt einfach *auf Nummer sicher gehen möcht*, und daß auch von
mir her (kurze Pause), weil ich einfach (kurze Pause) jetzt da furchtbar belastet bin, daß ich,
daß ich *einfach die Sicherheit haben möcht*, daß von uns zwei (kurze Pause) eh wirklich *alle
Fehlerquellen* so quasi *ausgeschaltet werden*,
B: mhm
K1: *werden können*, und
B: mhm
K2: von vornherein
K1: von vorne weg (B 8; BG: S. 42,22-42,36).

K1: Ich mein, im Grunde gehts ja da drum, daß bei uns beiden alles in Ordnung ist,
B: ja, nee, es, äh, hm, hm
K1: weil, das Kind ist ja sowieso geschädigt, das hat ja praktisch keine Nachkommen mehr. (B 8;
BG: S. 66,5-66,9)

K1: einer nächsten Schwangerschaft ist da, aber, äh anhand von- von- von einer Chromosomen-
analyse *etwas*
B: mhm
K1: *ausschalten zu können*, ist für mich, äh, wichtig. (B 8; BG: S. 86,2-86,5)

Diese Beispiele verdeutlichen ein Bedürfnis, Risiken zu kontrollieren, in die Hand
zu bekommen, ein Bedürfnis zu handeln, nichts zu versäumen. Die Suche nach Sicherheit steht überwiegend im Zusammenhang mit einem Glauben an „Machbarkeit" im Sinne, es werde schon die geeigneten Tests bzw. Medikamente geben. Die
Nichtmachbarkeit diesen Klienten nachvollziehbar zu begründen, erfordert besondere Aufmerksamkeit.

Die Suche nach Sicherheit und der Glaube an Machbarkeit bedeuten nicht notwendigerweise zugleich die Suche nach ausführlicher Information; sie können
auch ein Bedürfnis nach Nichtinformation mit sich bringen: So stellt der Klient der
Beratung B 15 die Notwendigkeit ausführlicher - ihn verunsichernder und beunru-
higender - Information vor Vorliegen des Chromosomenbefundes in Frage, da man
ihnen manches hätte „ersparen" können (BG: S. 55,35-55,37).

Ein Bedürfnis nach Sicherheit kann zugleich mit dem Wissen darum bestehen,
daß es diese nicht gibt. Dies zeigt sich bei der Klientin der Beratung C 6:

K1:   Ja, das interessiert mich jetzt schon, aber zu einem 2. Kind, nein (kurze Pause),
B: ah ja
K1:   höchstens, man kann mir hundertprozentig sagen, das 2. hat nichts –
K2:   aber das ist –
K1:   (kurze Pause) aber das kann man halt nicht (BG: S. 18,7–18,13).

K1:   – – und hundertprozentig können Sie mir nicht sagen, das Zweite, wenn ich ein 2. Kind krie-
      ge, (daß) das gesund ist? (BG: S. 20,12–20,15).

Eine Suche nach Handlungsanweisungen bzw. Empfehlungen des Beraters, die Ausdruck einer Suche nach Sicherheit und des Glaubens an Machbarkeit sein kann,
findet sich in 2 Beratungen. In Beratung D 4, in der es zu insgesamt 5 Beratungsgesprächen kam, zeigt sich diese Suche der Klientin wiederholt und sie kommt auch
im Nachgespräch zum Ausdruck.

K1:   Wissen Sie, ich muß halt dann von der Beratung weggehen und wissen, eh – bei diesem
      Punkt nein, bei diesem Punkt ja und also eine wirklich endgültige Antwort – (NGK 1:
      S. 13,11–14,13).

Auf ein Nachfragen der Untersucherin hin meint sie, daß sie schon glaubt, daß dies
möglich sein wird. Wenn ihr jemand sage, sie könne das so oder so machen, sei sie
damit nicht zufrieden. Sie möchte schon wissen, wie das nach Meinung des Beraters
aussieht (NGK 1: S. 13,19–13,24). Sowohl im Beratungsgespräch als auch im Nachgespräch macht sie deutlich, daß sie erfahren möchte, ob sie ihre Medikamente bei
einer Schwangerschaft weiternehmen kann, muß oder soll (BG 1: S. 2,15–2,19;
NGK 1: S. 11,11–11,12). Im Nachgespräch meint sie zudem, sie hätte gern *genau* erfahren, wann sie jeweils ihre Medikamente absetzen soll, wenn sie sich für eine
Schwangerschaft entschließt (NGK 1: S. 8,14–8,21; 9,5–9,7). Im darauffolgenden
2. Beratungsgespräch äußert sie direkt ihr Bedürfnis nach einer Empfehlung:

K1:   Ehm, was würden Sie uns jetzt konkret empfehlen? Also die Theorie meines Mannes, ja, daß
      wir da so eine Weile ausprobieren, und wann sollen wir das anfangen und wie geht es dann
      weiter? (BG 2: S. 48,9–48,12).

Im 5. und letzten Beratungsgespräch dieser Beratung zeigt sich in Zusammenhang
mit dem Bericht der Klientin über ihren Besuch in einem Epilepsiezentrum folgendes:

K1:   Ja nun hat er eigentlich gemeint, daß die letzte Entscheidung bleibt immer bei mir, ob ich es
      riskiere oder nicht, mit oder ohne Tabletten.
B: Ja
K1:   Das ist eigentlich für mich das größte Problem, was soll ich machen.
B: Mhm, mhm
K1:   Die Ärzte sagen so, die sagen mir das, und ich, die sagen mir diese Möglichkeit, aber die Ent-
      scheidung bleibt bei mir. Wenn mir die jemand abnehmen könnte (lacht).
B: (lacht) ah ja
K1:   Das ist also wirklich sehr schlimm für mich (D 4, BG 5: S. 5,24–6,6)

Und auf die Frage des Beraters, warum sie die Entscheidung gerne abgenommen
bekommen möchte:

K1:   Oh wissen Sie, wenn mir, wenn mir ein Arzt sagt, ja machen Sie es, okay, ich bin damit einver-
      standen, aber so, dann muß ich überlegen, soll ich
B: aha
K1:   oder soll ich nicht. Ich weiß also wirklich nicht, was ich machen soll (D 4, BG 5: S. 6,8–6,13).

In der Beratung D 5 bringt der Klient im Beratungsgespräch zum Ausdruck, daß er erwartet, daß man ihnen schon sagen wird, was sie tun müssen:

K1:   – – abwarten bis wir den –
B: mhm
K1:   Termin haben.
B: Mhm.
K1:   Dann werden sie uns schon sagen –
B: ja
K1:   was wir da tun müssen –
B: ja, ja.
K1:   Und (Pause) und (Pause) ich kann auch nichts machen vorher (Pause).
B: Mhm, mhm.
K1:   Nicht, daß wir was falsch machen. (BG: S. 12,1–12,12).

In allen anderen Beratungen kommt demgegenüber, zumindest implizit, in einer größeren Zahl der Beratungen explizit im Nachgespräch, zum Ausdruck, daß die Klienten die ausstehende Entscheidung als ihre eigene, nur von ihnen zu treffende betrachten; sie vertreten die Meinung, der Berater könne ihnen die Entscheidung gar nicht abnehmen. Der Klient der Beratung A 5 erwähnt in diesem Zusammenhang, er wäre „ziemlich schnell hellhörig geworden", wenn der Berater versucht hätte, ihnen eine Entscheidung nahezulegen. Die Klientin der Beratung D 6 stellt sogar im Nachgespräch in Frage, ob es zu den Aufgaben des Beraters gehört, zu fragen, inwieweit ein Risiko von 50% ihren Kinderwunsch beeinträchtigen würde. Je nachdem, wie er das gesagt hätte, hätte sie vielleicht gemeint, das gehe ihn nichts an (D 6; NGK: S. 7,29–8,8).

Rollenerwartungen. Die Erwartungen der Klienten an den genetischen Berater stehen nicht nur im Zusammenhang mit deren Bedürfnissen, sondern auch mit deren Vorwissen und deren Vorverständnis von Arztbesuch und Beratung. Bisherige Erfahrungen der Arzt-Patient- oder auch der Berater-Klient-Beziehung sind von Bedeutung. So zeigte sich in verschiedenen Beratungen – zum Teil erst im Nachgespräch oder auch im Katamnesegespräch –, daß die Klienten weniger ein Gespräch bzw. nicht nur ein Gespräch erwarteten, sondern davon ausgingen, untersucht zu werden. Die Tatsache, daß die aufgesuchte genetische Beratungsstelle zur Universitätsklinik gehört, hatte bei einigen Klienten zudem die Vorstellung erweckt, dort von Untersuchung zu Untersuchung geschickt zu werden.

Die Erwartung, in der genetischen Beratung untersucht zu werden, findet sich in 8 Beratungen; nur in einer dieser Beratungen traf die Erwartung zu, und zwar in der Beratung B 15. Bei diesen Klienten wurde aufgrund mehrerer Fehlgeburten eine Chromosomenanalyse durchgeführt. Die Klienten waren vom überweisenden Arzt hierauf vorbereitet worden, nicht jedoch darauf, daß es sich auch um ein ausführliches Informationsgespräch handelt. In Beratung C 8, der eine Untersuchung des Klienten durch einen Spezialisten für dessen Erkrankung vorausgegangen ist, fordert die Klientin gleich zu Beginn des Gesprächs eine „gründliche Untersuchung". Die ausführlichen Informationen des Beraters, der auf ihre vielen Fragen zu Risiken von seiten ihrer Person wie auch zur Erkrankung des Klienten eingeht, sind ihr zwar wichtig, jedoch nicht ausreichend. Die noch ausstehende angestrebte Amniozentese ist für sie von besonderer Bedeutung. In den Beratungen A 3 und B 8 hoffen die Klienten, aufgrund einer bei ihnen selbst durchgeführten Chromosomenanalyse Sicherheit zu gewinnen bzw. alle Risiken ausschalten zu können, um ein gesundes Kind zu bekommen.

In 4 weiteren Beratungen kommen die Klienten zwar ebenfalls mit der Erwartung, untersucht zu werden, doch äußern sie diese Erwartung im Beratungsgespräch selbst nicht; sie erwähnen dies erst im Nachgespräch (A 2, B 13 und D 4) bzw. im Katamnesegespräch (D 5) gegenüber der Untersucherin (U).

So beschreibt der Klient der Beratung D 4 diesen Aspekt folgendermaßen:

K2: Ich meine, ich bin mit einem ganz falschen Bild hier heraufgekommen, ich habe mir das eigentlich gar nicht so richtig vorgestellt, was hier passiert. Wir haben uns halt vorgestellt, großartige Untersuchungen und so hin und her
U: mhm
K2: also von einem Doktor zum anderen (D 4; NGK: S. 1,24–2,1).

Die Klientin der Beratung D 5 berichtet im Katamnesegespräch, sie habe sich zunächst vorgestellt, daß sie, wenn sie zu solch einer Beratung kommt, untersucht wird, und meint nun im Nachhinein, man hätte so etwas wahrscheinlich auch gar nicht untersuchen können (KG: S. 19,25–19,28; 22,6–22,10).

Der Klient der Beratung A 2 berichtet im Nachgespräch nicht nur darüber, daß sie zunächst damit gerechnet hatten, untersucht zu werden, sondern ergänzt von sich aus, warum er diese Erwartung nicht in die Beratung einbrachte: Der Berater habe mit seinen Informationen von vornherein deutlich gemacht, daß das nicht nötig sei (NGK: S. 6,12–6,17). Als sich die Untersucherin danach erkundigt, wie die Klienten es nun nach der Beratung sehen, daß diese erwartete Untersuchung nicht stattgefunden hat, meint der Klient, ihm persönlich mache das nichts aus: Wenn der Berater der Ansicht sei, daß es nicht nötig sei, warum solle man es dann machen (NGK: S. 6,23–6,25).

Die Klientin der Beratung B 13 berichtet im Nachgespräch, man habe ihr in der Klinik erklärt, man nehme bei ihrem Kind eine Hautprobe. Sie habe sich deshalb in der Beratungsstelle erkundigt, ob sie ihren Sohn mitbringen müsse. Dies hatte man offensichtlich verneint, und sie dachte daraufhin, man untersuche vielleicht sie und den Klienten. Daß es sich bei der genetischen Beratung um ein Gespräch handelt, „nur" um ein Gespräch, hatte sie nicht gewußt (NGK: S. 6,2–6,3; 6,7–6,8).

Obwohl sich die Institution genetische *Beratung* nennt, sind einige der Klienten, wie soeben dargestellt, überrascht darüber, nicht untersucht zu werden. Zum einen mag den Klienten Erfahrung mit *Beratung* allgemein fehlen, zum anderen kann von Bedeutung sein, daß *der Berater ein Arzt* ist. Daß zumindest von einigen Klienten traditionelle Vorstellungen über die Arzt-Patient-Beziehung in die Beratung eingebracht werden, läßt sich u. a. aus deren Aussagen über den nicht vorhandenen weißen Kittel oder auch zu Alter und Aussehen der Berater schließen: Die Klientin der Beratung B 11 erwähnt im Nachgespräch, es habe sie bereits vorab positiv beeindruckt, daß der Berater ganz unkonventionell auftrat und auf unkonventionelle Weise auf sie einging (NGK: S. 21,3–21,6). Die Klientin der Beratung B 14 meint sowohl im Nach- als auch im Katamnesegespräch, daß die Atmosphäre durch die legere Art, in der der Berater angezogen war, gelockert gewesen sei. Da gehe man ganz anders in die Beratung, da sei die Hemmschwelle schon einmal weg gewesen

(NGK: S. 19,2-19,7; KG: S. 12,12-12,30). Die Klientin der Beratung A 3 erwähnt im Katamnesegespräch ihre angenehme Überraschung darüber, daß alles so gelockert gewesen sei und sich der Berater nicht wie ein Arzt verhielt, der von oben herabschaut (KG: S. 41,28-42,17). Die Klientin der Beratung D 6 meinte im Katamnesegespräch, die Atmosphäre sei „ganz nett" gewesen, besser, als wenn einer im weißen Kittel hinter dem Schreibtisch sitze und ganz schnell ein paar Sachen abspule und fertig sei (KG: S. 9,25-9,28).

Auch die Klientin der Beratung D 4 bringt ihre Überraschung über das Verhalten des Beraters, das wohl im Gegensatz zu ihrer Erwartung stand, zum Ausdruck: Es habe ihr gut getan, endlich einmal jemanden gefunden zu haben, der sich wirklich Zeit nimmt und nicht dauernd auf die Uhr schaut (NGK: S. 1,4-1,11). Sie habe den Berater - im Gegensatz zum Neurologen - wenigstens fragen können „warum und wieso" (NGK: S. 11,14-11,18). Für den Klienten war die Beratung „kein richtiger Arztbesuch". Er hatte gehört, daß es, wenn man zur Universitätsklinik müsse, einen Tag dauere. Aber das sei ja jetzt etwas anderes, das gehöre ja nicht direkt zur Universitätsklinik (NGK: S. 15,2-15,20).

Die Klientin des Beratungsgesprächs B 13 berichtet im Katamnesegespräch, daß sie „eigentlich ganz froh" darüber war, daß es (Berater und Untersucherin) „jüngere Leute" waren. Bei einem älteren Berater hätte sie nicht so reden können; sie hätte vielleicht nicht gewußt, wie sie sich verhalten soll; sie hätte vielleicht doch ein bißchen Hemmungen gehabt; sie rede halt schwäbisch. Sie fühle sich einfach sicherer, wenn sie mit jemandem Jüngeren redet. In der Beratung habe sie - wie nun im Katamnesegespräch mit der Untersucherin - „frei von der Leber schwätzen können" (KG: S. 35,6-35,30). Daß sie dies sehr ausführlich anspricht sowie ihre Verwendung des Begriffs „eigentlich", verweist auf die ursprüngliche Erwartung der Klientin, einen erfahrenen Experten vorzufinden, dessen Erfahrung durch sein Alter zum Ausdruck kommt. In Anbetracht unserer Hypothese, daß diese Klientin Bestätigung ihrer Sicht gegenüber der Verwandtschaft sucht, kommt der Erwartung, daß es sich beim Berater um einen älteren, erfahrenen Experten handelte, besondere Bedeutung zu. Möglicherweise betont sie nun diese Aspekte, die ihrer Erwartung widersprachen, nicht nur deshalb als besonders positiv, weil sie dies so erlebte, sondern auch, um der Beratung und dem Berater auf andere Weise das benötigte „Gewicht" zu geben. Auch die Klientin der Beratung B 16 hatte einen älteren Berater erwartet. Der Berater entsprach nicht dieser Erwartung, doch, meint die Klientin, das sei gar nicht schlecht gewesen. Sie verweist ebenfalls wie die Klientin der Beratung B 13 darauf, daß der Berater sie so verstanden habe, wie sie redete (B 16; KG: S. 10,3-10,12). Die Klientin der Beratung C 7 erwähnt statt des Alters die Größe des Beraters. Sie hebt die Nichterfüllung dieser Erwartung nicht als positiv hervor, meint jedoch, daß die Aussage und die Bedeutung der Aussage des Beraters ja von dessen Größe unabhängig seien (C 7; KG: S. 8,9-8,22; S. 8,27-9,2).

Die Klientin der Beratung B 8 meint im Katamnesegespräch: Man habe Fragen stellen können, die zu stellen man andernorts nicht gewagt hätte. Es sei ihr nicht wie in einer Sprechstunde vorgekommen, sondern wirklich wie in einer Beratung, in der man auch die innersten Probleme vorbringen konnte (KG: S. 51,8-51,30).

Auf das Rollenattribut „weißer Kittel" verzichten alle 4 Berater ganz bewußt. Obwohl das Fehlen dieses Attributs insgesamt eher positiv gewertet wird, sind bei einigen Klienten zumindest anfängliche Ambivalenzen diesbezüglich nicht ganz zu überhören. Auch die Aussagen über Alter und Größe der Berater sind in diesem Zusammenhang zu sehen: Alter und Größe fallen den Klienten ohne die ausgleichende Wirkung eines weißen Kittels deutlicher auf. Klienten, die einen Informations*austausch* als Hilfestellung in ihrem Entscheidungsprozeß suchen, wissen den Verzicht auf Rollenattribute dieser Art besonders zu schätzen. Klienten, die eine Expertenmeinung bzw. eine Bestätigung ihrer Sicht durch einen Experten suchen, müssen sich nun jedoch an anderen Anhaltspunkten orientieren und vergewissern, daß der Berater trotz seines jugendlichen Alters, trotz des fehlenden weißen Kittels und obwohl er selbst keine Untersuchung vorgenommen hat, Experte für ihre Fragestellung ist. Wie aus den Aussagen der Klienten ersichtlich, ist es den Beratern gelungen, solche Orientierungsmöglichkeiten zu geben. Die Berater ihrerseits berichten in den Nachgesprächen vereinzelt über solche zu Anfang wahrgenommenen Ambivalenzen der Klienten sowie darüber, daß sie sich daraufhin bewußt darum bemühten, den Klienten solche Orientierungspunkte zu geben.

6.3.2 *Übereinstimmung der Erwartungen zwischen den Partnern*

Hinsichtlich der Themenbereiche, die die Klienten anzusprechen wünschten, zeigen sich überwiegend Übereinstimmungen zwischen den Partnern. Teils werden die jeweiligen Anliegen von beiden Partnern explizit angesprochen, teils auch nur von einem der Partner; die Übereinstimmung wird dann aus der Reaktion des Partners geschlossen sowie dem Fehlen einer davon abweichenden bzw. dazu in Widerspruch stehenden Erwartung. Häufig ergänzen sich die Partner gegenseitig. Offensichtliche Diskrepanzen finden sich in den Beratungsgesprächen selbst nicht. Lediglich im Nachgespräch ergeben sich vereinzelt Hinweise darauf, daß der eine Partner im Gegensatz zum anderen die Diskussion eines bestimmten Themenbereichs wünschte: In 2 Beratungen finden sich Unterschiede hinsichtlich des Einbezugs des persönlichen Erlebens. In Beratung C 7 hätte der Klient, nicht jedoch die Klientin gewünscht, daß der Berater mehr darauf eingegangen wäre (NGK: S. 3,13–4,22). Daß die Klientin dies nicht wünschte, mag mit folgenden Äußerungen der Klientin im Katamnesegespräch im Zusammenhang stehen: Sie empfand die Beratung als Eingriff in „Intimitäten"; sie kam sich ein wenig „bloßgelegt" vor. Sie berichtet, man komme sich „komisch" vor, wenn man über Krankheiten und gerade über Geisteskrankheiten reden müsse. Sie habe auch früher mit niemandem darüber gesprochen, nur einmal mit guten Bekannten. Die seien alle ein wenig betroffen gewesen und „mitleidig", aber helfen hätten sie auch nicht können (KG: S. 6,20–6,25; 6,30–7,5; 7,7–7,15). In Beratung B 8 wünschte die Klientin, daß der Berater mehr auf ihrer beider Befinden im Zusammenhang mit dem behinderten Kind eingegangen wäre (NGK: S. 15,20–16,10), während sich der Klient froh darüber zeigt, daß nicht mehr darüber gesprochen wurde. Die Klientin erhoffte sich in diesem Zusammenhang mehr Verständnis des Beraters für ihren dringenden Wunsch nach der Durchführung einer Chromosomenanalyse bei ihnen selbst, der Klient befürchtete dagegen im Zusammenhang mit dieser Thematik das Erteilen von Ratschlägen. Tiefer auf Gefühle eingehen wollte jedoch auch die Klientin nicht; sie befürchtet, daß sie dann hätte weinen müssen und das, was ihr wichtig ist, zu kurz gekommen wäre (NGK: S. 18,20–19,8; 19,15–19,20; 19,26–19,29).

In Beratung B 14 erwähnt der Klient im Nachgespräch, daß er gerne mehr über das Thema Schwangerschaftsabbruch gesprochen und die persönliche Einschätzung des Beraters hierzu erfahren hätte (NGK: S. 12,1-12,19). Die Klientin ist demgegenüber froh darüber, daß der Berater dieses Thema nicht näher ansprach (NGK: S. 13,28-13,30). Dem Klienten schien diese unterschiedliche Erwartung wohl während der Beratung bewußt zu sein: Er forcierte dieses Thema nicht, um die Klientin nicht noch mehr zu beunruhigen (NGK: S. 12,21-12,28).

Der Klient der Beratung D 6 verweist im Nachgespräch auf folgende Unterschiede hinsichtlich ihrer Erwartungen: Die Klientin sehe mögliche Kombinationen mit anderen Krankheiten, von denen er keine Ahnung habe, während ihn eher allgemein interessiere, was auftreten könne und mit welchen Wahrscheinlichkeiten (NGK: S. 2,12-2,23).

Auch hinsichtlich der Funktionen, die die Klienten der genetischen Beratung zuschreiben, ergeben sich nur wenig Unterschiede zwischen den Partnern; sie zeigen sich jedoch schon im Beratungsgespräch selbst. In Beratung B 9 sucht der Klient vor allem Bestätigung, die Klientin dagegen erklärende, begründende Informationen. In der Beratung B 15 suchen zunächst beide Klienten nach Möglichkeiten, weitere Fehlgeburten zu verhindern. Hinsichtlich der Suche nach Information zeigen sich jedoch deutliche Unterschiede. Während der Klient die Fülle von Informationen, die bei ihm zur Verunsicherung führen, vor dem Vorliegen des Chromosomenbefundes in Frage stellt, findet es die Klientin gut, Bescheid zu wissen und zeigt sich froh darüber, informiert zu werden. Darüber hinaus versucht sie, diese Nichtübereinstimmung zwischen sich und dem Partner aufzuheben, indem sie darauf verweist, sie gehe davon aus, daß auch der Klient die Tatsache, informiert worden zu sein, nicht als negativ empfindet (BG: S. 79,29-79,33; 80,11-80,12; 80,22-80,24). Dieser Versuch, eine Übereinstimmung zwischen sich und ihrem Partner herzustellen, zeigt sich in gewisser Weise auch im Katamnesegespräch: Dort berichtet sie, es sei schon gut, Bescheid zu wissen, doch hätten sie vor der Untersuchung nicht alle möglichen eventuell auch noch in Frage kommenden Details zu hören brauchen. Diese Sicht vertritt auch der Klient im Katamnesegespräch.

In Beratung C 7 zeigt sich ein Zusammenhang zwischen den Unterschieden hinsichtlich der Themenbereiche und denen hinsichtlich der Funktionen: Die Klientin sucht lediglich Information, der Klient dagegen Informationsaustausch. Der Einbezug des vom Klienten gewünschten Themenbereichs des persönlichen Erlebens hätte einen Informationsaustausch vorausgesetzt bzw. mit sich gebracht.

In der Beratung A 5 entsteht trotz des offensichtlich diskrepanten Kinderwunsches der Eindruck, daß die Klienten folgende übereinstimmende Erwartungen an die Beratung herantragen: Beide Klienten erwarten Informationen zu möglichen Risiken sowie über Möglichkeiten, diesen vorzubeugen bzw. zu begegnen. Die Klientin sucht Bestätigung ihrer Sicht. Offen bleibt, ob der Klient Bestätigung seiner Bedenken sucht oder nach Informationen, die es ihm trotz seiner Bedenken ermöglichen, auf den Kinderwunsch seiner Partnerin einzugehen. Seine Überlegung, daß es das Vernünftigste sei, sich zu erkundigen und die gebotenen Möglichkeiten auszuschöpfen (BG: S. 4,10-4,25), seine Aussage im Nachgespräch, daß er Information darüber erwartete, ob es nicht vielleicht doch etwas gibt, was sich ausschließen läßt (NGK: S. 2,20-2,21), sowie seine Frage zur Planung bzw. Vorbereitung der Schwangerschaft (BG: S. 20,23-20,32), vor allem jedoch die gemeinsame Entscheidung für ein Kind (KG: S. 1,6–1,16; 5,8–5,22; 5,27) sprechen dafür, daß die Klienten übereinstimmend hofften, die Beratung könne die Bedenken des Klienten mildern.

Zusammenfassend finden wir sowohl hinsichtlich der Themenbereiche als auch der Funktionen überwiegend Übereinstimmung zwischen den Partnern. In den Beratungen, in denen sich Unterschiede andeuten, zeigt sich zum Teil zugleich Rücksichtnahme oder auch Verständnis für den Partner, der mit der Beratung ein anderes Ziel verfolgt.

6.3.3 Übereinstimmung zwischen den Erwartungen der Klienten und der Wahrnehmung dieser Erwartungen durch den Berater

Wie die Analyse der Nachgespräche mit den Beratern ergibt, stimmen die vom Berater wahrgenommenen Erwartungen in fast allen der einbezogenen Beratungsfälle im wesentlichen mit den von den Klienten geäußerten überein. Eine solche Übereinstimmung findet sich auch in den Beratungen, in denen die Klienten unterschiedliche Ziele der Beratung verfolgen: So nimmt der Berater zutreffend wahr, daß der Klient der Beratung B 9 eher Bestätigung sucht, die Klientin dagegen erklärende, begründende Informationen.

Die Berater nehmen die Erwartungen der Klienten auch dann als zutreffend wahr, wenn sie sich von den Möglichkeiten der Beratung her nicht erfüllen lassen, oder wenn dadurch ihr eigenes Informationsverhalten in Frage gestellt wird: So erkennt der Berater in Beratung B 15, daß die Klienten erwarten, daß man ihnen etwas anbietet, was das Ganze beherrscht und nicht nur nach der Ursache sucht (NGB: S. 3,7–3,13), sowie auch, daß der Klient die Notwendigkeit in Frage stellt, vor Vorliegen des Chromosomenbefundes über „die Biologie" zu sprechen (NGB: S. 4,10–4,17).

Zuweilen stellt der jeweilige Berater auch Überlegungen über mögliche, hinter einzelnen Aussagen und Fragen stehende Bedürfnisse an: In Beratung B 10 zieht der Berater in Betracht, daß der Klient möglicherweise hoffte, der „Makel" (Überträger zu sein) werde von ihm genommen (NGB: S. 6,23–6,26). Anhaltspunkte hierfür könnten sowohl das Verhalten der Klientin (vgl. 6.4.7) als auch die Frage des Klienten nach einer nichtgenetischen Ursache geliefert haben.

Die Berater stützen sich bei ihren Wahrnehmungen sowohl auf explizite Äußerungen der Klienten als auch auf nonverbale Mitteilungen: So berichtet der Berater der Beratung B 16, die Klientin habe einige Male formuliert, daß sie schon selbst entscheide; sie habe mehrfach betont, daß sie alles wissen wolle. Darüber hinaus erwähnt der Berater seinen Eindruck, daß die Klientin dies auch so meinte. Er habe den Auftrag verspürt, ihr zu sagen, was auf sie zukommen könne. Hätte er sich jedoch nur nach ihren Fragen gerichtet, hätte die Klientin dies nicht erfahren (NGB: S. 18,28–18,29; 15,7–15,20; 16,10–16,14).

Nur in 2 Beratungen stimmen die vom Berater im Nachgespräch als Erwartungen der Klienten genannten weniger mit den Äußerungen des jeweiligen Klienten überein: In Beratung C 7 meint der Berater, es sei dem Klienten im wesentlichen auf das Risiko für das Kind angekommen. Dies trifft für die Erwartungen der Klientin zu; der Klient formuliert diese Erwartung zumindest nicht explizit, dagegen die Frage nach Möglichkeiten der Überprüfung der Anlageträgerschaft bei der Klientin, nachdem der Berater auf deren Risiko verwiesen hatte. Das darüber hinausgehende Interesse des Klienten an den Konsequenzen der vermittelten sachlichen Information für die Beziehung in der „Dreiergemeinschaft" (der Familie), dessen Bedürfnis nach Information*saustausch* über das Medizinisch-Genetische hinaus nahm der Berater nicht wahr (NGB: S. 2,29–2,30; BG: S. 11,35–11,36; NGK: S. 3,18–3,19; 3,28–3,29). Dieses Bedürfnis des Klienten zeigte sich im Beratungsgespräch und damit dem Berater nur ansatzweise; im Nachgespräch mit der Untersucherin über das Erleben der Beratung dagegen sehr deutlich.

In der Beratung D 6 nimmt der Berater die zentralen Anliegen der Klientin zutreffend wahr: daß deren Hauptproblem in ihrer Vorstellung liegt, das relativ harmlose Symptom könnte mit einem tiefer liegenden Syndrom verbunden sein, und daß sie eher objektive Daten, eine eher wissenschaftlich orientierte Beratung wollte (NGB: S. 6,12–6,20; 13,9–13,11). Die vom Berater wahrgenommenen Anliegen des Klienten stimmen jedoch nur zum Teil mit den vom Klienten geäußerten überein, und zwar nur hinsichtlich des einzigen vom Klienten im Beratungsgespräch geäußerten: dessen Interesse an Fragen im Zusammenhang mit Operationsmöglichkeiten (NGB: S. 22,13–22,15). Darüber hinaus hatte der Berater den Eindruck gewonnen, der Klient suche im Gegensatz zur Klientin, die eher Information wolle, eher Beruhigung. Der Klient betont dagegen, zwar nicht im Beratungsgespräch selbst, doch sowohl im Vor- als auch im Nachgespräch, daß er an einer wissenschaftlich orientierten Beratung interessiert ist (VG: S. 44,14–44,19; NGK: S. 2,4–2,7). Dies schließt nicht aus, daß der Klient - anhand wissenschaftlicher Informationen - Beruhigung suchte und dem Berater Anhaltspunkte hierfür vermittelte. Von den Äußerungen her erweckt jedoch eher die Klientin den Eindruck der Beunruhigung. Möglicherweise suchte der Klient eine Beruhigung der Klientin und Beseitigung der vor allem durch die Klientin initiierten Verunsicherung.

Inwieweit der Eindruck des Beraters, der Klient wäre wahrscheinlich nicht zur genetischen Beratung gekommen, wenn die Klientin nicht gedrängt hätte (NGB: S. 9,24–9,25) zutrifft, läßt sich nicht eindeutig beantworten. Der Klient erwähnt im Nachgespräch, daß er das Interesse der Klientin im Prinzip teile, wenn seines auch weniger medizinisch als naturwissenschaftlich orientiert sei (NGK: S. 2,4–2,7) Im Katamnesegespräch berichtet er, er habe von Anfang an „nicht die größeren" Bedenken gehabt. Auch verweist er darauf, daß sein Bedürfnis nach Information nicht so stark gewesen sei (KG: S. 2,16–2,17; 11,6).

Wie beide Beispiele zeigen, bezieht sich die geringere Übereinstimmung zwischen Äußerung und Wahrnehmung der Erwartungen jeweils nur auf die Erwartungen eines der beiden Partner bei teilweiser Nichtübereinstimmung der Erwartungen der Partner. Im einen Fall werden nur angedeutete, nicht weiter verfolgte, über das Medizinisch-Genetische hinausgehende Erwartungen nicht wahrgenommen, im anderen Fall vermutet der Berater eine der Beratung zugeschriebene Funktion, die nicht verbalisiert, möglicherweise jedoch auf andere Weise vermittelt wurde.

6.3.4 Beispiele für die Komplexität der Erwartungen der Klienten

Bei unserem Überblick über Art und Vielfalt der in den Beratungen aufgetretenen Erwartungen wurden bereits Gewichtungen vorgenommen, indem wir z. B. auf die Zukunfts- bzw. Gegenwartsorientierung der Klienten verwiesen. Im folgenden zeigen wir anhand weniger Beispiele, welche der verschiedenen Erwartungen innerhalb einer Beratung vorkommen und in welchem Zusammenhang sie untereinander stehen können.

Beispiel: Suche nach Hilfestellung im Entscheidungsprozeß. Die Erwartungen der Klienten der Beratung A 1 haben wir bereits dahingehend zusammengefaßt, daß in ihnen eine Suche nach Information und nach Informationsaustausch zum Ausdruck kommt. Die Klienten selbst formulieren ihre Anliegen zusammenfassend als eine Suche nach Hilfestellung bei der Entscheidung, ob sie eine Amniozentese durchführen lassen sollen oder nicht (BG: S. 3,9–3,16; 4,6–4,18; 4,21–4,25). Sowohl ihre im weiteren Verlauf der Beratung erfolgenden Fragen zur Ätiologie der (freien) Trisomie 21 als auch die zu den Risiken der Amniozentese sowie zu deren Durchführung sind Teil dieser Suche. Für die Klientin ist hierbei unter anderem wichtig, bestätigt zu bekommen, daß es sich bei der Trisomie 21 ihres Kindes nicht um die „vererbbare Form" handelt, sowie die Meinung des Beraters zu ihren Überlegungen hinsichtlich möglicher Umwelteinflüsse zu erfahren. Ihr Interesse daran, ob die erbliche Form der Trisomie 21 ausgeschlossen werden kann, äußert die Klientin nicht als Frage, sondern als Rückversicherung, als der Berater die freie Trisomie 21 von der Translokationstrisomie abhebt: „Und das kann man also praktisch ausschließen bei uns?" (BG: S. 32,11–32,12). Andererseits erwähnt sie bereits zu Beginn des Beratungsgesprächs, daß ihnen 2 Ärzte mitteilten, es habe in ihrem Falle nichts mit Vererbung zu tun, und dies sei auch aus der Blutuntersuchung hervorgegangen. Durch ihre Rückversicherung gibt die Klientin zu erkennen, daß ihr die entsprechende Auskunft des Beraters trotz der Aussagen zweier anderer Ärzte von Bedeutung ist. Eine Unsicherheit darüber, ob die Behinderung nicht von ihnen vererbt sein könnte, hatte anscheinend weiterhin bestanden. Diese nun 3. Aussage bzw. Bestätigung, daß es sich um eine freie Trisomie, die sogenannte nichterbliche Form handelt, gewinnt ihre Bedeutung möglicherweise nicht nur dadurch, daß es sich um eine 3. handelt, sondern auch dadurch, daß sie diesmal von einem Experten für Genetik kommt. Als die Klientin erfährt, daß dem Alter der Mutter erst ab etwa 37 Jahren ein Einfluß zugemessen wird, schließt sich ihre Suche nach möglichen externen Ursachen, da sie selbst jünger ist, in konsequenter Weise an: „Haben Sie eigentlich auch die Erfahrung gemacht eh, ehm, daß sich das also jetzt gerade auch bei jungen Frauen doch häufiger ... vielleicht doch irgendwelche Umwelteinflüsse oder Pille, oder sonst irgend etwas, denke ich mir manchmal" (BG: S. S. 34,26–34,35). Hier zeigt sich das auch von Lippman-Hand u. Fraser (1979b, c) beschriebene Bedürfnis der Eltern, eine Erklärung für das Auftreten einer Erkrankung bzw. Behinderung bei ihrem Kind zu finden.

Als schließlich deutlich wird, daß ein (leicht) erhöhtes Wiederholungsrisiko besteht, obwohl es sich um eine freie Trisomie 21 handelt, rückt das Thema Amniozentese wieder in den Vordergrund. Hierbei schneiden die Klienten alle wesentlichen Problempunkte von sich aus an: So erkundigt sich die Klientin nach den

Risiken und Konsequenzen der Fruchtwasseruntersuchung (BG: S. 42,18-42,20; 42,27-42,29). Mit ihrer Frage, ob die Risiken für eine Fehlgeburt bei der Amniozentese unabhängig von einer Neigung zu Fehlgeburten bestehen, bringt die Klientin ihre Hoffnung zum Ausdruck, daß dieses Risiko bei ihr, da sie nicht zu Fehlgeburten neigt, vielleicht ausgeschlossen werden könnte. Sie fragt nach der Gefahr für die Mutter (BG: S. 44,9-44,10) sowie nach der Verletzungsgefahr für das Kind (BG: S. 63,9-63,10). Auch das Problem der Konsequenzen wird angesprochen, indem sich die Klientin in Form einer Rückversicherung danach erkundigt, ob man dann, wenn man die Amniozentese durchführen läßt, „praktisch die Konsequenzen ziehen" müsse (BG: S. 49,17-49,21). In Anbetracht der bestehenden Schwangerschaft (falls sich die Klienten zur Amniozentese entscheiden, müßte sie bald erfolgen) findet sich auch eine Fülle von Fragen zur Durchführung der Fruchtwasseruntersuchung: Wie läuft ein solcher Tag ab, wenn eine Punktion gemacht wird? (BG: S. 54,16-54,19); wie viele Patienten sind jeweils pro Tag zur Punktion bestellt und wie lange dauert das? (BG: S. 121,6-121,12); erfolgt die Punktion unter örtlicher Betäubung? (BG: S. 63,1-63,6); wird sie mit Ultraschall überwacht? (BG: S. 63,6-63,7). Auch erkundigt sich die Klientin danach, was geschieht, wenn anhand des Ultraschalls festgestellt wird, daß es sich um Zwillinge handelt: „Kann man da noch wieder vom Bett springen?" (BG: S. 74,19-74,21). In Form von Rückversicherungen erkundigt sie sich darüber hinaus auch danach, ob der Partner bei der Punktion dabei sein darf (BG: S. 65,7-65,9) sowie nach der möglichen Schmerzhaftigkeit: „Und schmerzhaft ist das eigentlich nicht sehr, oder so, was ich so gehört habe. Also ich meine auszuhalten" (BG: S. 66,2-66,7). Den Klienten interessiert darüber hinaus, ob sich die Klientin nach der Amniozentese zuhause hinlegen muß (BG: S. 59,24-59,30; 60,1) und wer den Eingriff vornimmt (BG: S. 115,18). Es wird der Wunsch des Klienten deutlich, daß der „Chef" den Eingriff vornimmt.

Werden außer dem Beratungsgespräch noch die Gespräche direkt im Anschluß an die Beratung sowie ein Jahr darauf in die Analyse einbezogen, zeigt sich folgendes: Auch im Gespräch direkt nach der Beratung bringen beide Klienten übereinstimmend zum Ausdruck, daß sie sich eine Hilfestellung in ihrem Entscheidungsprozeß, ob sie die Fruchtwasseruntersuchung durchführen lassen sollen oder nicht, erhofften. Alle übrigen in der Beratung eingebrachten Erwartungen, die als im Zusammenhang mit dem soeben beschriebenen Hauptanliegen interpretiert wurden, werden nicht mehr erwähnt. Beide Klienten sprechen im Nachgespräch die gute Beziehung zum Berater an, und der Klient verdeutlicht, der Berater habe ein „ziemliches Gespür" für ihre spezielle Situation gehabt. Er habe schon Geschick, sich in die Situation der Klienten einzudenken (NGK: S. 6,5-6,11). Beide Klienten verweisen darauf, daß sie der Berater über Vor- und Nachteile der Amniozentese informierte und daß er ihnen die Entscheidung überläßt. Beide Klienten finden dies richtig. Der Klient ergänzt hier, der Berater habe genau in dem Moment, als das Gespräch eigentlich so lief, daß der Eindruck entstand, die Risiken seien so gering, daß man die Amniozentese kaum zu machen brauche, umgeschaltet und dann wieder die Risiken dagegen gestellt (NGK: S. 14,28-15,9). Dies fand der Klient gut.

Im Katamnesegespräch betont der Klient, daß ihm die Beziehung zum Berater wichtiger gewesen sei als die Informationen, die man ja auch nachlesen könne. Die Klientin verdeutlicht dagegen, daß ihr sowohl die Beziehung zum Berater als auch vor allem die Informationen wichtig gewesen seien (KG: S. 74,9-75,13).

Das vom Berater wahrgenommene zentrale Anliegen der Klienten stimmt mit dem von den Klienten geäußerten überein: Aus der Sicht des Beraters ringen die Klienten zum Zeitpunkt der Beratung darum, wie sie sich im Hinblick auf die Durchführung einer Amniozentese entscheiden sollen (NGB: S. 2,4-2,5). Die Wahrnehmung des Beraters, daß die Klienten von ihm nicht - auch nicht tendenziell - forderten, ihnen eine Entscheidung nahezulegen (NGB: S. 8,1-8,9) entspricht den Äußerungen der Klienten sowohl im Beratungsgespräch als auch im Nachgespräch.

Beispiel: Ambivalente Erwartungen. Sowohl im Beratungsgespräch selbst als auch im Nachgespräch betont die Klientin der Beratung C 6, daß ihr die Frage des Wiederholungsrisikos für die Kinder ihrer Tochter wichtiger sei als hinsichtlich eines eigenen 2. Kindes (BG: S. 21,11- 21,12; 28,43-29,9; NGK: S. 3,13-3,15). Andererseits bringt sie im Beratungsgespräch zunächst die Frage nach dem Wiederholungsrisiko hinsichtlich eines 2. eigenen Kindes ein (BG: S. 12,2-12,4). Als der Berater während des Beratungsgesprächs kurz das Zimmer verläßt, um etwas nachzuschlagen, berichtet die Klientin, daß für sie selbst ein 2. Kind nicht mehr in Frage komme, höchstens dann, wenn man ihr hundertprozentig sagen könne, daß das 2. Kind nichts hat. Zugleich meint sie selbst, daß man das nicht könne (BG: S. 18,10-18,13). Trotzdem versucht sie, sich beim Berater, sobald dieser zurückkommt, rückzuversichern: hundertprozentig könne er ihr wohl nicht sagen, daß das 2. Kind gesund ist? (BG: S. 20,13-20,15). Die Aussage des Beraters, daß die Handfehlbildung auf Abschnürung durch Amnionstränge zurückzuführen ist und nur ein minimales Wiederholungsrisiko besteht, beruhigt die Klientin zwar hinsichtlich ihrer Tochter, nicht jedoch hinsichtlich eigener weiterer Kinder. Sie beginnt nun nichtgenetische Gründe gegen ein weiteres Kind anzuführen. Als der Berater diese zu relativieren sucht, wird deutlich, daß sich für die Klientin die Entscheidung noch einmal neu stellt (BG: S. 22,3-22,8; 24,18-24,25; 25,14-25,15; 25,27-25,32). Im Nachgespräch schließlich, d. h. nach den Informationen zu Ätiologie und Wiederholungsrisiko, die sie hinsichtlich ihrer Tochter beruhigten, fragen die Klienten danach, ob in ihrem Fall eine Indikation zu einem Schwangerschaftsabbruch vorliege, weshalb es zu einer kurzen Wiederaufnahme des Beratungsgespräches kommt (BG: S. 29,26-29,32; NGK: S. 3,25-3,27).

Die Erwartungen der Klienten stimmen im wesentlichen überein: Beide wollen erfahren, ob die Handfehlbildung ihrer Tochter vererblich ist (BG: S. 18,17; 22,29-22,30) sowie, ob ein Schwangerschaftsabbruch, falls die Klientin schwanger werden sollte, möglich sei. Der Berater hat diese Erwartungen vor allem als die der Klientin wahrgenommen.

Die Frage nach der Möglichkeit eines Schwangerschaftsabbruchs nach der Information des Beraters, daß nur ein minimales Wiederholungsrisiko besteht, die Klientin eine absolute Sicherheit jedoch nicht bekommen könne (BG: S. 23,4-24,13), verweist auf folgendes: Die zunächst zum Ausdruck kommende offene Suche nach Information bedeutet möglicherweise zwar hinsichtlich der Tochter eine Suche „entlastender" Information, zugleich jedoch hinsichtlich der eigenen Person die Suche nach solchen Informationen, die gegen weitere Kinder sprechen. Hierauf deuten auch die von der Klientin eingebrachten nichtgenetischen Gründe gegen ein weiteres Kind hin. Zum Zeitpunkt der Katamnese berichtet die Klientin, daß sie sich gegen weitere Kinder entschieden habe und begründet diese Entscheidung nichtgenetisch: der Altersunterschied zur Tochter wäre zu groß.

Beispiel: Bedürfnis „nichts versäumen." Das zentrale Anliegen der Klientin der Beratung C 8 ist eine gründliche Untersuchung im frühesten Stadium der Schwangerschaft (BG: S. 1,11-1,14). Ob sie damit eine gründliche Klärung ihres eigenen Gesundheitszustandes und/oder bereits die später angesprochene (BG: S. 29,12-29,14) bzw. geforderte (S. 40,3-40,14) Amniozentese meint, bleibt offen.

Um ihrem Wunsch nach einer gründlichen Untersuchung Gewicht zu verleihen, führt die Klientin eine ganze Reihe von Begründungen an: zunächst Begründungen, die in ihrer eigenen Person liegen: ihr Alter (BG: S. 2,10-2,14); verschiedene bisherige eigene Erkrankungen (BG: S. 35,38-36,12). Die Besorgnis der Klientin richtet sich hierbei nicht nur auf das Kind, sondern auch auf ihre eigene Gesundheit (BG: S. 6,40-6,45; 8,5-8,19). Schließlich bezieht sie sich auf die Erkrankung des Klienten (BG: S. 1,16-1,18), zu der dem Berater Unterlagen vorliegen und zu der er sich zusätzlich Informationen eingeholt hatte. Hier zeigt die Klientin Informationsbedürfnis folgender Art: Um was für eine Erkrankung handelt es sich? (BG: S. 15,1-15,13); gibt es Möglichkeiten der Beeinflussung/der Feststellung, ob es sich um einen Jungen oder ein Mädchen handelt? (BG: 2,10-32,16; 32,25-32,30); Ausprägungsmöglichkeiten der Erkrankung des Klienten (BG: S. 33,42-34,2). Sie bringt zum Ausdruck, daß sie nichts versäumen möchte, damit sie sich hinterher nichts vorwerfen muß (BG: S. 37,26-38,5). Dieses Bedürfnis schlägt sich auch im Nachgespräch nieder. Hier berichtet die Klientin, sie habe mehr Initiative des Beraters erwartet: daß er von sich aus auf bestimmte Punkte zu sprechen kommt. Es gebe so viele Dinge, die man als Laie nicht beachte, auf die man selbst nicht kommen könne. Nach Verbesserungsvorschlägen befragt, stellt sie sich Tafeln vor statt Zeichnungen des Beraters, anhand derer sich ein Laie „total ein Bild" machen könne. Der Begriff „total" kommt im Nachgespräch und auch im Katamnesegespräch mehrfach vor. Auch meint die Klientin, man könne zu den einzelnen Risiken immer gleichzeitig benennen, welche Möglichkeiten bestehen, dieses Risiko auszuschalten (NGK: S. 14,20-14,28; 15,1-15,13).

Das „Fachliche", „mehr Vernunft", „das klare Bild" sind der Klientin lieber als eine Auseinandersetzung mit der Angst; Angst müsse man selbst abbauen. Daß sie sich im Nachgespräch froh darüber zeigt, daß der Berater ihr fachlich klar machte, ihre Ängste seien „relativ" unbegründet, macht folgendes deutlich: Die Klientin erwartete, daß auf Angst in Form sachlicher, exakter, auf die persönliche Situation der Klienten bezogener Information eingegangen wird. Auch läßt sich aus ihren Äußerungen die Erwartung an den Berater herauslesen, die Angemessenheit der Ängste einschätzen zu können und entsprechend zu informieren (NGK: S. 8,8-8,27).

Beim Klienten lassen sich 2 Bereiche an Erwartungen differenzieren: Erwartungen im Zusammenhang mit seiner eigenen Erkrankung: ob von seiner Seite aus nichts passieren könne (BG: S. 12,12-12,13), mögliche Ausprägung der Erkrankung beim Kind (BG: S. 12,18-12,36), Möglichkeiten, mit Medikamenten dagegen anzukämpfen (BG: S. 15,42-15,43), Möglichkeiten der Feststellung der Erkrankung während der Schwangerschaft (BG: S. 29,3–29,4). Der 2. Bereich bezieht sich auf die Amniozentese, wobei sich der Klient nach den Risiken für das Kind erkundigt (BG: S. 47,15–47,16).

6.4 Vorwissen und Sichtweisen der Klienten

Das in der Beratung selbst, z. T. auch im Nachgespräch oder im Katamnesegespräch zum Ausdruck kommende Vorwissen der Klienten differenzieren wir danach, ob es sich auf Genetik (Vererbung, Basisrisiko, Wiederholungsrisiko), auf die Aufgaben und Möglichkeiten der genetischen Beratung oder auf die Pränataldiagnostik bezieht. Am Beispiel des Vorwissens zur Genetik verweisen wir neben den Inhalten zunächst explizit darauf, auf welche Weise das Vorwissen in die genetische Beratung eingebracht wird. Bei der Darstellung der Inhalte des Vorwissens wechseln wir zwischen der Vermittlung eines Überblicks über die einbezogenen Beratungen und dem Herausgreifen von Einzelbeispielen. So zeigen wir anhand von 2 Beratungen spezifisch auf die Problemsituation bezogenes Vorwissen auf. Eine solche gegenseitige Ergänzung von Überblick und detaillierter Einzelfalldarstellung erscheint uns in Anbetracht der Fülle der vorliegenden Daten als geeignete Darstellungsweise. Dies gilt insbesondere für die zum Teil sehr komplexen Sichtweisen. Diese differenzieren wir zunächst nach wenigen uns relevant erscheinenden Gesichtspunkten, um aufzuzeigen, in welcher der Beratungen und auf welche Weise sie vorkommen. Für die relativ umfangreiche Darstellung des jeweiligen Musters von Vorwissen und Sichtweisen, wie sie sich in der Rekonstruktion des Entscheidungsprozesses der Klienten niederschlagen, beschränken wir uns dagegen auf wenige Beispiele.

6.4.1 Vorwissen der Klienten zur Genetik

Bevor wir auf die Inhalte des Vorwissens der einzelnen Klienten eingehen, möchten wir kurz beschreiben, auf welche Weise es eingebracht wird; ob als Reaktion auf eine entsprechende Frage, als Begründung eines Anliegens etc.

Interaktionsverhalten im Zusammenhang mit dem Vorwissen der Klienten zur Genetik. In den von uns einbezogenen Beratungen wird das Vorwissen der Klienten zur Genetik nicht systematisch erfragt. Teils erwähnen es die Klienten von sich aus, zum Beispiel als Begründung eines Anliegens oder auch im Zusammenhang mit Informationen des Beraters, teils auf eine eher offene oder auch auf recht konkrete Fragen des Beraters hin. Ein Beispiel dafür, daß das Vorwissen als Begründung eines Anliegens eingebracht wird, zeigt sich in Beratung B 11: Hier begründet die Klientin ihre Frage danach, ob ihr Mann Genträger sei und ob das für sie eine Rolle spiele, damit, daß sie sich in Genetik nicht so gut auskennt (BG: S. 42,3–42,5). Ihre hierbei eingebrachte Überlegung, ob hier „Dominantheit" vorliege, greift der Berater sofort informierend auf.

Vorwissen als Reaktion auf eine Information des Beraters zeigt sich z. B. in der Beratung C 8: Die Klientin ist überrascht über das ihr genannte Risiko von 6 Promille, das bei ihr durch die Amniozentese ausgeschlossen werden kann, und erwähnt, sie habe gedacht, der Berater würde ihr 20% oder 10-20% nennen (BG: S. 47,24-47,27). Während im Beispiel zuvor die Klientin ihr Vorwissen als Begründung ihres Anliegens einbringt, äußert diese Klientin ihr Vorwissen als Rückmeldung auf Informationen des Beraters. Doch auch sie nimmt Bezug auf ihr Anliegen, das trotz der von ihrem Vorwissen abweichenden Information des Beraters bestehen bleibt (BG: S. 47,29-47,30).

Als Beispiel für eine eher offene Frage des Beraters nach dem Vorwissen der Klienten zur Genetik wählen wir einen Ausschnitt aus der Beratung D 6:

B: – – (Kurze Pause) und Sie selber, haben Sie selber auch mal sich irgendwie was gedacht, wovon sowas kommen könnte oder ist –
K1:   Nein.
B: Das weitgehend – nicht. Mhm, mhm.
K1:   Und ich dachte halt, das ist irgendwie so eine –
B: ja
K1:   eh, eventuell spontan aufgetretene Mutation oder sonst irgendwas ist.
B: Mhm, mhm. Aber Sie haben schon gedacht, daß es genetisch bedingt sein könnte vielleicht, wenn Sie sagen Mutation.
K1:   (Gleichzeitig) Ich wußte nichts, ich wußte nichts anderes, sagen wir mal so.
B: Ah ja, ah ja. Also der Begriff Mutation wird dann in – in Ihrem Kon- wird in dem Kontext schon gedacht als genetisch eh, etwas Genetisches.
K1:   Ja.
B: Mhm.
K1:   Ja, ich meine, jetzt habe ich so langsam gelernt, daß es also nicht genetisch sein muß, sondern –
B: ja
K1:   daß es eventuell auch durch, eh, äußere –
B: ja
K1:   Einflüsse irgendwas verändert sein kann.
B: Mhm, mhm.
K1:   Aber der Aspekt kam dann erst –
B: mhm
K1:   später hinzu (BG: S. 8,34-9,25).

Schließlich noch als Beispiel für eine konkrete Frage nach dem Vorwissen der Klienten ein Ausschnitt aus der Beratung A 1:

B: Wissen Sie da schon was, daß das was mit Chromosomen zu tun hat, daß da ein Chromosom –
K1:   Das wissen wir, ja.
K2:   Ja.
B: Das wissen Sie,
K1:   ja,
K2:   ja,
B: genügend schon ja.
K1:   Ja, das wissen wir.
B: Mhm.
K1:   Und ich weiß auch soweit; also mir haben jetzt 2 Ärzte gesagt, daß es also, eh in unserem Fall eh nichts mit Vererbung
B: ja
K1:   zu tun hat, weil
B: mhm
K1:   eh das also scheinbar aus dem; auch aus der Blutuntersuchung hervorging,
B: mhm, ja,
K1:   sondern das ist also rein, hm? Ja was haben sie gesagt, Laune der Natur gewesen wäre.
B: Zufall, mhm, mhm (BG: S. 2,21-3,8).

Während in unserem Beispiel aus der Beratung D 6 der Berater zunächst eine offene Frage stellt und auf die Antwort des Klienten 2 spezifischere Fragen als Rückversicherung nachschiebt, veranlaßt der Berater in Beratung A 1 nach einer konkreten Frage durch die Beschränkung auf Rückmeldesignale die Klienten zu weiteren Ausführungen. Insgesamt gesehen fassen die Berater bei Antworten, wie z. B. der des Klienten der Beratung B 8, daß ihm schon erklärt wurde, was Chromosomen sind (BG: S. 62,43), nur selten nach. Die Berater gehen davon aus, daß das zum Verständnis der zu vermittelnden Informationen erforderliche Vorwissen nicht bzw. nicht in ausreichendem Maße da ist, daß es zumindest aktualisiert werden muß (mündliche Mitteilung der Berater). Ganz abgesehen davon, daß die Aussagen der Klienten dem Berater auch ohne differenziertes Nachfassen Anhaltspunkte über deren Wissensstand vermitteln, z. B. durch ihre Knappheit, Vagheit oder Differenziertheit, könnte sich unseres Erachtens zumindest wiederholtes Nachfragen des Beraters unter bestimmten Bedingungen auch negativ auf die Beziehung zwischen Berater und Klienten auswirken: Die Klienten könnten ein solches Verhalten des Beraters als schulmeisterliches Ausfragen wahrnehmen; auch könnte es den Klienten unangenehm sein, das erfragte Vorwissen nicht zu besitzen. In einer Beratung zeigt sich der Klient peinlich berührt, als der Berater ihn und die Klientin ausführlich zu verschiedensten Symptomen ihrer Tochter befragt. Dieser Klient meint, er wolle nicht sagen, daß sie nicht aufgeklärt worden seien, doch fände er es schwierig, wenn der Berater sie nun mit Fragen „bombardiere" und sie „wie aus der Pistole" antworten sollten. Als der Berater versucht, sein Verhalten zu begründen (Kenntnis des Vorwissens als Basis für die Informationsvermittlung), meint der Klient, er schildere nur seinen augenblicklichen Eindruck. Der Berater zeigt hierfür Verständnis und setzt die Begründung seines Vorgehens fort. Schließlich informiert der Klient den Berater dahingehend, daß sie schon recht konkret und im Detail aufgeklärt worden seien, dies jedoch nicht entsprechend im Detail wiedergeben könnten (BG: S. 2,18–3,40). Berater und Klienten gelingt es, das eigene Verhalten dem anderen zu begründen und sich gegenseitiges Verständnis zu vermitteln. Nichtsdestoweniger wird die mögliche Problematik eines „Ausfragens" deutlich.

Inhalte des Vorwissens zur Genetik. Wir können Aussagen über genetisches Vorwissen allgemein von solchen unterscheiden, die in engem Zusammenhang mit der Erkrankung bzw. Behinderung des eigenen Kindes oder eines anderen Familienmitgliedes stehen. Hinsichtlich des *allgemeinen genetischen Vorwissens* im weiteren Sinne finden wir in unseren 20 Beratungen folgendes:

Die Klientin der Beratung A 2 berichtet im Beratungsgespräch, daß die Zeit, in der sie von Mendelschen Erbregeln hörte, schon lange zurückliegt (BG: S. 20,29). Die Klientin der Beratung A 1 meint im Nachgespräch, daß ihr Vorwissen aus der Schule durch die Beratung wieder ein bißchen aufgefrischt worden sei (NGK: S. 5,15–5,18). Hier zeigt sich gleich der enge Bezug dieses Vorwissens bzw. der Bedeutung dieses Vorwissens zur vorliegenden Problematik: Nun versteht sie auch die Informationen auf dem „Diagnosezettel" ihres behinderten Kindes (NGK: S. 5,24–5,26). Der Klient der Beratung B 9 verweist im Beratungsgespräch implizit auf nicht vorhandene „sonderliche" Vorkenntnisse (BG: S. 17,46–18,12) und im Nachgespräch darauf, daß er so etwas wie Zellen und Zellteilung schon gesehen habe, daß das andererseits „natürlich weg" sei (NGK: S. 4,18-4,20). Die Klientin dieser Beratung meint dagegen, sie verstehe mehr davon, ihr seien die „Sachen" bekannt (BG: S. 18,14-18,28).

Beide Klienten der Beratung B 10 betonen zunächst, daß sie nicht wissen, was Genetik bedeutet (BG: S. 6,18). Im Nachgespräch meint der Klient dagegen, er habe schon gewußt, was Genetik und Vererbung sei, das wisse er von seiner Ausbildung her (NGK: S. 4,4-4,7). Möglicherweise wurde ihm erst während des Beratungsgespräches klar, daß es sich bei der Genetik um Dinge handelt, die er unter dem Begriff Vererbung kennt.

Die Klientin der Beratung B 11 meint im Beratungsgespräch, daß sie sich in Genetik „nicht so gut" auskennt (BG: S. 42,3-42,5). Auf der anderen Seite schätzt sie das Basisrisiko auf eine entsprechende Frage des Beraters hin als etwa bei 2% liegend recht zutreffend ein (BG: S. 43,26-43,27). Im Nachgespräch verweist sie darauf, daß sie normalerweise in ein solches Gespräch lieber mit einem gewissen Vorwissen geht, um eine Gesprächsbasis zu haben und um auch hinterfragen zu können. Nun müsse sie sagen, daß sie sich eigentlich besser hätte darauf vorbereiten können (NGK: S. 8,25-9,7). Daß sie von der „Materie" noch relativ wenig Ahnung bzw. sich noch nicht damit befaßt hatten, berichten die Klienten der Beratung B 14 im Nachgespräch, und auch im Katamnesegespräch meint die Klientin, daß sie damals eigentlich relativ uninformiert in die Beratung gekommen sei (NGK: S. 1,21-2,2; 8,3-8,18; KG: S. 23,23-23,27).

Für die Klienten der Beratung B 15 sind die Chromosomen als Träger der Erbanlagen dagegen ein Begriff (BG: S. 37,15; 37,24). Vorwissen zu einem möglichen Einfluß des Alters der Eltern auf Chromosomenstörungen zeigt sich bei den Klienten der Beratung A 5: So berichtet die Klientin im Beratungsgespräch, es habe früher geheißen, nur das Alter der Frau sei „z. B. bei Mongolismus" von Bedeutung, während jetzt „nach neuesten Forschungen" gesagt werde, auch das Alter des Mannes sei nicht unerheblich. Die Klientin glaubt sich zu erinnern, ab dem Alter von 45 Jahren (BG: S. 5,18-5,22). Die Klientin der Beratung A 2 äußert sich ebenfalls zu diesem Themenbereich: Auch bei Vätern bestehe ein Zusammenhang zwischen Trisomie 21 und zunehmendem Alter (BG: S. 5,12). Der Klient der Beratung A 1 bringt im Beratungsgespräch zum Ausdruck, daß er sich unter dem Begriff Statistik etwas vorstellen kann. „So eine Statistik gibt auch nicht immer, eh, das ist halt irgendwo jetzt eine erfaßte Gruppe" (BG: S. 40,36-41,2). Hiermit reagiert der Klient auf die Aussage des Beraters, daß man die Ursache für das erhöhte Wiederholungsrisiko bei der freien Trisomie nicht kennt, und daß sich die Angaben zu Wiederholungsrisiken auf statistische Untersuchungen stützen. Zugleich zeigt sich der Klient in der Lage, aus dem genannten empirisch gewonnenen Befund des erhöhten Wiederholungsrisikos Schlüsse zu ziehen.

Vorwissen zum Basisrisiko findet sich in den einbezogenen Beratungen nur selten; die Klienten der Beratung A 3 sprechen auch explizit an, daß ihnen das Vorhandensein eines Basisrisikos vorher nicht bekannt war. Die Klientin der Beratung A 5 geht dagegen von einem Basisrisiko aus, wenn sie meint, ausschließen könne man ein Risiko natürlich nie (BG: S. 13,9-13,10). Die Klientin der Beratung B 8 schätzt das Basisrisiko sehr niedrig ein: 1 auf 400, 1 auf 300; aber es sei wahrscheinlich noch niedriger (BG: S. 60,31–60,41). Eine relativ realistische Einschätzung der Größenordnung des Basisrisikos findet sich lediglich bei der Klientin der Beratung B 11; sie vermutet es bei etwa 2% (BG: S. 43,26–43,27). Auch im Nachgespräch wird ihr Wissen und Verständnis um das Basisrisiko deutlich, als die Klientin darauf verweist, sie könne (obwohl bei ihnen kein spezifisch erhöhtes Risiko für die befürchtete Erkrankung vorliegt) „natürlich" ein Kind mit dieser Erkrankung bekommen, „*weil es diese Krankheit gibt*" (NGK: S. 1,26–1,27).

Hinsichtlich *des Vorwissens zur Genetik im Zusammenhang mit der spezifischen Beratungsproblematik* beschränken wir uns auf 2 Beispiele, in denen die Klienten ein Kind mit einer freien Trisomie 21 haben: Die Klientin der Beratung A 1 berichtet, sie wüßten, daß die Erkrankung ihres Kindes etwas mit Chromosomen zu tun hat. Sie wüßten, das hätten ihr 2 Ärzte gesagt, daß es in ihrem Fall nichts mit Vererbung zu tun hat. Das sei auch aus der Blutuntersuchung hervorgegangen (BG: S. 2,24–3,7). Abbildungen von Chromosomen habe man ihnen noch nicht gezeigt (BG: S. 24,35–25,1). Man habe ihnen erzählt, daß es auch eine Trisomie 5 gibt (BG: S. 45,36–45,39). Beide Klienten berichten, es sei ihnen telefonisch mitgeteilt worden, es handle sich um eine Trisomie 21, und zwar nicht um die Mosaikform, sondern um „das Freie", „das Richtige", „das wäre eigentlich das Schlimmste, was man sich in der Richtung vorstellt" (BG: S. 12,2–12,22). Später habe sich der Kinderarzt nochmals hinsichtlich einer Mosaikform erkundigt, und sie hätten erfahren, da wären „verschiedene Zelltypen" und „es könnte eventuell sein, daß es also Mosaik wäre"; man könne jedoch anhand der einen Untersuchung nicht so direkt sagen, ob es sich um ein Mosaik handelt (BG: S. 25,3–25,7; 25,25–26,12). Die Klienten machten sich nun Hoffnung, daß es sich bei ihrem Kind um einen besonders leichten Fall von Trisomie 21 handelt; dies schließen sie auch aus dem Aussehen und dem Verhalten des Kindes.

Hinsichtlich eines Wiederholungsrisikos berichtet die Klientin im Katamnesegespräch, sie sei (vor der Beratung) davon ausgegangen, daß keines besteht, da ihr jeder gesagt habe, es sei ein Zufall gewesen und keine vererbte Sache (KG: S. 69,4–69,12). Im Beratungsgespräch selbst hatte die Klientin gleich zu Beginn diese Sicht verdeutlicht (BG: S. 2,24–3,7; 3,21–3,23). Im weiteren Verlauf des Gesprächs hatte die Klientin indessen auch erwähnt, sie habe von einer anderen Mutter im Frühförderungszentrum gehört, die „Gefahr" sei „vergrößert", wenn man schon ein solches Kind habe (BG: S. 39,6–39,18). Dies war der Klientin in Anbetracht der Aussage zweier Ärzte, daß es in ihrem Fall nichts mit Vererbung zu tun habe, offensichtlich unglaubwürdig erschienen. Sie erwähnt diesen Gesichtspunkt des erhöhten Wiederholungsrisikos erst, nachdem sich der Berater mit ihren nicht zutreffenden Vorstellungen über einen möglichen Einfluß der Umwelt (z. B. der „Pille") und der Geschwisterreihenfolge auf die Trisomie 21 auseinandergesetzt hatte.

Die Klientin der Beratung A 3 erwähnt, ein Arzt habe gemeint, das Kind schreie wie eine kleine Katze und das wäre eine Trisomie 5, also „Katzenschrei". Da sei sie erschrocken und habe ihren (anderen) Arzt angerufen, der ihr sagte, das habe es noch nie gegeben, „daß ein Kind an 2 Chromosomen erkrankt" sei; es handle sich ausschließlich um das Chromosom 21 (BG: 30,24–31,11). Auch berichtet sie, man habe ihnen gesagt, man könne bei ihnen anhand einer Blutuntersuchung feststellen, ob sie gefährdeter seien als andere Ehepaare; sie könnten erfahren, ob bei ihnen einige Chromosomen „gegeneinander arbeiten" (BG: S. 22,38–33,8). Der Berater hakt hier nicht nach, um die genaue Quelle dieser Information zu erfahren, sondern greift diese Aussage als Anliegen, eine Blutuntersuchung zu bekommen, auf und geht hierauf ein. Im Katamnesegespräch bringt die Klientin schließlich zum Ausdruck, man habe ihnen im Krankenhaus, in dem ihre Tochter versorgt wurde, gesagt, daß das Chromosom 21 erkrankt sei; doch hätten sie sich gar nicht vorstellen können, was ein Chromosom überhaupt ist und wie es aussieht (KG: S. 38,9-38,25). (Diese Information war dann in der genetischen Beratung erfolgt.) Der Klient meint im Beratungsgespräch, man habe sie hinsichtlich des Wiederholungsrisikos noch nicht informiert; man habe ihnen lediglich gesagt, daß es nicht erblich sei (BG: S. 22,29-22,32). Im Nachgespräch betont er, welche Aussagekraft der Befund der „3 Chromosomen" habe, sei ihnen erst durch die Beratung deutlich geworden (NGK: 3,12-3,16).

Das Vorwissen der Klienten zum Wiederholungsrisiko in ihrer spezifischen Situation ist bei Betrachtung aller einbezogenen Beratungen, soweit überhaupt Aussagen hierzu vorliegen, insgesamt *eher vage oder nicht zutreffend*: Von einem zu hoch eingeschätzten Risiko gingen sowohl die Klienten der Beratung A 4, der Klient der Beratung A 5 und die Klientin der Beratung C 8 aus: Die Klienten der Beratung A 4 berichten, man habe ihnen gesagt, daß ein Anenzephalus in 90% der Fälle nicht wieder vorkomme. Von größerer Bedeutung als diese Prozentzahl scheint für die Klienten jedoch folgendes zu sein: Ihr Arzt habe schon mehrere Fälle gehabt, bei denen es nicht mehr vorkam (BG: S. 1,20-1,26). Der Klient der Beratung A 5 gibt im Nachgespräch zu erkennen, daß er das Risiko von seiten des Alters des Mannes wesentlich höher eingeschätzt hatte als sich dann aufgrund der Information des Beraters ergab (NGK: S. 2,24-2,27). Die Klientin der Beratung C 8 hatte sich höhere Risiken vorgestellt sowohl hinsichtlich des Einflusses ihres Alters, sie hatte mit 10-20% gerechnet (BG: S. 47,24-47,27), als auch hinsichtlich der Erkrankung ihres Mannes. So berichtete sie im Nachgespräch, es befriedige sie vor allem, daß die Erkrankung ihres Mannes „nicht so vererbbar ist" wie sie angenommen hatte. Sie habe immer geglaubt, es sei „stärker" vererbbar (NGK: S. 1,20-1,25). Auch im Katamnesegespräch erwähnt sie nochmals, daß sie früher gedacht habe, die Vererbung sei sehr stark: von einer Generation zur anderen. Und nun sei es schon positiv, daß die Vererbung nicht so sei (KG: S. 19,11-19,18).

Zu niedrig, nämlich als nicht bestehend, schätzten die Klienten der Beratung A 1 das Wiederholungsrisiko für die (freie) Trisomie 21 ein (BG: S. 2,24-3,7; 3,21-3,23; KG: S. 69,4-69,12). Auch aus der Reaktion des Klienten der Beratung B 14 kann geschlossen werden, daß er das Wiederholungsrisiko zunächst geringer eingeschätzt bzw. sich noch wenig Gedanken dazu gemacht hatte (NGK: S. 1,22-1,24). Die Klientin empfand dagegen die Informationen des Beraters zum Wiederholungsrisiko (maximal 1%) als Bestätigung ihrer Sicht, daß es „so gering" ist (NGK: S. 2,12-2,16). Die Klientin der Beratung B 16 berichtet, man habe ihr gesagt, daß sie eine Epilepsie habe und daß dies vererbbar sei. Diese Information konnte sie nicht mit ihrer Erfahrung zur Deckung bringen, daß weder in der Familie ihrer Mutter noch in der Familie ihres Vaters jemand etwas Derartiges hatte (BG: S. 1,29-2,1). Das heißt, diese Klientin stellte zunächst ein Wiederholungsrisiko überhaupt in Frage, da sie die Information, ihre Erkrankung sei vererbt, nicht nachvollziehen kann. Nachdem der Berater ihr dies verständlich machen konnte und über die Höhe des Wiederholungsrisikos (für M. Pringle: 50%) informiert hatte, denkt sie hinsichtlich des Wiederholungsrisikos wiederum an ihre Erfahrungen in ihrer eigenen Familie und versucht sich rückzuversichern: Es könnte doch wie bei ihrer Mutter ablaufen, die mehrere Töchter hatte, von denen nur sie selbst, die Klientin, betroffen ist, jedoch keine ihrer Schwestern (BG 1: S. 47,13-47,15).

Erfahrungen aus seiner Umwelt zieht auch der Klient der Beratung C 6 hinsichtlich eines möglichen Wiederholungsrisikos heran: Er verweist auf einen Bekannten, dessen Kind „ungefähr das gleiche" habe. Dieser habe noch 2 weitere Kinder bekommen, von denen das eine Kind nichts habe, das andere wiederum das gleiche (BG: S. 12,34-13,1). In diesem Fall, in dem den Klienten ein „ganz minimales" Wiederholungsrisiko angegeben werden konnte, bedeutet die Orientierung an dieser Erfahrung aus der Umwelt eine deutliche Überschätzung des Wiederholungsrisikos.

6.4.2 Vorwissen der Klienten zur genetischen Beratung

Die Frage, was die Klienten bereits über genetische Beratung wissen, was sie sich darunter vorstellen, findet sich in keiner der Beratungen. Möglicherweise schließen die Berater aus den eingebrachten Erwartungen auf ein entsprechendes Vorverständnis der Klienten. Dieses Vorverständnis läßt sich sowohl aus den angesprochenen Themenbereichen als auch aus den Rollenerwartungen und der Funktion, die die Klienten der genetischen Beratung zuschreiben, ersehen (vgl. 6.3). In einer Beratung veranlassen indessen die Schilderungen der Klienten den Berater, sie danach zu fragen, ob sie eine Vorstellung darüber haben, was die genetische Beratungsstelle im Zusammenhang mit ihrem Problem soll, und die Klienten berichten, daß sie keine Vorstellung darüber haben (B 10; BG: S. 6,10-6,15). Diesen Aspekt des Nichtwissens erwähnt die Klientin dann von sich aus sowohl im Nach- als auch im Katamnesegespräch: Sie habe vorher nicht gewußt, um was es in der genetischen Beratung geht (NGK: S. 3,27-4,2; KG: S. 5,1-5,2; 6,4-6,9).

In 3 Beratungen sprechen die Klienten von sich aus den Aspekt des Zugangs zur genetischen Beratung an: Die Klienten der Beratung A 1 berichten, sie hätten nicht gewußt, daß in ihrem Fall eine genetische Beratung angeboten wird. Sie selbst und auch ihr Arzt seien erst darauf aufmerksam geworden, als der Arzt sie zur Punktion anmelden wollte und gefragt wurde, ob die Klienten nicht zuvor eine genetische Beratung mitmachen wollten (BG: S. 113,5-113,9). Andererseits bringt der Klient in die genetische Beratung konkrete Vorstellungen darüber ein, was sie leisten kann: So meint er im Zusammenhang mit seiner Erwartung, Hilfestellung zu bekommen: Der Berater könne ihnen wahrscheinlich Tabellen darüber vorlegen, wie groß das Wiederholungsrisiko ist (BG: S. 4,6-4,18); auch schien er Informationen über die Risiken der Fruchtwasserpunktion zu erwarten (BG: S. 4,23-4,25).

2 Klientinnen berichten darüber, wie schwierig es gewesen sei, ihren Hausarzt davon zu überzeugen, sie zur genetischen Beratung zu überweisen. In beiden Fällen wußten die Klienten - nicht zuletzt aufgrund ihrer beruflichen Ausbildung -, daß es genetische Beratung gibt. Die Klientin der Beratung A 5 schildert, sie habe aufgrund des Verhaltens ihres Hausarztes den Eindruck gewonnen, es herrsche die Meinung vor, man müsse erst „ein mongoloides Kind oder was Ähnliches haben", bevor man zur genetischen Beratung dürfe (BG: S. 1,8-1,34). Die Klientin der Bera-

tung D 6 berichtet im Vorgespräch, der Arzt, von dem sie eine Überweisung zur genetischen Beratung haben wollte, habe zunächst gar nicht gewußt, ob er sie überweisen dürfe und überweisen könne (VG: S. 2,2–3,1).

Ihr mangelndes Vorwissen darüber, was in der genetischen Beratung abläuft, erwähnt die Klientin der Beratung B 15 im Katamnesegespräch: Sie habe nichts Näheres darüber gewußt, was in der Beratung auf sie zukommen würde. Die Beratung sei ihnen von einem Professor der Frauenklinik empfohlen worden. Er habe sie jedoch nicht weiter darüber informiert, was in der genetischen Beratung ablaufen würde. Aus der Sicht der Klientin wäre es vielleicht besser gewesen, sie hätten sich vorher erkundigt.

Äußerungen darüber, daß der überweisende Arzt (oder auch ein anderer) die Klienten darüber informierte, um was es in der genetischen Beratung geht und wie sie abläuft, finden sich nicht, abgesehen von dem Hinweis der Klientin der Beratung B 13, in der Klinik habe ihr ein Arzt erklärt, man würde wahrscheinlich beim Kind etwas machen. Sie dachte sich, daß dem Kind eine Hautprobe entnommen werde.

Keiner der Klienten verweist auf Erfahrungen anderer aus dem Bekannten- oder Verwandtenkreis mit der genetischen Beratung. Informationen durch Medien oder Fachliteratur über Aufgaben, Ziele, Möglichkeiten oder Ablauf der Beratung werden ebenfalls nicht erwähnt.

6.4.3 Vorwissen der Klienten zur Pränataldiagnostik

Das Vorwissen über Risiken und Aussagemöglichkeiten der Amniozentese wird – soweit überhaupt vorhanden – eher vage bzw. allgemein formuliert; zum Teil ist es auch unzutreffend. *Vage bzw. allgemein* sprechen die Klientinnen der Beratungen B 9 und B 15 die *Risiken der Amniozentese* an: „Das ist dann auch ein Risiko" (B 9; BG: S. 43,20) und: „Das ist doch auch sehr gefährlich" (B 15; BG: S. 61,31). Auch der Klient der Beratung A 1 formuliert – auf Erfahrungen aus dem engsten Verwandtenkreis Bezug nehmend – zunächst eher vage: Dort sei alles gut verlaufen, doch müsse dies nicht immer so sein (BG: S. 4,21–4,23). Solche Formulierungen können zugleich Ausdruck einer Suche nach weiteren Informationen hierzu sein, wie dies vor allem bei den Klienten A 1 deutlich wird (BG: S. 4,23–4,25). Auch unzutreffende Vorstellungen über die Risiken können sich hinter derartigen Formulierungen verbergen, wie z. B. *unzutreffende Vorstellungen über Risiken für das Kind* in Beratung A 1: Die Klientin berichtet im weiteren Verlauf der Beratung, man lese so „grausige Stories, daß da Augen durchstochen werden dabei" (BG: S. 63,9–63,10). Diese Vorstellungen zu möglichen Verletzungen des Kindes hatten sie „unheimlich belastet", und es war für diese Klientin besonders wichtig zu erfahren, daß es sich hierbei um ein „Märchen" handelt (NGK: S. 17,2–17,14). Auch im Nachgespräch verweist die Klientin auf Erzählungen und Zeitschriften und zählt dabei recht drastische Verletzungen auf. Die Klientin der Beratung A 2 nimmt an, daß das Risiko für das Kind bei der Amniozentese in einer Gehirnschädigung besteht (BG: S. 11,40). Die Klientin der Beratung A 5 verweist darauf, es habe früher anscheinend Verletzungen des Kindes bei der Amniozentese gegeben (BG: S. 17,1–17,8). Sie ergänzt, sie habe sich zur Amniozentese nur negative Dinge gemerkt: Man sehe nicht genau dahinter, und „eigentlich" bestünden Unsicherheiten. Es habe zum Beispiel Abgänge und Behinderungen gegeben (BG: S. 24,13-24,20). Hinsichtlich der Fehlgeburten ist das Vorwissen zutreffend, und ein Wissen um dieses Risiko findet sich auch bei der Klientin der Beratung D 6 (BG: S. 20,22-20,32) und der Klientin der Beratung B 14 (NGK: S. 2,25). Diese geht im Nachgespräch darüber hinaus auf mögliche Konsequenzen ein: Sie habe bereits gewußt, daß es gegebenenfalls zu einem Schwangerschaftsabbruch kommen könne. Das wenn auch sehr geringe Risiko für die Mutter war ihr jedoch nicht bekannt (NGK: S. 2,25-3,7).

Zutreffendes *Vorwissen* und eine Vorentscheidung *hinsichtlich der angemessensten Methode* der Pränataldiagnostik finden sich bei den Klienten der Beratung B 14: Sie haben bereits vor der Beratung besprochen, welches Verfahren der Pränataldiagnostik sie wählen wollen: Sie haben sich bereits länger mit ihrem Arzt unterhalten und auch mit der Schwester der Klientin, die ihrerseits lange Gespräche mit ihrem Arzt geführt hatte. Der habe auch gesagt, daß die Blutentnahme (bei der Klientin zur α-Fetoproteinbestimmung) nicht so gefährlich sei wie die Amniozentese; auch habe die Schwester zur Ultraschalluntersuchung geraten. So hatten sich die Klienten bereits (vor)entschieden, die Blutserumuntersuchung kombiniert mit der Ultraschalluntersuchung durchführen zu lassen (BG: S. 27,33-28,28). Auch im Nachgespräch erwähnt der Klient, daß sie schon vor der Beratung abgesprochen hatten, daß sie diese beiden Untersuchungen machen wollten (NGK: S. 16,20-16,23). Die Klientin berichtet im Nachgespräch, sie hätten zwar gewußt, daß es Untersuchungsmöglichkeiten gibt, jedoch nicht, wie diese genau ablaufen (NGK: S. 20,19-20,29). Auch wüßten sie nun, wie groß die Chance ist, daß man die Behinderung durch die Untersuchung erkennt (NGK: S. 17,16-17,20).

Die Klientin der Beratung A 4 weiß zu den verschiedenen vorgeburtlichen Untersuchungen dagegen „eigentlich noch nicht viel". Doch hatte sie sich gedacht, daß man Untersuchungen durchführen wird, wenn es wieder zu einer Schwangerschaft kommt (BG: S. 19,23-19,29). Im Nachgespräch gibt sie zu erkennen, daß die verschiedenen Möglichkeiten der Pränataldiagnostik in dieser konkreten Form für sie neu waren, und sie betont nochmals, daß sie sich schon gedacht habe, „daß man dann weitere Möglichkeiten", „mehr Vorsorge und so" habe (NGK: S. 7,1-7,4).

Zu den Aussagemöglichkeiten der Amniozentese äußerten sich 3 Klientinnen. Während die Klientin in Beratung B 13 darauf verweist, daß man damit ja auch nicht alle Krankheiten erkenne (BG: S. 44,44), hatten die Klientinnen der Beratung A 3 und B 12 zu große Erwartungen: Die Klientin der Beratung A 3 berichtet im Nachgespräch, sie habe gedacht, wenn die Chromosomenuntersuchung oder auch der Fruchtwasserbefund in Ordnung sind, könne man sagen, ob es ein krankes oder gesundes Kind ist. Man bilde sich eben ein, die Untersuchung werde gemacht, und das Kind sei dann gesund (NGK: S. 1,22-2,14). Auch hatte sie sich vorgestellt, daß der Befund innerhalb von wenigen Tagen vorliegt (NGK: S. 9,10). Die Klientin der Beratung B 12 berichtet im Katamnesegespräch, sie sei immer der Meinung gewesen, wenn man eine Fruchtwasseruntersuchung mache, beinhalte das eigentlich „alle Sachen", die man mit einer Fruchtwasseruntersuchung feststellen kann. Sie sei daher sehr erstaunt gewesen, daß man nur ganz gezielt vorgeht, und daß man nur einen Bruchteil dessen, was möglich ist, bekommen kann (KG: S. 1,23-1,29; 2,5).

6.4.4 Sichtweisen der Klienten zur Pränataldiagnostik

In 5 Beratungen äußern sich die Klienten zu den *möglichen Konsequenzen der Pränataldiagnose*: Für die Klienten der Beratung A 1 stellt insbesondere die Frage, ob im gegebenen Fall die Konsequenz eines Schwangerschaftsabbruchs gezogen werden soll, das Hauptproblem dar (BG: S. 50,25-50,34). Während sich die Klienten der Beratung A 1 und A 3, beides Eltern eines Kindes mit Trisomie 21, zur Durchführung einer Amniozentese entschließen, ohne zugleich eine Entscheidung über die Konsequenzen für den Fall zu treffen, daß bei der Untersuchung eine Behinderung des erwarteten Kindes festgestellt wird, beabsichtigen die Klienten der Beratungen A 5 und B 14 die Durchführung pränataldiagnostischer Untersuchungen einschließlich der möglichen Konsequenzen; bei den Klienten der Beratung A 4 deutet sich eine solche Entscheidung ebenfalls an: Die Klientin der Beratung A 1 berichtet im Katamnesegespräch, sie habe vor der Durchführung der Amniozentese und bevor der Befund vorlag, gar nicht richtig darüber nachgedacht, was sie eigentlich machen würde, „wenn (et)was wäre". Sie habe immer gehofft, „es ist nichts", und sie müsse sich nicht zuvor mit so etwas belasten. Sie ging auf diese Weise vor, obwohl ihr Frauenarzt ihr gesagt habe, sie solle die Amniozentese nur dann machen, wenn sie fest dazu entschlossen sei, im gegebenen Fall einen Schwangerschaftsabbruch durchführen zu lassen (KG: S. 38,28-39,15; vgl. auch 6.4.9.). Die Klientin der Beratung A 3, die sich trotz des von ihr und dem Klienten als problematisch empfundenen späten Zeitpunktes für eine Amniozentese entschied und auch bei der nächsten Schwangerschaft wieder eine Amniozentese durchführen lassen möchte, meint im Katamnesegespräch: Sie wisse nicht, wie sie auf den Brief (mit dem Befund der Fruchtwasseruntersuchung) reagieren würde, wenn in ihm etwas anderes als erwartet stünde. Die „Gewissensfrage" sei dann immer noch da (KG: S. 49,22-50,23). Die Klientin der Beratung A 5 betont während des Beratungsgespräches, sie glaube nicht, daß sie sich zu einem so späten Zeitpunkt für einen Schwangerschaftsabbruch entscheiden könnte (BG: S. 24,13-24,37). Im Katamnesegespräch berichtet sie demgegenüber, sie werde sicher Schwierigkeiten damit haben, wenn bei der Untersuchung wirklich herauskomme, daß das Kind behindert sei; ein Schwangerschaftsabbruch würde ihr wahrscheinlich schon ganz „gewaltige" Schwierigkeiten bereiten. Sie zeigt sich nun jedoch davon überzeugt, daß sie sich in einem solchen Fall zu einem Schwangerschaftsabbruch durchringen würde (KG: S. 13,3-13,13). In Beratung B 14 berichtet der Klient im Katamnesegespräch von erheblichen Zweifeln vor der endgültigen Entscheidung zur Durchführung der Ultraschalluntersuchung zur Früherkennung von Verschlußstörungen des Neuralrohrs, und zwar aufgrund der möglichen Konsequenzen. Der Klient vertritt die Meinung, die Untersuchung habe nur dann einen Sinn, wenn man sich gegebenenfalls zu einem Schwangerschaftsabbruch durchringen könne. Um der Klientin eine derartige Entscheidung zu erleichtern, verwies er sie darauf, daß sie die schwerstmögliche Ausprägung der Behinderung in ihre Überlegungen einbeziehen müsse (KG: S. 20,6-21,2; 21,19-21,30; 22,2-22,28; 23,3-23,13). Der Klient in der Beratung A 4 meint im Nachgespräch, wenn wirklich schwerwiegende Schäden gefunden würden, müsse man sich überlegen, was sei, wenn das Kind zur Welt komme. Er wisse nicht, ob man das verantworten könne (NGK: S. 27,30-27,39).

In 3 dieser 5 Beratungen war vor allem der *Zeitpunkt*, zu dem der Befund vorliegt und zu dem der Schwangerschaftsabbruch gegebenenfalls stattfinden würde, von Bedeutung: Die Klientin der Beratung A 1 empfindet den Zeitpunkt als „unheimlich spät", und sie erwähnt hierbei von sich aus, daß man zu diesem Zeitpunkt das Kind meistens schon spüre (BG: S. 47,9–47,16; 48,38–48,39; 49,3). Die Klientin der Beratung A 3 bezeichnet den Zeitpunkt als „arg spät" (BG: S. 36,10). Im Nachgespräch meint sie, das Kind wachse ja von Tag zu Tag, „und man muß das ja dann wirklich auch wieder verantworten". Daß der Zeitpunkt der Amniozentese bzw. das Vorliegen des Befundes so spät liegt, sei schon „ein bißchen ein Schlag" für sie (NGK: S. 9,10–9,21). Auch der Klient äußert sich sowohl im Beratungsgespräch wie auch im Nachgespräch zu diesem Zeitpunkt. Im Beratungsgespräch gibt er wie die Klientin zu erkennen, daß er eine notwendig werdende Entscheidung im 3. Monat eher für tragbar hielte (BG: S. 36,9–36,11). Im Nachgespräch verdeutlicht sich die für den Klienten bestehende Problematik u. a. auch darin, daß er sich verspricht: Er erwähnt, daß man die Daten der Pränataldiagnostik erst im 18. Monat (gemeint ist wohl die 18. Woche) feststellen könne, und daß das die Entscheidung schwieriger mache (NGK: S. 9,4–9,8; 9,23). Für die Klientin der Beratung A 5 ist der späte Zeitpunkt während des Beratungsgesprächs „indiskutabel". Wie für die Klienten der Beratung A 3 scheint auch für diese Klientin eine Entscheidung für einen Schwangerschaftsabbruch bis zum 3. Monat eher vorstellbar als danach. (BG: S. 25,3–25,27). Im Katamnesegespräch, in dem die (noch nicht schwangere) Klientin von ihrer Entscheidung für eine Amniozentese berichtet, erwähnt sie die Problematik des späten Zeitpunktes nicht mehr. Von der Untersucherin darauf angesprochen, verweist die Klientin jedoch weiterhin darauf, daß ihr ein Schwangerschaftsabbruch schon „ganz gewaltige Schwierigkeiten" machen würde (KG: S. 12,13–12,27; 13,3–13,13).

In 2 Beratungen geht es um eine Amniozentese, *ohne daß dieKlienten den Aspekt der möglichen Konsequenz problematisieren.* Die Klientin der Beratung B 12 erwägt – und zwar erst im Katamnesegespräch –, bei einer nächsten Schwangerschaft eine Amniozentese durchführen zu lassen, ohne zugleich auf den Aspekt der möglichen Konsequenzen einzugehen. Sie spricht hierbei neben dem spezifischen Risiko für das Auftreten einer Spina bifida auch den Aspekt an, eine Trisomie 21 ausschließen zu wollen, vor der sie „unheimliche Angst" habe (KG: S. 4,27–5,7). Die Klientin der Beratung C 8 verdeutlicht, daß sie ein Kind mit Trisomie 21 – solange sie sich noch nicht an es gebunden fühle – nicht auf sich nehmen wolle (BG: S. 43,26–44,2). Wie die Klientin in Beratung B 12 äußert sie eine besondere Angst vor einer Trisomie 21; beide Klientinnen haben kein Kind mit dieser Behinderung, auch nicht im näheren Familienkreis; der wesentliche Beratungsanlaß liegt jeweils in einer anderen Erkrankung bzw. Behinderung. Möglicherweise ist dies einer der Gründe dafür, warum diese Klientinnen die mögliche Konsequenz eines Schwangerschaftsabbruchs nicht problematisieren.

Die Vorstellung, *durch die Amniozentese* beruhigt zu werden und damit *den weiteren Schwangerschaftsverlauf positiv zu beeinflussen* spricht im Beratungsgespräch selbst lediglich die Klientin der Beratung A 1 an (BG: S. 52,21–52,23). Der Klient berichtet im Katamnesegespräch entsprechend, die Amniozentese habe sie sehr beruhigt. Wahrscheinlich durch die Sicherheit, daß bestimmte Schädigungen nicht da sein können – „chromosomal und so" –, sei die Schwangerschaft für seine Frau und auch für das Kind wesentlich schöner verlaufen (KG: S. 2,5–2,9). In 2 weiteren Beratungen (B 8 und B 14) wird der Aspekt der Beruhigung durch die Pränataldiagnose im Katamnesegespräch angesprochen.

Nur in einer Beratung findet sich das Argument, „die Sachen, die man generell kann und die einem auch angeboten werden, sollte man nutzen" (A 5; KG: S. 15,24–16,1). Es wird von derjenigen Klientin eingebracht, die im Beratungsgespräch, nicht jedoch im Katamnesegespräch, die Amniozentese aufgrund des späten Zeitpunktes dieser Untersuchung für sich als indiskutabel bezeichnet und die entgegen dem eigentlichen Wunsch des Klienten ihren Kinderwunsch durchsetzt. Möglicherweise stellt diese Argumentation und das entsprechende Verhalten ein Entgegenkommen gegenüber den Bedenken ihres Partners dar (vgl. 6.3.1.).

Zusammenfassend wird deutlich, daß eine Entscheidung für die Durchführung einer Amniozentese für die Klienten keineswegs zugleich bedeutet, sich für einen Schwangerschaftsabbruch zu entscheiden, falls eine Behinderung/Erkrankung des Ungeborenen aufgedeckt wird. Und diejenigen Klienten, die einen Schwangerschaftsabbruch explizit in ihre Entscheidung für die Durchführung einer pränataldiagnostischen Untersuchung mit einbeziehen, sehen hierin ein Problem, und sie machen sich diese Entscheidung nicht leicht. Nur eine Klientin lehnt ein Kind mit Trisomie 21 explizit ab. Sie spricht jedoch nicht von Schwangerschaftsabbruch, sondern davon, daß sie ein solches Kind nicht auf sich nehmen würde, wenn sie das von vornherein wüßte und solange sie sich noch nicht an das Kind gebunden, solange sie es noch nicht „irgendwie" liebgewonnen hätte (BG: S. 43,26–44,2). Zum Zeitpunkt der Beratung, als die Klientin dies erwähnte, war die Klientin, wie sie im Katamnesegespräch berichtet, noch gar nicht so richtig „in der Schwangerschaft drin". Sie hätte sich damals noch gar nicht so richtig damit befassen können, daß sie schwanger war (KG: S. 4,24–5,4).

6.4.5 Sichtweisen der Klienten zur Frage nach dem „Warum"

Bei der Frage nach dem „Warum" geht es nicht nur um Überlegungen der Klienten zur Ätiologie der jeweiligen Erkrankung bzw. Behinderung, sondern um die zum Teil sehr viel grundsätzlichere Frage, warum überhaupt bei ihnen so etwas aufgetreten ist. Überlegungen, selbst etwas falsch gemacht haben zu können, Überlegungen, doch alles getan zu haben, um die Geburt eines gesunden Kindes zu ermöglichen, spielen hier mit hinein. Es geht darum, eine Erklärung zu finden, eine Ursache, die die Klienten selbst und ihre Umwelt akzeptieren können. Es geht u. a. auch um die Suche nach externen an Stelle von genetischen Ursachen, wie z. B. bei der Klientin der Beratung C 7, die einen Unfall als mögliche Ursache der Schizophrenie ihres Bruders heranzieht.

Die grundlegende Frage nach dem „Warum" sprechen 3 Klientinnen explizit an: Die Klientin in Beratung A 4 überlegt sich immer wieder, warum gerade bei ihrem Kind eine Anenzephalie aufgetreten ist, und ob es daran liegt, daß sie etwas falsch gemacht hat (BG: S. 32,8–32,20). Die Klientin der Beratung C 6 berichtet, sie habe sich inzwischen damit abgefunden, sie könne nicht mehr länger nachfragen, warum und weshalb gerade sie eine Tochter mit einer Handfehlbildung bekommen hat. Darüber sei sie nun ziemlich hinweg. Es gehe nicht anders, man mache sich sonst selbst ganz fertig (BG: S. 16,1–16,9; 16,14–16,21). Auch die Klientin der Beratung B 13 fragt sich, „Warum gerade wir"? (BG: S. 49,38). In der Beratung B 13 wird besonders deutlich, wie wichtig es für die Klienten ist, eine Erklärung für die Behinderung ihres Kindes zu finden. Die Klientin weiß, daß man die Ursache der Behinderung trotz aller diagnostischen Abklärungsversuche nicht kennt. Sie betont, sie rede sich immer ein, daß es bei der Geburt passiert sei. Dann sei sie ein wenig beruhigter. Sie schildert Geschehnisse vor der Geburt, die für ihre Annahme sprechen; auch verweist sie darauf, daß sie keinen Alkohol getrunken habe und zu allen (Vorsorge)untersuchungen gegangen sei. Woher sollte sonst die Behinderung ihres Kindes kommen? (KG: S. 22,19–24,15). Die Klientin berichtet von sich aus, es sei für sie schlimm, daß man die Ursache nicht findet (KG: S. 24,19–25,5). Auch der Klient dieser Beratung sucht nach einer Ursache; er überlegt, ob es sich bei der Behinderung des Kindes nicht um eine Schockreaktion handeln könne (BG: S. 34,31–34,37). Die Überlegung, sich selbst während der Schwangerschaft so verhalten zu haben, daß die Ursache für die Erkrankung des Kindes nicht hierin liegen kann, findet sich auch bei der Klientin der Beratung B 10: Man habe sie gefragt, ob sie etwas eingenommen hätte. Aber sie habe überhaupt nichts eingenommen, auch wenn es ihr ganz schlecht ging, nicht einmal eine Kopfwehtablette, da sie ein gesundes Kind wollte (BG: S. 109,28–110,1; 110,24–110,28; 110,35–111,2).

Ein anderer Gesichtspunkt, daß man möglicherweise etwas hätte beeinflussen können, es jedoch nicht getan hat, findet sich in der Beratung A 1: Die Klientin hatte in den ersten Wochen der Schwangerschaft ihres Kindes mit Trisomie 21 starke Schmerzen und wurde mit Gelbkörperhormonen behandelt. Im Nachhinein wurde sie nun dahingehend verunsichert, ob sie diese Behandlung hätte durchführen lassen sollen: Eine Freundin habe sie „verrückt" gemacht, da sie meinte, wenn sie das Gelbkörperhormon nicht genommen hätte – – –. Die Klientin spricht diesen Satz nicht zu Ende. Beide Klienten verweisen auf die „Theorie", daß der Körper ein krankes Kind abstoße (BG: S. 101,12–102,25). Beide Klienten stellen ihr Verhalten während dieser Schwangerschaft nicht in Frage, doch betont die Klientin, für sie sei in jedem Fall klar, daß sie in dieser Richtung bei einer weiteren Schwangerschaft nichts mehr unternehmen würde.

Zu erfahren, daß es nicht an ihnen selbst liegt, daß sie nicht selbst schuld sind, war für die Klienten der Beratung A 4 (NGK: S. 6,20–6,25) und die Klienten der Beratung A 3 (KG: S. 46,14–46,29; 48,1–48,7) von besonderer Bedeutung. Implizit kommt ein solcher Wunsch auch bei den Klienten der Beratung B 8 zum Ausdruck, die von vornherein durch eine Untersuchung alle Fehlerquellen bei sich selbst ausschalten möchten, und bei den Klienten der Beratungen A 5 und B 9, die den Aspekt ihrer Verantwortung hervorheben. Auch die Suche nach externen statt genetischen Ursachen wie in den Beratungen B 10, B 13, B 15 und C 7 kann ein Ausdruck des Bedürfnisses sein, sich nicht selbst als Ursache bzw. als Überträger sehen zu müssen.

Die Frage nach dem „Warum" wird nicht nur bzw. weniger wegen der damit in Zusammenhang stehenden Wiederholungsrisiken gestellt; die Aussagen der Klienten verweisen viel mehr auf ein grundlegendes Bedürfnis, die Ursachen und die Gründe für erfahrenes Leid zu verstehen. Auch wenn die Kenntnis der Ursachen nicht zugleich eine Kontrollmöglichkeit, eine Handhabung dieser Ursachen mit sich bringt, verhindert oder verringert sie doch zumindest ein Ausgeliefertsein, das bei Unkenntnis der Ursachen empfunden werden kann. Je weniger medizinische oder auch naturwissenschaftliche Erklärungen gegeben werden können, um so mehr können wert- und emotionsbezogene Erklärungsansätze wie Schuld, Bestrafung oder unverdientes Schicksal an Bedeutung gewinnen.

6.4.6 Sichtweisen der Klienten zur Reaktion ihrer Umwelt

Die von den Klienten im Beratungsgespräch geschilderten Sichtweisen zur Reaktion ihrer Umwelt lassen sich differenzieren in Äußerungen über:

- die Reaktion der Umwelt auf die Geburt eines erkrankten/ behinderten Kindes und ihren eigenen Umgang mit ihrer Umwelt,
- Reaktionen von Verwandten auf die Suche nach familienanamnestischen Informationen,
- Reaktionen auf weiteren Kinderwunsch der Klienten nach der Geburt eines behinderten Kindes,
- Reaktionen auf das Eintreten einer Schwangerschaft in Anbetracht der Erkrankungen in der Familie,
- Reaktionen auf das Durchführen einer Amniozentese; Sichtweisen der Umwelt zur Pränataldiagnostik.

Zur Reaktion der Umwelt auf die Geburt eines behinderten Kindes sowie zum Umgang der Klienten mit ihrer Umwelt liegen unterschiedliche Erfahrungen vor: Der Klient der Beratung A 1 schildert, ihm habe in seiner „Weltuntergangsstimmung" die Reaktion der Familie sowie eine starke Beziehung zur Kirche und zum Glauben sehr viel geholfen (BG: S. 13,2-13,22; 14,9-14,22). Klient und Klientin berichten, ihre Bekannten hätten alle zu ihnen gestanden. Sie hätten zuvor nie geglaubt, daß es durch die Geburt ihres behinderten Kindes eine solche Verbundenheit geben könne. Auch seien viele Familien „wachgerüttelt" worden (BG: S. 13,28-14,4). Die Mitarbeiter des Frühförderungszentrums kamen auf die Klienten „unwahrscheinlich nett" zu (BG: S. 9,15-9,22). Auch die Klienten der Beratung A 4 erwähnen, daß sie andere Menschen haben, mit denen sie über ihr Erleben der Situation nach dem Verlust ihres Kindes sprechen können, und der Klient betont, es helfe immer viel, wenn man mit Bekannten spreche (BG: S. 33,18-33,23).

In der Beratung B 8 berichten die Klienten von ihrem eigenen Anteil an der Reaktion der Umwelt und dem Prozeß der Entwicklung der Beziehung zur Umwelt. Aus der Sicht der Klientin dauerte es bei ihnen lange, sich auf die Umwelt einzustellen, da sie voll mit dem Kind beschäftigt gewesen und gar nicht dazu gekommen seien, sich selbst ein bißchen zu erholen (KG: S. 25,18-26,14). Inzwischen habe die Umwelt das Kind „ganz optimal" akzeptiert, und das habe ihr „unheimlichen Auftrieb" gegeben. Die Klientin schildert ausführlich die Hilfe, die ihr im Dorf entgegengebracht wird; sie erwähnt indessen auch noch bestehende Probleme und ihren Umgang damit, der sich im Lauf der Zeit wandelte: Sie stecke nicht mehr einfach zurück und gehe nach Hause, um zu weinen, sondern lerne „zurückzugeben", dem anderen zu vermitteln, daß er „etwas Falsches" sagte, daß er ihr weh tat (KG: S. 26,16-27,12; 28,24-29,24; 31,11-32,29). Der Klient verweist darauf, daß er für das Verhalten von Fremden gegenüber dem behinderten Kind Verständnis aufbringen könne (KG: S. 31,26-32,1).

Von eher negativen Erfahrungen und Befürchtungen berichtet die Klientin der Beratung A 3: Ihre Verwandten hätten gedacht, es liege an ihr, daß ihre Tochter eine Trisomie 21 hatte; auch seien die Verwandten nie damit fertig geworden (KG: S. 46,21; 27,4). Hier war für die Klientin der Arztbrief nützlich: Er habe gezeigt, daß sie wirklich „unschuldig waren" (KG: S. 48,1-48,5). Die Vorstellungen dieser Klientin über die Reaktion der weiteren Umwelt auf ein Kind mit Trisomie 21 sind drastisch: Solche Kinder würden „verlacht"; sie würden von der ganzen Umwelt ignoriert. In der heutigen Gesellschaft sei das doch so, „daß man mit diesen Kindern oder später Erwachsenen gar nicht leben mag". „Und die Leute sind ja meistens so was von bös". Jemand, der 5 gesunde Kinder habe, schätze das gar nicht, der wisse gar nicht, wie es sei, wenn man ein krankes Kind habe (KG: S. 24,10-24,24). Auf eine Nachfrage der Untersucherin, ob sie selbst so etwas gespürt habe, meint die Klientin, es habe ja noch niemand gewußt, daß ihre Tochter behindert ist, da man es dem Kind nicht angesehen habe. Sie hatte vor, nach der geplanten Herzoperation darüber zu informieren, da ja jeder merke, daß das Kind zurückbleibe (KG: S. 24,29-26,5). Die Tochter war dann noch vor dieser Herzoperation gestorben. Während die Klientin von seiten der Verwandtschaft eher negative Reaktionen wahrnahm und auch negative Reaktionen der weiteren Umwelt erwartete und diese daher gar nicht informiert hatte, verweist sie auf einen guten Kontakt zu „der Frau von der Frühförderung". Diesen Kontakt habe sie auch noch nach dem Tod ihres Kindes aufrecht erhalten. Das habe ihr sehr geholfen und sie habe auch weiterhin Interesse an anderen, die ein Kind mit Trisomie 21 haben (KG: S. 27,14-28,9).

Ein Nichtinformieren der Umwelt findet sich auch bei der Beratung B 10; hier soll nicht einmal die (weitere) Familie etwas erfahren. So betont die Klientin im Katamnesegespräch, sie sehe gar nicht ein, daß die Familie alles weiß (KG: S. 34,2). Es entsteht der Eindruck, daß die Klientin die Erkrankung der Tochter und die Überträgerschaft des Klienten als beschämend erlebt und sie aus diesem Grund zu verschweigen wünscht. Über die genetische Beratung sprach die Klientin weder mit Verwandten noch Bekannten, und sie begründet dies damit, daß das andere Leute gar nichts angehe (KG: S. 31,29-32,3; 33,29-34,4).

Kontakte mit anderen Eltern behinderter Kinder erwähnen die Klienten der Beratung B 8 in keiner Weise, die Klienten der Beratungen A 1 und A 3 eher implizit im Zusammenhang mit der Frühförderung. Die Klientin der Beratung B 12 berichtet von ihrer Möglichkeit, sich mit der Mutter eines Kindes im Alter ihrer Tochter und mit ähnlicher Symptomatik austauschen zu können (KG: S. 8,4-16,26). Ein solcher Austausch mit anderen Betroffenen ist von besonderer Bedeutung für die Klientin der Beratung B 13. Diese Klientin kommt mit vielen Müttern behinderter Kinder zusammen, u. a. in der Krankengymnastik, und da rede man über alles mögliche, das einen bedrücke. Diese - für sie sehr unterstützenden Kontakte - habe ihr Mann nicht (KG: S. 9,5-9,18; 10,6-10,29). Von seiten der Verwandtschaft scheint die Klientin dagegen weniger Hilfestellung zu bekommen. Als sie versuchte, familienanamnestische Informationen zu sammeln, habe sie eine „richtige Sperre" wahrgenommen, bis sie ihren Verwandten klarmachen konnte, was sie wollte. Es habe immer geheißen, „das muß auf deiner Seite sein, bei uns ist nichts". Diese Verwandten seien „richtig verbohrt" gewesen. Sie selbst sehe überhaupt nicht ein, daß man da jemanden beschuldigt (BG: S. 14,17-14,30). Keiner der Klienten drückt diese oder ähnliche Erfahrungen so prägnant aus wie diese Klientin.

Zu Reaktionen der Umwelt auf die weitere Kinderplanung von Eltern eines behinderten Kindes ergeben die Schilderungen der Klienten folgendes: Die Klientin der Beratung B 13 berichtet, die ganze Verwandtschaft versuche ihnen einzureden, sie seien „verrückt"; es sei verantwortungslos, noch ein Kind in die Welt zu setzen; sie würden dann das behinderte Kind vernachlässigen. Die Klientin meint hierzu, das könne man nicht mit anhören; ihr helfe jetzt niemand, dann habe auch niemand das Recht, ihre Entscheidung für ein weiteres Kind in Frage zu stellen (KG: S. 11,3-11,12). Diejenigen, die ihr abraten - ihre Schwiegermutter und ihre Mutter - seien älter; diese könnten das nicht durchhalten. Sie selbst und ihr Mann seien jedoch jung und hätten eine ganz andere Energie (KG: S. 32,11-32,23). Die Klientin betont, daß die Eltern und Schwiegereltern nicht mit dem Klienten, sondern nur mit ihr über dieses Thema sprechen. Der Klient scheint jedoch die Sicht der Klientin zu teilen: Er meine, sie solle die Verwandten reden lassen; die Entscheidung sei ihre eigene Sache, von den Verwandten bekämen sie ohnehin keine Hilfe (KG: S. 33,6-33,18). Für diese Klientin ist der Kontakt mit anderen Müttern behinderter Kinder, die ein zweites, gesundes Kind bekommen haben, besonders wichtig und bestärkend. Diese Mütter seien froh, daß sie sich, obwohl sie zuerst ein wenig Angst hatten, für ein weiteres Kind entschieden hatten. Auch berichtet die Klientin von einer Bekannten, die nach einem behinderten Kind ungewollt schwanger geworden war und jetzt überglücklich sei. Diese Bekannte rufe sie ständig an und erzähle ihr von dem Kind. Nun möchte die Klientin auch eines. Es sporne richtig an, andere Mütter zu kennen, die nach einem behinderten Kind gesunde Kinder bekommen haben (KG: S. 9,5-9,18; 19,11-19,24; 20,27-21,5).

Auf gewisse Bedenken der Verwandtschaft und Bekräftigung des Kinderwunsches durch Bekannte aus dem Kreis der Frühförderung verweisen auch die Schilderungen der Klienten der Beratung A 1. Sie erwähnen, im Frühförderungszentrum habe man ihre Entscheidung für ein weiteres Kind bestärkt (BG: S. 20,8-20,22). Die Bedenken der Verwandten kommen eher implizit in der Erwartung zum Ausdruck, daß die Klienten eine Amniozentese durchführen lassen. So berichtet die Klientin, die Verwandtschaft habe sich darüber gewundert, daß sie überhaupt zur Beratung gegangen sind. Diese hätte nun die Sorge, die Klienten könnten die Untersuchung womöglich nicht machen lassen, während es für die Verwandten ganz selbstverständlich sei (BG: S. 113,15-113,17). Die Klienten selbst hatten die Verwandten früher auf diese Möglichkeit verwiesen, um ihnen die Angst zu nehmen, um sie zu beruhigen. Die Klientin meint, sie brauchten sich über die Anteilnahme der Eltern nicht beklagen; das sei manchmal fast zu viel, wie diese sich mitsorgten (BG: S. 113,25-113,37; 114,7-114,11). Hieraus läßt sich schließen, daß die Verwandten bereits bei der weiteren Kinderplanung Bedenken äußerten und die Klienten diese mit dem Hinweis auf die Möglichkeit einer Amniozentese beruhigten bzw. zu beruhigen versuchten.

Auch in Beratung A 3 scheint die Verwandtschaft die Durchführung einer Amniozentese (nach einem Kind mit Trisomie 21) für selbstverständlich zu halten, wie sich aus den Äußerungen der Klientin im Katamnesegespräch schließen läßt (KG: S. 48,11-49,1).

Hinweise auf Sichtweisen und Reaktionen der Umwelt zur Durchführung der Amniozentese finden wir lediglich in Beratung A 1. Während die Verwandten der Klienten erwarten, daß die Klienten die Möglichkeiten der Amniozentese wahrneh-

men, stoßen die Klienten in ihrem Bekanntenkreis auf eine Ablehnung der Amniozentese, die u. a. von einem christlichen Standpunkt aus begründet wird. Die Klientin meint hierzu im Nachgespräch, eine solche Entscheidung habe mit christlicher
Einstellung gar nichts zu tun. Sie hätten ein Kind mit Trisomie 21 und müßten damit fertig werden. Sie selbst hätte vielleicht auch anders geurteilt, wenn sie kein solches Kind hätte (NGK: S. 17,18-18,5). Auch im Katamnesegespräch berichtet die
Klientin über die Verwunderung in ihrem Bekanntenkreis darüber, daß sie sich zur
Amniozentese entschieden hatten. Diesen Bekannten hatte sie gesagt, derjenige, der
das nicht erlebt habe, könne das nicht beurteilen. Auch sie selbst habe früher, als eine Verwandte aus Altersgründen zur Amniozentese gegangen war, gemeint, sie
selbst würde es nicht machen. Heute sehe sie das alles ganz anders (KG: S. 29,12-
29,29). Auch verweist die Klientin auf das Unverständnis, auf das sie in ihrer Umwelt gestoßen seien, da alle mit ihrer Entscheidung zur Amniozentese die Vorstellung verbunden hätten, sie würden gegebenenfalls die Schwangerschaft abbrechen
lassen. Sie hatte dann jedem geantwortet, daß sie noch gar nicht darüber nachgedacht habe, was sie dann eigentlich machen würde, wenn bei der Amniozentese etwas gefunden würde; sie habe ja immer gehofft, daß nichts gefunden wird und daß
sie sich nicht zuvor mit einer solchen Entscheidung belasten müsse (KG: S. 38,21-
39,9). Auch der Klient berichtet von Bekannten, die gemeint hätten, sie wüßten alles
viel besser, obwohl sie mit der Sache überhaupt nicht vertraut seien. Im Grunde genommen sei er der Beratung schon deshalb dankbar, weil er in einem solchen Fall
auf die dort erhaltenen Informationen verweisen könne (KG: S. 70,20-70,29). Die
Klienten berichten indessen nicht nur von Verwunderung oder Kritik der Umwelt,
sondern auch über „so tolle Leute", die sie immer wieder aufgemuntert hätten (KG:
S. 38,13-38,17).

6.4.7 Sichtweisen der Klienten, die auf Partnerkonflikte schließen lassen

Während die Sichtweisen der Klienten in einzelnen Beratungen auf ein Zusammen-
halten, ein sich gegenseitiges Unterstützen und eine gewisse Übereinstimmung zwischen den Partnern in der besonderen Situation verweisen (z. B. in den Beratungen A 3, B 14 und D 5) und in einer Beratung auch ausführlich zum Ausdruck
kommen (A 1), berichten andere Klienten von Schwierigkeiten in ihrer Partnerbeziehung aufgrund der belastenden Situation (B 8 und B 11) und wie sie damit fertig
wurden (B 8). In einem der Beratungsgespräche zeigen sich ausgeprägte Partnerkonflikte, die sich bis zum Zeitpunkt der Katamnese eher noch verstärkt haben
(B 10). Aussagen, die eine massive Entwertung des Partners beinhalten, und zwar
desjenigen Partners, der Anlageträger der Erkrankung ist, von der ein Kind betroffen wurde, stellen für den Berater eine besondere Problemsituation dar.

In der Beratung B 10 sind beide Klienten um das Wachstum ihrer 3jährigen
Tochter besorgt wie auch um Möglichkeiten, die Tochter - kompensierend - schu-
lisch und beruflich zu fördern. Die Klientin scheint das geringe Größenwachstum
ihrer Tochter weitaus schwerwiegender einzuschätzen als der Klient; sie kann sich
hiermit kaum abfinden (BG: S. 23,24-23,29; 67,12-67,14; 97,3-97,4). Im Zusammenhang mit weiteren Kindern meint sie, sie wolle nicht noch einmal ein „Unglück" (BG: S. 102,23-103,27). Als der Berater zu vermitteln und zu relativieren ver-

sucht, meint sie, wenn der Berater eine Frau wäre, hätte er bestimmt die gleiche Einstellung wie sie (BG: S. 103,11-103,13).

Auffällig ist die außergewöhnliche Schuldabwehr und Schuldzuweisung durch die Klientin: Sie berichtet, sie habe bei der diagnostischen Abklärung gewünscht, daß auch der Klient in die Untersuchungen mit einbezogen wird, und zwar mit der Begründung, daß dann keiner dem anderen einen Vorwurf machen könne (BG: S. 2,30-2,32). Im Katamnesegespräch meint die Klientin hierzu, sie wollte, daß auch ihr Mann untersucht wird, damit nicht immer sie diejenige ist, die schuld daran ist, „kein normales Kind" zu haben (KG: S. 26,5-26,7). In ihre Vorüberlegungen zur Ätiologie hatte sie einbezogen, daß ihr Mann vielleicht nicht zu ihr passe oder sie nicht zu ihm (BG: S. 3,12-3,22). Sie berichtet wiederholt über ihre Nachforschungen in ihrer eigenen Familie: Sie habe alle befragt; es lasse ihr keine Ruhe, sie wolle es ganz genau wissen. In ihrer Familie würde (hinsichtlich der Größe) keiner „aus der Reihe tanzen". In ihrer Familie sei nichts, und darum habe sie sich auch so aufgeregt (BG: S. 8,24-8,25; 45,35-46,1; 57,7-57,23; 58,13-58,18). Als der Berater die Klientin, die trotz ihres explizit formulierten Kinderwunsches aufgrund der Situation weitere Kinder ablehnt, vor übereilten Schritten warnt, meint diese, sie ließe sich auf keinen Fall sterilisieren, man wisse ja nie, wie das Leben weitergehe (BG: S. 105,6-105,8). Es wird offensichtlich, daß sie mit diesem Partner weitere Kinder ablehnt, eine neue Partnerschaft mit Kindern jedoch nicht ausschließt.

Die aus dem Beratungsgespräch herausgegriffenen Aussagen der Klientin geben nur schwach die Atmosphäre wider, die durch deren Verhalten entstanden war. Die Situation schien nicht nur für den Klienten, sondern auch für den Berater schwer erträglich. Der Berater versuchte, die Klientin von ihrem schuldabwehrenden und schuldzuweisenden Verhalten abzubringen, zwischen den Klienten zu vermitteln und auch ihre Einschätzung der Behinderung zu relativieren. Wie das Katamnesegespräch zeigt, hatten jedoch die Versuche des Beraters keinen längerfristigen Erfolg (vgl. 6.5.3). Zwar hatte die Klientin im Beratungsgespräch selbst dem Berater dahingehend zugestimmt, daß man keinem einen Vorwurf machen dürfe (BG: S. 108,7), doch ist im Katamnesegespräch hiervon nichts mehr zu spüren.

Auch im Katamnesegespräch zeigt die Klientin Schuldabwehr und Schuldzuweisung: Zunächst geht sie auf die aus ihrer Sicht unterschiedliche Einschätzung der Problematik ein: Für sie als Mutter sei es hart, ein Vater nehme das alles gar nicht so ernst. In Anbetracht der Tatsache, daß der Klient als Überträger identifiziert wurde, begründet sie dies auf eine erstauliche Weise: Wenn etwas sei, sei nur die Mutter schuld (KG: S. 7,2-7,18). Die Quellen dieser Sicht der Klientin, bei einer Behinderung des Kindes sei immer die Mutter schuld, bleiben unbekannt. Sie selbst nennt diese Quelle nicht, ebensowenig der Klient; auch zeigen sich weder im Beratungsgespräch noch im Nach- oder im Katamnesegespräch Schuldzuweisungen von seiner Seite. Im Beratungsgespräch findet sich jedoch folgender Hinweis: Die Klientin berichtet, sie sei gefragt worden, ob sie während der Schwangerschaft etwas eingenommen habe, und sie betont, sie habe aber überhaupt nichts eingenommen, auch dann nicht, wenn es ihr ganz schlecht gegangen sei, nicht einmal eine Kopfwehtablette, da sie ein gesundes Kind haben wollte (BG: S. 109,28-110,1; 110,24-110,28; 110,35-111,2).

Die Überträgerschaft des Klienten scheint ihr indessen durchaus weiterhin bewußt zu sein. So betont sie - wie bereits im Beratungsgespräch -, sie habe gewollt, daß auch ihr Mann untersucht wird, da sie dann nicht immer die Schuldige sei (KG: S. 26,5–26,7). Sie wirft dem Klienten vor, sie hintergangen zu haben (KG: S. 20,27), dabei nicht in Rechnung stellend, daß der Klient zuvor nichts von seiner Überträgerschaft gewußt hatte. In diesem Zusammenhang ist von Bedeutung, daß sie zwar einerseits dem Klienten vorwirft, sie hintergangen zu haben, sich andererseits überlegt, ob man später wohl den Freund der Tochter informieren müsse. Es scheint, als würde sie dies umgehen wollen, doch befürchtet sie, daß es, falls dies nicht geschieht, später zu einem „Ehekrach" kommen könne (KG: S. 16,7–16,13). Die Klientin verweist darauf, daß sie nicht mehr heiraten würde, bevor der Partner untersucht worden sei (KG: S. 32,13). Sie hebt ihre Verwandtschaft von der des Klienten ab; ihre Verwandtschaft habe sich untersuchen lassen (KG: S. 21,1–21,12), und sie äußert sich negativ über Verwandte des Klienten (KG: u. a. S. 16,17–16,29).

Andererseits scheint die Schuldabwehr von der eigenen Person und der eigenen Familie und die Zuweisung der Schuld an den Klienten bzw. dessen Familie nicht entlastend genug: So betont die Klientin, es sei ihr „egal", wer schuld sei (KG: S. 30,13–30,28). Schließlich bringt sie die Überlegung ein, ob die Wachstumsstörung ihrer Tochter nicht auch auf deren starke Polypen zurückgeführt werden könnte (KG: S. 38,27–39,2; 39,8–39,9). Möglicherweise möchte sie sich dadurch noch von der „Schuld" entlasten, den „falschen" Partner gewählt zu haben.

Der Klient wehrt sich gegen die Anschuldigungen der Klientin (u. a. KG: S. 16,20–16,27; 19,8; 21,2). Er berichtet, seine Frau habe „Anstoß genommen", daß seine Familie schuld daran sein soll, daß die Tochter nicht wächst (KG: S. 20,22–20,24). Es hätten sich Probleme daraus ergeben, daß die Familie der Klientin davon ausgeht, seine Familie sei schuldig (KG: S. 21,7–21,8; 22,9–22,10). Seine Frau meine eben, es käme von seiner „Abstammung". Doch er selbst sieht das anders, obwohl auch er in der Beratung den Eindruck gewonnen hat, nur seine Familie sei schuld daran: Er zähle nicht zu den Kleinen, er könne sich neben jeden stellen und falle nicht auf (KG: S. 26,29–27,2).

Der Klient wehrt sich nicht nur gegen die Schuldzuweisung hinsichtlich der Überträgerschaft, sondern auch dagegen, daß er die Klientin hintergangen habe (KG: S. 20,28–20,29). Auch stellt er die von der Klientin angesprochenen Untersuchungsmöglichkeiten hinsichtlich ihrer eigenen Familie und hinsichtlich eines (zukünftigen) Partners in Frage (S. 22,28–22,29; 32,16–32,28).

Zusammenfassend zeigt sich, daß die Klientin zunächst davon auszugehen scheint, als Mutter die Schuld an der Erkrankung ihrer Tochter zugeschoben zu bekommen. Um so wichtiger ist es für sie, anhand von Untersuchungen den Nachweis zu erbringen bzw. erbringen zu lassen, daß nicht sie, sondern der Klient bzw. die Familie des Klienten schuld ist. Dieser kann seinerseits - angesichts der Bedeutung, die die Klientin der Erkrankung zumißt, und deren extremer Schuldabwehr und Schuldzuweisung - nicht akzeptieren, Überträger zu sein. Ihre dramatische Ablehnung weiterer Kinder und die Infragestellung ihrer Partnerwahl, also seiner Person als Partner, verunmöglicht ihm dies.

Bei derartig tiefgreifenden Partnerkonflikten, bei denen der Eindruck entsteht, daß sie nicht erst bzw. nicht nur aufgrund der genetischen Problematik entstanden, sind die Möglichkeiten eines einmaligen, wenn auch ausführlichen Beratungsgesprächs sehr begrenzt. In einem psychologisch und psychotherapeutisch orientierten Konzept genetischer Beratung, wie es von Kessler vertreten wird, würde zumindest eine ansatzweise Bearbeitung dieser Problematik zur genetischen Beratung gehören. Erfahrungen hierzu liegen unseres Wissens bislang nicht vor. Besondere psychotherapeutische Kompetenzen erscheinen uns in einem solchen Fall erforderlich. Ob gegebenenfalls ein Hinweis auf (psychotherapeutische) Hilfe durch andere gegeben werden kann oder soll, ist sicher in jedem Einzelfall zu prüfen.

Auch wenn es sich hier um ein extremes Beispiel für den Umgang mit der Information, daß einer der Partner Überträger einer Erkrankung/Behinderung ist, handelt, verdeutlicht es doch mögliche weitreichende Auswirkungen sachlicher Information. Auch für Partner, denen es gelingt, eine solche Information konstruktiv zu bearbeiten und die wechselseitige Beziehung vielleicht noch zu intensivieren und zu verbessern, ist sie als potentiell krisenauslösend zu betrachten. Empathisches Verhalten des Beraters, seine besondere Wahrnehmungsbereitschaft, seine Antizipation möglicher Reaktionen der jeweiligen Klienten, eine dies berücksichtigende Formulierung der Information, Verständnis für und Respekt gegenüber den Reaktionen der Klienten auf diese Information, Versuche, die Reaktionen der Klienten zu thematisieren, um ihnen, falls sie dies wünschen, Gelegenheit zu geben, auch darüber zu sprechen, können unseres Erachtens eine wesentliche erste Hilfestellung bedeuten.

Auf die Art und Weise der Vermittlung der Information, Überträger zu sein, und den Umgang des Beraters mit den Reaktionen der Klienten im soeben beschriebenen Fall von Partnerkonflikten gehen wir in Abschn. 6.5.3 näher ein (vgl. auch 6.4.9).

6.4.8 Sichtweisen der Klienten, die auf Emotionen schließen lassen

Ängste, Unsicherheiten, Sorgen und Bedenken spielen in jeder der Beratungen, wenn auch in unterschiedlichem Ausmaß, eine Rolle. Dies läßt sich sowohl aus den eingebrachten Erwartungen als auch aus dem bislang beschriebenen Vorwissen und den Sichtweisen der Klienten ersehen. Bereits bei der Frage nach dem „Warum" wie auch bei der Beschreibung von Partnerkonflikten ergaben sich Hinweise auf Schuldgefühle sowie auf erlebte oder abgewehrte Angriffe auf den Selbstwert. Kessler et al. (1984) sprechen in diesem Zusammenhang von Schuld- und Schamgefühlen der Klienten, die sich z. B. darin niederschlagen, daß sie vor einer geplanten Amniozentese ihre Familie und Freunde nicht über die Schwangerschaft informieren. Eine außergewöhnlich intensive Suche nach den Ursachen der Behinderung eines Kindes könne im Zusammenhang damit gesehen werden, daß die Quelle der Schuld bzw. Verantwortlichkeit gesucht wird, um sie nicht länger sich selbst zuschreiben zu müssen. Ebenfalls in diesem Rahmen sehen Kessler et al. das Aufzählen von verschiedensten Verhaltensweisen, von denen die Klienten annehmen, sie seien möglicherweise falsch gewesen und hätten die Behinderung (mit)verursacht.

Wie wir bereits im Zusammenhang mit den Sichtweisen zu den Reaktionen der Umwelt berichteten, finden sich auch in unserer Untersuchung Klienten, die zum Teil ihre Verwandtschaft oder auch die weitere Umwelt - solange diese nichts bemerkt - nicht über die Behinderung informieren (vgl. die Klienten der Beratungen A 3 und B 10). In anderen Beratungen finden sich weitere Hinweise auf eine Tabuisierung: Die Klientin der Beratung C 7 erwähnt im Katamnesegespräch, sie habe die Beratung als Eingriff in „Intimitäten" empfunden; sie sei sich ein wenig „bloßgelegt" vorgekommen. Die Beratung sei ganz in Ordnung gewesen, doch komme man sich „komisch" vor, wenn man über Krankheiten - und gerade über Geisteskrankheiten - reden müsse. Sie habe auch früher mit niemandem darüber gesprochen, nur einmal mit guten Bekannten (KG: S. 6,20-7,15). Auch die Klientin der Beratung A 2 meint im Katamnesegespräch, es sei klar, daß es unangenehm sei, über „verwandtschaftliche Verhältnisse" zu sprechen. Doch hätten sie das akzeptiert; dazu seien sie ja zur Beratung gegangen (KG: S. 13,5-13,10). Die Klientin der Beratung D 6 meinte im Vorgespräch, es könne den Eltern des Klienten peinlich sein, die Befunde zu dessen Polydaktylie „auszugraben"; ihr selbst wäre das vielleicht viel peinlicher (VG: S. 6,16-6,19; 7,13). Und die Klientin der Beratung B 16 berichtet, sie erzähle nicht jedem über ihre Erkrankung, sie werde sonst deswegen „angeguckt". Von ihrer Krankheit wüßten nur wenige (BG: S. 85,5-85,14).

Der Klient der Beratung A 1 berichtet im Nachgespräch, es sei für ihn zunächst sehr schwierig gewesen, das Wort „mongoloid" auszusprechen. Er mache auch heute oftmals noch einen Bogen darum (NGK: S. 8,11-8,19). Im Beratungsgespräch selbst hatte der Klient von seiner damaligen „Weltuntergangsstimmung" gesprochen, in die er nach der Geburt ihres Sohnes mit Trisomie 21 geraten war. Inzwischen sei das wieder anders, und er glaubt, daß ihnen vor allem die Familie und die starke Beziehung zur Kirche und zum Glauben halfen (BG: S. 12,38-13,22; 14,9-14,22). Als der Verdacht der Behinderung aufgekommen war, fielen dem Klienten die Gesichter der „schlimmen Fälle" ein, und er hatte befürchtet, sein Kind sehe dann auch so aus. Nun meint er jedoch wie die Klientin, das Kind sehe „süß" aus (BG: S. 17,1-17,5; 17,12). Im Katamnesegespräch berichtet der Klient darüber, er habe sich gewundert, wie natürlich seine Frau über die Behinderung des Kindes habe sprechen können. Er hätte dazu länger gebraucht. Auch hätten sie sich immer wieder abgewechselt: Wenn einer ein Tief gehabt habe, sei es dem anderen gerade wieder besser gegangen. Auch verweist der Klient auf Selbstmordgedanken, seine Einstellung hierzu sowie sein Verständnis für diejenigen, die diesen Schritt tun (KG: S. 35,21-38,9).

Eine Suche nach den Ursachen im eigenen Verhalten findet sich in der Beratung A 4, in der die Klientin ihre Vermutung äußert, daß (zu)viel Bewegung, wie Fahrradfahren von Einfluß hätte sein können. Eine Fülle von als ungünstig erlebten Geschehnissen während der Schwangerschaft berichten die Klienten der Beratung D 5. Von diesen Klienten wird in auffälliger Weise eigenes möglicherweise ungünstiges Verhalten ausgeklammert; es ging jeweils um das Verhalten anderer. Gerade in dieser Beratung war die Befürchtung, es könne eine „erbliche Belastung" vorliegen, von der Klientin als besonders bedrohlich erlebt worden. Zu erfahren, daß es nicht an ihnen liegt, nicht schuld zu sein, bekommt dementsprechendes Gewicht. In den Beratungen A 3 und A 4 wird dies von den Klienten auch explizit angesprochen. In der Beratung B 10 konnten wir die extreme Abwehr der Schuldzuweisung beim Klienten, der als Überträger identifiziert worden war, aufzeigen.

Ein weiterer Aspekt des beeinträchtigten Selbstwertgefühls kommt in den Beratungen dadurch zum Ausdruck, daß Vergleiche zu Müttern aus dem näheren Umkreis gezogen werden, die nun ihre Kinder haben, während das eigene verstorben ist. Dieser Aspekt wird in den Beratungen A 3, A 4 und D 5 angesprochen: So berichtet die Klientin der Beratung A 3, sie wäre „verrückt geworden", wenn sie ohne Kind gewesen wäre, als ihre beiden Schwägerinnen ein Kind bekamen (KG: S. 26,12–26,20); die Klientin der Beratung D 5 erzählt, sie werde neidisch, wenn sie andere Frauen mit einem „dicken Bauch" herumlaufen oder einen Kinderwagen schieben sehe (BG: S. 63,12–63,16), und die Klientin der Beratung A 4 berichtet, es sei für sie besonders belastend, daß andere Mütter, die zur selben Zeit schwanger waren wie sie, nun ihr Kind haben (BG: S. 31,24–31,30).

Über Angst wird in der Mehrzahl der Beratungen ganz explizit gesprochen: So berichtet die Klientin der Beratung C 8, sie habe „panische Angst" bekommen, als ihre Eltern auf ihre Schwangerschaft dahingehend reagierten, sie sei unvernünftig; sie dürfe aufgrund ihres Gesundheitszustandes nicht schwanger werden. Sie habe nachts nicht mehr schlafen können und sich ständig überlegt, ob sie womöglich ihre Lage nicht mehr überschauen könne (BG: S. 38,6–38,19). Im Nachgespräch berichtet sie, sie habe vor der Beratung Angst gehabt, ihre Erkrankungen könnten ihrem Kind schaden, und sie sei froh darüber, daß der Berater ihr fachlich klarmachte, daß ihre Ängste „vielleicht" unbegründet oder relativ unbegründet seien (NGK: S. 1,25–2,1; 8,8–8,16).

Angst davor, es könne vielleicht doch erbliche Belastung sein, zeigt sich besonders deutlich in der Beratung D 5. Diese Klientin war sehr erschrocken und weinte, als sie zur genetischen Beratung überwiesen wurde. Diese Angst erwähnt sie sowohl im Beratungsgespräch (BG: S. 10,3–10,17) als auch wiederholt im Nachgespräch (NGK: S. 1,14–1,17; 5,9–5,14). Darüber hinaus hatte die Klientin Angst, daß „noch etwas anderes" herauskommen könnte, etwas, das noch „gar niemand herausgefunden" hatte (NGK: S. 8,13–8,20). Ebenfalls im Nachgespräch erwähnt die Klientin ihre Angst und ihre Unsicherheit davor, was alles (während der nächsten Schwangerschaft) auf sie zukommen wird, und meint, daß sie damit wahrscheinlich allein fertig werden müsse. Das sei wahrscheinlich etwas, bei dem man abwarten müsse (NGK: S. 9,15–9,21). Auch die Klientin der Beratung C 6 berichtet von ihrer Angst davor, daß es etwas Erbliches sein könnte, sowie darüber, daß sie glaubt, 9 Monate Ungewißheit nicht mehr ertragen zu können (BG: S. 17,18–17,26; 18,10–18,19). Der Klient der Beratung A 5 bringt deutlich zum Ausdruck, daß „die Angst oder wie man es ausdrücken will" einfach da sei. Die könne auch durch Zahlenbeispiele nicht ausgeräumt werden. Und er stellt die rhetorische Frage, wie man Emotionales rational beurteilen könne; dies sei kaum möglich (BG: S. 23,17–23,35). Die Klientin der Beratung C 8 ist dagegen der Meinung, daß Ängste durch sachliche Informationen ausgeräumt werden können, und daß dies die Weise ist, auf die sie ihre Ängste beseitigt wissen möchte (NGK: S. 8,8–8,16; 8,22–8,27). Die Klienten der Beratung A 4 verweisen darauf, daß eine gewisse Angst immer noch verbleibe, die man ihnen nicht nehmen könne (BG: S. 5,9–5,10; 11,38–12,5; NGK: S. 6,27–6,28). Die Klientin der Beratung A 2 berichtet dagegen im Katamnesegespräch, man habe ihr die Angst nehmen können (KG: S. 3,8–3,10), und die Klientin der Beratung B 11 betont im Nachgespräch, daß sie es „unheimlich wichtig" findet, daß man durch solche Gespräche viele Ängste abbauen kann (NGK: S. 4,16). Sie bringt damit indirekt zum Ausdruck, daß dies bei ihr gelungen ist.

In 2 Beratungen berichten die Klienten darüber, daß sie durch die Informationen des Beraters erst Angst bekamen bzw. ihre Angst zunächst zugenommen hat: So meint die Klientin der Beratung B 14 im Nachgespräch, sie habe während der Beratung schon ein wenig Angst bekommen und sie habe sich überlegt, daß das jetzt alles auf sie zukommen könne. Andererseits berichtet sie, sie habe sich schon darauf eingestellt, daß sie nach der Beratung mehr weiß und dadurch auch mehr Angst hat (NGK: S. 2,26–4,1). Auch im Katamnesegespräch erwähnt die Klientin, sie hätten sich nach der Beratung gegenseitig gesagt, daß sie nun mehr Angst hätten als zuvor, da sie gesehen hätten, daß die Möglichkeiten, ein krankes Kind zu bekommen, relativ hoch und die Chancen, daß die Ausprägung der Erkrankung so minimal wie bei ihrer Nichte ausfällt, relativ gering seien (KG: S. 25,19–25,30). Der Klient meint hierzu relativierend, er glaube, daß jeder während der 9 Monate ein wenig Angst habe (KG: S. 6,15). Der Klient der Beratung B 15 bekam anhand der Fülle nicht erwarteter, ihn verunsichernder Informationen eine „Heidenangst". Er stellte daher die Notwendigkeit der Informationen des Beraters, zumindest bevor das Ergebnis der Chromosomenuntersuchung, die bei ihnen durchgeführt wurde, vorliegt, in Frage: „Es würde doch dann praktisch manchen v- etwas erspart" (BG: S. 55,35–56,30).

6.4.9 Die Sichtweisen der Klienten im Rahmen des Entscheidungsprozesses

Das komplexe Zusammenspiel der verschiedenen Sichtweisen der Klienten, deren Wechselwirkungen mit den Erwartungen und dem Vorwissen der Klienten sowie deren Bestärkung oder Veränderung durch die Beratung und mögliche andere Einflüsse zeigen wir im folgenden anhand einiger weniger Beispiele auf, indem wir den Entscheidungsprozeß der Klienten zu rekonstruieren versuchen.

Beispiel: der Entscheidungsprozeß als differenzierter Abwägungsprozeß. Wie bereits mehrfach verdeutlicht, suchten die Klienten der Beratung A 1 Hilfestellung bei der Entscheidung, ob sie nach der Geburt eines Kindes mit freier Trisomie 21 nun bei einer neuen Schwangerschaft eine Amniozentese durchführen lassen sollen oder nicht. Die Klienten sprachen die für sie wesentlichen Punkte von sich aus an, und der Berater gab die Möglichkeit, dies ausführlich zu tun. Die im folgenden dargestellten Überlegungen der Klienten, die sie zunächst, vor allem im Beratungsgespräch, jedoch auch im Nach- und dann wiederum ausführlich im Katamnesegespräch, einbrachten, verdeutlichen sowohl die differenzierte Sicht der Entscheidungsproblematik als auch die Versuche, einzelne Aspekte gegeneinander abzuwägen.

Zunächst greifen wir die im Beratungsgespräch selbst zum Ausdruck gekommenen Sichtweisen der Klienten aus dem Gesprächskontext heraus. Getrennt für Klientin und Klient halten wir dabei die Reihenfolge, in der die einzelnen Argumente eingebracht werden, ein. Wie den Seiten- und Zeilenangaben zu entnehmen ist, verteilen sich die von den Klienten eingebrachten Argumente über das gesamte Beratungsgespräch, auch wenn sich Schwerpunkte im Gesamtablauf feststellen lassen (vgl. 6.2). Zur prägnanteren Darstellung wählen wir nicht die Originalzitate, sondern die Zusammenfassungen der jeweiligen Äußerungen durch die Untersucherin, wie sie in die strukturierte Beschreibung des Einzelfalles eingehen.

Klientin

Klient

Sie sind nicht für die Fruchtwasserpunktion (S. 3,17).

Anfangs waren sie für die Fruchtwasserpunktion. Inzwischen sagten ihnen verschiedene Leute, normalerweise käme
so etwas nicht zweimal vor (S. 3,18–
3,23). Andererseits verspürt sie in sich
die Befürchtung, daß es sich wiederholen könnte. Und sie befürchtet zudem,
daß sie ihre Angst auf das ungeborene
Kind überträgt. Im Augenblick verspürt
sie zwar keine Angst, doch fürchtet sie,
den Termin zu verpassen (S. 3,25–4,4).

Eine Verwandte von ihm hat eine
Fruchtwasserpunktion durchführen lassen. Da sei alles gut gegangen. Er meint
jedoch, das müsse nicht immer so sein
(S. 4,21–4,23).

Ihre Angst könnte sich auf das Kind insofern auswirken, daß es ein „Nerven-
zipfel oder so etwas wird". Eine gute
Schwangerschaft und Ausgeglichenheit
der Mutter wirke sich auf das Kind aus
bzw. könne sich auf das Kind auswirken
(S. 5,20–5,39).

Eine Frau im Frühförderungszentrum
erzählte ihr, daß „die Gefahr", daß wieder eine Trisomie 21 auftritt, vergrößert
sei, wenn man bereits ein solches Kind
hat (S. 39,6–39,18).

Aber das (auch vom Berater bestätigte
erhöhte Wiederholungsrisiko) heiße für
sie doch, daß sie auf jeden Fall die
Fruchtwasseruntersuchung machen lassen sollten. Da 1% schon mehr als 0,1%
sei (S. 41,7–41,13).

Sie vergleiche das 0,1%-Risiko für eine
schwere mütterliche Infektion durch die
Amniozentese mit ihrem Risiko für eine
Behinderung bei ihrem 2. Kind: Bevor
sie dieses 2. Kind bekam, das nun eine
Trisomie 21 hat, hatte auch niemand
daran gedacht und jeder gesagt, es be-

stehe so gut wie kein Risiko (S. 45,5–
45,11). Da sehe man das „0,1" doch irgendwie ganz anders (S. 45,14–45,17).

Sie empfindet den Zeitpunkt, zu dem
der Befund der Amniozentese vorliegt,
als „unheimlich spät", da man die Untersuchung erst ab der 16. Woche machen kann (S. 47,9–47,16). Die Klientin
verweist auf Fälle, in denen die Befund-
ermittlung sehr viel länger dauerte als
vom Berater genannt (S. 47,29–48,3).
Die Klientin erwähnt hierbei von sich
aus, daß man das Kind dann meistens
schon spüre (S. 48,38–48,39; 49,3). Die
Frage, ob im gegebenen Fall die Konsequenz eines Schwangerschaftsabbruchs
gezogen werden sollte, stellt für die
Klientin das Hauptproblem dar
(S. 50,25).

In der Überlegung, ob sie nach einer
Fruchtwasserpunktion gegebenenfalls
die Konsequenz ziehen, liegt für sie die
Schwierigkeit. Es gehe hierbei ein Stück
weit auch um den „Faden zum 2. (behinderten) Kind". Das bedeute, wenn
man es bei diesem Kind gewußt hätte,
hätte man es auch abtreiben lassen
(S. 50,27–50,34).

Die Klientin stimmt hier ausdrücklich
zu (S. 50,31). Auf der anderen Seite
denkt die Klientin, daß eine Familie
2 behinderte Kinder nicht so schnell
verkraften kann (S. 51,32–51,34).

Sollte es wieder auftreten, wisse man
vor allen Dingen nicht, wie stark es ausgeprägt ist. Es könne ja ein ganz schlimmer Fall sein (S. 51,35–51,38).

Sie glaubt, sie würde das nicht schaffen
(S. 52,8–52,9).

Die Klientin glaubt, daß sie sich ganz
anders auf die Geburt freuen kann,
wenn sie die Amniozentese gemacht hat
(S. 52,21–52,23).

Über die Verletzungsgefahr des Kindes durch die Amniozentese lese man so „grausige Stories, daß da Augen durchstochen werden dabei" (S. 63,9-63,10). Sie meint, daß man das doch normalerweise durch Ultraschall sehe (S. 63,21-63,22).

Sie hat Angst vor der ganzen Sache, sie fürchtet, daß sie sich als Objekt vorkommt (S. 109,25-109,30). Das hänge wohl mit dem Begriff „Uni-Klinik" zusammen (S. 110,1-110,21).

Wenn es nicht gerade um ein Kind ginge, würden sie die Fruchtwasserpunktion nicht machen lassen „wie Poker" (S. 112,23-113,4).

Die Verwandtschaft wunderte sich darüber, daß sie überhaupt zur Beratung gegangen sind. Denen sagte sie, daß sie wissen möchte, ob die Fruchtwasserpunktion überhaupt unbedingt notwendig ist (S. 113,5-113,9). Die Verwandten haben nun Sorge, sie könnten die Untersuchung womöglich nicht machen lassen. Für diese sei das ganz selbstverständlich (S. 113,13-113,17). Sie selbst hatten früher auf die Amniozentese verwiesen, um ihren Eltern die Angst zu nehmen, diese zu beruhigen (S. 113,25-113,37).

Die in ihrer Reihenfolge und gegenseitigen Ergänzung dargestellten Äußerungen der Klienten lassen sich folgendermaßen zusammenfassen: Der Klient berichtet, daß sie gegen eine Fruchtwasserpunktion sind; die Klientin differenziert: Sie seien zunächst dafür gewesen, hielten sie dann jedoch für unnötig, da eine Wiederholung unwahrscheinlich sei. Nachdem sie nun dieses *Kontra* des Klienten begründet hat, bringt sie nacheinander 2 Argumente ein, die *für* eine Amniozentese sprechen: eine doch bestehende Angst vor Wiederholung sowie die Sorge, daß sich diese Angst auf die Schwangerschaft negativ auswirken könne. Dieses *Pro* für die Amniozentese aufgreifend, berichtet der Klient von positiven Erfahrungen aus seiner Verwandtschaft, um sofort darauf zu verweisen, daß die Erfahrung nicht immer so positiv sein müsse. Damit bringt er wieder ein Argument *gegen* eine Amniozentese ein. Vorwissen zum Wiederholungsrisiko aufgreifend, spricht sich nun die Klientin wieder *für* eine Amniozentese aus. Als der Berater nun dieses Vorwissen bestätigt, *wägt* der

Klient das Wiederholungsrisiko gegen das Risiko der Amniozentese *ab*, und der Abwägungsprozeß spricht *für* eine Amniozentese. *Hiermit ist eine „1. Runde" des Abwägens beendet*, in der vor allem das Wiederholungsrisiko eine besondere Rolle spielt.

Doch nun beginnt eine „2. Runde": Nachdem beide Klienten Argumente *für* eine Amniozentese eingebracht haben, der Klient sich nach Informationen des Beraters auf die Pro-Seite der Klientin schlug, beginnt diese nun, Argumente gegen eine Amniozentese anzuführen: das Risiko für die Mutter wie auch den Zeitpunkt der Amniozentese. Diesen 2. Aspekt aufgreifend, geht der Klient auf die Konsequenzen über und bringt damit seinerseits einen Aspekt ein, der eher gegen eine Amniozentese spricht. In dieser 2. Runde sind sich die Klienten über die Problematik möglicher Konsequenzen einig, die eher *gegen* eine Amniozentese sprechen.

Damit beginnt nun eine „3. Runde" der Argumentation: Nachdem beide Klienten die Problematik einer Amniozentese hervorgehoben haben, beginnen sie, wiederum Argumente *für* die Amniozentese einzubringen: Die Klientin erwägt die Belastung durch 2 behinderte Kinder, der Klient die möglicherweise sehr viel schlimmere Ausprägung. Die Klientin spricht schließlich die möglichen positiven Auswirkungen auf die Schwangerschaft an. In dieser Pro-Serie taucht jedoch noch ein weiteres *Kontra*-Argument auf: die mögliche Verletzungsgefahr für das Kind. Die Klientin stellt dieses Risiko zugleich selbst in Frage, indem sie auf die Kontrolle durch Ultraschall verweist. Mit der Zunahme der Argumente für eine Amniozentese rückt bei der Klientin die Angst vor dem Ablauf der Fruchtwasserpunktion ins Blickfeld, ein letztes Argument gegen eine Amniozentese, und auch der Klient zeigt nochmals seine Ambivalenz. Das letzte Argument, das die Klienten *für* eine Amniozentese anführen, zeigt ebenfalls eine gewisse *Ambivalenz*: Rücksichtnahme auf die Verwandten, die von ihnen erwarten, daß sie die Amniozentese durchführen lassen. Es entsteht der Eindruck, als handle es sich hierbei nicht nur um ein weiteres bestärkendes Pro-Argument, sondern zugleich um eines, das die Entscheidungsfreiheit der Klienten einschränkt.

Im weiteren Verlauf des Beratungsgesprächs geht es um die konkrete Durchführung und konkrete Planung der Amniozentese für den Fall, daß sich die Klienten dafür entscheiden. Der Klient sieht bereits eine Entscheidung für die Amniozentese, während für die Klientin der Entscheidungsprozeß noch nicht abgeschlossen ist. Sie kündigt an, daß sie sich in den nächsten Tagen entscheiden wird (BG: S. 109,1–109,4).

Im Nachgespräch meint die Klientin zur anstehenden Entscheidung: Im Grunde genommen könne man es niemandem raten. Das müsse jeder für sich selbst entscheiden. Das würde sie auch von niemandem erwarten. Nachher mache man womöglich noch jemandem einen Vorwurf (NGK: S. 14,15–14,19). Der Klient glaubt zu wissen – er habe es vom Gefühl her einmal bemerkt –, was der Berater gemacht hätte bzw. raten würde. Der Berater sage es ihnen jedoch nicht, da er sie, vor allem auch die Klientin, zu wenig kenne, um das auszusprechen (NGK: S. 14,5–14,12).

Für die Klientin war besonders wichtig zu erfahren, daß es sich bei ihren Vorstellungen über mögliche Verletzungen des Kindes um ein „Märchen" handelt: Diese Befürchtung habe sie „unheimlich belastet". Sie verweist hier auf Erzählungen und Zeitschriften und zählt dabei recht drastische Verletzungen auf (NGK: S. 17,12–17,14). Gerade diesen Gesichtspunkt hatte die Klientin erst sehr spät in den Abwägungsprozeß eingebracht, und zwar in der abschließenden Pro-Runde. In diesem Zusammenhang, als die Entscheidung tatsächlich in Richtung einer Amniozentese ging, wurde er für die Klientin wichtig. Da sie hier zugleich selbst den Aspekt der Ultraschallkontrolle anspricht, deutet sich eine Hoffnung der Klientin an, diese Befürchtung genommen zu bekommen.

Auch im Nachgespräch wird nochmals die Auseinandersetzung mit der Umwelt und mit Wertorientierungen deutlich, die bereits im Beratungsgespräch anklang: Die Klientin verweist auf eine Bekannte, die ihre Sicht zur Amniozentese und zum Schwangerschaftsabbruch vom christlichen Standpunkt her vertrete. Sie schildert, wie sie sich mit dieser Bekannten auseinandersetzte. Eine solche Entscheidung habe aus ihrer Sicht mit christlicher Einstellung gar nichts zu tun: Sie hätten ein solches Kind und müßten mit der Sache fertig werden, während diese Bekannte kein solches Kind habe. Sie selbst hätte vielleicht – ohne ein solches Kind zu haben – auch anders geurteilt (NGK: S. 17,18–18,5). Als die Klientin auf ihre Verantwortung gegenüber ihren beiden Kindern verweist und betont, es sei ja nicht ihr einziges Kind, und von daher könne ihr niemand etwas vorwerfen, und da lasse sie sich auch von niemandem etwas vorwerfen, auch bei ihrer Entscheidung nicht, meint der Klient: Er glaube, wenn dann alles vorbei sei – und die Chancen seien sowieso wesentlich größer, daß alles in Ordnung ist –, dann spreche sowieso kein Mensch mehr darüber, was man gemacht hätte, wenn – – (NGK: S. 19,25–20,1). Hier wird der Versuch beider Klienten deutlich, sich von der Einschränkung ihres Entscheidungsprozesses durch die ihnen bekannten bzw. von ihnen antizipierten, zum Teil widersprüchlichen Erwartungen der Umwelt freizumachen, um eine selbstverantwortliche Entscheidung treffen zu können.

Bereits im Nachgespräch äußert sich der Klient über die Rolle der Beratung im Entscheidungsprozeß: Er glaubt, daß die Beratung für sie wichtig war, da sie „ein bißchen" eine Hilfestellung bedeute. Allein durch die Information könne man mit mehr Bestimmtheit sagen, ob man den Fruchtwassertest machen lasse oder nicht. Man habe sicher eher das Gefühl, daß es richtig ist, es zu machen oder nicht zu machen (NGK: S. 16,24–16,29). Diese Formulierung zeigt zugleich eine Berücksichtigung des Bedürfnisses der Klientin, die Entscheidung noch nicht als gefallen zu betrachten.

Und nun zum Entscheidungsprozeß nach der Beratung, wie er sich aus dem *Katamnesegespräch* ergibt: Die Klienten haben die Amniozentese durchführen lassen, und die Klientin berichtet, daß die Beratung „auf jeden Fall" einen Einfluß auf ihre Entscheidung für die Amniozentese hatte: Zuvor sei sie sich nicht sicher gewesen, ob sie sie durchführen lassen solle. Die Beratung habe den eigentlichen Ausschlag gegeben (KG: S. 30,2–30,8). Den Prozentsatz für das Wiederholungsrisiko wisse sie nicht mehr genau, doch habe er sie aufhorchen lassen, da sie bis dahin nicht gewußt hatte, daß „die Gefahr" doch größer ist, wenn man schon ein mongoloides Kind hat. Sie empfand dieses Risiko als „verhältnismäßig viel": Das habe sie schon ziemlich stutzig gemacht und habe sie wahrscheinlich noch mehr zur Punktion gebracht (KG: S. 67,30–68,26). Zuvor war sie davon ausgegangen, daß es nicht wieder vorkommt, da ihr jeder sagte, es sei ein Zufall gewesen und keine vererbte Sache (KG: S. 69,4–69,12).

Der Klient meint hierzu: Nach der Beratung waren sie in ihrer Entscheidung für die Amniozentese sicherer. Sie wußten dann, daß das Risiko für die Mutter im

Grunde „eigentlich gar nicht besteht". Das könne man eigentlich „fast hundertprozentig" ausschließen. Dem Kind könne auch nichts passieren; was man so in der
Zeitung gelesen habe, könne man auch ausschließen. Und eine Fehlgeburt wäre natürlich auch schlimm, aber das hätten sie „praktisch in Kauf genommen" (KG:
S. 30,9–30,25). Das bei ihnen erhöhte Wiederholungsrisiko betrachtet der Klient als
relativ hoch: „Das war viel; das war 1%, und das andere (wenn man noch kein Kind
mit Trisomie 21 hat) ist doch 1‰, glaube ich" (KG: S. 68,12–68,14).

Die Entscheidung für die Amniozentese bedeutete für die Klienten nicht zugleich
eine Entscheidung über Konsequenzen. Der Klient meint, sie hätten die Schwangerschaft wahrscheinlich nicht abbrechen lassen; sie hätten das jedoch nicht ausdis-
kutiert (KG: 1,26–2,4). Die Klientin berichtet, sie habe immer gehofft, daß nichts
gefunden wird, und daß sie sich zuvor nicht mit so etwas belasten müsse (KG:
S. 38,21–39,9). Ihr Frauenarzt habe ihr demgegenüber gesagt, sie solle die Amniozentese nur machen, wenn sie fest entschlossen dazu sei, im gegebenen Fall einen
Schwangerschaftsabbruch durchführen zu lassen (KG: S. 39,12–39,15). Wie bereits
im Nachgespräch erwähnt die Klientin den Wandel ihrer Einstellung gegenüber der
Amniozentese: Bevor ihr behindertes Kind geboren wurde, hätte sie sich nicht vorstellen können, eine Fruchtwasserpunktion machen zu lassen. Das habe sie innerlich vollkommen abgelehnt. Nun, nach der Punktion, würde sie die Amniozentese
auf jeden Fall wieder machen lassen (KG: S. 28,29–29,12).

Im Katamnesegespräch wird die Rolle der Informationen des Beraters für den
Entscheidungsprozeß der Klienten deutlich: Für beide Klienten war die Information wichtig, daß, obwohl es sich um eine freie Trisomie 21 handelt, ein erhöhtes
Wiederholungsrisiko besteht, sowie die Informationen zu den Risiken der Amniozentese: Der Klient führt die gegenüber dem Wiederholungsrisiko sehr geringen
bzw. fast nicht bestehenden Risiken der Amniozentese für Mutter und Kind an. Das
verbleibende Risiko einer Fehlgeburt haben die Klienten in Anbetracht des erhöhten Wiederholungsrisikos in Kauf genommen. Die Information über das erhöhte
Wiederholungsrisiko und die antizipierte Belastung der gesamten Familie durch
2 behinderte Kinder ermöglichten den Klienten angesichts ihres Wertekonfliktes
zunächst nur eine Entscheidung für die Durchführung der Amniozentese, nicht jedoch zugleich eine Entscheidung hinsichtlich möglicher Konsequenzen. Die Klienten hofften (nicht zuletzt aufgrund der Informationen zum Wiederholungsrisiko),
dieses zweiten und problematischeren Teils der Entscheidung durch den Befund
der Amniozentese enthoben zu werden. Diese Hoffnung erfüllte sich, und der beru-
higende Befund der Amniozentese wirkte sich aus der Sicht der Klienten auf den
weiteren Verlauf der Schwangerschaft positiv aus (KG: S. 2,5–2,9; 20,26–20,28).

Die genetische Beratung trug in diesem Fall sowohl durch die vermittelte Information als auch durch den Freiraum für eine ausführliche Darstellung des Vorwissens und der Sichtweisen sowie damit verbundener Abwägungsprozesse dazu bei,
den Klienten eine selbstverantwortliche Entscheidung zu ermöglichen und diese
auch ihrer Umwelt gegenüber zu vertreten (u. a. KG: S. 70,20–70,29). Aus der Sicht
des Klienten war die Beziehung zu Berater und Untersucherin „vielleicht mit das
Entscheidende" an der Beratung. Sie ist für ihn wichtiger als die Information, die
man auch nachlesen könne (KG: S. 74,9–74,27). Die Klientin dagegen meint, daß
ihr zwar auch die Beziehung zu Berater und Untersucherin wichtig, die Information
jedoch wichtiger war (KG: S. 74,28–75,13). Der Arztbrief (als Dokumentation der

Information) hatte für sie indessen weniger Bedeutung als das Gespräch. Persönliche Gespräche stehen für sie „wesentlich höher als irgendwelche brieflichen Sachen" (KG: S. 77,9–77,13).

Beispiel: Entscheidung in Abhängigkeit von den Informationen des Beraters. Die Entscheidung der Klienten der Beratung B 14 bezieht sich darauf, welche Form der Pränataldiagnose sie bei dem gegebenen, gering erhöhten Risiko für das Auftreten einer Verschlußstörung des Neuralrohrs wählen sollen. Die Klientin ist seit ganz kurzer Zeit schwanger, und sie berichtet im Beratungsgespräch, daß sie schon immer ein Kind wollten (BG: S. 1,40–1,41). Die Schwester der Klientin ist Mutter eines Kindes mit einer Meningozele; sie sah sich auf den Rat ihres Arztes veranlaßt, die Klientin auf die Möglichkeit bzw. Notwendigkeit einer Fruchtwasseruntersuchung hinzuweisen. Die Klientin hatte bereits mit ihrem Frauenarzt darüber gesprochen, der eine solche Untersuchung nicht für erforderlich hält (BG: S. 2,10–2,25). Aufgrund ihrer Vorinformationen haben sich die Klienten schon entschieden: gegen eine Fruchtwasseruntersuchung und für „die Blutprobe" (zur α-Fetoproteinbestimmung aus dem Blutserum) und die Ultraschalluntersuchung (BG: S. 25,42–26,5). Nun wollen sie jedoch noch die Expertenmeinung dazu hören (KG: S. 23,26–23,27).

Aus den Äußerungen der Klienten im Nachgespräch wird deutlich, daß die Klienten die gewünschte Bestätigung bekamen (NGK: S. 16,25) und ihre Entscheidung mit Hilfe weiterer Informationen des Beraters untermauern konnten. Die Klientin berichtet im Nachgespräch, sie hätten bereits zuvor gewußt, daß (infolge einer Amniozentese) ein Abgang möglich ist, nicht jedoch, daß auch ein (wenn auch nur sehr kleines) Risiko für die Mutter besteht (NGK: S. 2,25–3,7). Sie meint, durch die Beratung habe sich für sie nichts geändert, aber sie wüßten nun, daß es schon etwas Ernstzunehmendes ist und wie man das Ganze anpackt. Sie hätten zwar gewußt, daß es Untersuchungsmöglichkeiten gibt, jedoch nicht, wie das genau abläuft (NGK: S. 19,16–19,21; 20,19–20,29). Auch der Klient findet, daß er sich nun nach der Beratung mehr auskennt als vorher, und die Klientin ergänzt, daß sie nun wissen, wie groß die Chance ist, daß man die Behinderung durch die Untersuchung erkennt (NGK: S. 16,20–16,23; 17,12–17,20).

Im Katamnesegespräch zeigt sich, daß die Klienten entsprechend ihrer vom Berater bestätigten Vorentscheidung die α-Fetoproteinbestimmung aus dem Blutserum und die Ultraschalluntersuchung (speziell zum Ausschluß von Verschlußstörungen des Neuralrohrs) durchführen ließen. Die Klientin erwähnt hierbei, daß sie sich in der Situation ihrer Schwester (mit höherem Wiederholungsrisiko; die Klientin spricht dies jedoch nicht aus) wahrscheinlich wie diese für eine Fruchtwasseruntersuchung entschieden hätte (KG: S. 18,20–18,21).

Die gewählte Methode der Pränataldiagnostik gab den Klienten die gewünschte Sicherheit (KG: S. 7,4–7,6; 7,19–7,24). In diesem Zusammenhang sprechen die Klienten fast ausschließlich über die Ultraschalldiagnose, die sie selbst mitverfolgen konnten und die ihre Beziehung zum Kind verstärkte. Die α-Fetoproteinbestimmung steht demgegenüber im Hintergrund.

Trotz der Bestätigung und Untermauerung der Vorentscheidung durch den Berater bereitet die endgültige Entscheidung den Klienten große Schwierigkeiten, und zwar aufgrund der möglichen Konsequenzen. Diesen Problempunkt spricht der

Klient bereits im Beratungsgespräch an (BG: S. 25,6-25,7). Obwohl er vom Berater gern mehr zu diesem Thema gehört hätte, verfolgt der Klient dieses Thema nicht weiter, um die Klientin nicht noch mehr zu beunruhigen (NGK: S. 12,24-12,28). Diese berichtet im Nachgespräch, daß sie während der Beratung schon ein wenig Angst bekommen und mit dem Gedanken gespielt habe, welche Konsequenz sie ziehen würde, falls man etwas findet. Sie hätten sich bereits vor der Beratung darüber unterhalten, hätten jedoch noch keine Antwort darauf gefunden (NGK: S. 1,4-1,11). Die Frage eines möglichen Schwangerschaftsabbruchs gehe ihr nach, und sie überlege, daß es ihr dabei weniger um die Eltern als um das Kind gehe. Wenn ein Kind das ganze Leben lang in einem Rollstuhl verbringen müsse, müsse man auch daran denken, was aus dem Kind werde, wenn man selbst nicht mehr da ist (NGK: S. 10,24-11,8). Das wäre für sie das Hauptproblem, obwohl sie nicht sagen könne, wie sie sich entscheiden würde, wenn es wirklich so wäre. Sie ist sich nicht sicher, ob sie einen Abbruch durchführen lassen würde (NGK: S. 11,21-11,26).

Daß der Berater nicht näher auf das Thema Schwangerschaftsabbruch einging, beruhigt die Klientin: Wenn der Arzt schon von sich aus „praktisch" ablehne, darüber zu reden (der Berater war nicht von sich aus näher darauf eingegangen, und die Klienten hatten nicht weiter gefragt), dann sei aus ihrer Sicht für den Berater das Problem schon fast tabu, oder er sage von vornherein, daß das Risiko so gering ist, daß es gar nicht wert ist, darüber zu reden (NGK: S. 14,4-14,12).

Im Katamnesegespräch berichtet der Klient, daß sie vor der Durchführung der Ultraschalluntersuchung sehr ihm Zweifel waren, ob sie richtig handeln. Sie sagten sich, wenn sie die Untersuchung machen ließen, und es werde wirklich festgestellt, daß das Kind krank ist, gäbe es nur 2 Möglichkeiten: Entweder man sage, man gehe den Weg und möchte das Kind, unabhängig davon, ob es gesund oder krank ist, oder man wähle den 2. Weg und entscheide sich für einen Schwangerschaftsabbruch. Wie konflikthaft dieser 2. Weg gesehen wird, läßt sich u. a. auch daraus schließen, daß der Klient nicht von Abbruch spricht, sondern folgendermaßen formuliert: „Dann läßt man eine Frühgeburt einleiten". Aus der Sicht des Klienten mußten sie sich vor der Entscheidung zur Pränataldiagnostik darüber im klaren sein, welchen Weg sie wählen würden, und er meinte, wenn sie zur Untersuchung gehen, gebe es nur den 2. Weg. Man könne sich nicht untersuchen lassen, und wenn festgestellt werde, man bekomme ein krankes Kind, plage man sich 9 Monate lang und mache sich verrückt. Er glaubt nicht, daß das gegangen wäre. Mit ihrer Entscheidung, zur Ultraschalluntersuchung zu gehen, sei zugleich die Entscheidung verbunden gewesen, den Weg zu gehen, wenn das Kind krank ist, eine „Frühgeburt" einleiten zu lassen (KG: S. 20,6-21,2). Für diese Entscheidung sei von Bedeutung gewesen, daß die Ausprägung sehr viel stärker und schwerwiegender sein kann als bei ihrer Nichte. Diesen Punkt der Begründung bringt die Klientin ein: Ihr Mann habe immer gesagt, sie dürfe nicht mit einer Ausprägung wie bei ihrer Nichte rechnen, sondern sie müsse den extremsten Fall einbeziehen: Sie müsse damit rechnen, daß das Kind nicht nur körperlich, sondern auch geistig behindert sei. Die Klientin meint hierzu wiederum, es gehe in diesem Fall nicht um einen selbst, sondern um das Kind; es gehe darum, ob man es dem Kind zumuten wolle (KG: S. 21,19-21,30; 22,2-22,28; 23,3-23,13).

Zusammenfassend zeigt sich, daß die Informationen des Beraters nicht nur zu einer Bestätigung und Untermauerung der Vorentscheidung der Klienten hinsichtlich der angemessensten Methode der Pränataldiagostik führten, sondern wesentlich dazu beitrugen, daß sich die Klienten überhaupt für die Durchführung der Pränataldiagnose entschieden. Waren es zunächst Invasivität, Risiken und Aussagekraft der verschiedenen Methoden in Anbetracht des relativ gering erhöhten Risikos für eine Verschlußstörung des Neuralrohrs, waren es schließlich die Informationen über die verschiedenen Ausprägungsmöglichkeiten bzw. die Folgen einer solchen Verschlußstörung für das Kind. Dabei war nicht die große Variationsbreite der Ausprägungsmöglichkeiten für die Entscheidung von Bedeutung (der Berater hatte auch auf die schwächste Ausprägungsmöglichkeit verwiesen), sondern der Ausprägungsgrad, der den Klienten von den Folgen für das Kind am schwersten erschien.

Die Klienten haben den Wunsch, in spätestens 2 Jahren ein 2. Kind zu bekommen und möchten auch dann wieder die Untersuchungen in Anspruch nehmen (KG: S. 5,16–5,18).

Beispiel: Der Entscheidungsprozeß als stark emotional bestimmtes Geschehen. Die Klienten der Beratung A 3 sind durch die Betreuung ihres Kindes mit Trisomie 21, das über längere Zeit im Krankenhaus versorgt werden muß, physisch und psychisch sehr belastet. Sie empfinden als problematisch, daß man ihnen einerseits Hoffnungen macht, zum anderen jedoch immer wieder andeutet, daß das Kind nicht lange überleben werde. Der Wunsch nach weiteren Kindern ist bei den Klienten sehr stark, und es geht ihnen bei der Beratung nicht darum, ob, sondern wie sie gesunde Kinder bekommen können (BG: S. 22,2–22,10; 27,3–27,6).

Die Klientin berichtet, man habe ihnen gesagt, daß man bei ihnen selbst anhand einer Blutuntersuchung feststellen könne, ob sie gefährdeter seien als andere Ehepaare, daß man feststellen könne, ob bei ihnen einige Chromosomen „gegeneinanderarbeiten" (BG: S. 22,38–23,8). Sie hatten gehört, daß die Trisomie 21 ihrer Tochter nicht erblich ist (BG: S. 22,29–22,32). Andererseits meinen die Klienten, es sei, wenn man schon ein mongoloides Kind habe, doch besser, wenn sie (bei sich selbst) eine Blutuntersuchung durchführen ließen (BG: S. 39,25–39,27). Dabei geht es den Klienten darum, jedes Risiko auszuschalten (BG: S. 41,11), und der Klient betont, daß er es vorher ausschalten möchte und nicht erst dann, wenn es zu spät ist (BG: S. 42,1–42,2). Dementsprechend erscheint beiden Klienten der Zeitpunkt der Fruchtwasseruntersuchung, insbesondere in Anbetracht der Konsequenzen, problematisch (BG: S. 36,9–36,11; 36,15–36,19; 36,24–36,37). Dies zeigt sich auch im Nachgespräch deutlich (NGK: S. 9,4–9,8; 9,10–9,25) und spielt noch im Katamnesegespräch eine Rolle (KG: S. 50,8–50,23).

Die Klienten kommen mit der Vorstellung des „Machbaren" in die Beratung und erfahren, daß es zwar vorgeburtliche Untersuchungsmöglichkeiten gibt, die jedoch ihrerseits wieder Probleme mit sich bringen. *Im Nachgespräch* zeigt sich die Veränderung des Kenntnisstandes der Klienten: So meint die Klientin, sie wüßten nun, daß das Risiko größer ist und daß auch nur eingeschränkte Möglichkeiten bestehen, diesem Risiko zu begegnen. Zuvor habe man sie zwar auf die Untersuchung verwiesen, doch daß es trotz der Untersuchung noch andere Krankheiten geben kann, hätten sie nicht gewußt. Sie habe gedacht, wenn der Befund der Chromosomenuntersuchung aus dem Fruchtwasser in Ordnung ist, könne man sagen, ob es ein krankes oder ein gesundes Kind ist. Da sei ihr wieder „eine falsche Illusion" genommen worden (NGK: S. 1,22–2,14). Man bilde sich eben ein, die Untersuchung

werde gemacht, und das Kind sei dann gesund. Nun müsse man sich halt von vornherein genau überlegen, ob man dann ein Kind wolle oder nicht. Man müsse das
erst einmal richtig durcharbeiten (NGK: S. 2,14–2,22). Der Klient berichtet, sie hätten gedacht, die Blutuntersuchung (bei ihnen selbst) sei die einzige Sicherheit, die
einzige Möglichkeit, festzustellen, ob beim nächsten Kind wieder etwas auftritt
(NGK: S. 3,7–3,10). Nun, nach der Beratung, betrachten sie die Information des
Beraters anhand des erhobenen Familienstammbaums sowie den Hinweis, daß
man das „anhand von den 3 Chromosomen, die einzeln sind" beim Kind sehen
könne, als Ersatz für die Blutuntersuchung (NGK: S. 3,12–3,16; 3,23–4,8). Während die Klientin im Zusammenhang mit ihrem veränderten Kenntnisstand meint,
man müsse das erst einmal durcharbeiten, verweist der Klient auf einen anderen,
die Umsetzung ihres dringlichen Kinderwunsches verzögernden Gesichtspunkt: Sie
müßten zunächst den Gesundheitszustand ihres Kindes abwarten, sehen, wie sich
das Kind weiter entwickelt (NGK: S. 10,21).

Das Katamnesegespräch erbringt schließlich folgendes: Die Tochter der Klienten
ist noch vor der geplanten Herzoperation verstorben. Die Klientin wurde kurz darauf
wieder schwanger, ließ eine Amniozentese durchführen und hat einen gesunden Sohn
geboren. Der durch die Beratung veränderte Kenntnisstand blieb – zum Teil – erhalten. Er mag die Entscheidung für eine Schwangerschaft mitbeeinflußt haben. Bei der
Entscheidung für eine Amniozentese scheinen die Informationen des Beraters dagegen kaum eine Rolle gespielt zu haben: Erhalten blieb und war möglicherweise für die
Entscheidung für ein weiteres Kind von Bedeutung, daß die frühere Vorstellung der
Klientin, sie und ihr Partner könnten vielleicht nicht zusammenpassen, nicht zutraf
(KG: S. 36,20–37,5). Diese Vorstellung begründet die Klientin nun damit, daß sie damals (vor der Beratung) noch zu wenig über die „Chromosomenzusammensetzung"
gewußt hatten (KG: S. 37,7–37,9). Auch berichtet die Klientin, bei der Erhebung des
Familienstammbaums seien andere Krankheiten ausgeschlossen worden; bei der Trisomie ihrer Tochter habe es sich um eine freie Trisomie gehandelt, und sie sei „halt zufällig die Person" gewesen, die es getroffen habe. Da sei ihre Angst nicht so groß wie
wenn sie wüßte, es ist etwas Vererbbares in der Familie. Wenn wirklich eine vererbbare
Krankheit in der Familie gefunden würde, müsse man sich noch mehrmals überlegen,
ob man noch Kinder wolle (KG: S. 40,23–41,16).

Von besonderer Bedeutung für die Entscheidung der Klienten scheint jedoch folgendes: Die Klientin war nach dem Tod ihres 1. Kindes sofort wieder schwanger
geworden (KG: S. 26,22–26,23). Sie betont, sie hätte nie ohne ein Kind sein können.
Ihre beiden Schwägerinnen hätten ein Kind bekommen, und sie hätte es nicht aus-
gehalten, sie wäre „verrückt geworden", wenn sie dann ohne Kind gewesen wäre
(KG: S. 26,12–26,20). Sie wollten Kinder, und diese Entscheidung für Kinder sei
auch in 2 oder in 5 Jahren noch da, und sie werde ja nicht jünger, sie werde älter
(KG: S. 33,3–33,8). Andererseits hätte sie, solange das 1. Kind noch lebte, nicht daran denken können, weil das Kind sie voll ausgelastet habe (KG: S. 33,18–34,8).

Die Frage der Amniozentese habe sie mit ihrem Frauenarzt geklärt. Der habe ihr
gesagt, sie solle zur Amniozentese gehen, und er habe sie auch gleich, als sie
schwanger war, bei der Klinik angemeldet (KG: S. 51,6–51,8). Zuvor hatte die
Klientin darauf verwiesen, die Entscheidung, ob man eine Amniozentese machen
lasse, nehme einem niemand ab; sie liege allein bei ihnen selbst. Sie hätten sich zur
Amniozentese entschlossen und hätten es nicht bereut. Auch bei weiteren Kindern,

die sie noch planen – mindestens 1, eher 2 –, will sie auf jeden Fall wieder eine Amniozentese durchführen lassen (KG: S. 49,22–50,6). Die Klientin stellt allerdings die Überlegung an, wie sie auf den Brief reagieren würde, wenn etwas anderes als erwartet darin stünde. Da dann schon fast die Hälfte der Schwangerschaft erreicht sei – das sei sehr spät –, sei das eine besondere Entscheidung, eine „Gewissensfrage" (KG: S. 50,8–50,23). Auch hier bedeutet die Entscheidung zur Amniozentese offensichtlich nicht zugleich eine Entscheidung über die möglichen Konsequenzen.

Inwieweit diese „Gewissensfrage" bei der vorausgegangenen Entscheidung für die Amniozentese eine Rolle spielte, bleibt offen; möglicherweise wurde diese Problematik erst nach der Entscheidung wieder deutlich.

Weitere, zur Zeit des Beratungs- und des Nachgespräches für die Klientin wesentliche Punkte scheinen für die Entscheidung hinsichtlich weiterer Kinder und der Durchführung einer Amniozentese nicht (mehr) von Bedeutung gewesen zu sein: Entgegen ihrer früheren Annahme, man gehe zur Untersuchung und wisse dann, daß das Kind gesund ist, hatte die Klientin in der Beratung erfahren, daß mit der Fruchtwasseruntersuchung nicht alle Krankheiten ausgeschlossen werden können. Ihre Frage danach, welche Erkrankungen man speziell anhand der Amniozentese feststellen könne, hatte das Beratungsgespräch mitbestimmt. Im Katamnesegespräch berichtet die Klientin indessen folgendes: Sie habe erst im Vortrag, der direkt vor der Fruchtwasserpunktion in der Klinik stattfand, erfahren, welche Krankheiten man speziell feststellen könne. Und obwohl auch darüber in der Beratung gesprochen worden war, meint sie, welche Risiken mit der Fruchtwasserpunktion für Kind und Mutter wirklich verbunden seien, erfahre man erst dort (KG: S. 5,1–5,3). Als die Untersucherin hier nachfragt, berichtet die Klientin, sie hätten zwar bereits in der Beratung erfahren und es auch schriftlich bekommen, daß es zu einer Fehlgeburt kommen könne, doch wenn man dann den Vortrag höre, wenn man dann wirklich direkt betroffen sei, sei es ganz anders. Ihre Schilderung, daß sie erst im Vortrag direkt vor der Amniozentese über die Risiken und die begrenzten Aussagemöglichkeiten erfuhr, läßt schließen, daß diese Aspekte bei der Entscheidung zur Durchführung der Amniozentese keine Rolle spielten.

Auch der Aspekt des erhöhten Wiederholungsrisikos war nicht – zumindest nicht als abwägbare Größe – entscheidend: Als die Klientin erwähnt, ihre Verwandtschaft gehe davon aus, daß man ohne weiteres eine Fruchtwasseruntersuchung bekomme, daß das jedoch nicht der Fall sei, da man sie nur bekomme, wenn man über 38 Jahre alt sei, fragt die Untersucherin nach. Sie erkundigt sich, aus welchem Grund die Klientin zur Fruchtwasseruntersuchung gegangen sei, da sie doch jünger ist und es sich bei der Trisomie 21 ihres 1. Kindes nicht um die vererbliche Form handelte. Die Klientin meint hierzu, das wisse sie eigentlich nicht, ihr Frauenarzt habe ihr gesagt, sie solle gehen (KG: S. 51,6–51,8). Diese Antwort der Klientin ist sicher nicht unbeeinflußt durch die Art der Frage der Untersucherin. Es handelte sich um eine sehr kognitiv und an einem rationalen Entscheidungsprozeß orientierte Frage, die dem Denken und Fühlen der Klientin wenig entsprach. Wir gehen daher davon aus, daß für die Klientin ein Zusammenhang zwischen der Durchführung der Amniozentese und der Trisomie 21 ihres 1. Kindes selbstverständlich ist. Indessen ist die spezifische Erhöhung des Risikos der Klientin nicht mehr in Erinnerung, und dieses Risiko ging offensichtlich nicht als bestimmte, abwägbare Größe in den Entscheidungsprozeß ein.

Im Nachgespräch hatte die Klientin verdeutlicht, ihr sei eine Illusion genommen worden (die Vorstellung, daß sie durch eine Untersuchung ein gesundes Kind bekommen könne). Bis zum Zeitpunkt der Amniozentese hatte sie - so scheint es - wieder von neuem „Illusionen" aufgebaut, da sie in der Katamnese berichtet, ihr sei erst während des Vortrags vor der Punktion wirklich bewußt geworden, was man da mache: Sie hätte zunächst gedacht, es sei „das Einfachste auf der Welt"; aber was für Risiken dabei wirklich für Kind und Mutter bestünden, erfahre man erst dort (KG: S. 4,17-5,3). Der Vortrag sei daher für sie schockierend gewesen, sie sei erschrocken und danach ganz fertig gewesen. Auch war die Durchführung der Amniozentese für sie nicht angenehm. Da sie nicht, wie gedacht, in der 17. Woche, sondern in der 15. Schwangerschaftswoche war, hatte es Schwierigkeiten gegeben (KG: S. 2,25-4,16). Alle diese Gesichtspunkte scheinen jedoch für die Entscheidung für eine erneute Amniozentese bei der nächsten bzw. bei den nächsten Schwangerschaften von geringerer Bedeutung. Weshalb sie auf jeden Fall die Amniozentese wieder machen möchte, wird dabei nicht angesprochen; dies scheint für die Klientin selbstverständlich.

Zusammenfassend zeigt sich: Im Beratungsgespräch und im Nachgespräch entsteht zunächst der Eindruck, als hätten sich Kenntnisstand und Sichtweisen der Klienten durch die Informationen des Beraters verändert und hätten auch einen Einfluß auf die anstehende Entscheidung. Soweit sich die Veränderung des Kenntnisstandes darauf bezieht, daß nichts Vererbliches vorliegt, findet er sich auch noch im Katamnesegespräch wieder, nicht jedoch bezogen auf das spezifische Wiederholungsrisiko sowie auf den Bereich der Pränataldiagnostik hinsichtlich Indikationen, Risiken und Aussagemöglichkeiten. Die Information, es liege - soweit aus dem Chromosomenbefund des behinderten Kindes und der Familienanamnese ersichtlich - nichts Vererbliches vor, die Erfahrung, nicht „schuld" an der Behinderung zu sein, sowie der ausgesprochen starke Kinderwunsch haben bei diesen Klienten zu einer Zurückdrängung der von ihnen zunächst selbst problematisierten Aspekte der Pränataldiagnostik geführt.

Der starke Kinderwunsch sowie Informationen des Beraters, die diesem nicht offensichtlich entgegenstehen, beeinflussen auch den Entscheidungsprozeß der Klienten der Beratung B 13:

Die Klientin berichtet im Beratungsgespräch, daß sie noch ein Kind möchte, und daß sie dann, wenn ihr behinderter Sohn nächstes Jahr in den Kindergarten komme, Zeit habe (BG: S. 39,42-40,7). Sie möchte „auf jeden Fall noch ein Kind". „Und wenn, wenn das halt dann wirklich so wäre, dann hätten wir halt 2 behinderte Kinder. Mei, dann könnte man auch nichts machen". „Das wäre halt Schicksal." (BG: S. 48,24-48,31). Sie möchte noch gesunde Kinder haben, die sich dann später um den kranken Bruder kümmern können, wenn die Eltern nicht mehr leben. Sie möchte nicht, daß ihr Sohn später in ein Heim muß (BG: S. 40,11-40,27; 50,35-51,30).

Wie die Klienten der Beratung A 3 wollen sie mit weiteren Kindern nicht so lange warten; in 10 Jahren werde sie vielleicht kein Kind mehr wollen; man werde ja auch älter (BG: S. 43,8-43,12).

Man habe sie (vor der Beratung) darauf hingewiesen, daß man „halt" einen Fruchtwassertest machen lassen müsse. Aber da erkenne man ja auch nicht alle Krankheiten (BG: S. 44,39-44,44). Da man nicht wisse, was das Kind hat, sei halt immer ein Risiko gegeben (BG: S. 46,24–46,25). Andererseits meint sie, es sei ja so selten, daß 2 behinderte Kinder in einer Familie vorkommen. Das gebe es zwar auch; doch gebe es auch viele Familien mit einem behinderten und vielen gesunden Kindern (BG: S. 46,45–47,11; 47,35). Die Klientin möchte noch 1 oder 2 Kinder (BG: S. 49,9–49,15), der Klient meint indessen, zuerst mal 1, dann sehe man weiter (BG: S. 49,16–49,17).

Während die Klientin im Beratungsgespräch ihren starken Kinderwunsch trotz aller befürchteten Risiken hervorhebt, erwähnt sie im Nachgespräch, daß sie vor der Beratung immer unsicher (hinsichtlich weiterer Kinder) gewesen sei, da sie bisher noch niemand habe darüber aufklären können. Es habe halt jeder gesagt, da brauche sie keine Sorge zu haben, oder auch, da müßten sie zu Untersuchungen gehen (NGK: S. 1,13; 1,18–1,21).

Im Katamnesegespräch berichtet die Klientin, daß sie sich schon immer zu einem weiteren Kind entschlossen hatten, und daß sie zur Zeit ein Kind planen. Sie hatten gehofft, es würde schneller klappen, aber jetzt warten sie erst einmal (KG: S. 4,13–4,19). Die Klientin begründet wie schon im Beratungs- und im Nachgespräch den gewählten Zeitpunkt damit, daß das behinderte Kind bald in den Kindergarten komme. Vorher hätten sie sonst sowohl für das behinderte Kind als auch für das Neugeborene zu wenig Zeit gehabt (KG: S. 4,22–4,29). Und auch hier begründet die Klientin ihren Kinderwunsch wieder damit, daß sie ein 2. Kind vor allem als Geschwister für ihren behinderten Sohn wünscht. Dieses möchte sie so erziehen, daß es nachher den Bruder nicht im Stich läßt (KG: S. 7,15–7,29).

Sie habe natürlich Angst; auch bei der 1. Schwangerschaft sei sie furchtbar ängstlich gewesen (KG: S. 18,23–19,8). Sie berichtet von anderen Müttern behinderter Kinder, die inzwischen ein zweites, gesundes Kind haben: Das sporne sie richtig an (KG: S. 9,5–9,18; 19,11–19,25; 20,27–21,5), obwohl das Risiko bei ihnen ein wenig höher ist, da bei ihnen die Ursache der Behinderung nicht bekannt ist (KG: S. 9,19–9,29).

Wenn ihr Mann jetzt kein Kind mehr wollte, würde sie in jedem Fall ein Pflegekind ins Haus nehmen. Sie würde alles versuchen, um nicht nur ein Kind zu haben. Wenn ihr behindertes Kind sterbe, hätte sie dann gar keines. Eine Ehe ohne Kinder findet sie „furchtbar". Sie wollten unbedingt Kinder. Und wenn man ihnen abgeraten hätte, dann hätten sie trotzdem „geguckt, daß es doch irgendwie klappt". Es gebe ja so viele Kinder, die keine Eltern haben, man hätte schon eine Möglichkeit gefunden (KG: S. 33,21–34,28).

Dieser ausgeprägte Kinderwunsch und das Infragestellen weiterer Kinder durch die Verwandtschaft macht folgende nicht zutreffende Wahrnehmung der Information bzw. Argumentation mit den Informationen des Beraters gegenüber diesen Verwandten verständlich. So berichtet die Klientin im Zusammenhang damit, wie sie ihren Kinderwunsch gegenüber den Verwandten rechtfertigte: Im Arztbrief habe gestanden, daß das Risiko, wieder ein behindertes Kind zu bekommen, wie bei jeder anderen Frau sei. Es sei bei ihnen nicht erblich bedingt, und sie sollten praktisch wieder Kinder bekommen. So könne man das verstehen. Das Kind werde zu 75% gesund sein, die restlichen 25% seien Risiko. Das sei bei jeder anderen Frau genauso (KG: S. 38,4–39,18). In anderem Zusammenhang (s. oben) hatte die Klientin erwähnt, das Risiko sei bei ihnen ein wenig höher, da bei ihnen die Ursache der Behinderung nicht bekannt sei.

Im Beratungsgespräch hatte der Berater dahingehend informiert, er könne nur ein minimales (das Basisrisiko) und ein maximales Risiko (25%) angeben, d. h. nur die Grenzen der möglichen Risiken abstecken, da die Ursache der Erkrankung des Kindes nicht bekannt sei (BG: S. 2,15–2,41; 40,28–41,14; 42,10–42,41). Doch gab er eine zusätzliche Orientierungshilfe: Da sich von der Familie und auch von der Entwicklung des Kindes her keine Anhaltspunkte ergäben, daß es sich um etwas Vererbliches handle, würden sich die Risiken nicht sehr vom Basisrisiko unterscheiden (BG: S. 43,17–43,44). Es bestehe keine Veranlassung, bei Kinderwunsch auf weitere Kinder zu verzichten (BG: S. 44,1–44,9). Als sich die Klientin rückversicherte, ob bei einer weiteren Schwangerschaft ein Risiko wie bei jeder anderen Schwangerschaft auch bestehe, differenzierte der Berater, „nicht ganz", so dürfe man es nicht sagen. Es sei nicht so, als wäre nichts vorhanden (BG: S. 44,10–44,24). Als die Klientin meinte, daß halt doch ein gewisses Risiko bestehe, stimmte ihr der Berater zu. Er verwies darauf, daß die Chance, daß sie gesunde Kinder bekomme, bei der derzeitigen Situation wesentlich größer sei als das Risiko, daß kranke Kinder geboren werden, bei denen ein Zusammenhang mit der Behinderung des 1. Kindes besteht (BG: 46,24–46,44). Schließlich wiederholt der Berater, daß bei der gegebenen Situation keine Veranlassung bestehe, auf weitere Kinder zu verzichten (BG: S. 48,32–48,38). Auch im Arztbrief wird begründet und ausgeführt, das Wiederholungsrisiko liege zwischen den beiden Extremwerten 25% und dem Basisrisiko, und es bestehe aus genetischer Sicht keine Veranlassung, auf weitere Kinder zu verzichten.

Es wird deutlich, daß die Klientin vor allem die Aussage des Beraters, daß sich das Risiko bei einer weiteren Schwangerschaft nicht sehr von dem einer jeden anderen Schwangerschaft unterscheidet, in Erinnerung behielt. Daß es sich unterscheidet, ist ihr bewußt, und es beunruhigt sie wie auch die Tatsache, daß sie die Ursache der Behinderung nicht kennt. Um diese Beunruhigung in Grenzen zu halten, versucht sich die Klientin einzureden, daß es bei der Geburt passiert sei (KG: S. 9,19–9,29; 22,19–24,8). Ihr Kinderwunsch ist jedenfalls stärker als ihre Beunruhigung oder die weiteren Kindern gegenüber ablehnende Haltung der Verwandten. Dies und die Bestätigung ihres Kinderwunsches durch den Berater, der keine Veranlassung sieht, auf Kinder zu verzichten, kann zur Gleichsetzung des als maximal angegebenen Risikos von 25% mit dem Basisrisiko geführt haben. Für die Entscheidung der Klienten sind nicht die Risikoziffern als solche von Bedeutung, sondern die Einschätzung des Beraters, die als Bestätigung des Kinderwunsches wahrgenommen wird.

Beispiel: Hinausschieben der Entscheidung. Ein Hinausschieben der Entscheidung finden wir bei den Klienten der Beratung D 6. In dieser Beratung geht es dem Klienten darum, ob die bei ihm aufgetretene Polydaktylie überhaupt vererbt ist (VG: S. 3,26–3,27) und welche Operationsmöglichkeiten bestehen, falls die Polydaktylie bei ihren Kindern wieder auftreten sollte. Die Sorge der Klientin besteht zunächst darin, daß die Polydaktylie mit schwerwiegenderen Erkrankungen vergesellschaftet sein könnte (VG: S. 3,13–3,27; BG: S. 9,29–10,27; 42,2–42,14; 45,19–45,32). Sie denkt hier unter anderem an Herzfehler und auch an eine Spina bifida, obwohl sie bei ihrer Informationssuche in Fachbüchern keine bestätigenden Anhaltspunkte für diese Befürchtung finden konnte (BG: S. 11,17–12,32; 18,24–20,18). Als auch die Informationen des Beraters diese Bedenken nicht bekräftigen,

beschränkt sich die Klientin auf das Phänomen als solches: Sie befürchtet eine stärkere Ausprägung als beim Klienten mit möglicherweise daraus entstehenden negativen Konsequenzen für das Kind (BG: S. 27,22-28,20). Als der Berater auch diese
Bedenken der Klientin mit seinen Informationen zu zerstreuen sucht, äußert die
Klientin Befürchtungen hinsichtlich möglicher (Hospitalisierungs)schäden des
Kindes durch gegebenenfalls notwendig werdende Krankenhausaufenthalte im
frühen Kindesalter (BG: S. 30,16-31,17). Das Einbringen immer wieder neuer Aspekte, sobald der zuvor erwähnte durch Informationen des Beraters entkräftet ist,
bis schließlich einer erreicht wird, der nicht in den Kompetenzbereich des Beraters
fällt und der auch zum Zeitpunkt der Katamnese noch besteht (KG: S. 7,9-7,10),
legt die Vermutung nahe, daß der Kinderwunsch der Klientin ambivalent ist. Während die Klienten im Vorgespräch die Wunschvorstellung einer großen Familie mit
vielen Kindern (auch adoptierten) äußern, wird zum Zeitpunkt der Katamnese der
Kinderwunsch als nicht aktuell betrachtet und mit der beruflichen Entwicklung der
Klientin begründet (VG: S. 15,12-15,27; 16,5-16,27; KG: S. 2,3 - 2,11). Es entsteht
der Eindruck, daß die genetische Beratung und die wissenschaftlichen Angaben,
die sich die Klientin ausschließlich wünscht, nicht ausreichen, um die Ambivalenz
des Kinderwunsches aufzulösen.

Beispiel: Ein Entscheidungsprozeß unbeeinflußt von den Informationen des Beraters.
Die Klienten der Beratung B 10 haben wir bereits in Abschn. 6.4.7 als Beispiel für
Klienten mit tiefgreifenden Partnerkonflikten vorgestellt. Diese Konflikte, die im
Zusammenhang mit der Erkrankung der Tochter und deren Einschätzung durch die
Klientin stehen, die starke emotionale Betroffenheit der Klienten bestimmen vor-
dringlich deren Entscheidungsprozeß und beeinflussen offensichtlich die Wahr-
nehmungsfähigkeit bzw. die Wahrnehmungsbereitschaft gegenüber den Informa-
tionen des Beraters.

Die Klientin berichtet sowohl im Beratungsgespräch als auch (trotz der davon abweichenden Information des Beraters) im Katamnesegespräch, man habe ihr nur gesagt, sie dürfe kein Kind mehr haben, das würde man ihr sofort verbieten; das 3. Kind
sei ein „ganz kleines Dingle" (BG: S. 16,2-16,9; KG: S. 6,25 - 6,29). Daß es das
2. Kind treffe und vor allem das 3., habe ihr eine Krankenschwester erzählt (KG:
S. 17,6-17,14). Danach befragt meint sie, sie wisse schon, was der Berater zu weiteren
Kindern gesagt habe: Und das sei hart für eine Mutter, sie könne es nicht aussprechen (KG: S. 7,7-7,8). Als der Klient, nachdem er zuvor berichtete, er wisse „also echt
nicht", was der Berater dazu sagte, wie sich das auf weitere Kinder auswirke (KG:
S. 17,18), schließlich sagt, er wisse genau, daß ihnen der Berater nicht von weiteren
Kindern abgeraten habe (KG: S. 23,2; 23,6; 23,12-23,15), reagiert die Klientin folgendermaßen: Dort (in der genetischen Beratung) habe man nicht von einem weiteren Kind abgeraten, aber der Professor (in der Klinik, in der die Tochter untersucht
worden war) hätte das getan. Dieser habe gemeint, sie solle auf ein weiteres Kind verzichten. Es könne gut, aber es könne auch ganz schief gehen (KG: S. 23,19-23,22).

Auch der Klient hatte gedacht, daß ein weiteres Kind „ein ganz kleines Dingle"
werde (BG: S. 16,10-16,12). Er erinnert sich jedoch genau, daß ihnen der Berater
nicht von weiteren Kindern abgeraten hat (KG: S. 23,3-23,6; 23,12-23,15). Als die
Klientin im Katamnesegespräch zum Ausdruck bringt, durch die Beratung sei eine
Katastrophe (die Geburt eines weiteren kranken Kindes) verhindert worden, meint

der Klient: Vielleicht könne es gut gewesen sein, vielleicht könne man es auch genauso gut umgekehrt sagen (KG: S. 22,28-22,29).

Beide Klienten beschäftigen sich sehr intensiv mit dem zurückbleibenden Körperwachstum ihrer Tochter. Vor allem für die Klientin scheint dies ein außerordentlich großes Problem zu sein. Sowohl im Beratungs- als auch im Nach- und im Katamnesegespräch geht es der Klientin überwiegend darum, wie groß die Tochter ist, wieviel sie noch wachsen könnte, und was man eventuell tun könnte, damit sie noch wächst. Es wird deutlich, wie sehr es sie trifft, daß dieses Kind im Größenwachstum zurückbleibt (BG: S. 23,24-23,29; 67,12-67,14; 97,3-97,4; KG: S. 21,17-22,3). Ein weiteres im Größenwachstum zurückbleibendes Kind bezeichnet sie als Katastrophe (KG: S. 22,11-22,14; 22,18-22,21), wobei sie befürchtet (s. o.), daß dieses noch kleiner bleiben würde. Daß sie das Wiederholungsrisiko von 50% als zu hoch empfindet (BG: S. 98,24-98,28), ist daher nachvollziehbar. Während sie dieses hohe Wiederholungsrisiko wahrnimmt (im Katamnesegespräch allerdings nicht mehr erwähnt), steht in Frage, inwieweit dies für die Information des Beraters zutrifft, daß die Ausprägung so gering ausfallen kann, daß der Betroffene völlig unauffällig bleibt (wie z. B. der Klient). Im Vordergrund steht statt dessen eine früher von anderer Seite erhaltene Aussage, daß es beim 3. Kind noch schlimmer sei.

Das Katamnesegespräch erbringt, daß aus der Gesamtheit der vielfältigen Informationen des Beraters lediglich der Aspekt, daß der Klient Überträger ist, Auswirkungen auf den Entscheidungsprozeß der Klientin zeigt. So bleiben ohne Einfluß:

- Informationen zur Variation der Körpergröße (BG: S. 8,11-8,21),
- Informationen zur sehr variablen Ausprägung der Erkrankung (BG: S. 13,37-14,29), insbesondere der Hinweis, daß die Ausprägung so gering ausfallen kann wie beim Klienten, dem man nichts ansieht (BG: S. 12,27-12,35),
- Informationen des Beraters zur Sichtweise der Klienten, daß das 3. Kind ganz klein werde, und daß sie kein Kind mehr haben dürften, die verdeutlichen, daß diese Sichtweise nicht zutrifft (BG: S. 16,20-17,15),
- relativierende Information des Beraters zur dramatischen Einschätzung der Erkrankung durch die Klientin (BG: S. 25,4-25,22; 38,22-38,29; 39,1-39,3),
- Informationen differentialdiagnostischer Art: Vergleich mit einer sehr viel schwerwiegenderen Erkrankung und Abhebung hiervon (BG: S. 27,40-28,27; 28,31-29,10; 29,18-29,27; 30,5-30,14),
- der Hinweis, daß die Einschätzung der Veränderung durch das Kind selbst noch nicht voraussehbar ist (BG: S. 39,8-39,15),
- die Relativierung des Wiederholungsrisikos unter Einbezug der Ausprägung (BG: S. 98,29-100,7),
- die Sicht des Beraters zur Einschätzung des Risikos und zur Wandelbarkeit dieser Einschätzung (BG: S. 100,9-101,43),
- der Hinweis des Beraters, daß die Klienten die Entscheidung gemeinsam treffen müssen, und wie wichtig in einer solchen Situation die Sicht ist, zusammenzugehören (BG: S. 102,28-103,36; 106,34-106,40),
- der Hinweis/Rat des Beraters, sich in dieser Entscheidung von anderen unabhängig zu machen (BG: S. 104,1-104,26),
- das Bemühen des Beraters, Vorwurfshaltungen und Schuldzuweisungen entgegenzuwirken (BG: S. 108,1-108,6; 108,24-109,27).

Es zeigt sich, daß die Klientin diejenigen Informationen behält, die ihre Ablehnung eines weiteren Kindes (zumindest mit diesem Partner) bestätigen, während Informationen, die diese Ablehnung in Frage stellen, ohne Einfluß bleiben. Der Klient seinerseits erinnert sowohl die Information über seine Trägerschaft als auch, daß der Berater ihnen nicht von weiteren Kindern abriet. Die Information der Überträgerschaft, die er nicht akzeptieren kann, stellt der Klient in Frage bzw. weist er zurück, nicht jedoch den 2. Gesichtspunkt, der seinen Bedürfnissen entgegenkommt.

Eine Entscheidung gegen ein weiteres Kind unabhängig von bzw. entgegen den Informationen des Beraters fällt auch in der Beratung C 6. Auch diese Klienten – insbesondere die Klientin – schätzen eine Auffälligkeit ihrer Tochter (eine Handfehlbildung) als sehr schwerwiegend ein. Diese Einschätzung, die emotionale Betroffenheit der Klientin beeinflussen im wesentlichen die Entscheidung gegen weitere Kinder: Diesen Klienten geht es nach Aussage der Klientin weniger um eine Entscheidung hinsichtlich weiterer Kinder als darum, zu erfahren, ob für Kinder der betroffenen Tochter ein Risiko besteht (BG: S. 28,43–29,9). Die Klientin berichtet, ein 2. Kind komme für sie „jetzt gar nicht mehr in Frage": Ihre Tochter sei jetzt schon zu alt für Geschwister, der Altersunterschied sei einfach zu groß. Auch äußert die Klientin Angst, sie würde ihre Tochter vielleicht nicht mehr so gern haben, oder ihre Tochter könnte das zumindest so auffassen, wenn das 2. Kind gesund wäre. Jetzt sei die Tochter ihr „ein und alles", diese kenne nichts anderes. Auch glaubt die Klientin, die Ungewißheit 9 Monate lang nicht mehr ertragen zu können. Ein 2. Kind würde sie nur wollen, wenn man ihr hundertprozentig sagen könnte, es habe nichts. Aber das könne man halt nicht (BG: S. 17,18–18,38; 24,22–24,29).

Diese hundertprozentige Sicherheit kann der Berater nicht geben, doch kann er das über das Basisrisiko hinausgehende Risiko als „ganz minimal" einschätzen und seine Sicht zum Altersunterschied schildern (BG: S. 20,20–21,10). Daraufhin meint die Klientin, vielleicht wolle sie jetzt doch wieder ein 2. Kind (BG: S. 25,17–25,18). Als der Berater darauf verweist, daß die Entscheidung im wesentlichen von ihnen selbst abhänge, meint die Klientin, das „passe" ihr „aber". Sie sei jetzt schon froh, wenigstens zu wissen, daß es nicht erblich ist. Davor habe sie Angst gehabt. Sie müsse nun erst einmal daheim alles in Ruhe überdenken (BG: S. 25,29–25,35; 30,17–30,19). Bei diesen Klienten wird eine schon (fast) getroffene Entscheidung gegen weitere Kinder durch die Information des Beraters in Frage gestellt. Wieweit die Entscheidung gegen weitere Kinder bereits gediehen war, läßt sich u. a. auch aus der Frage der Klienten im Nachgespräch schließen, ob in ihrer Situation eine Indikation zu einem Schwangerschaftsabbruch gegeben sei (NGK: S. 3,25–3,27). Insbesondere in Anbetracht der zuvor vom Berater vermittelten Information erstaunt diese Frage. Möglicherweise hatten sich die Klienten vor der Beratung vorgenommen, diese Frage zu stellen, und sie war nicht zuletzt aufgrund der Art und der Inhalte der vermittelten Information in Vergessenheit geraten. Bereits im Beratungsgespräch gab die Klientin indessen zu erkennen, daß sie so vieles hätte fragen wollen und Sorge habe, etwas zu vergessen (BG: S. 22,6–22,9). Schließlich stellte der Klient diese Frage im Nachgespräch. Im Anschluß hieran kam es deshalb zu einer kurzen Wiederaufnahme des Beratungsgesprächs, in dem nun die Klientin dieses Anliegen einbrachte (BG: S. 29,26–30,9).

Zum Zeitpunkt der Katamnese berichtet die Klientin, daß sie sich gegen ein weiteres Kind entschieden haben mit der Begründung, der Altersunterschied zu ihrer
Tochter wäre zu groß.

Beispiel: Der Entscheidungsprozeß als langwieriger Entwicklungsprozeß. Die Klienten der Beratung B 8 hatten sich durch die Beratung, insbesondere durch eine Blutuntersuchung bei ihnen selbst, Sicherheit erhofft. Sie wünschten Sicherheit darüber,
daß ihr nächstes Kind bzw. weitere Kinder gesund sein werden. Statt dessen erhielten sie zunächst als unbefriedigend empfundene Angebote zu weiteren Abklärungs-
möglichkeiten. Die relativ lange Zeit bis zum Vorliegen der verschiedenen Befunde
führte dann unter deren positivem Einfluß zu einem Entwicklungsprozeß der
Klienten, der ihnen schließlich auf der Basis der Befunde eine selbstverantwortliche
gemeinsame Entscheidung für ein weiteres Kind ermöglichte.

Im Beratungsgespräch berichtet die Klientin, die Ärzte hätten sie konfus gemacht: Die einen hätten gesagt, die schwere Behinderung ihres Kindes sei nur auf
eine Impfung zurückzuführen, andere indessen, daß da vorher schon etwas gewesen sein müsse. Die Klientin zweifelt inzwischen an ihrer eigenen Beurteilungsfä-
higkeit (BG: S. 43,16–44,1).

Wäre das Risiko geringfügig ("was jetzt bei jedem Zehnten oder so vorkommen
könnte"), würden sie sich wahrscheinlich für ein weiteres Kind entscheiden. Nur
dann, wenn spezielle Dinge da wären, müßten sie sich das noch einmal genau überlegen. Darüber hätten sie noch nicht gesprochen. Aus der Sicht der Klientin ist dies
ein Punkt, der sie mehr belastet als den Klienten; sie selbst belaste das „unheimlich". Anhand einer Chromosomenanalyse (bei ihnen selbst) Risiken ausschalten zu
können, ist daher für sie besonders wichtig. Sie glaubt, es nicht verkraften zu können, ein weiteres behindertes Kind zu versorgen und zu erleben. Zwar erlebe auch
der Klient das Kind hautnah mit, sie selbst wahrscheinlich jedoch noch mehr (BG:
S. 85,17–87,2).

Für die Klientin ist zunächst nicht ganz einsichtig, warum die Chromosomenanalyse beim Kind durchgeführt wird und nicht bei ihnen selbst. Das Kind sei bereits
geschädigt, das habe keine Nachkommen mehr. Es gehe doch im Grunde darum,
daß bei ihnen selbst alles in Ordnung sei (BG: S. 66,1–66,9). Der Klient teilt diese
Sicht der Klientin.

Im Nachgespräch beginnen die Klienten bereits, mit den Informationen des Beraters und dessen Angebot, die Chromosomenanalyse beim Kind durchzuführen,
konstruktiv umzugehen. Zwar zeigen die Klienten deutlich Enttäuschung darüber,
daß man ihnen nichts Endgültiges sagen, ihnen die gewünschte Sicherheit nicht geben konnte, und sich nun alles durch eine weitere Untersuchung wieder hinauszö-
gert, doch verweisen sie darauf, sie seien inzwischen daran gewöhnt, daß immer
wieder noch einmal etwas kommt (NGK: S. 1,7–1,24; 1,28–2,24; 3,2–4,9). Die
Klientin meint nun nach der Beratung: Wenn die Chromosomenanalyse beim Kind
etwas ergebe, wäre die Chance wieder da, bei ihnen selbst nachzuhaken (NGK:
S. 4,17–4,30); und der Klient überlegt, es sei vielleicht besser, wenn man die Chromosomenanalyse „zuerst beim Kind probiert" (NGK: S. 1,11–1,13). Daß sie glaub-
te, sie selbst würden untersucht, führt die Klientin im Nachgespräch darauf zurück,
daß sie „wirklich zu wenig informiert" gewesen sei (NGK: S. 5,15; 5,27–5,30). Der
Berater habe versucht zu begründen, warum die von ihnen gewünschte Untersu-

chung nicht gemacht werden kann, doch ist die Klientin mit der Antwort nicht vollständig zufrieden (NGK: S. 11,25-11,28).

Im Nachgespräch wird noch ein weiterer Gesichtspunkt deutlich, der es den Klienten schwer machte, die Ablehnung einer Chromosomenanalyse bei ihnen selbst zu akzeptieren: Die Klienten hatten zeitweilig vermutet, man mache die Untersuchung bei ihnen nur aus finanziellen Gründen nicht (NGK: S. 13,9-13,10; 13,13; 13,27-13,30). Mit welchem Aufwand diese Analyse zusammenhänge, welche Einzelheiten wirklich dahinterstecken, habe er natürlich nicht gewußt, meint nun der Klient (NGK: S. 5,16-5,27). Es sei doch heute meistens so, daß man irgendwo hingehe, Blut oder Urin abgenommen bekomme und dann erfahre, ob etwas da sei oder nicht (NGK: S. 6,6-6,10). Daß von der Arbeit her Aufwand darin liegt, und trotzdem von der Untersuchung her Fehler möglich sind (hier ist wohl die eingeschränkte Aussagemöglichkeit, die nicht erreichbare Sicherheit, daß keinerlei Erkrankung vorliegt, gemeint), habe er nicht gewußt (NGK: S. 13,15-13,23). Der Klient verweist auf frühere Untersuchungen, über die man ihnen gesagt hatte, die führe man weniger häufig durch, da sie so sündhaft teuer seien (NGK: S. 14,3-14,9).

Das heißt, die Klienten akzeptieren schließlich die Begründungen des Beraters, der eine Chromosomenanalyse bei ihnen selbst ablehnt; sie lassen sich statt dessen auf die vom Berater angesprochene Chromosomenanalyse beim Kind ein und betrachten dies nun als weiteren Schritt bei ihrem Versuch, Risiken auszuschließen.

Hinsichtlich eines 2. Kindes ist sich die Klientin im Nachgespräch nach wie vor im Zweifel. Sie habe ihr Gleichgewicht überhaupt noch nicht wieder hergestellt, auch nicht nach der Beratung, da jetzt eine weitere Untersuchung anstehe (NGK: S. 27,23-28,5). Der Klient stimmt ihr zu (NGK: S. 28,9-28,11). Gleich zu Beginn des Nachgesprächs hatte er gemeint, nun koste alles erst wieder Zeit, und sie hätten doch nun ein 2. Kind geplant. Man warte halt wieder und warte wieder (NGK: S. 1,28-2,24).

Im Katamnesegespräch findet sich nun folgendes zum Entscheidungsprozeß der Klienten: Die Klientin berichtet, daß im Hinblick auf das 2. Kind bis zur Beratung alles „total unklar" gewesen sei. Bei ihr sei eher eine Abneigung gegen ein 2. Kind vorhanden gewesen, da sie einfach Angst gehabt habe (KG: S. 1,13-1,20). Die Neurologen hätten gesagt, sie sähen keinen Grund dafür, warum sie kein 2. Kind haben sollten. Aber dazu, warum und wieso und was man dafür tun könne, hätten sie nichts gesagt. Das sei für sie unbefriedigend gewesen. Das Beratungsgespräch habe ihnen dann „irgendwie" eine klare Linie gebracht, und sie sagten sich, sie würden die anstehenden Untersuchungen noch machen. Wenn dann alles in Ordnung sei, wären sie für ein weiteres Kind bereit (KG: S. 2,11-2,25; 3,2-3,8). Die in der Zwischenzeit erfolgte Chromosomenanalyse sowie Untersuchungen auf Stoffwechselerkrankungen des Kindes seien zwar mit einigen Hindernissen verbunden gewesen, jedoch ohne Befund, und das sei für sie sehr wichtig gewesen. Das habe ihnen viel gebracht. Für das 2. Kind sei dann einfach eine gewisse Sicherheit dagewesen; man habe sagen können, es ist nichts Vererbliches (KG: S. 4,5-5,13). Die wichtigsten Stoffwechselerkrankungen seien ausgeschlossen; das sei für sie das Wichtigste. Da sie sich schon immer sagte, daß sie sowohl das Kind als auch sich selbst so wenig wie möglich belasten möchte, wurde in Absprache u. a. mit dem Berater schließlich auf eine Weiterführung der Untersuchungen des Kindes verzichtet (KG:

S. 8,15-8,20). Als sich die Klienten zu ihrem 2. Kind entschlossen, hatten sie die schriftlichen Befunde noch nicht, jedoch vom Berater telefonischen Bescheid (KG: S. 9,11-9,22). Sie hatten nicht damit gerechnet, daß die Klientin so schnell schwanger werden würde, da sie Zyklusschwierigkeiten hatte. Die Klientin ist sehr froh darüber, daß es so schnell klappte; beim 1. Kind war es erst mit Hormonen zu einer Schwangerschaft gekommen (KG: S. 9,11-9,22; 10,1-11,5; 11,10-11,18).

Nachdem alle Untersuchungen erfolgt waren, fühlte sich die Klientin „psychisch irgendwie befreit". Sie seien beide gelöst und locker gewesen. Die Klientin glaubt, das habe bestimmt mit dazu beigetragen, daß sie so schnell schwanger wurde. Der Druck, es könne genetisch sein, sei weggewesen. Zudem ging es ihrem behinderten Kind, dem es zwischenzeitlich schlechter gegangen war, wieder besser (KG: S. 11,20-12,10).

Die Klientin gibt selbst einen Überblick über die Entwicklung ihrer Entscheidung zu einem weiteren Kind: Zu Anfang (wohl nachdem die Behinderung des Kindes festgestellt worden war) habe sie sich gesagt, daß sie kein weiteres Kind mehr möchte. Sie wollte kein 2. Kind, solange sie selbst nicht wieder „oben" ist. Auch hatte es zwischenzeitlich eheliche Probleme - im Zusammenhang mit dem behinderten Kind - gegeben. Auch unter solchen Umständen wollte sie kein 2. Kind. Inzwischen haben sie sich ausgesprochen und Kompromisse geschlossen. Sie sei eine „Hennenmama" und das Kind praktisch von morgens bis abends das Wichtigste für sie gewesen. Sie habe damals viel mitgemacht, und der Klient habe vieles nicht begreifen können und darunter gelitten. Nun haben sie sich beide wieder gefangen, und sie fanden eigentlich zur gleichen Zeit, daß sie jetzt zu einem 2. Kind bereit sind (KG: S. 75,5-77,28). Dieses 2. Kind sei wirklich gemeinsam erwünscht (KG: S. 78,10-78,12). Auch die Zeit, die verging, während die Untersuchungen gemacht wurden, war für die Entscheidung von Bedeutung. In dieser Zeit haben sie sich „aufgebaut" und sind sich immmer klarer über ihren Wunsch nach einem weiteren Kind geworden. Zunächst hatten sie sich geärgert, daß sich die Untersuchungen so lange hinziehen, aber im Nachhinein finden sie, daß das schon wichtig war. So haben sie den Wunsch nach dem 2. Kind langsam entwickelt (KG: S. 78,27-79,11).

Ihr Leben hat sich wieder ein bißchen normalisiert, und der Klient geht auch wieder ein wenig seinem Hobby nach (KG: S. 22,27-22,28; 24,17-24,19). Sie brauchten lange, sich auf ihre Umwelt einzustellen. Sie waren voll mit dem behinderten Kind beschäftigt und kamen gar nicht dazu, sich selbst ein bißchen zu erholen (KG: S. 25,18-26,14). Auch die Umwelt hat inzwischen das Kind „ganz optimal" akzeptiert, das gab der Klientin „unheimlich Auftrieb". Die Klientin schildert die Hilfe, die ihr im Dorf entgegengebracht wird (KG: S. 26,16-28,22), und verweist auf verbleibende Probleme mit ihrer Umwelt und ihrem Umgang damit. Während sie jedoch früher einfach alles einsteckte und nach Hause ging, um zu weinen, lernte sie, den anderen zu vermitteln, wenn sie etwas Falsches sagten, wenn sie ihr weh taten (KG: S. 28,24-29,24; 31,11-32,29). Es gibt für die Klientin immer wieder schwierige Momente; sie läßt immer wieder 1, 2 Tage den Kopf hängen, doch dann geht es wieder. Insgesamt ist die Belastung im Zusammenhang mit dem behinderten Kind „unheimlich" groß (KG: S. 34,24-35,11).

Der Klient berichtet hierzu, daß er als Einzelkind aufgewachsen ist und mindestens 2 oder 3 Kinder wollte (KG: S. 23,6). Auch er erwähnt, daß ihm zwar jeder

Arzt sagte, daß sie ein 2. Kind bekommen könnten, doch daß dies leicht gesagt gewesen sei. Es habe noch gefehlt, daß man ihnen wirklich sage, es sei nicht so schlimm, und daß von daher keine Probleme bestehen (KG: S. 1,28-2,8). Nach der Beratung hätten sie gesehen, daß noch ein paar Sachen aus dem Weg geräumt werden mußten. Nachdem diese Untersuchungen vorbei waren, sei es für sie langsam wieder aufwärts gegangen (KG: S. 78,11-78,21). Auch er meint, daß sie sich zunächst fast ärgerten, als es hieß, sie müßten noch einmal eine Untersuchung machen, weil sie schon wußten, daß es wieder ein paar Wochen dauern würde (KG: S. 79,22-80,3). Wie die Klientin wollte auch der Klient zunächst kein weiteres Kind mehr, doch bei ihm sei das nur ein Moment gewesen. Als er darüber hinweg gewesen sei, sei sein altes Gefühl wiedergekommen, und er habe sich gesagt, wenn sonst alles klar sei – von allen Seiten her –, dann würden sie es noch einmal probieren. Er sei also später von seinen 3 gewünschten Kindern nicht abgegangen (KG: S. 24,30- 25,15).

Auch der Klient geht auf die Situation mit dem behinderten Kind ein, und er ergänzt, als die Klientin erwähnt, daß sie früher noch keine „richtige Richtung" eingeschlagen hatten, daß das in der Zeit gewesen sei, als sie noch hofften, daß es mit dem Kind besser werde, bevor sie wußten, daß sich der Zustand doch nicht viel ändern wird. Als sie es dann wußten, sagten sie sich, sie müßten das Beste daraus machen und lernen, sich auf die Umwelt einzustellen (KG: S. 24,30-25,15).

Zusammenfassend: Der ursprüngliche Grund für die Unzufriedenheit und Verärgerung der Klienten, nun noch weitere Untersuchungen abwarten zu müssen, wird von ihnen im Nachhinein positiv gesehen: In diesem längeren Zeitraum stabilisierte sich ihre Beziehung zum Kind, ihre Beziehung untereinander und zur Umwelt. Mit der zunehmenden Sicherheit durch die nacheinander erfolgenden Untersuchungen wuchs allmählich und übereinstimmend der Wunsch nach einem 2. Kind. Als es schließlich überraschend schnell zur 2. Schwangerschaft kam, befanden sich die Klienten in einer Phase, in der es ihnen besser ging als zuvor. Sie hatten sich inzwischen damit abgefunden, daß sich der Zustand ihres behinderten Kindes nicht grundlegend ändern wird, und haben gelernt, damit umzugehen. Der ursprüngliche Wunsch nach Sicherheit, dem Ausschließen aller Fehlerquellen durch eine Chromosomenuntersuchung bei ihnen selbst wurde ersetzt durch die zunehmende Beruhigung aufgrund der in Etappen eingeholten Befunde bei ihrem Kind, die den Klienten auf gewisse Weise ebenfalls Sicherheit gaben, und zwar Sicherheit dahingehend, daß es sich nicht um etwas Vererbliches handelt. Die bereits vor dem Katamnesegespräch durchgeführte Amniozentese und deren Befund brachten den Klienten zusätzliche Beruhigung. Das Katamnesegespräch fand im Gegensatz zum Beratungsgespräch zu einem Zeitpunkt statt, zu dem sich die Klienten trotz aller Belastungen, die sie auch weiterhin hatten und vor sich sahen, in einer Phase der Gelöstheit, Befreitheit und der Hoffnung erlebten. Die konstruktiven Ansätze, die sich bereits im Nachgespräch andeuteten, wurden von den Klienten kontinuierlich weiterentwickelt.

Inwieweit die im Laufe der Zeit noch zusätzlich eingeholten Befunde zur Stabilisierung der Partnerbeziehung und zur Beziehung zum Kind und zur Umwelt beitrugen oder eher umgekehrt die Stabilisierung dieser Beziehungen dazu, die eingeholten Befunde als Beruhigung zu werten, bleibt offen. Ganz offensichtlich ist jedoch, daß es den Klienten gelang, mit den in der Beratung angesprochenen Möglichkei-

ten trotz der anfänglich nicht unerheblichen Enttäuschung in einer Weise umzugehen, die ihnen eine Entscheidung für ein weiteres Kind und Vorfreude auf dieses ermöglichte, obwohl ihr ursprüngliches Bedürfnis, alle Fehlerquellen auszuschalten,
nicht erfüllt werden konnte. Das Selbstverständnis und die Zuversicht, die die
Klienten verbalisierten, zeigte sich auch in ihrem Verhalten untereinander und gegenüber dem Kind sowie gegenüber der Untersucherin.

6.5 Informationsvermittlung

Bereits in den bisherigen Kapiteln, in denen wir über unsere Befunde berichteten,
wie auch noch im folgenden Kapitel über die Auswirkungen der genetischen Beratung gehen wir immer wieder auf Aspekte der Informationsvermittlung ein, da wir
der Informationsvermittlung vor allem in ihrer Wechselwirkung mit den Erwartungen, dem Vorwissen und den Sichtweisen der Klienten Bedeutung zumessen. Bei
der Strukturierung des Gesamtablaufs der Beratung in Phasen nimmt die Beschreibung der Phase der Informationsvermittlung besonders breiten Raum ein. Sie erweist sich als die zentrale und zumeist längste Phase jeder genetischen Beratung,
und sie erfolgt regelmäßig erst nach Klärung der Anliegen und/oder der Vorgeschichte, des Vorwissens und der Sichtweisen der Klienten. Diese Phase der Informationsvermittlung läßt sich in Abhängigkeit von der Art und dem Ausmaß der Aktivität der Klienten danach unterscheiden, ob

- ein schrittweises Abarbeiten ohne bzw. mit geringer Initiative der Klienten erfolgt und der Berater bei geringer Aktivität der Klienten die erforderlichen Themenbereiche von sich aus anspricht,
- ein schrittweises Abarbeiten auf Initiative der Klienten erfolgt oder eher
- ein kreis- bis spiralförmiges Abarbeiten auf Initiative der Klienten, das dadurch
  zustande kommt, daß diese nicht erfüllbare Anliegen einbringen und trotz der Informationen des Beraters längere Zeit darauf beharren, oder ob es sich um
- eine gemeinsame Bearbeitung der Problematik in regem und differenziertem Informationsaustausch handelt.

Es konnte aufgezeigt werden, daß nicht nur bei der Gestaltung der Informationsphase, sondern auch bei der des Gesamtablaufs der Beratung den Beratern eine
Orientierung an den Klienten gemeinsam ist; die Berater gewähren den Klienten re-
lativen Freiraum für Initiativen, für die Schilderung ihrer Vorgeschichte, ihres Vorwissens und ihrer Sichtweisen.

Die Klientenorientiertheit der Berater wird auch anhand der Beispiele für die
Komplexität der Erwartungen und der Rekonstruktion der Entscheidungsprozesse
der Klienten deutlich. Wie bereits die flexible Gestaltung des Gesprächsablaufs erwarten ließ, zeigt sich hier, daß die Berater bei der Informationsvermittlung die Erwartungen, Vorkenntnisse und Sichtweisen der Klienten berücksichtigen. Geht der
Berater in Ausnahmefällen nicht direkt auf ein Anliegen ein, um zunächst einen
Gedankengang bzw. einen Informationsabschnitt zu beenden, kündigt er an, darauf
später noch einzugehen. Lediglich in einer Beratung gewährt der Berater nicht den
vom Klienten - nicht jedoch von der Klientin - gewünschten Raum zur Schilderung persönlicher Sichtweisen im Zusammenhang mit der Schwellenproblematik

bei Schizophrenie. Auf die in diesem Fall vom Klienten eingebrachte, vom Berater jedoch nicht weiter diskutierte Sicht nahm der Berater im späteren Verlauf des Gesprächs nochmals Bezug; er hat dies jedoch nicht zuvor angekündigt und auch dann nicht ausführlich weiter verfolgt, nicht zuletzt deshalb, da der Klient zu diesem Zeitpunkt diese Möglichkeit nicht mehr aufgriff.

Hinsichtlich der Auswirkungen kommt der Informationsvermittlung insofern Bedeutung zu, als sie zur Veränderung des Kenntnisstandes und der Sichtweisen der Klienten beigetragen und deren Entscheidungsprozeß beeinflußt hat. Die Inhalte der vermittelten Informationen interessieren uns dabei vor allem, um prüfen zu können, ob und inwieweit die Erwartungen, das Vorwissen und die Sichtweisen der Klienten vom Berater bei der Informationsvermittlung berücksichtigt werden, und ob ein Zusammenhang zwischen der vermittelten Information und dem veränderten Kenntnisstand, möglicherweise veränderten Sichtweisen und der Begründung der eigenen Entscheidung gesehen werden kann.

Im vorliegenden Kapitel wollen wir 3 Gesichtspunkte der Informationsvermittlung gesondert herausgreifen: Hinweise auf empathische Informationsvermittlung (vgl. 6.5.1), Aspekte der Informationsvermittlung, die sich explizit auf die Entscheidung beziehen (vgl. 6.5.2), und schließlich Beispiele, in denen Informationsvermittlung (teilweise) unwirksam blieb (vgl. 6.5.3).

Inwieweit die Berater Vorgehensweisen im Sinne spezifischer einsichtsfördernder Verfahren, wie sie im Rahmen der Gestaltberatung beschrieben werden, nutzen, wurde von uns nicht systematisch untersucht. Bei der bislang erfolgten und beschriebenen Form der Auswertung fielen Verhaltensweisen des Beraters, wie z. B. die Bitte an die Klienten, eine bestimmte Aussage lauter zu wiederholen, das Aufmerksammachen auf ein Leiserwerden der Stimme oder das Aufgreifen bestimmter sprachlicher Äußerungen, nicht auf. Es wurde bereits darauf verwiesen, daß die Berater keine Szenarios bei den Klienten anregten; es erfolgte kein systematischer Einsatz des Verfahrens, zukünftige Situationen mit ihren Handlungsalternativen und ihren jeweiligen Konsequenzen zu vergegenwärtigen. Die Berater werden in dieser Hinsicht nicht gezielt initiativ, doch bieten sie den Klienten überwiegend Raum für die Schilderung von Sichtweisen sowie für Abwägungsprozesse. Dieser Freiraum wird von den Klienten unterschiedlich genutzt. Die Verwendung technischer Hilfen, wie Abbildungen und Aufzeichnungen, steht eher im Hintergrund. Technische Hilfsmittel beschränken sich überwiegend auf Chromosomenabbildungen oder Abbildungen des mit dem Alter der Mutter zunehmenden Risikos für Chromosomenaberrationen sowie Aufzeichnungen im Zusammenhang mit der Erklärung von Erbgängen.

Während spezifische einsichtsfördernde Vorgehensweisen eher im Hintergrund stehen, bringen die Berater sehr viel deutlicher ihr Vertrauen in die Entscheidungsfähigkeit der Klienten zum Ausdruck. Hierauf gehen wir u. a. in Teilkapitel 6.5.2 ein.

Als Beispiele für die zumindest teilweise Unwirksamkeit der Informationsvermittlung wählen wir die Beratungen B 10 und A 3. In der Beratung B 10, die wir bereits unter dem Gesichtspunkt der Partnerkonflikte und hinsichtlich des Entscheidungsprozesses der Klienten darstellten, greifen wir speziell den Abschnitt der Informationsvermittlung heraus, in dem es um die Überträgerschaft des Klienten geht, da dieser eine deutliche Abwehr erkennen läßt, diese Information anzunehmen. Bei Beratung A 3, auf deren Entscheidungsprozeß wir ebenfalls eingegangen sind, beschränken wir uns auf diejenigen Abschnitte, in denen die Informationen vermittelt werden, hinsichtlich derer die Klientin im Katamnesegespräch (bevor sich die Untersucherin rückversichert) berichtet, sie habe hiervon erst im Vortrag in der Klinik vor der Durchführung der Amniozentese erfahren.

Gerade da die Informationsvermittlung, wie sowohl bei der Rekonstruktion der Entscheidungsprozesse als auch im folgenden Kapitel über die Auswirkungen deutlich wird, von den meisten Klienten als Hilfestellung im Entscheidungsprozeß eingeschätzt wurde, greifen wir hier Beispiele auf, in denen eine solche Hilfestellung nicht gelingt bzw. wesentliche Teile der Information wieder „vergessen" werden. In diesen Beispielen wird die Wechselwirkung zwischen persönlichen Bedingungen auf seiten der Klienten und der Informationsvermittlung des Beraters besonders deutlich.

6.5.1 Hinweise auf empathische Informationsvermittlung

Als Hinweise auf empathisches Verhalten des Beraters betrachten wir das Schaffen von Freiraum für die Klienten zur ausführlichen Schilderung ihrer Erwartungen, Vorkenntnisse und Sichtweisen. Ein solches Vorgehen ermöglicht es dem Berater, die Situation aus der Sicht der Klienten zu verstehen, dieses Verständnis zu zeigen und sich an der Dringlichkeit einzelner Themenbereiche für die Klienten, an deren Betroffenheit sowie an deren Vorwissen zu orientieren. Dies schlägt sich in einer flexiblen Ablaufgestaltung des Beratungsgesprächs nieder. Das Schaffen von Freiraum, beginnend mit der relativ offenen Bitte des Beraters an die Klienten, von sich aus zu erzählen, was sie zur Beratung führt, das Klären persönlicher Gesichtspunkte der Klienten als Basis für die Informationsvermittlung und deren Berücksichtigung sowie eine flexible Ablaufgestaltung konnten wir bereits in Teilkapitel 6.2 aufzeigen.

Als eine besondere Form der Berücksichtigung von Erwartungen, Vorwissen und Sichtweisen der Klienten entdeckten wir Metakommunikation des Beraters in Form von Ankündigungen von Informationen und Begründungen eines bestimmten Vorgehens während der Beratung, auf die wir im folgenden näher eingehen:

Ankündigungen von Informationen finden sich in 6 der 20 Beratungen. So kündigt der Berater in der Beratung A 1 nach der Klärung der Anliegen an, er werde hierzu wirklich genaue Informationen geben; zugleich bestätigt er von den Klienten eingebrachtes Vorwissen: „Das stimmt, die Untersuchung ist nicht ganz ohne Risiko, so daß man also das sicher mit einbeziehen muß in die Entscheidung"; auch verweist er auf weitere Themen, auf die er darüber hinaus noch eingehen will (A 1; BG: S. 4,26–5,2). Ähnlich verläuft dies in Beratung A 5: Hier meint der Berater nach der Klärung der Erwartungen, daß man zu den Fragen der Klienten „ziemlich gut" etwas sagen könne. Auch in dieser Beratung kündigt der Berater weitere Gesichtspunkte, um die es in der Beratung gehen wird, wie z. B. die Familienanamnese, mit Begründung an; und auch hier findet sich zugleich eine Bestätigung der Vorüberlegungen der Klienten, in diesem Fall zum möglichen Einfluß des Alters der Frau (A 5; BG: S. 6,8–6,34). Auf die eher begrenzten Aussagemöglichkeiten der genetischen Beratung aufgrund der ungeklärten Ursache der Erkrankung des Kindes verweist die Ankündigung des Beraters in der Beratung B 13 (BG: S. 1,17-1,34; 2,15-2,41).

Ankündigungen treten auch in einem anderen Zusammenhang auf: wenn zusätzliche Gesichtspunkte zu Informationen, die gerade vermittelt werden, auftauchen, der Berater jedoch zunächst einen Gedankengang zu Ende führen will. Dies schlägt sich dann in Formulierungen nieder wie „ich geh nachher nochmal kurz drauf ein" (B 15; BG: S. 10,27-10,30) oder „weshalb das so früh sein sollte, (darauf) werd ich nachher noch eingehen" (B 15; BG: S. 12,8-12,19) oder auch „was das für eine Bedeutung hat, sage ich Ihnen gleich" (B 9; BG: S. 6,40-7,1).

In einer Beratung wird mit der Ankündigung sogar bereits das „Endergebnis" vorweggenommen, um den Klienten die (An)spannung zu nehmen und damit deren Aufnahmebereitschaft für die folgenden Informationen zu erhöhen. Folgender Gesprächsausschnitt soll dies verdeutlichen:

B: Mhm, mhm. - Gut ja, also ich kann Ihnen das also genau erklären was, was der Mongolismus ist und warum das jetzt für Sie keine Bedeutung hat; das heißt also, Sie - für Sie sich daraus kein erhöhtes Risiko ergibt, denn, eh, bei dem Kind ist eine Untersuchung gemacht worden, die eindeutig sagt, daß das die sogenannte nicht erbliche Form des Mongolismus ist. Und damit besteht auch für die übrige Familie, also für Sie jetzt kein
K1:   kein
B: erhöhtes Risiko.
K2:   Mhm.
B: Aber das, ich habe hier auch so ein paar Bilder von Chromosomen mit und kann Ihnen das daran
K2:   mhm, mhm
B: noch einmal genau zeigen. Und mit dem Onkel ist es eigentlich ähnlich, man weiß zwar nicht, was es ist, was die Ursache ist, ob es überhaupt eine erblich bedingte Erkrankung ist. Das ist ja einmal ganz dahingestellt. Wenn es eine äußerlich, also durch äußere Faktoren entstandene Erkrankung ist, dann hat es ja sowieso nichts
K1:   (spricht sehr leise; unverständlich)
B: zu bedeuten für Ihre Kinder. Und wenn es eine Krankheit ist, die auf Erbanlagen beruht, dann ergibt sich trotzdem für Sie kein erhöhtes Risiko, weil es nur ein paar Erbgänge gibt, nach denen Erkrankungen
K2:   mhm
B: vererbt werden können, und das kann ich Ihnen dann auch erklären, daß das dann trotzdem für Sie keine Bedeutung hat.
K2:   Mhm.
B: Ja, das sage ich jetzt nur mal so vorab (sagt es lachend), daß die Spannung vielleicht auch raus ist. Ich weiß nicht
K2:   (lacht) (A 2; BG: S. 2,19-3,14).

Metakommunikation in Form von Begründungen des eigenen Vorgehens findet sich in 9 Beratungen, insbesondere bei Berater B und gehäuft in Beratung B 8, in der die Klärung der Vorgeschichte einen außergewöhnlich breiten Raum einnimmt, was die Klientin, wie sie im Nach- und Katamnesegespräch verdeutlicht, sehr belastet hat. So begründet der Berater wiederholt (insgesamt sechsmal) im Verlauf des Beratungsgesprächs, warum die ausführliche Abklärung einzelner Teilaspekte so wichtig ist; auch findet sich eine Begründung dafür, warum sich der Berater nebenher Notizen macht. In der Beratung B 12 begründet der Berater den Eltern, warum er sich ausführlich mit den Symptomen der Tochter der Klienten beschäftigt (BG: S. 23,31-24,22), die Verwunderung, möglicherweise auch unangenehme Berührtheit der Klienten hierüber wahrnehmend. Auch das Stellen einer bestimmten Frage, die mißverstanden wurde (A 1; BG: S. 102,27–103,1), die Notwendigkeit, weitere Informationen einholen zu müssen (C 6; BG: S. 13,30–14,5), die Notwendigkeit der detaillierten Information als solcher (B 15; BG: S. 60,1–60,13) sowie auch vor allem die Durchführung der Familienanamnese veranlaßt die Berater, Begründungen ihres Vorgehens in die Beratung einzubringen.

Indirekte Begründungen in Form rhetorischer Fragen finden sich bei Berater B, wenn er von sich aus, ohne aktuelles konkretes Anliegen der Klienten, auf einen neuen Informationsabschnitt übergeht. Dies kann sich folgendermaßen äußern: „Ja, jetzt, was bedeutet das?" oder „Jetzt, womit hängt das zusammen?" (B 11; BG: S. 21,8; 23,3).

Als weiteren Hinweis auf empathische Informationsvermittlung ziehen wir Aussagen der Klienten zur Verständlichkeit der Informationen aus dem Nachgespräch heran. So berichtet die Klientin der Beratung B 11, der Berater habe einen Einblick in die Genetik gegeben, wie so etwas ganz global ablaufe, damit sie sich zunächst einmal eine Vorstellung davon machen und dann gezielte Fragen stellen konnten (NGK: S. 12,23–12,27). Der Berater habe vorab fachliche Ausdrücke erklärt, und sie konnte die Informationen des Beraters verstehen; doch habe sie sich schon konzentrieren müssen, wenn er die zuvor erklärten fachlichen Ausdrücke später im Gespräch wieder benutzte (NGK: S. 18,20–19,2). Der Berater seinerseits zweifelte in dieser Beratung während seiner Erklärungen mehrmals, ob diese den Klienten verständlich sind; doch glaubt er, durch Wiederholungen verdeutlicht zu haben, was er vermitteln wollte (NGB: S. 22,20–22,23). Auch der Klient in Beratung B 14 berichtet im Nachgespräch, der Berater habe die lateinischen Fachausdrücke, die auf den Bescheinigungen standen, erklärt. Er habe immer wieder erklärt, wie man es „auf gut deutsch" sage. Er habe immer wieder den Ausdruck dazu genannt, den sie verstehen (NGK: S. 5,26–6,10). Und auch die Klientin der Beratung B 16 meint, der Berater habe schon versucht, seine Informationen verständlich zu geben. Auch hatte sie nicht das Bedürfnis, noch mehr zu fragen, da der Berater auch so alles erzählt habe. Er informierte sie so, daß sie ihn verstehen konnte, da er immer alles aufgezeichnet habe (NGK: S. 1,25–1,27; 2,26; 7,6–7,9).

Der Klient der Beratung B 9 vermißte dagegen eine visuelle Mitteilung, und zwar im Zusammenhang mit Stammzellen, Keimzellen, Zellteilung und Chromosomen (NGK: S. 5,3–5,5; 6,5–6,9; 17,1–17,15). Zur Fülle der Informationen und der Schwierigkeit, diesen zu folgen, äußerte sich der Klient bereits während des Beratungsgespräches gegenüber der Untersucherin, als der Berater kurz aus dem Zimmer gerufen worden war. Dies greift der Klient auch im Nachgespräch wieder auf: Er empfand die Informationen als sehr umfangreich und konnte ihnen in manchen Dingen nicht bis ins Detail folgen. Sie seien für ihn jedoch insofern nachvollziehbar, indem er sich in dieser Richtung weiter informieren könne. In dieser Beratung entstand, obwohl die Informationsphase immer wieder durch Fragen der Klienten und Rückversicherungsversuche des Beraters hinsichtlich des Verständnisses der Klienten sowie durch die kurze Abwesenheit des Beraters unterbrochen wurde, der Eindruck zweier sehr großer Informationsblöcke. Der Klient hatte von sich aus die Fülle der Informationen angesprochen, auch in der Beratung selbst. Die Untersucherin konnte der Fülle und der Detailliertheit der Informationen zum Teil nicht folgen und ihre Konzentration ließ zwischendurch nach. Ähnlich erging es auch der

Klientin: Als der Berater zwischendurch versucht, das Vorwissen der Klientin zur Pränataldiagnostik zu erfahren, gibt sie zu erkennen, sie habe gerade „abgeschaltet", und sie gibt dem Berater das Stichwort, bei dem er wieder ansetzen soll. Als der Berater jedoch fortzusetzen beginnt, bittet sie ihn, das Fenster zu öffnen und das zuvor Gesagte zu wiederholen. Der Berater meint schließlich, daß er wohl mehr berichtet habe, als in der Situation verarbeitet werden könne, worauf die Klientin jedoch antwortet: bisher sei alles ganz klar. Daraufhin setzt der Berater seine Informationen zu Chromosomen, Chromosomenschädigungen und deren Folgen nun anhand von Abbildungen von Chromosomensätzen fort (BG: S. 33,30–43,12).

Obwohl es sich bei diesem letzten Beispiel eher um ein extremes handelt, zeigt sich doch immer wieder: Die Berater bemühen sich darum, verständlich zu informieren, und die Klienten nehmen dies auch überwiegend so wahr. Zugleich handelt es sich bei den genetischen Informationen jedoch um eine Materie, die ohne entsprechende Vorkenntnisse, die bei den Klienten kaum vorhanden sind, nur schwer in verständlicher und nachvollziehbarer Weise darzustellen ist. Noch weiteres Ausholen, noch tieferes Eindringen in die Fachmaterie, wozu sich der Berater veranlaßt sehen kann, erleichtern das Verständnis nicht notwendigerweise. Andererseits vermitteln solche zum Teil sehr umfangreichen, wenn auch nicht voll verständlichen Informationen den Klienten den Eindruck, daß sich der Berater auskennt, daß er die Klienten ernst nimmt und ihnen die Kompetenz zuschreibt, daß sie zumindest die wesentlichen Aussagen seiner Informationen, wenn auch nicht jede begründende Ableitung, verstehen, und daß er sich um ihr Verständnis der Information bemüht. Die Fülle und die Detailliertheit der vom Berater selbst - unabhängig von Fragen der Klienten - eingebrachten Informationen variieren zwischen den Beratern. Der zeitweilige persönliche Eindruck der Untersucherin, von größeren Informationsblöcken ohne konkrete Fragen der Klienten „überrollt" zu werden, wird von den Klienten nicht geteilt. Wie die Klientinnen der Beratungen B 11 und B 14 berichten, finden sie diese Informationsblöcke gerade gut: Die Fülle der Informationen - aus einem ihnen relativ fremden Bereich - habe ihnen erst ermöglicht, auf bestimmte Fragen zu kommen und diese in die Beratung einzubringen (B 11; NGK: S. 3,14; B 14; KG: S. 12,12–12,13).

6.5.2 Explizit auf die Entscheidung bezogene Informationsvermittlung

Das Verhalten der Berater speziell im Hinblick auf die Entscheidungsfindung der Klienten läßt sich grob differenzieren in
- eine Zusammenfassung der Informationen, wobei in unterschiedlichem Ausmaß auch eine Einschätzung dieser Informationen mitenthalten ist. Der Aspekt, daß die Entscheidung bei den Klienten selbst liegt, wird jedoch nicht explizit angesprochen,
- eine zusammenfassende Bewertung der Situation durch den Berater im Sinne, „keine Veranlassung" zu sehen, daß von genetischer Seite her auf (weitere) Kinder verzichtet wird, ohne expliziten Hinweis darauf, daß die Entscheidung bei den Klienten liegt,
- eine zusammenfassende Einschätzung des Beraters mit gleichzeitigem Verweis darauf, daß die Entscheidung bei den Klienten selbst liegt,

- Informationen ohne explizite zusammenfassende Bewertung, jedoch mit Verweis darauf, daß die Entscheidung bei den Klienten liegt. Hierzu gibt es einige Variationen, so den Hinweis auf die Notwendigkeit des Abwägenmüssens sowie die Bestätigung einer bereits von den Klienten getroffenen Entscheidung.

Vereinzelt findet sich ein Rat des Beraters, der sich auf die Entscheidung der Klienten bezieht, und zwar in folgender Weise: Den Klienten der Beratung A 1 rät der Berater, die Entscheidung – die bei ihnen selbst liegt – nicht zu überstürzen (BG: S. 53,36–54,2). In der Beratung B 10 rät der Berater den Klienten, keine endgültigen Schritte zu unternehmen und sich unabhängig von der Meinung anderer zu machen (BG: S. 102,2–102,5; 104,1–104,26). In der Beratung D 4 rät der Berater den Klienten im 3. und 4. der insgesamt 5 Beratungsgespräche, die Entscheidung noch aufzuschieben, zunächst eine Änderung der Lebensführung zu versuchen, weitere Befunde abzuwarten (D 4; BG 3: S. 38,12–38,25; 46,6–46,9; BG 4: S. 24,15–24,21; 41,3–41,21). Ein expliziter Rat des Beraters für oder gegen ein Kind findet sich in keiner der Beratungen; die Klienten haben dies auch so wahrgenommen und zum Teil explizit begrüßt bzw. die Notwendigkeit eines solchen Verhaltens betont. Die Berater ihrerseits hatten häufig den Eindruck, mit ihren Informationen eine be-

Tabelle 2. Formen der Informationsvermittlung, die sich unmittelbar auf die anstehende Entscheidung beziehen

Formen der Bezugnahme	Berater	Beratung Nr.
Zusammenfassung der Informationen;	A	A2, A3
in unterschiedlichem Ausmaß Einschätzung dieser Informationen;	B	B8
kein expliziter Hinweis darauf, daß die Entscheidung bei den	C	C6, C8
Klienten selbst liegt.	D	D5
Zusammenfassende Bewertung im Sinne,	A	–
„keine Veranlassung" zu sehen, daß von genetischer Seite her auf	B	B9, B11, B13
(weitere) Kinder verzichtet wird, ohne expliziten Hinweis darauf,	C	C7
daß die Entscheidung bei den Klienten liegt.	D	–
Zusammenfassende Einschätzung mit gleichzeitigem Verweis,	A	A1, A4, A5
daß die Entscheidung bei den Klienten liegt.	B	B12, B16
	C	–
	D	D4
Informationen ohne explizite zusammenfassende Bewertung,	A	–
doch Verweis, daß die Entscheidung bei den Klienten liegt.	B	B10
	C	–
	D	–
Als Variation hierzu:		
Hinweis auf die Notwendigkeit des Abwägenmüssens	A	–
	B	B12, B14
	C	–
	D	D6
Bestätigung einer bereits getroffenen Entscheidung	A	–
	B	B14
	C	–
	D	–

stimmte Entscheidung implizit nahegelegt bzw. deutlich den Eindruck vermittelt zu haben, daß sie keine Veranlassung sehen, auf (weitere) Kinder zu verzichten.

Daß weder eine zusammenfassende Bewertung gegeben noch die Notwendigkeit, die Entscheidung selbst treffen zu müssen, angesprochen wird, kommt nicht vor. In der Regel finden sich zusammenfassende Informationen, in die die Sichtweise bzw. Einschätzung des Beraters einfließt. Daß auf diese Weise den Klienten die Entscheidung nicht abgenommen wird, daß es sich hierbei um keinen expliziten Rat oder eine Empfehlung handelt, haben wir bereits aufgezeigt. Daß die Entscheidung bei den Klienten selbst liegt, wurde den Klienten in jedem Fall deutlich, auch dann, wenn der Berater diesen Gesichtspunkt nicht explizit ansprach.

Tabelle 2 gibt einen Überblick darüber, welche dieser 4 verschiedenen Möglichkeiten, zur anstehenden Entscheidung der Klienten Stellung zu nehmen, in den einzelnen Beratungen genutzt wurde. Die Beratung B 15 ist in dieser Tabelle nicht eingeordnet, da in diesem Fall keine Entscheidung anstand und sich die Informationsvermittlung auf die Gründe für die Durchführung der Chromosomenanalyse bei den Klienten sowie deren Aussagemöglichkeiten und die möglichen Konsequenzen bezog.

Im folgenden wollen wir einige Beispiele für die verschiedenen Formen des Eingehens auf die Entscheidungsfindung geben.

Beispiel: Zusammenfassende Information, in der eine Einschätzung mitenthalten ist (C 8; BG: S. 33,8–33,41), ohne gleichzeitigen Hinweis darauf, daß die Entscheidung bei den Klienten liegt:

B: Also, (kurze Pause) ich meine, ich will jetzt einmal versuchen, diesen etwas diffusen Berg, den wir haben, irgendwie zusammenzufassen (kurze Pause). Es gibt verschiedene Möglichkeiten (kurze Pause), von denen mir eine als wirklich wahrscheinlich erscheint, und das ist die, die wir als erste besprochen haben. Und danach würde ein ganz kleines Risiko übrigbleiben dafür, daß ein Kind betroffen wäre.
K1:   Mhm.
B: Das Risiko läge sicher in der Größenordnung unter 1%. Man müßte es auf dem Hintergrund dessen sehen, daß jede Schwangerschaft mit einem gewissen Risiko (kurze Pause) –
K1:   ja, das ist klar,
B: belastet ist, und, eh, auf dieser Basis würde man aus einem solchen Risiko keine Konsequenzen ziehen; (kurze Pause) die anderen Möglichkeiten lassen sich nun im Moment nicht mit Sicherheit ausschließen, erscheinen aber doch sehr unwahrscheinlich, (kurze Pause) aus verschiedenen Gründen, unter anderem, eh, weil solche Vererbungsformen bei dieser Erkrankung selten zu (unverständlich) ist. Aber, eh (kurze Pause), ja, ich meine, das wäre die Basis, wenn Sie sagen, Sie würden in jedem Fall auch ein Kind, was genauso betroffen ist wie Ihr Mann, akzeptieren, dann, eh (kurze Pause), ergeben sich ja daraus keine weiteren Konsequenzen. Das, was man sicher nicht kann, ist, daß man irgend etwas untersuchen kann oder irgend etwas beeinflussen kann,
K1:   mhm.
B: Das leider nicht.

Beispiel: Zusammenfassende Bewertung der Situation durch den Berater im Sinne, „keine Veranlassung" zu sehen, auf Kinder zu verzichten:

B: Ja, also das ist das, was ich letztendlich bieten kann, das heißt, es besteht keine Veranlassung, auf –
K1:   mhm.
B: grund Ihrer Vorgeschichte auf Nachkommenschaft zu verzichten.
K1:   Daß das Risiko größer ist als von anderen –
B: Es gibt keinen Hinweis –
K1:   mhm, mhm.

B: dafür, bis jetzt, daß da irgend etwas verändert ist.

K2:   Nein (B 9, BG: S. 45,13-45,24).

B: Und daran hat sich auch nichts geändert. Daran (kurze Pause) findet man keine Veränderung (kurze Pause). Und deshalb besteht auch keine Veranlassung, wenn man die Möglichkeit hat, nach einer solchen Behandlung auf eigene Kinder zu verzichten. (B 9, BG: S. 47,3-47,8).

B: Aber es ist ganz klar, es gibt heute keine Veranlassung -

K2:   mhm.

B: abzuraten, und deshalb besteht auch für Sie keinerlei Veranlassung, auf eigene Nachkommenschaft zu verzichten. (B 9, BG: S. 51,33-52,1).

Beispiel: Hinweis auf die Notwendigkeit des Abwägens

B: Und dieses Abwägen -

K2:   ja, das ist klar,

B: ist ja, Frau F., ein Abwägen, das letztlich in den Bereich hineingeht, ist da ein eigener Kinderwunsch, ist der Kinderwunsch,

K2:   mhm,

K1:   mhm,

B: wenn Sie ihn haben, ist dieser Kinderwunsch in seiner Bedeutung und in seinem Gewicht, eh, abzuwägen gegenüber einem Risiko -

K2:   mhm,

B: das, eh, einmal von der Fehlbildung her gesehen -

K2:   mhm,

B: eher nicht dramatisch -

K2:   mhm, mhm,

B: eher, eh, unproblematisch ist.

K2:   Mhm.

B: Und zum zweiten es überhaupt nicht sicher ist, ob's genetisch bedingt ist.

K1:   Hm.

B: Nur unter der Hypothese, es sei eine Neumutation, wäre dies anzunehmen.

K2:   Hm, hm.

B: So haben Sie also auf der einen Seite die Risikoproblematik in -

K2:   hm -

B: ihrer ganzen Differenziertheit, und auf der anderen Seite -

K2:   hm -

B: die Problematik, der dagegen steht, nämlich Kinderwunsch, selbst -

K2:   hm -

B: Kinder zu haben (D 6, BG: S. 34,10-35,7).

Beispiel: Zusammenfassende Information mit gleichzeitigem Hinweis darauf, daß die Entscheidung bei den Klienten liegt.

B: Mhm. Ja, das ist an Information, glaube ich, so glaube ich, das, was ich Ihnen

K1:   mhm,

K2:   mhm,

B: jetzt sagen konnte. Die Entscheidung liegt natürlich bei Ihnen, nicht. Also, das ist, das kann ich ja gar nicht abschätzen für Sie, was ist jetzt

K1:   das ist ganz klar

B: für Ihre Situation wirklich das Beste.

K2:   Ja, (stimmt)

B: Aber ich denke, daß Sie das sicher sehr gut alleine

K1:   bestimmt, doch.

B: entscheiden können (sagt es lachend) bei allem Hin und Her,

K2:   mhm.

B: was natürlich sich da aufdrängt (A 1, BG: S. 107,20-107,37).

Bereits zuvor hatte der Berater in dieser Beratung den Rat gegeben, die Entscheidung nicht zu überstürzen (A 1, BG: S. 53,36–54,2).

Im folgenden soll noch ein Beispiel dafür gegeben werden, daß dann, wenn der Berater die Klienten nicht darauf verweist, daß die Entscheidung bei den Klienten selbst liegt, dies als selbstverständlich vorausgesetzt wird:

B: Hm. Dann haben Sie sich aber schon ausgemalt, daß, wenn wir nichts sagen können, wie sich dann entsch-, eh, entscheiden würden
K1:   Ich möcht auf jeden Fall noch ein Kind, mei, und wenn, wenn das halt wirklich so wär, dann hätten wir halt 2 behinderte Kinder,
B: hm
K1:   mei, dann könnt man auch nichts machen (B 13; BG: S. 48,21–48,28).

K1:   Es ist halt unsere Entscheidung dann auch. Ich möcht so- möcht sowieso noch 1 oder 2.
B: Hm.
K1:   Dann ist schon, die wachsen miteinander auf (B 13; BG: S. 49,12–49,15).

Da die Entscheidung sowohl von den Beratern als auch von den Klienten durchgehend ganz selbstverständlich als bei den Klienten liegend gesehen wird, stellt sich die Frage, warum die Berater dies in einigen Beratungen auch explizit ansprechen.

In 2 Beratungen (A 1 und A 4) findet der Aspekt der Selbstverständlichkeit Eingang in die Formulierung des Beraters: Er läßt den Begriff „natürlich" einfließen; die Entscheidung liege „natürlich" bei den Klienten (A 1; BG: S. 107,24–107,37; A 4; BG: S. 30,27–31,11). In der Beratung A 1, in der es zu einem recht regen und engagierten Austausch von Sichtweisen kam, kann dies als Teil des Resümees des Beraters, als Antwort auf die Erwartung der Klienten, Hilfestellung bei der Entscheidung - nicht eine Abnahme der Entscheidung - zu bekommen, verstanden werden. Möglicherweise sieht sich der Berater auch aufgrund seines besonderen persönlichen Engagements dazu veranlaßt, dies explizit anzusprechen, um auszuschließen, daß die Klienten sein Engagement dahingehend mißverstehen, daß er ihre Entscheidung beeinflussen oder ihnen gar abnehmen will. Daß ein solches Mißverständnis nicht aufkam, machte der Klient im Nachgespräch deutlich, indem er von sich aus darauf verwies, der Berater sei gerade dann, als die Informationen und Sichtweisen eher die eine Entscheidung nahelegten, wieder auf die Alternative eingegangen (NGK: S. 14,28–15,9).

In der Beratung A 4 bringt der Berater den expliziten Hinweis darauf, daß die Entscheidung bei den Klienten liegt, vor seiner eigenen Stellungnahme. In dieser Beratung lag die Initiative aufgrund der geringen Aktivität der Klienten überwiegend beim Berater. Möglicherweise wollte der Berater durch den expliziten Einschub dieses Gesichtspunkts trotz seiner Initiative innerhalb des Beratungsgespräches die Initiative, soweit sie die Entscheidung angeht, auf die Klienten zurückverweisen. Möglicherweise geht es dem Berater auch hier darum, auszuschließen, daß seine Aktivität als Beeinflussung der Entscheidung mißverstanden werden könnte.

Die Sorge, daß seine Informationsvermittlung als Beeinflussungsversuch mißverstanden werden könnte, ist ganz offensichtlich in Beratung A 5 der Grund für den Hinweis des Beraters, daß die Entscheidung bei den Klienten liegt: In dieser Beratung reagiert die Klientin auf die Informationen des Beraters zur Pränataldiagnostik recht schnell mit Bedenken gegenüber der Pränataldiagnostik; daraufhin betont der Berater, er berichte nur über eine Möglichkeit, die Entscheidung hierüber liege jedoch bei den Klienten (A 5; BG: S. 14,22-15,27).

In Beratung B 12 spricht der Berater im Zusammenhang mit den verschiedenen Methoden der Pränataldiagnostik zur Erkennung von Verschlußstörungen des Neuralrohrs zunächst davon, daß die Klienten in die Entscheidung hinsichtlich zu wählender Methoden „mit einbezogen" sind (BG: S. 37,20-38,2). Im Rahmen seiner zusammenfassenden Einschätzung verweist der Berater schließlich darauf, daß es zu seinen Aufgaben gehöre, den Klienten Informationen „an die Hand zu geben", die sie in ihren Entscheidungsprozeß hinsichtlich weiterer Kinder einbauen können, und daß es sich hierbei nur um einen „Mosaikstein" handeln könne (BG: S. 43,19-43,22). Daß die Entscheidung bei den Klienten liegt, wird hier als selbstverständlich eingeflochten. Auch hinsichtlich der Wahl der angemessensten Methode der Pränataldiagnostik verweist der Berater in diesem Gesprächsabschnitt darauf, daß die Klienten im Einzelfall erwägen müßten, welche der Methoden sie in Anspruch nehmen (BG: S. 44,6-44,10).

In den Beratungen B 16 und D 4 spricht der Berater diesen Gesichtspunkt dagegen an, weil er eine Erwartung der Klienten, daß er ihnen die Entscheidung abnimmt, vermutet oder offensichtlich wahrnimmt. Deutlich ist dies in Beratung D 4, in der die Klientin immer wieder versucht, möglichst konkrete Empfehlungen zu bekommen. In dieser Beratung sieht sich der Berater dazu veranlaßt, ausführlich zu begründen, warum er den Klienten die Entscheidung nicht abnehmen kann (D 4; BG 5: S. 6,14-6,16; 6,27-7,4; 23,24-24,9). In Beratung B 16, in der im 1. der 2 Beratungsgespräche nur die Klientin anwesend ist, zielt der Berater dagegen darauf ab, daß es sich um eine gemeinsame Entscheidung der Klientin und des Klienten handelt (BG: S. 51,7-51,15), worauf die Klientin nicht weiter eingeht und sofort mit einem weiteren Anliegen das Gespräch in eine andere Richtung lenkt. Im 2. Beratungsgespräch, in dem es um einen Schwangerschaftsabbruch geht, formuliert der Berater explizit, letztendlich müsse die Entscheidung über die Fortsetzung der Schwangerschaft oder deren Abbruch bei den Klienten liegen (B 16; BG: S. 4,9-4,12). Wie aus dem Nachgespräch, dem 2. Beratungsgespräch und auch dem Katamnesegespräch zu entnehmen ist, betrachten es auch diese Klienten als selbstverständlich, daß sie die jeweils anstehende Entscheidung (im 1. BG: Sterilisation; im 2. BG: Schwangerschaftsabbruch) selbst zu treffen haben B 16; NGK: u. a. S. 8,1-8,15; BG 2: u. a. S. 17,17; KG: S. 14,12-14,19).

Zusammenfassend läßt sich sagen, Berater und Klienten teilen in der Regel die Sicht, daß die Beratung eine Hilfestellung zum Entscheidungsprozeß darstellt, die Entscheidung jedoch bei den Klienten liegt. Daß der Berater auch eigene Sichtweisen und Einschätzungen mit den Informationen vermittelt, wird ebenfalls als selbstverständlich betrachtet und von den Klienten nicht als Beeinflussungsversuch verstanden. Vereinzelt ist es sogar eher so, daß die Klienten zu spezifischen Gesichtspunkten die Sicht des Beraters etwas deutlicher erfahren möchten (wie z. B. der Klient der Beratung B 14 zur Frage eines möglichen Schwangerschaftsabbruchs). In der Regel finden sich auch zusammenfassende Informationen, in die in unterschiedlichem Ausmaß die Sichtweisen bzw. Einschätzungen des Beraters einfließen.

Diese Übereinstimmung zwischen den Erwartungen der Klienten an die Informationsvermittlung und der Art und Weise, wie die Informationsvermittlung erfolgte, wird jedoch in einigen Beratungen dahingehend eingeschränkt, daß als Hilfestellung klare, eindeutige Testergebnisse statt Wahrscheinlichkeitsangaben erwartet wurden. Durch begründende Informationen des Beraters und Vermittlung der möglichen Informationen gelang es jedoch, zu einer annähernden Übereinstimmung von Erwartungen und Möglichkeiten der Beratung zu kommen.

6.5.3 Beispiele für die – teilweise – Unwirksamkeit der Informationsvermittlung

Beim 1. Beispiel handelt es sich um die von Partnerkonflikten gekennzeichnete Beratung B 10. Wir möchten hier speziell den Abschnitt herausgreifen, in dem den Klienten mitgeteilt wird, daß der Klient Überträger der bei der Tochter festgestellten Hypochondroplasie ist.

Nach Informationen über die Aufgaben der genetischen Beratung (da sich die Klienten nicht hatten vorstellen können, was die genetische Beratung in ihrem Fall soll), Informationen zur Variation der Körpergröße und einer familienanamnestischen Abklärung speziell unter dem Gesichtspunkt der Körpergröße, berichtet der Berater über die Veränderung bei der Tochter. Auf die Aussage des Beraters hin, diese Tochter werde sicher kleiner bleiben als ihre Schwester, beginnt die Klientin zu weinen. Während der Klient meint, sie brauche nicht zu weinen, dadurch ändere sie nichts an der Tatsache, zeigt der Berater Verständnis: Sie solle dies ruhig tun, diese Reaktion sei verständlich, „wenn man das so knallhart" gesagt bekomme (BG: S. 11,21–12,9). Der Berater verdeutlicht nun, daß die Veränderung bei der Tochter auf das Größenwachstum beschränkt bleibt, keine zusätzlichen Erkrankungen damit verbunden sind. Er versucht, die Klienten zunächst wieder aufzubauen, bevor er die nächste Information vermittelt, von der er aufgrund dessen, wie er die Klienten insbesondere hinsichtlich der Einschätzung der Veränderung erlebt, annimmt, daß sie die Klienten sehr treffen wird. Wohl um den Klienten sein Verständnis für ihre Wahrnehmung der Situation zu zeigen, leitet der Berater die folgende Information mit dieser Antizipation ein:

B: Jetzt kommt gleich der zweite Hammer, das trifft Sie wahrscheinlich. Es ist so, daß die gleiche Veränderung wie bei Ihrer Tochter auch bei Ihnen da ist.
K2:   Ja?
B: Bloß (kurze Pause) in so geringer Ausprägung, ja, daß man es Ihnen von außen gar nicht ansieht, das heißt also, von der Größe her ist es gar nicht sichtbar.
K2:   Mhm.
B: Sondern es ist so, daß man, wenn man bei Ihnen ein Röntgenbild der Wirbelsäule macht,
K2:   mhm,
B: eine für diese Sache ganz charakteristische Veränderung findet.
K2:   Mhm.
B: Ja? Die, wenn man es unter diesem Gesichtspunkt betrachtet, ganz eindeutig zeigt, daß auch Sie schon diese Veränderung in sich tragen.
K2:   Mhm (BG: S. 12,27–13,5).

Im folgenden nimmt der Berater Bezug auf die Familienanamnese und geht zu Informationen über den Vererbungsmodus über. Obwohl der Klient nur Rückmeldesignale gibt, versucht sich der Berater nicht rückzuversichern, was diese Information für die Klienten bedeutet. Aus dem Kontext dieses Informationsabschnittes kann geschlossen werden, daß das Verhalten des Beraters durch sein empathisches Einfühlen und Mitfühlen beeinflußt wurde. Möglicherweise kam er damit, daß er sich an dieser Stelle nicht rückversicherte, den Bedürfnissen der Klienten, sich mit dieser Situation nicht weiter auseinandersetzen zu müssen, entgegen. Andererseits ist hier folgendes zu bedenken: Die vom Berater antizipierte emotionale Reaktion der Klienten, mit der der Berater seine Informationen beginnt, kann von den Klienten auch dahingehend verstanden werden, daß auch der Berater diese Informationen als dramatisch einschätzt. Der Berater versucht zwar im Verlauf der Beratung immer wieder, die Einschätzung der Veränderung durch die Klienten zu relativieren, doch kann eine solche Wahrnehmung durch die Klienten in diesem Informationsabschnitt nicht ausgeschlossen werden. Möglicherweise hat das schnelle Hinweggehen über diese für die Klienten schwerwiegende Information, das Übergehen der emotionalen Reaktion des Klienten, es diesem erleichtert, die Information im Nachhinein in Frage zu stellen. Im Katamnesegespräch meint der Klient hierzu, er wisse nicht, ob es stimme oder nicht, doch sei bei der Beratung herausgekommen, die „Ausgangsperson" sei seine Mutter; das glaube er einfach nicht (KG: S. 18,25-19,9). Selbst bei diesem Infragestellen der Information bringt sich der Klient nicht selbst als „Überträger" bzw. „Ausgangsperson" ein.

Anzeichen für eine Abwehr der Information, daß er selbst Überträger ist, zeigen sich bereits im Nachgespräch: Während die Klientin entsprechend der Antizipation des Beraters meint, es sei schon hart, wenn so etwas komme, auf das man nicht gefaßt sei, hebt sich der Klient hiervon ab: Er könne nicht sagen, daß es hart gewesen sei; was solle ihm unangenehm sein, für ihn sei nichts unangenehm. Auch zeigt sich der Klient weniger überrascht als die Klientin, einbezogen worden zu sein (NGK: S. 5,31-6,1; 6,6-6,10; 6,18-6,26; 7,4-7,6; 7,12-7,29).

Der Berater berichtet im Nachgespräch, es sei ihm während des Beratungsgespräches aufgefallen, daß sich der Klient in „Verteidigung" befand; der Klient habe immer wieder Verteidigungsversuche unternommen. Er habe nicht zugeben können, daß es aus seiner Familie kommt. Der Berater geht davon aus, daß der Klient wußte, um was es geht, daß er derjenige ist, bei dem die Veränderung gesehen wurde (NGB: S. 5,7-5,9; 8,29-9,5; 11,1-11,2). Auch hat der Berater den Eindruck, daß sich der Klient noch immer (trotz der Versuche des Beraters, dagegen anzugehen) in der „Sündenbocksituation" befindet (NGB: S. 8,23-8,24). Der Berater sieht, daß die Beziehung der Klienten gestört ist, doch geht er davon aus, daß dies vorübergehend ist und die Klienten keine echten Partnerschaftsprobleme haben (NGB: S. 17,11-17,13; 29,9-29,12). Diese im Moment gestörte Beziehung anzugehen, dem Klienten den Rücken zu stärken, die Klientin dazu zu bewegen, keine Schuldzuweisungen vorzunehmen und eine gemeinsame Entscheidung der beiden Partner vorzubereiten, ist der vom Berater gewählte Weg, um dem Klienten das Akzeptieren der Information zu erleichtern. Er setzte sich also nicht direkt mit der Reaktion des Klienten, sondern mit der der Klientin auseinander.

Das heißt, der Berater nahm die Partnerkonflikte wie auch die möglicherweise damit im Zusammenhang stehende Schwierigkeit des Klienten, die Information, Überträger zu sein, zu akzeptieren, wahr; er versuchte dies bei seiner Informationsvermittlung zu berücksichtigen. Der Berater schätzte die Beziehungsprobleme der Klienten als weniger schwerwiegend, zumindest als weniger überdauernd ein. Er ging auf die emotionale Reaktion der Klientin ausführlich ein, um auf diese Weise zu einer angemessenen Verarbeitung der Information beizutragen; er setzte sich jedoch nicht mit der emotionalen Reaktion des Klienten selbst auseinander. Ob ein Eingehen des Beraters auf die emotionale Reaktion des Klienten selbst in Anbetracht der längerfristigen, tiefgreifenden Partnerkonflikte das Verarbeiten und Akzeptieren dieser Information erleichtert hätte, bleibt offen. Der Einfluß der emotionalen Situation der Klienten wird jedoch an diesem Beispiel offensichtlich. Es wird die Schwierigkeit deutlich, trotz der Wahrnehmung und des Verständnisses für die Situation der Klienten und des Versuchs, dies bei der Informationsvermittlung zu berücksichtigen, einen konstruktiven Umgang mit der vermittelten Information zu erreichen, wenn zentrale Selbstwertgefühle der Klienten tangiert sind.

Wie unser nächstes Beispiel der Beratung A 3 zeigt, kann ein ausgesprochen starker Kinderwunsch und die emotionale Entlastung, selbst nicht „schuld" an der Behinderung des eigenen Kindes zu sein, dazu beitragen, daß Informationen, die zunächst angefordert und auch verstanden wurden, wieder an Bedeutung verlieren bzw. in Vergessenheit geraten. Wir haben diese Beratung als ein Beispiel für einen Entscheidungsprozeß, der stark emotional bestimmt ist, dargestellt (6.4.9) und sind bereits in diesem Zusammenhang näher auf die teilweise Unwirksamkeit der Informationsvermittlung eingegangen. Die Klientin hatte im Katamnesegespräch zunächst erwähnt, sie habe erst im Vortrag direkt vor der Amniozentese erfahren, welche Risiken bestünden und welche Krankheiten man erkennen könne (KG: S. 5,1-6,8). Im Beratungsgespräch finden sich hierzu dagegen folgende Informationen und zwar zumeist auf eine entsprechende Frage der Klientin hin: Einführende, zusammenfassende Informationen über die Amniozentese (BG: S. 27,12-27,50); Informationen zu Risiken der Amniozentese für das Kind (BG: S. 28,2-28,44); Informationen zum Risiko der Amniozentese für die Mutter (BG: S. 38,10-38,25) sowie zum damit verbundenen Risiko für das Kind (BG: S. 38,30-38,43); Informationen zu Erkrankungen, die man mit Hilfe der Pränataldiagnose feststellen kann (BG: S. 28,47-29,10; 29,14-29,37; 30,4-30,23; 31,2-31,3; 31,18-31,28; 32,3-33,9); Informationen zur Genauigkeit der Fruchtwasseruntersuchung (BG: S. 31,30-31,42); Informationen zur Durchführung der Amniozentese (BG: S. 33,22- 35,25); Informationen zum Zeitpunkt der Durchführung der Amniozentese, eine Sichtweise der Klientin aufgreifend (BG: S. 36,22-36,23); die Sicht des Beraters zur Frage einer Entscheidung hinsichtlich möglicher Konsequenzen vor einer Amniozentese (BG: S. 35,28-35,45; 36,38-38,9). Während der Informationsvermittlung finden sich Rückmeldesignale fast ausschließlich in Form von „mhm", vor allem jedoch - einzelne Informationsabschnitte abschließend - neue Anliegen oder auch die Schilderung des eigenen Vorwissens der Klientin, die jeweils wieder neue Informationen des Beraters auslösen. Lediglich im Zusammenhang mit dem Zeitpunkt der Pränataldiagnostik kommt es zu expliziten, bewertenden Rückmeldungen der Klienten: Sie halten den Zeitpunkt für sehr spät.

Im Nachgespräch hatte die Klientin nicht nur allgemein zu erkennen gegeben, daß man sie über „viele Sachen" informierte, die sie interessierten und auf die sie zuvor keine Antwort wußten, sondern auch, daß sie nun wissen, daß das Risiko höher ist und daß trotz Amniozentese Erkrankungen auftreten können. Das habe sie zuvor nicht gewußt. Sie habe gedacht, daß man anhand des Fruchtwasserbefundes sagen könne, ob es ein krankes oder ein gesundes Kind ist. Da sei ihr wieder eine

„falsche Illusion" genommen worden (NGK: S. 1,9–1,14; 1,22–2,15). Das heißt, die Klientin hat die von ihr selbst erfragten Informationen zunächst wahrgenommen und verstanden.

Für die Entscheidung für ein weiteres Kind scheinen die Risiken und Aussagemöglichkeiten der Amniozentese, die die Klientin während der Beratung sehr interessierten, jedoch ohne oder nur von geringer Bedeutung gewesen zu sein. Hier stand im Vordergrund, daß die Klienten die von ihnen gewünschte „Sicherheit", gesunde Kinder zu bekommen, aus ihrer Sicht erhalten hatten. Das Verständnis dessen, was es bedeutet, daß es sich bei ihrer Tochter um eine freie Trisomie 21 handelt, daß dies anhand des Chromosomenbefundes nachgewiesen werden konnte und daß auch die Familienanamnese keine spezifischen Risiken erbrachte, trug dazu bei (NGK: S. 3,23–4,8; KG: S. 36,20–37,5). Selbst wenn die Informationen zu Risiken und Aussagemöglichkeiten der Amniozentese zum Zeitpunkt der Beratung und des Nachgesprächs Bedeutung hatten: Der Tod des behinderten Kindes sowie der stark ausgeprägte Kinderwunsch – die Klientin hätte es nicht ertragen können, ohne Kind zu sein (KG: S. 26,12–26,20) – ließen diese Informationen und deren Bedeutung in Vergessenheit geraten. Die Frage der Amniozentese stellte sich erst wieder nach dem Eintreten einer neuen Schwangerschaft. Hierzu berichtet die Klientin, ihr Frauenarzt habe ihr gesagt, daß sie zur Amniozentese gehen solle und er habe sie auch gleich, als sie wieder schwanger war, in der Klinik angemeldet (KG: S. 51,6–51,8). Die Risiken und Aussagemöglichkeiten gewannen erst wieder bei der Vorinformation direkt vor der Amniozentese in der Frauenklinik an Bedeutung. Daß sie diese dort vermittelten Informationen als neu und anders empfand als die des Beratungsgesprächs, führt sie selbst darauf zurück, daß man diese Information dann, wenn man kurz davor stehe, wirklich direkt betroffen sei, ganz anders erlebe (KG: S. 5,6–5,19).

6.6 Auswirkungen der genetischen Beratung

Bereits in den bisherigen Befunddarstellungen scheinen immer wieder Auswirkungen der Beratung auf, insbesondere bei der Rekonstruktion einzelner Entscheidungsprozesse. In diesem Kapitel wird nun explizit und zusammenfassend auf die Auswirkungen der genetischen Beratung eingegangen. Die Auswirkungen der genetischen Beratung zeigen sich in

- einer *Veränderung des Kenntnisstandes* der Klienten zumeist in Form einer Erweiterung oder Differenzierung, zum Teil auch in einer Änderung im engeren Sinne,
- einer *emotionalen Entlastung:* einer Entlastung von Angst und Beunruhigung, von Schuldgefühlen und Schuldzuweisungen, einer Verminderung von Partnerkonflikten oder auch in einer *emotionalen Belastung*, z. B. in Form der Verunsicherung durch Informationen oder auch durch eine Belastung der Partnerbeziehung bei Überträgerschaft eines Partners, sowie darin,
- daß die genetische Beratung insbesondere in Form des Arztbriefes ein *„Hilfsmittel" gegenüber der Umwelt* darstellt: Den Klienten werden Informationen zur Verfügung gestellt, mit denen sie sich gegen Schuldzuweisungen oder auch „Besserwisserei" im Verwandten- oder Bekanntenkreis wenden können.

Auf Auswirkungen dieser Art werden wir zunächst im einzelnen eingehen, um schließlich darzustellen, welche dieser Auswirkungen für den Entscheidungsprozeß der Klienten aus deren Sicht relevant sind.

6.6.1 Veränderung des Kenntnisstandes der Klienten

Die Veränderung des Kenntnisstandes der Klienten in Form einer Erweiterung, Differenzierung oder auch Änderung im engeren Sinne bezieht sich vor allem auf das Vorwissen der Klienten zu den Möglichkeiten genetischer Beratung, zu Wiederholungsrisiken sowie zur Pränataldiagnostik:

Ein Einfluß von Informationen des Beraters auf *unzutreffendes Vorwissen* wurde in den Beratungen A 1, A 3, A 5, B 12, und B 14 deutlich, in denen die Klienten von sich aus entweder im Nachgespräch oder im Katamnesegespräch darauf verwiesen. Die Änderung des Kenntnisstandes durch die Informationen des Beraters wird besonders differenziert vom Klienten der Beratung A 1 im Katamnesegespräch beschrieben: Nach der Beratung wußten sie, daß bei der Amniozentese das Risiko für die Mutter im Grunde „eigentlich gar nicht besteht". Das könne man eigentlich „fast hundertprozentig" ausschließen. Dem Kind könne auch nichts passieren; was man über mögliche Verletzungen des Kindes in der Zeitung gelesen habe, könne man ausschließen. Eine Fehlgeburt wäre natürlich schlimm, doch dieses Risiko hätten sie bei ihrer Entscheidung für die Amniozentese in Kauf genommen (KG: S. 30,9-30,25). Das Wiederholungsrisiko liege bei 1%, da sie schon ein Kind mit Trisomie 21 haben, während das Risiko sonst bei 1‰ liege (KG: S. 68,4; 68,12-68,14; 69,28-70,3). Die Klientin erinnert sich zwar nicht mehr an die genaue Zahl, doch daran, daß der genannte Prozentsatz sie aufhorchen ließ. Auch verweist sie darauf, daß sie zuvor nicht gewußt hatte, daß die Gefahr doch größer ist, wenn man schon ein Kind mit Trisomie 21 hat (KG: S. 67,1-68,17).

Beim Klienten der Beratung A 5 kam es zu einer Veränderung des Wissens hinsichtlich des Risikos von seiten des Alters des Vaters; er hatte es vor den Informationen des Beraters wesentlich höher eingeschätzt (NGK: S. 2,24-2,27). Auch hinsichtlich der Möglichkeit der Pränataldiagnostik ergab sich für ihn Neues: Ihm war zuvor nicht klar, wie wenige Behinderungen man pränataldiagnostisch erkennen kann (NGK: S. 4,23-5,5). Für die Klientin war neu und von Bedeutung, daß die Amniozentese unter Ultraschallkontrolle durchgeführt wird (KG: S. 12,13-12,27). Für die Klientin der Beratung B 12 führte die Information des Beraters, daß man mit der Fruchtwasseruntersuchung nur ganz gezielt etwas auffinden kann, zur Veränderung ihres Kenntnisstandes (KG: S. 1,23-1,29; 2,5). Wie der Klient der Beratung A 5 hatte auch sie die Aussagemöglichkeiten der Pränataldiagnose überschätzt.

Bei den Klienten der Beratung B 14 kam es zu einer Veränderung ihres Wissens hinsichtlich der Risiken der Pränataldiagnose, ihres spezifisch erhöhten Risikos sowie der verschiedenen Ausprägungsmöglichkeiten der Behinderung: Für die Klienten war neu, daß auch für die Mutter ein, wenn auch nur sehr geringes, Risiko besteht (NGK: S. 2,26-3,7; 3,18-3,21) sowie das Risiko einer Fehlgeburt (KG: S. 17,19-17,30). Auch wußten sie nach der Beratung ausführlicher, welche Untersuchungen auf sie zukommen (NGK: S. 15,23-15,24). Die Klienten kennen nun ihr spezifisches Risiko und wissen, daß es niedriger ist als bei der Schwester der Klientin, der Mutter eines Kindes mit einer Meningozele (KG: S. 13,16-13,21; 18,9-18,13; 27,10-27,16). Darüber hinaus wissen die Klienten nun auch, daß die Ausprägung der Behinderung sehr viel schwerer ausfallen kann als bei ihrer Nichte. Daß die Ausprägung auch sehr viel leichter ausfallen kann, worauf der Berater ebenfalls verwiesen hatte, wird von den Klienten jedoch nicht angesprochen. Für ihre Entscheidung war die Möglichkeit einer schwereren Ausprägung von Bedeutung.

Die Änderung des Vorwissens aufgrund der Informationen des Beraters kommt nicht nur im Nach- oder im Katamnesegespräch zum Ausdruck, sie kann auch direkt im Beratungsgespräch aus Rückmeldungen deutlich werden: So hatte die Klientin der Beratung A 3 zunächst angenommen, man könne durch Ultraschall feststellen, ob es sich um ein mongoloides Kind handelt, und zwar von der Kopfform und den Wirbeln her. Dies hatte sie zuvor von ihrer Schwester erfahren, die dies wiederum in einer Zeitung gelesen hatte (BG: S. 42,34-42,36; 42,43; 43,1-43,3). Als der Berater dem widersprach, wird aus der Reaktion der Klientin deutlich, daß sie dessen Information nachvollzogen hat: So meint sie, man hätte das sonst ja auch bei ihrem Kind sehen müssen und ihr Arzt habe ihr gesagt, daß man das vorher nicht gesehen hat (BG: S. 43,7-43,11).

Andererseits haben die Informationen des Beraters zur Pränataldiagnostik in dieser Beratung A 3 zumindest hinsichtlich einiger Gesichtspunkte nicht zu dauerhaften Veränderungen des Kenntnisstandes geführt: Die Klientin berichtet im Katamnesegespräch, ihr sei erst im Vorgespräch in der Frauenklinik direkt vor der Amniozentese bewußt geworden, was man da mache. Sie habe zunächst gedacht, es sei „das einfachste auf der Welt". Daß dabei Risiken für Kind und Mutter bestehen, erfahre man erst dort (KG: S. 4,17-5,3). Wie bereits dargestellt, hatte der Berater hierüber in der Beratung jedoch ausführlich informiert.

Ebenfalls nicht anhaltend verändert wurde der Wissensstand der Klientin der Beratung A 2 durch die Informationen des Beraters zur Amniozentese: Die Klientin war sich, nachdem die geplante Schwangerschaft eingetreten war, trotz der Information des Beraters nicht sicher, ob sie eine Amniozentese machen lassen solle oder nicht. Diesen Aspekt klärte sie dann mit ihrem Frauenarzt (KG: S. 3,13-3,15; 3,24-4,1). Auch hinsichtlich der ursprünglich bei den Klienten bestehenden Erwartung, selbst untersucht zu werden, die sie jedoch in der Beratung gar nicht aussprachen, treten im Verlauf der Schwangerschaft bei der Klientin Unsicherheiten auf. Die Klientin erinnert sich zutreffend, daß für sie kein über das Basisrisiko hinausgehendes Risiko besteht, und sie akzeptiert diese Information. Auch berichtet sie, es sei ihr klar geworden, daß aufgrund der Untersuchungsberichte und des Familienstammbaumes bei ihnen selbst keine Untersuchung erforderlich ist. Doch stellt sie sich die Frage, ob eine solche Untersuchung (Blutbild oder „Chromosomen") nicht zusätzlich etwas bringen könnte (KG: S. 8,18-8,25; 8,29-8,30; 10,29-10,30; 11,2). Zuvor im Gesprächsverlauf meinte sie dagegen selbst, „obwohl das ja gar keinen großen Nutzen gehabt hätte" (KG: S. 6,3). In diesem Fall tritt trotz des (entsprechend den Informationen des Beraters) veränderten Kenntnisstandes ein ursprüngliches Bedürfnis, das zunächst aufgrund der Informationen des Beraters nicht mehr bestand, wieder auf. Die Klientin wünscht nun noch Informationen darüber, was eine solche Untersuchung „zusätzlich" bringen könnte bzw. eine Bestätigung, daß sie nichts Zusätzliches erbringt (KG: S. 8,16–8,21; 8,29–8,30).

Die Änderung des Kenntnisstandes gelang, wie bereits an diesen Beispielen deutlich wird, in den verschiedenen Beratungen in unterschiedlichem Ausmaß. In besonders differenzierter Weise erfolgte sie in den Beratungen A 1 und B 14, in denen dieser veränderte Kenntnisstand auch wesentlich die Entscheidung der Klienten zur Durchführung der Pränataldiagnose bzw. zu einer bestimmten Form der Pränataldiagnose beeinflußte. Vereinzelt blieb die Veränderung des Kenntnisstandes nicht vollständig erhalten, wie wir am Beispiel der Beratungen A 2 und A 3 zeigen konnten.

Ebenfalls vereinzelt ist der veränderte Kenntnisstand – zumindest zum Zeitpunkt der Katamnese – recht vage oder es werden verschiedene vermittelte Informationen derart vermischt, daß sie nicht mehr zutreffen: So erinnert sich die Klientin der Beratung B 13, der kein genaues Wiederholungsrisiko, sondern nur ein minimaler und ein maximaler Wert vermittelt werden konnten, an den genannten maximalen Wert von 25% sowie an das minimale Risiko wie „bei jeder anderen Frau", jedoch nicht in Form eines Maximal- und eines Minimalwertes, sondern sie betrachtet sie als gleichbedeutende Aussagen (KG: S. 39,1–39,6). Hier hatte der starke Kinderwunsch der Klientin und ihr Gesamteindruck, daß der Berater sie in ihrer Entscheidung für weitere Kinder bestätigte, dazu geführt, daß sie die als maximales Risiko genannte Wahrscheinlichkeitsaussage von 25% mit der minimalen, dem Basisrisiko, gleichsetzte. Für die Entscheidung der Klientin spielt dieses Mißverständnis keine Rolle. Für sie war die Bestätigung des Beraters von Bedeutung, die er in dem Sinne gab, daß von genetischer Seite keine Veranlassung bestehe, auf weitere Kinder zu verzichten. In der Beratung C 8, in der der Vererbungsmechanismus der Erkrankung des Klienten nicht eindeutig bestimmt werden konnte, die geschlechtsgebundene Vererbung jedoch als die unwahrscheinlichste dargestellt wurde, berichten die Klienten im Katamnesegespräch, die Krankheit werde nur an männliche Nachkommen vererbt; es habe sie daher beruhigt, durch die Amniozentese zu erfahren, daß sie ein Mädchen erwarten. Andererseits erwähnt die Klientin, daß sie ihre Tochter bereits daraufhin untersuchen ließen, ob sie diese Erkrankung hat (KG: S. 1,25–1,27; 2,29–3,3; 11,28–12,3).

Nicht gelungen ist die Veränderung des Kenntnisstandes hinsichtlich seiner Überträgerschaft beim Klienten der Beratung B 10, die wir als Beispiel für Partnerkonflikte näher dargestellt haben: Der Klient erinnert sich zwar an entsprechende Informationen des Beraters, doch kann er sie nicht als zutreffend annehmen (KG: S. 19,19–19,25; 37,9–37,11; 37,16). Auf die teilweise Unwirksamkeit der Informationsvermittlung in dieser Beratung gingen wir bereits in Abschn. 6.5.3 näher ein.

Die Änderung des Kenntnisstandes erweist sich nicht nur vom Ausmaß und der Differenziertheit des Vorwissens, auch des genetischen Vorwissens allgemein, vom Zutreffen bzw. Nichtzutreffen dieses Vorwissens und von der Quelle des Vorwissens abhängig, sondern vor allem auch von der jeweiligen Funktion, die die Beratung für die einzelnen Klienten hat. Es kommt darauf an, wie wichtig die einzelnen Informationen für die Klienten und deren Entscheidung sind. Auch bei nichtzutreffendem Vorwissen und sehr vagen genetischen Vorkenntnissen kann es zu einer Veränderung und einer Erweiterung, zum Teil auch zu einer Differenzierung des Kenntnisstandes der Klienten kommen. Nicht in jedem Fall bleibt er jedoch in diesem differenzierten Zustand erhalten, wie das Beispiel der Beratung A 3 verdeutlicht; den Entscheidungsprozeß der Klienten dieser Beratung stellten wir als Beispiel eines stark emotional bestimmten Entscheidungsprozesses näher vor: Die differenzierte, zum Teil eher verunsichernde Information wurde zugunsten der Information, daß - soweit aus dem Chromosomenbefund des behinderten Kindes und der Familienanamnese ersichtlich - nichts Vererbliches vorliegt, und der Wahrnehmung, nicht „schuld" an der Behinderung zu sein, sowie aufgrund des ausgeprägten Kinderwunsches zurückgedrängt (vgl. 6.5.3).

6.6.2 Emotionale Entlastung und emotionale Belastung

In der Beratung A 1 ist die anstehende Entscheidung, ob eine Amniozentese durchgeführt werden soll oder nicht, vor allem aufgrund der möglichen Konsequenzen für die Klienten emotional sehr belastend. Eine gewisse Entlastung stellt für die Klienten das gesamte Gespräch dar, die Beziehung zu Berater und Untersucherin, die Möglichkeit, alle Bedenken, Befürchtungen und Überlegungen einbringen zu können. So berichten beide Klienten im Nachgespräch, sie hätten Glück gehabt, jemanden zu finden, mit dem sie sich verstehen (NGK: S. 13,5-13,13). Der Klient verweist auf das Gespür des Beraters für ihre spezielle Situation; der Berater habe Geschick, sich in die Situation der Klienten einzudenken (NGK: S. 6,5-6,11); und im Katamnesegespräch erwähnt er, das Entscheidende sei auch die Beziehung zu Berater und Untersucherin gewesen (KG: S. 74,9-74,13). Als einzelne spezifische Information wirkt auf die Klientin vor allem entlastend, zu erfahren, daß es sich bei ihren Vorstellungen zu möglichen Verletzungen des Kindes durch die Amniozentese um ein „Märchen" handelt; diese Befürchtung habe sie „unheimlich belastet". In diesem Zusammenhang verweist die Klientin auf Erzählungen und auf Informationen aus Zeitschriften und zählt dabei recht drastische Verletzungen auf (NGK: S. 17,2-17,14).

Auch bei der Klientin der Beratung B 13 führt, wie bei der Klientin der Beratung A 1, bereits das Gespräch als solches zu einer emotionalen Entlastung. Sie ist froh darüber, daß sie ein solches Gespräch mit jemandem führen konnten; sie meint, sie seien eben doch nicht mehr ganz so unsicher, sie seien jetzt schon „irgendwie beruhigter" (NGK: S. 1,6; 1,9-1,11; 1,28). Der Klient relativiert diesen Eindruck auf den Augenblick: Man sei im Augenblick doch ein bißchen beruhigter (NGK: S. 5,3-5,4). Auch bringt die Klientin indirekt zum Ausdruck, man habe ihr „Seelisches" ein bißchen „aufgemöbelt" (NGK: S. 7,18-7,19).

Auf eine Beseitigung, zumindest auf eine Milderung der Angst und der Beunruhigung weisen mehrere Klienten hin. So berichtet die Klientin der Beratung A 2 im Nachgespräch, sie sei nun nach der Beratung erleichtert, und der Klient, er sei beruhigter (NGK: S. 1,13; 5,11), und im Katamnesegespräch meint die Klientin, man habe ihr in der Beratung die Angst nehmen können (KG: S. 3,8-3,10). In Beratung A 4 berichtet die Klientin im Nachgespräch, sie sei nun „ein wenig erleichtert", und zwar aus demselben Grund wie der Klient, der meint, daß es nicht an einem selbst liege, sei „vielleicht ein bißchen beruhigend". Für beide Klienten stellt es eine emotionale Entlastung dar, nicht durch eigenes Verhalten die Behinderung des Kindes verursacht zu haben. Andererseits verweisen sie auf eine gewisse verbleibende Angst, die man ihnen nicht nehmen könne (BG: S. 5,9-5,10, 11,38-12,5; NGK: S. 1,3; 1,6-1,7; 6,20-6,28). In der Beratung A 5 berichtet die Klientin im Katamnesegespräch, daß ihr in der Beratung die Angst durch realistische Zahlen genommen werden konnte, andererseits aber auch, daß man „richtige Ängste" - wie sie aus ihrer Sicht wohl beim Klienten vorliegen - eigentlich nicht ausräumen könne (KG: S. 10,15-10,16). Der Klient hatte bereits im Beratungsgespräch zum Ausdruck gebracht, „die Angst oder wie man's ausdrücken will" sei einfach da und sie könne auch durch „Zahlenspiele" nicht ausgeräumt werden. Er stellt in diesem Zusammenhang auch die rhetorische Frage, wie man Emotionales rational beurteilen könne, und beantwortet sie dahingehend, daß dies kaum möglich sei (BG: S. 23,17-23,35). Im Nachgespräch verweist er darauf, daß seine emotionalen Bedenken durch solch eine Beratung nicht beseitigt werden können (NGK: S. 1,19-1,27).

Die Klientin der Beratung B 9 meint im Nachgespräch, sie sei nun nach der sehr langen Beratung „etwas erleichtert", da man die Sache sicherer angehen könne (NGK: S. 1,4-1,7), und der Klient ist froh darüber, daß keine Bedenken bestehen und kein erhöhtes Risiko vorhanden ist (NGK: S. 1,20-1,23). Die Klientin der Beratung B 11 drückt dies im Nachgespräch eher indirekt aus: Sie findet es „unheimlich wichtig", daß man durch solche Gespräche viele Ängste abbauen kann (NGK: S. 4,16). Im Katamnesegespräch berichtete diese Klientin, die genetische Beratung habe neben den Ultraschalluntersuchungen dazu beigetragen, daß die letzten Schwangerschaftsmonate nach ihren anfänglichen Depressionen sehr schön verlaufen sind.

Die Klientin der Beratung C 6 zeigt sich zwar im Nachgespräch erleichtert darüber, daß die Handfehlbildung ihrer Tochter nicht erblich ist und daß bei der Beratung nichts Schwerwiegendes herauskam (NGK: S. 1,17-1,28); doch diese emotionale Entlastung bezieht sich lediglich auf Kinder ihrer Tochter, nicht jedoch auf mögliche eigene weitere Kinder und auch nicht auf ihre Einschätzung der Behinderung ihrer Tochter.

Die Klientin der Beratung C 8 zeigt sich froh darüber, daß der Berater ihr fachlich klar machte, daß ihre Ängste „vielleicht" oder „relativ" unbegründet sind (NGK: S. 8,3-8,4; 8,13-8,16). Die Klientin der Beratung D 5 berichtet im Nachgespräch, daß sie sich ein bißchen freier, ein bißchen besser, ein bißchen erleichtert fühle. Ihre Entscheidung für ein Kind sei nur noch von dieser Beratung abhängig gewesen, und die Klientin betont, für sie sei das Wichtigste gewesen, daß sie nun weiß, daß keine erbliche Belastung vorliegt (NGK: S. 1,11-1,13; 1,17-1,22; 1,27-1,29; 10,19-10,23; 12,3-12,7).

Die Klientin der Beratung D 6 meint im Katamnesegespräch, es habe sie etwas beruhigt, rein vom Wissenschaftlichen her Auskunft zu bekommen, wie hoch die Wahrscheinlichkeit ist, daß ihr Kind eine Polydaktylie haben könnte (KG: S. 1,19-1,22). Für sie war jedoch insgesamt unbefriedigend, daß man letztlich nicht genau sagen kann, wie hoch die Wahrscheinlichkeit ist (KG: S. 11,26-12,5). Der Klient fand es beruhigend, „daß es irgendwie klarer wurde" und daß man sagen könne, die Wahrscheinlichkeit entspreche „irgendwie" der Wahrscheinlichkeit für irgendeine andere Mißbildung (KG: S. 2,20-3,1).

Die Klientin der Beratung D 4 berichtet, daß durch die genetische Beratung ihre Angst, „daß es irgendwie erbliche Folgen haben könnte", aufgehoben wurde. Es

hat ihr sehr gefallen, daß man ihr die Angst nahm und man sich „echt" darum kümmerte (KG: S. 6,14–6,25). Für sie war wichtig, daß man intensiv auf sie einging und
sich mit ihr beschäftigte (KG: S. 13,14–13,20).

In 2 Beratungsfällen (B 14 und B 15) berichten die Klienten dagegen darüber,
daß sie durch die Informationen des Beraters Angst bekamen bzw. ihre Angst zugenommen hat: So bekam die Klientin der Beratung B 14 während der Beratung ein
wenig Angst vor dem, was alles auf sie zukommen kann. Die vielen Informationen
darüber, was alles sein könnte (wohl hinsichtlich der Ausprägung), was dann geschehen soll, wenn etwas gefunden wird, und auch die Risiken der Fruchtwasseruntersuchung hätten sie schon ein wenig beunruhigt (NGK: S. 1,4–1,11; 2,16–2,30).
Auch der Klient ist nach der Beratung weniger ruhig als zuvor; er meint, zuvor habe
er nicht Bescheid darüber gewußt, wie gefährlich das Ganze sei, und er werde erst
nach den Tests (Ultraschall und α-Fetoproteinbestimmung) ruhiger werden (NGK:
S. 1,21–2,2). Die Klientin verweist darauf, sie habe sich schon darauf eingestellt,
daß sie nach der Beratung mehr weiß und daß sie dadurch auch mehr Angst hat
(NGK: S. 2,26–4,1). Und auch im Katamnesegespräch erwähnt die Klientin noch,
daß sie sich nach der Beratung gegenseitig sagten, daß sie nun mehr Angst hätten
als zuvor, da sie doch gesehen haben, daß die Möglichkeit, ein krankes Kind zu bekommen, relativ hoch sei und die Chancen, daß die Ausprägung der Erkrankung so
minimal wie bei ihrer Nichte ausfällt, relativ gering (KG: S. 25,19–25,30). Der
Klient der Beratung B 15 stellt im Gegensatz zu den Klienten der Beratung B 14 die
Notwendigkeit der Informationen des Beraters in Frage – zumindest bevor das Ergebnis der anstehenden Chromosomenuntersuchung vorliegt. Der Klient begründet dies damit, es könne manchem etwas erspart werden. Solange das Ergebnis
nicht da sei, sitze man „in einer Heidenangst" (BG: S. 55,35–56,30). Die emotionale
Belastung durch die vermittelte Information hatte jedoch vorübergehenden Charakter, da der Chromosomenbefund beruhigend ausfiel und die Klientin zum Zeitpunkt der Katamnese bereits ihr 1. Kind nach den vorausgegangenen Fehlgeburten
geboren hatte.

Die Klientin der Beratung B 12 fühlt sich zunächst durch die Fülle der Informationen „erschlagen" und meint, sie brauche noch etwas Zeit, um diese ganzen Informationen zu verarbeiten; andererseits sei das, was der Berater sagte, schon etwas
beruhigend (NGK: S. 6,25–6,26). Im Katamnesegespräch berichtet jedoch auch sie
davon, daß sie direkt nach der Beratung sehr verunsichert gewesen seien und sich
gefragt hätten, was das Ganze eigentlich solle, da es nur auf Statistik basiere (KG:
S. 1,14–1,21). Auch die Klientin der Beratung C 7 berichtet im Katamnesegespräch,
sie habe halt gedacht, das mit den Statistiken helfe nicht viel, da es allgemein und
nicht konkret auf sie bezogen sei (KG: S. 3,11–3,14), andererseits jedoch auch, daß
sie schon beruhigter gewesen sei (KG: S. 6,2).

Für die Klientin der Beratung B 8 stellte das Beratungsgespräch – nicht die Information des Beraters – aufgrund der vom Berater gewünschten ausführlichen Schilderung der Entwicklung ihres behinderten Kindes eine emotionale Belastung dar.
Vom Gesprächsverlauf her habe die Beratung sie dann jedoch innerlich beruhigt,
und im Nachgespräch bereits fühlt sich die Klientin „irgendwie befreit" (NGK:
S. 8,23–9,5; 9,28–9,29; 10,3–10,6; 24,11–25,25). Während sie das Aufrollen der ganzen Geschichte ihres behinderten Kindes zunächst „wahnsinnig" mitgenommen,
sie „unheimlich aufgewühlt" habe, findet sie im Nachhinein, daß dies gut für sie

war und auch für den Berater wichtig (KG: S. 42,27-43,25; 45,1-45,6). Eine emotionale Entlastung dahingehend, die gewünschte Sicherheit für ein gesundes Kind, eine „endgültige Antwort" zu bekommen, erfolgte nicht, und die Klienten waren entsprechend enttäuscht. Andererseits gelang es ihnen, die Informationen des Beraters, dessen Hinweise auf weitere Untersuchungsmöglichkeiten zu nutzen und auf längere Sicht eine relativierte Sicherheit zu gewinnen. (vgl. die Rekonstruktion des Entscheidungsprozesses dieser Klienten, den wir als Beispiel eines langwierigen Entwicklungsprozesses in Abschn. 6.4.9 vorstellen).

Auch für die Klientin der Beratung B 16 stellt die Beratung eine emotionale Belastung dar: Sie weiß nun, daß es „ein bißchen schlimmer" ist als man ihr bisher gesagt hatte. Für sie wurde die Situation durch die Beratung schwieriger. Sie hatte zuvor schwanger werden wollen und meint nun, daß sie das nicht werden sollte. Hierbei ist für sie besonders wichtig, daß das Kind geistig behindert sein könnte (NGK: S. 2,28-3,1; 3,4-3,7; 8,23-8,27; 8,30-9,2). Im Katamnesegespräch meint sie hierzu, das sei im Moment schon ein bißchen viel gewesen (KG: S. 5,20-5,23).

Bei den Klienten der Beratung B 10 blieb die zum Zeitpunkt der Beratung bestehende emotionale Belastung nicht nur erhalten, sie wurde durch die Information, daß der Klient Überträger ist, noch verstärkt. So berichtet der Klient im Katamnesegespräch, daß es im Nachhinein deswegen immer wieder Streit in der Familie gegeben habe (KG: S. 6,23-6,24; vgl. auch 6.4.7 sowie 6.5.3).

Zusammenfassend zeigt sich, daß die Klienten überwiegend - zumindest eine teilweise - emotionale Entlastung durch die Beratung fanden. *Entlastend* wirkt vor allem die vermittelte Information, daß
- die Klienten nicht „schuld" an der Behinderung/Erkrankung ihres Kindes sind,
- das Risiko niedriger ist als befürchtet, und zwar hinsichtlich des Auftretens einer spezifischen Erkrankung, hinsichtlich des Auftretens von Erkrankungen bzw. Behinderungen überhaupt sowie hinsichtlich der Pränataldiagnose (insbesondere hinsichtlich Verletzungsmöglichkeiten des Kindes), sowie die Information, daß
- kein spezifisch erhöhtes Risiko bzw. keine „erbliche Belastung" vorliegt.

Entlastend wirkt aber auch das Gespräch als solches: Mit dem eigenen Problem ernst genommen und verstanden zu werden, ausführlich und offen darüber berichten zu können und hinsichtlich der eigenen Sichtweise bestärkt zu werden.

Eine Einschränkung der emotionalen Entlastung ergibt sich dadurch, daß
- die genannten Wahrscheinlichkeitsangaben auf „Statistiken" beruhen (bei multifaktoriellem Erbgang),
- keine eindeutigen Wahrscheinlichkeitsangaben möglich sind (bei ungeklärter Ätiologie),
- keine Erklärung für das Auftreten einer Behinderung gegeben werden kann (bei ungeklärter Ätiologie),
- nicht die Versicherung gegeben werden kann, daß die Klienten ein gesundes Kind bekommen,
- Ängste bzw. Bedenken vorhanden sind, die weit über das Medizinisch-Genetische hinausgehen, und die sich in einem ambivalenten Kinderwunsch oder auch dem Wunsch, keine Kinder (mehr) zu bekommen, niederschlagen können.

Emotional belastend wirken Informationen,
- die auf ein höheres Risiko als gedacht bzw. erhofft verweisen,
- die eine stärkere Ausprägung der Erkrankung/Behinderung befürchten lassen,
- die mögliche Risiken aufzeigen, die zuvor nicht bedacht wurden,
- die auf die Problematik möglicher Konsequenzen der Pränataldiagnose aufmerksam machen,
- die den eigenen gefährdeten Gesundheitszustand bzw. die Überträgerschaft der Klienten betreffen.

6.6.3 Genetische Beratung als „Hilfsmittel" gegenüber der Umwelt

Den Klienten stehen insbesondere in Form des Arztbriefes Informationen zur Verfügung, mit denen sie in ihrer engeren oder weiteren Umwelt Schuldzuweisungen oder auch „Besserwisserei" begegnen können. Der Arztbrief mit seinen zum Teil sehr differenzierten Informationen ist für die Klienten auch in der Interaktion mit anderen Ärzten ein Hilfsmittel: Der behandelnde Arzt ist nicht nur schneller über die Situation der Klienten informiert, ohne daß diese nochmals alles ausführlich erzählen müssen; die Klienten hoffen auch, eher Verständnis für ihre Situation zu finden, wie dies die Klientin der Beratung D 5 verdeutlicht: Für die Klientin ist der Arztbrief wichtig, um nicht wie jede andere Schwangere behandelt zu werden, wenn sie in die Universitätsklinik kommt. Sie möchte, daß die sie dort behandelnden Ärzte über den Tod und die Umstände des Todes ihres 1. Kindes und den Verlauf ihrer damaligen Schwangerschaft Bescheid wissen. Vor allem dann, wenn auch in dieser neuen Schwangerschaft wieder Schwierigkeiten auftreten würden, und sie wieder früher in die Klinik müßte, würde sie am liebsten wieder heimgehen, wenn in der Klinik niemand Bescheid wüßte, und sie dies alles erst erzählen müßte (KG: S. 24,8–24,9; 25,1–25,19).

Während für einige Klienten der Arztbrief eine eher untergeordnete Rolle spielt (so meint die Klientin der Beratung A 1, das Gespräch sei ihr wichtiger), heben andere Klienten gerade die Rolle des Arztbriefes heraus, wobei die einen die bessere Nachvollziehbarkeit oder die Möglichkeit zur Auffrischung der Informationen betonen, andere dagegen auf den Aspekt verweisen, die Verwandtschaft informieren und Schuldzuweisungen begegnen zu können. So berichtet die Klientin der Beratung A 3 im Katamnesegespräch, ihre Verwandten hätten gedacht, es liege an ihr, daß ihre Tochter eine Trisomie 21 hat. Der Arztbrief sei für sie nun nützlich, da er zeigt, daß sie wirklich „unschuldig" war (KG: S. 46,21; 48,1–48,5). Auch für die Klienten der Beratung B 13 war der Brief eine Hilfe gegenüber ihrer Verwandtschaft: Die Klientin erwähnt, sie habe den Brief ihrer Schwiegermutter und auch ihrem Vater vorgelesen und erklärt, und ihr Vater habe daraufhin gesagt, sie seien ja noch jung, warum sollten sie nicht noch weitere Kinder bekommen (KG: S. 36,17–37,8). Diese Klientin nutzte den Arztbrief als Bekräftigung und Rechtfertigung ihres Kinderwunsches; auch vermittelte sie ihren Eltern und Schwiegereltern in diesem Zusammenhang, daß „es" auch sie hätte treffen können. Die Verwandtschaft habe dies dann akzeptiert, und das sei für sie schon nützlich (KG: S. 39,1–39,18).

In Beratung A 1 fundierten die Informationen des Beraters nicht nur die selbstverantwortliche Entscheidung der Klienten, sondern auch das Vertreten und Begründen dieser Entscheidung gegenüber der Umwelt: So berichtet der Klient im Katamnesegespräch, er sei der Beratung im Grunde schon deshalb dankbar, weil er gegenüber Bekannten, die meinten, sie wüßten alles besser, obwohl sie mit der Sache überhaupt nicht vertraut seien, auf die erhaltenen Informationen verweisen könne (KG: S. 70,20–70,29)

Inwieweit die Beratung oder auch insbesondere der Arztbrief ein Hilfsmittel gegenüber der Umwelt auch für diejenigen Klienten darstellt, die sich hierzu nicht äußern, muß offen bleiben; es war im Katamnesegespräch nicht spezifisch danach gefragt worden. Es ist in diesem Zusammenhang jedoch in Betracht zu ziehen, daß nicht in jedem Fall der Inhalt des Arztbriefes dazu geeignet ist, den eigenen Kinderwunsch oder auch gegebenenfalls einen nicht bestehenden Kinderwunsch gegenüber der Umwelt zu vertreten und zu rechtfertigen, zumindest nicht aus der Sicht der jeweiligen Klienten, wie z. B. in der Beratung B 10. Bei den Klienten dieser Beratung sind die Inhalte der Beratung und auch des Arztbriefes in hohem Maße mit einer Kränkung des Selbstwertgefühls verbunden, sie werden schon innerhalb der weiteren Familie tabuisiert. Inwieweit der Aspekt des Hilfsmittels bei denjenigen Klienten eine Rolle spielt, die in ihrem Bekanntenkreis eher „werbend" über die genetische Beratung berichten, bleibt ebenfalls offen, doch steht hier dieser Aspekt zumindest im Hintergrund. Bei diesen Klienten zeigt sich eher ein Bedürfnis, auch anderen die selbst erfahrene Hilfestellung zukommen zu lassen.

6.6.4 Zur Rolle dieser Auswirkungen im Entscheidungsprozeß der Klienten

Eine Entscheidung, von den Klienten zum Teil als sehr schwierig empfunden, wurde mit einer Ausnahme bis zum Zeitpunkt der Katamnese getroffen, wenn auch noch nicht in jedem Fall die gewünschte Schwangerschaft eingetreten war. Lediglich in Beratung D 6 war die Entscheidung für Kinder aufgeschoben und mit der beruflichen Entwicklung der Klientin begründet worden. Es handelt sich hier um die Klientin, aus deren Äußerungen wir auf einen ambivalenten Kinderwunsch schließen. 5 Klientinnen waren zum Zeitpunkt der Beratung schwanger; sie waren im weiteren Verlauf der Schwangerschaft ruhiger als vor der Beratung; in 3 Fällen (erst bzw. vor allem) nach der Pränataldiagnose; in den beiden anderen Fällen war eine Pränataldiagnose nicht indiziert. Nur eine dieser 5 Klientinnen (die der Beratung C 8) hat sich zum Zeitpunkt der Katamnese – und nach der Geburt ihres Kindes – explizit gegen weitere Kinder ausgesprochen und dies nichtgenetisch begründet.

In 11 der Beratungen, in denen die Klientinnen zum Zeitpunkt der Beratung nicht schwanger waren, entschieden sich die Klienten für (weitere) Kinder. In 9 dieser Beratungen bestand kein spezifisch erhöhtes Risiko oder im Falle eines solchen Risikos die Möglichkeit zur Pränataldiagnose. In den anderen beiden Beratungen (B 13 und D 4) gab der Berater jeweils zu erkennen, daß er trotz des (eher geringen) Risikos keine Veranlassung sieht, auf weitere Kinder zu verzichten.

Im Zusammenhang mit der Pränataldiagnose verwiesen die Klienten in 2 Fällen explizit darauf, daß diese Entscheidung zur Pränataldiagnose zugleich auch eine

Entscheidung hinsichtlich möglicher Konsequenzen bedeute. Eine Entscheidung für eine Amniozentese bei gleichzeitiger Entscheidung gegen einen Abbruch, falls die befürchtete Schädigung des Kindes vorliegt, kommt bei den in die Untersuchung einbezogenen Klienten nicht vor, doch wird in 2 Fällen explizit darauf verwiesen, daß mit der Entscheidung für die Pränataldiagnose nicht zugleich eine Entscheidung über die Konsequenzen gefällt worden sei.

In 3 der Beratungen, in denen die Klientinnen zum Zeitpunkt der Beratung nicht schwanger waren, haben sich die Klienten gegen weitere Kinder entschieden (in den Beratungen B 10, B 16 und C 6). In der Beratung C 6 nannte die Klientin nichtgenetische Gründe für diese Entscheidung. In den Beratungen B 10 und B 16 wurde diese Entscheidung unter anderem jedoch aufgrund des Wiederholungsrisikos bzw. aufgrund der möglichen schwerwiegenden Ausprägung und der eigenen gesundheitlichen Gefährdung gefällt. Bei der Klientin der Beratung B 16, die sich trotz Kinderwunsch aufgrund der möglichen schweren Ausprägung der Erkrankung und der eigenen gesundheitlichen Gefährdung gegen Kinder entschieden hatte, war zum Zeitpunkt der Katamnese trotz Schwangerschaftsverhütung eine Schwangerschaft eingetreten. Die in der Beratung angesprochene und von der Klientin beabsichtigte Sterilisation war vom Frauenarzt aufgrund von Vernarbungen im Bauchraum der Klientin nicht durchgeführt worden; sie erfolgte schließlich im Zusammenhang mit dem Schwangerschaftsabbruch, zu dem sich die Klienten nach dem 2. Beratungsgespräch, in dem die verschiedenen Risiken nochmals abgewogen wurden, entschlossen (mündliche Mitteilung des Beraters).

Im folgenden gehen wir darauf ein, inwieweit die Klienten selbst den Eindruck vermitteln, die Beratung habe zu ihrem Entscheidungsprozeß beigetragen. Dabei zeigt sich, daß von den Klienten als Hilfestellung bei der Entscheidung nicht nur eine Veränderung, Erweiterung und Differenzierung ihres Kenntnisstandes gesehen wird, sondern auch die emotionale Entlastung oder auch Belastung von Bedeutung ist. Der Aspekt der Hilfestellung gegenüber der Umwelt tritt demgegenüber eher zurück.

Der durch die vom Berater vermittelte Information veränderte Kenntnisstand der Klienten kann mit einer zumindest zeitweiligen Zunahme der emotionalen Belastung verbunden sein. Trotz dieser Zunahme der emotionalen Belastung betrachten die Klienten die vermittelte Information als wichtig für ihren Entscheidungsprozeß. Hervorgerufen werden kann die Zunahme der emotionalen Belastung sowohl durch einzelne Aspekte der Informationsvermittlung als auch durch mehrere. Beruht sie auf einem einzelnen Aspekt und liegen zugleich auch emotional entlastende Informationen vor, kann sie durch diese zurückgedrängt werden, und zwar um so eher, wenn die emotionale Belastung von beiden Partnern unterschiedlich erlebt wird. Dies zeigt sich bei den Klienten der Beratung A 3: Die Klientin hebt im Nachgespräch eher die positive Seite der Fülle von Informationen hervor (NGK: S. 1,9-1,12; 8,3-8,4) und berichtet im Katamnesegespräch, die vielen Informationen hätten sie nicht verunsichert, sie seien ihr eher eine Hilfe gewesen (KG: S. 44,23-44,25). Der Klient meint dagegen im Nachgespräch, die Entscheidung sei nicht leichter geworden. Daß die Befunde der Pränataldiagnose erst so spät erstellt werden können, mache die Entscheidung schwieriger (NGK: S. 1,2-1,3; 9,4-9,8; 9,23). Bei diesen Klienten wird die emotionale Belastung durch den späten Zeitpunkt der Amniozentese, die Problematik der möglichen Konsequenzen, die dem

Wunsch nach Vorbeugung widersprechen, durch den starken Kinderwunsch der Klienten und die emotional entlastende Information, nicht selbst „schuld" an der Trisomie 21 ihres Kindes zu sein, hinsichtlich ihres Einflusses im Entscheidungsprozeß der Klienten zurückgedrängt.

Für die Klienten der Beratung B 14 waren die Informationen des Beraters für ihren Entscheidungsprozeß sehr wichtig, zugleich bedeuteten sie für die Klienten eine gewisse Beunruhigung: Der Klient gewann den Eindruck, daß „das Ganze" gefährlicher sei, als er sich zuvor dachte (NGK: S. 1,4–1,11; 1,21–2,2; 2,16–2,30). Die Information, daß die Behinderung sehr viel schwerwiegender ausfallen kann, als die Klienten sie von ihrer Nichte her kennen, beeinflußte die Entscheidung der Klienten zur Pränataldiagnose (Ultraschalluntersuchung in Kombination mit der α-Fetoproteinbestimmung aus dem Blutserum) wesentlich. Diese Entscheidung fiel den Klienten aufgrund der möglichen Konsequenzen sehr schwer (KG: S. 20,6–21,6; 22,2–22,28; 23,3–23,13). In diesem Fall trug die als beunruhigend wahrgenommene Information über das Risiko für eine Verschlußstörung des Neuralrohrs und vor allem die Information über eine mögliche schwerwiegende Ausprägung zu einer emotionalen Entlastung der als sehr schwer erlebten Entscheidung für die Pränataldiagnose einschließlich der möglichen Konsequenz eines Schwangerschaftsabbruchs bei. Gerade weil diese Informationen belasten, werden sie als ausreichend gewichtiger und damit rechtfertigender Grund für die Entscheidung erlebt.

Die Klientin der Beratung B 16, die sich zunächst noch ein weiteres Kind wünschte, sah sich durch die Informationen des Beraters dazu veranlaßt, auf weitere Kinder zu verzichten. Im Interesse ihrer Kinder waren ihr diese Informationen wichtig und hilfreich, zum anderen stellten sie für die Klientin jedoch eine enorme Belastung dar: Nicht nur wegen des Verzichts auf weitere Kinder, sondern da ihr zugleich verdeutlicht wurde, wie schwer ihre eigene Erkrankung ist, was ihr zuvor in diesem Ausmaß nicht bekannt war. (NGK: S. 1,9; 1,17–1,22; 3,4–3,7; 8,23–9,2).

Keineswegs erleichtert, sondern erschwert hat die Beratung die Entscheidung der Klienten der Beratung B 10. Trotz der ausführlichen Informationen des Beraters und dessen Versuch, Schuldzuweisung und Schuldabwehr der Klienten anzugehen, kam es nur zu einer bruchstückhaften Veränderung des Kenntnisstandes und zu einer Zunahme der emotionalen Belastung. Aus dieser Beratung zog jeder der beiden Partner eigene Konsequenzen, die zueinander im Widerspruch stehen. Während die Klientin aufgrund des Wiederholungsrisikos, vor allem jedoch aufgrund ihrer Einschätzung und ihrer nicht zutreffenden Vorstellung über die Ausprägung der Erkrankung zumindest mit diesem Partner weitere Kinder energisch und in zum Teil fast dramatischer Weise ablehnt, scheint der Klient seinen Kinderwunsch weiter zu verfolgen. Er verweist zumindest darauf, daß der Berater nicht von weiteren Kindern abgeraten habe (vgl. 6.4.7 und 6.4.9). Die unterschiedliche Wahrnehmung bzw. Abwehr der Informationen, die Wahrnehmung der belastenden und die Nichtwahrnehmung der entlastenden Informationen durch die Klientin und die Abwehr der belastenden Informationen durch den Klienten hat die Entscheidungsproblematik, die Partnerkonflikte und die damit verbundene emotionale Belastung der Klienten eher verschärft.

Daß die Informationen des Beraters zumindest von einem der beiden Partner nicht als Hilfestellung und von beiden Klienten als emotional sehr belastend empfunden werden, zeigt sich auch in der Beratung B 15. In dieser Beratung stand vor

dem Vorliegen des aufgrund mehrfacher Fehlgeburten erhobenen Chromosomenbefundes keine Entscheidung an. Die vor dem Vorliegen dieses Befundes vom
Berater vermittelten Informationen machten die Klienten sehr betroffen (BG:
S. 55,35-55,37; 56,1-56,30). Die Klienten berichten, daß sie nach der Beratung
durch die Fülle und die Details der Informationen des Beraters, die ihnen eine Reihe möglicher Risiken erst bewußt machten, ziemlich niedergeschlagen und verunsichert waren (KG: Gedächtnisprotokoll). Da durch den Chromosomenbefund eine
Chromosomenstörung bei den Klienten als Ursache für die Fehlgeburten ausgeschlossen werden konnte, verloren die verunsichernden Informationen für die
Klienten an Bedeutung. Sie entschieden sich für eine weitere Schwangerschaft und
zum Zeitpunkt der Katamnese war das 1. Kind dieser Klienten bereits geboren.

Eine eingeschränkte Hilfestellung, zumindest zeitweilig ohne deutliche emotionale Entlastung, findet sich in den Beratungen B 12 und C 7: Die Klientin der Beratung B 12 zeigt sich zunächst, im Nachgespräch, relativ beruhigt, und der Klient
schätzt das Ergebnis als sehr positiv ein. Im Katamnesegespräch erinnert sich die
Klientin indessen, sie sei nach der Beratung sehr verunsichert gewesen, da die Informationen auf „Statistik" basieren. Sie habe wissen wollen, ob es sich um etwas
speziell bei ihnen in der Familie Liegendes handelt; das habe man weder eindeutig
bejahen noch verneinen können (KG: S. 11,8-11,12). Für diese Klientin ist nicht die
Höhe des Risikos von Bedeutung, sondern die Möglichkeit, daß auch beim nächsten Kind wieder etwas sein kann: Wenn man ihr sage, die Wahrscheinlichkeit sei
bei ihr 1 zu 100 oder 3 zu 100, könne deswegen genauso wieder etwas sein oder es
könnte etwas ganz anderes sein (KG: S. 1,14-1,21). Ob sie ein gesundes Kind bekommt, sei genauso eine Frage des Glücks wie auch ohne Beratung und ohne Untersuchungen (KG: S. 2,16-2,22). Diese Klienten haben sich bewußt für ein weiteres Kind entschieden. Die Entscheidung habe bereits vor der Beratung bestanden,
und die Beratung habe sie nicht verändert. Hätte ihnen der Berater jedoch ein Risiko von 50% genannt, hätten sie sich gegen ein weiteres Kind entschieden. (KG:
S. 3,16-3,23; 7,28-8,2). Langfristig gesehen habe die Beratung sie „vielleicht schon
versichert" (KG: S. 3,25-3,29).

Auch für die Klientin der Beratung C 7 wird die Hilfestellung dadurch eingeschränkt, daß die ihr genannten Risiken auf „Statistik" beruhen. Für diese Klientin
ist zunächst von Bedeutung, daß man für den einzelnen keine präzise Vorhersage
treffen kann. Sie erwähnt im Katamnesegespräch, sie habe „die Statistik" als nicht
sehr hilfreich, als nicht konkret auf sie selbst bezogen empfunden (KG: S. 3,11-
3,14). „Im allgemeinen" sei sie schon beruhigter, und die Beratung habe sich für sie
gelohnt (KG: S. 6,2; 6,5). Der multifaktorielle Erbgang, der der Klientin einerseits
Schwierigkeiten aufgrund der auf Statistik beruhenden Risikoangaben macht, bietet ihr zugleich eine konstruktive Möglichkeit, mit ihrer sie belastenden Situation
umzugehen. Die vom Berater sowohl im Beratungsgespräch als auch im Arztbrief
erwähnten und hervorgehobenen Umwelteinflüsse und deren Rolle werden für die
Klientin zunehmend wichtig und führen längerfristig zu einer emotionalen Entlastung (KG: S. 2,16-2,17; 11,7-11,9; 12,25-12,27; 13,11-13,16).

In Beratung C 8 werden die ausführlichen Informationen des Beraters insofern
nur als eingeschränkte Hilfestellung erlebt, als den Klienten diese Informationen
zwar durchaus sehr wichtig sind, die Klienten jedoch der noch ausstehenden
Amniozentese besonderes Gewicht zumessen. (NGK: S. 1,20-2,1; 8,8-8,16;

10,8-10,15; 10,21-10,28; 15,23-16,2; 16,8-16,13; KG: S. 2,22-2,27; 6,24-6,30;
7,18-7,28; 19,11-19,18).

Eine nicht in vollem Ausmaß dem Wunsch der Klientin entsprechende emotionale Entlastung ist für den Entscheidungsprozeß der Klienten der Beratung D 4 von wesentlicher Bedeutung. Für die Klientin war zunächst die Möglichkeit, die Gespräche mit dem Berater führen zu können, emotional entlastend. Für sie war wichtig, daß man intensiv auf sie einging und sich mit ihr beschäftigte (KG: S. 13,14-13,20). Emotional entlastend war auch, daß ihr durch die genetische Beratung ihre Angst, „daß es irgendwie erbliche Folgen haben könnte", genommen wurde und daß man sich „echt" darum kümmerte (KG: S. 6,14-6,25; 7,19-8,3). Nicht ganz nehmen konnte man ihr die Angst vor Auswirkungen der Medikamente auf das Ungeborene (BG 5: S. 7,10-7,17), doch scheint dies die Klientin weniger als früher zu belasten, da sie (vom Epilepsiezentrum) konkrete Empfehlungen bekam, welches Medikament und in welcher Dosierung sie während der Schwangerschaft nehmen soll (BG 5: S. 25,9-25,16; NGK 5: S. 1,15-1,17; 2,17-2,23; 2,26-2,28).

Als eingeschränkt empfindet die Klientin die Hilfestellung jedoch vor allem deshalb, da man ihr die Entscheidung letztendlich nicht abnehmen kann; das sei „wirklich sehr schlimm" für sie (BG 5: S. 5,28-6,6). Zugleich gibt sie zu erkennen, daß sie bereits eine Entscheidung getroffen hat: Sie möchte auf jeden Fall ein Kind und wird alles versuchen, um ein gesundes Kind zu bekommen (BG 5: S. 25,1-25,4). Der Klient hatte die Entscheidung ohnehin schon getroffen; er macht sich „eigentlich da nicht so große Gedanken" (NGK 5: S. 3,6-3,22). Nach diesem 5. Gespräch haben sich die Klienten für eine Schwangerschaft entschieden. Die Klientin berichtet im Katamnesegespräch, sobald sie schwanger sei, werde die Dosis ihres Medikamentes herabgesetzt, und sie denke, es werde dann gut klappen; sie hoffe es (KG: S. 11,1-11,5).

Eine Einschränkung der Hilfestellung anderer Art findet sich in den 2 Beratungen, in denen wir aufgrund der Aussagen der Klientinnen auf einen ambivalenten Kinderwunsch schließen. Die Veränderung des Kenntnisstandes führt hier nicht zu einer ausreichenden emotionalen Entlastung: Bei den Klienten der Beratung C 6 bringt die Beratung lediglich Erleichterung dahingehend, daß die Handfehlbildung der Tochter nicht vererbt ist und daher für deren Nachkommen keine spezifische Rolle spielt (NGK: S. 28,43-29,9). Hinsichtlich ihres Entscheidungsprozesses, ob sie selbst weitere Kinder bekommen sollen oder nicht, stellt die Beratung nur sehr begrenzt eine Hilfestellung dar. Die Klientin zeigt sich aufgrund der Handfehlbildung ihrer Tochter außerordentlich betroffen und auf ihre Tochter fixiert sowie zugleich insgesamt hinsichtlich möglicher Risiken verunsichert. Ihr Kinderwunsch erscheint sehr ambivalent (BG: S. 16,1-16,9; 16,14-16,21; 17,18-18,19; 20,13-20,15; 24,20-24,27; 25,17-25,18; 25,29-25,35; 30,17-30,19). Die Problematik der Einschätzung des Schweregrades der Fehlbildung war in der Beratung nicht explizit vom Berater aufgegriffen oder gar bearbeitet worden, und die emotionale Entlastung war diesbezüglich eher gering, zumindest nicht von Dauer. Dies zeigt sich in der Begründung der Klientin für die Ablehnung eines ausführlichen Katamnesegespräches: Sie wollte die „ganze Problematik" nicht nochmals „aufwühlen". Ihre Entscheidung gegen weitere Kinder begründet sie nichtgenetisch: mit dem Altersunterschied, der zwischen einem 2. Kind und ihrer Tochter bestehen würde.

Die Klienten der Beratung D 6 betonen die Bedeutung von - möglichst genauen-

Risikoziffern für ihre Entscheidung (KG: S. 2,2–3,1; 7,23; 8,4). Wie wir bei der Darstellung des Beispiels „Hinausschieben der Entscheidung" (vgl. 6.4.9) aufzeigten, wird zumindest auf seiten der Klientin die Entscheidung jedoch nicht von diesen Risikoziffern beeinflußt: Die Klientin hat, wenn auch nicht unabhängig vom Risiko, Bedenken wegen möglicher Konsequenzen für das Kind; so fürchtet sie Hospitalisierungsschäden durch einen Krankenhausaufenthalt im frühen Kindesalter (KG: S. 1,26–2,1; 7,3–7,10; 7,23–8,4). Die von den Klienten, insbesondere der Klientin, eingeforderten und vom Berater vermittelten Informationen reichen für eine Entscheidung nicht aus. Eine weitere Hilfestellung liegt bei dieser Klientin möglicherweise auf einer anderen Ebene als der von ihr gewünschten sachlich-wissenschaftlichen, medizinisch-genetischen Ebene. Sie könnte in einer Auseinandersetzung mit ihrem ambivalenten Kinderwunsch liegen, auf den wir nur schließen können, da die Klientin die Ambivalenz nicht explizit anspricht.

In 2 Beratungen führen die Informationen des Beraters bei den jeweiligen Partnern in unterschiedlichem Ausmaß zu einer emotionalen Entlastung bzw. spielen veränderter Kenntnisstand und emotionale Entlastung eine unterschiedliche Rolle: Für die Klientin der Beratung A 5 stellt die Information des Beraters vor allem eine Hilfe dar: Sie empfindet die Beratung als eine Bestätigung ihres Vorwissens, und ihre zeitweilig entstandene Beunruhigung wurde durch die „realistischen" Prozentzahlen und Statistiken gemindert. Wie wir bereits im Zusammenhang mit den Funktionen der Beratung für die Klienten aufzeigten, bedeutet die Beratung für diese Klientin insofern eine Hilfestellung, als sie ihrem Partner gegenüber, der ihren Kinderwunsch nicht teilt, ihre Verantwortlichkeit zeigen kann und ihre Entscheidung durch einen Experten bestätigen läßt. Auch wurde ihre eigene Angst durch die vom Berater vermittelten Risikoziffern gemindert. Aus der Sicht des Klienten reichen Risikoziffern indessen nicht aus, seine grundsätzlichen emotionalen Bedenken gegen weitere Kinder zu beseitigen, und dies erwartet er auch nicht von einer genetischen Beratung (NGK: S. 1,19–1,27; 3,25–4,5). Andererseits tragen die Informationen des Beraters nicht dazu bei, die Entscheidung der Klientin für ein Kind in Frage zu stellen. Den Klienten der Beratung B 9 war wichtig zu erfahren, daß das Risiko gegenüber dem herkömmlichen Risiko nicht erhöht ist. Für den Klienten stand dabei eher im Vordergrund, bestätigt zu bekommen, daß sie eigene Kinder verantworten können, während die Klientin vor allem nachzuvollziehen und zu verstehen wünschte, warum trotz der erfolgten Bestrahlungen keine spezifisch erhöhten Risiken gegeben sind. Für die Klientin ist der veränderte Kenntnisstand, für den Klienten die emotionale Entlastung wesentliche Basis für die Entscheidung für eigene Kinder.

In Beratung B 8 ist die Veränderung des Kenntnisstandes nicht mit der Beratung abgeschlossen. Weitere Untersuchungen zur diagnostischen Abklärung der Behinderung verlängern diesen Zeitraum erheblich. Die mit der Veränderung des Kenntnisstandes verbundene emotionale Entlastung erfolgt dementsprechend schrittweise und wird durch weitere Einflüsse während dieses Zeitraumes (vgl. 6.4.9) ergänzt. Diese Klienten waren von der Beratung zunächst enttäuscht, da sie nicht die erwartete endgültige Antwort bekommen hatten. Vom Gesprächsverlauf her habe die Beratung sie jedoch innerlich beruhigt (NGK: S. 1,28–2,24; 3,2–4,9; 23,27– 23,29). Im Katamnesegespräch berichtet die Klientin schließlich, daß die Beratung für sie hilfreich war: Sie habe sich anschließend eine klare Linie formen können. Sie sagten sich nach dem Gespräch, sie würden die anstehenden Untersuchungen noch machen, und wenn alles in Ordnung sei, wären sie für ein 2. Kind bereit (KG: S. 1,9-1,22; 2,21-2,25). Diese weiteren Untersuchungen waren für die Klienten sehr wichtig und haben ihnen viel gebracht, da aus ihrer Sicht danach für das 2. Kind eine gewisse Sicherheit bestand. Man habe sagen können, daß die Behinderung des 1. Kindes nicht vererblich ist (KG: S. 4,26-5,5; 6,22-7,1). Das heißt, diese Klienten haben ihre Suche nach Sicherheit nicht aufgegeben, jedoch relativiert und dabei die Informationen des Beraters und die durch ihn veranlaßten weiteren Untersuchungen konstruktiv genutzt. Diese Klienten warben auch in ihrem Bekannten- und Freundeskreis für die genetische Beratung: Auch wenn man sich selbst schon einig sei, helfe einem die Beratung trotzdem „unheimlich", *zum eigenen persönlichen Standpunkt zu kommen*. Auch wenn man diesen Standpunkt vielleicht schon habe, helfe die Beratung einem wirklich zu sagen, ja, das ist das Richtige (KG: S. 59,18-60,19). Der Aspekt der Hilfestellung zu selbstverantwortlicher Entscheidung wird hier sehr deutlich formuliert, und zwar von Klienten, die zunächst aufgrund nichterfüllbarer Erwartungen von der Beratung enttäuscht waren.

Ein veränderter Kenntnisstand verbunden mit einer emotionalen Entlastung findet sich in verschiedenen Beratungen. In Beratung A 1 (vgl. 6.4.9) beeinflußt vor allem der veränderte Kenntnisstand die Entscheidung für eine Amniozentese (KG: S. 30,2-30,20; 67,30-69,25). In Beratung A 2 führt der veränderte Kenntnisstand zur Entscheidung für ein Kind (KG: S. 4,22-4,24). In Beratung B 11 wirkte sich der veränderte Kenntnisstand auf den weiteren Verlauf der Schwangerschaft positiv aus.

In Beratung B 13 wird die Entscheidung für ein weiteres Kind weniger durch den veränderten Kenntnisstand als durch die Einschätzung des Beraters beeinflußt, er sehe keine Veranlassung, daß die Klienten auf weitere Kinder verzichten. Diese Einschätzung des Beraters wird von der Klientin als Bestätigung und als emotionale Entlastung empfunden (KG: S. 1,10-1,12; 14,26; 38,13-38,28). Bei dieser Klientin kommt der Beratung und insbesondere dem Arztbrief als Hilfsmittel gegenüber der Umwelt, zur „Rechtfertigung" des weiteren Kinderwunsches besondere Bedeutung zu (KG: S. 36,17-37,8; 39,1-39,18).

In den Beratungen A 4 und D 5 steht die mit dem veränderten Kenntnisstand verbundene emotionale Entlastung im Vordergrund. In Beratung A 4 ist es die Entlastung, die Behinderung des eigenen Kindes nicht selbst, z. B. durch ein bestimmtes Verhalten während der Schwangerschaft, „verschuldet" zu haben (NGK: S. 6,20-6,25). In Beratung D 5 erfolgt die emotionale Entlastung dadurch, daß „nichts Erbliches" vorliegt (NGK: S. 1,17-1,19; 10,19-10,24; 12,3-12,7; KG: S. 11,8-11,28; 15,12-15,14).

Zusammenfassend zeigt sich, daß die Veränderung des Kenntnisstandes zugleich zu einer zumindest teilweisen emotionalen Entlastung, zum Teil aber auch zu einer emotionalen Belastung führt. Als Hilfe im Entscheidungsprozeß bzw. als Erschwerung des Entscheidungsprozesses werden von den Klienten indessen überwiegend die wahrgenommenen Informationen, weniger die damit verbundene emotionale Ent- oder Belastung angesprochen. Emotionale Entlastung wurde zwar gesucht, doch vor allem durch fachliche, fundierte Information.

Die Wahrnehmung der Informationen, deren Verarbeitung im Entscheidungsprozeß sowie das Erinnern zum Zeitpunkt der Katamnese zeigen sich vor allem beeinflußt durch

- die Bedürfnisse der Klienten, hier in erster Linie die Ausprägung des Kinderwunsches (sehr stark – eher ambivalent), das Bedürfnis, dem Partner gegenüber das eigene Verantwortungsbewußtsein zu verdeutlichen, sowie die Abwehr von Schuldgefühlen und Schuldzuweisungen;
- die Funktion, die die Klienten der Beratung zumessen und die sich als Suche nach Information, nach Informationsaustausch, nach Bestätigung durch den Experten, als Suche nach Sicherheit und als Suche nach Rat und Empfehlungen zeigen kann. Diese Funktion steht in engem Zusammenhang mit den Bedürfnissen.

Die genauen Risikoziffern spielen in den hier einbezogenen Beratungen eine geringe Rolle, und sie sind eher für diejenigen Klienten von Bedeutung, die allein Information bzw. einen Informationsaustausch suchen, als für diejenigen, denen es um eine Bestätigung ihrer Vorüberlegungen durch den Experten, um Sicherheit oder auch konkrete Empfehlungen geht. Auch beeinflussen die Risikoziffern die Entscheidung eher dann, wenn die Entscheidung aktuell ansteht, wie z. B. bei vorliegender Schwangerschaft die Entscheidung zur Amniozentese.

7 Perspektiven

Bei unserem Ausblick beschreiben wir zunächst Perspektiven für die *Forschung* zum Interaktionsprozeß und zu den Auswirkungen der genetischen Beratung. Dabei stehen Überlegungen zu ergänzenden Auswertungsschritten anhand der vorliegenden Daten und zur Weiterentwicklung unseres qualitativen inhaltsanalytischen Vorgehens im Vordergrund (vgl. 7.1). Schließlich gehen wir darauf ein, welche Hinweise sich aus unseren Befunden für die *Praxis* der genetischen Beratung ergeben (vgl. 7.2).

7.1 Perspektiven für die Forschung

Ausgehend vom Ziel genetischer Beratung, den Klienten Hilfestellung für eine selbstverantwortliche Entscheidung zu geben, entwickelten wir ein Verfahren zur qualitativen (Inhalts)analyse der Beratung und ihrer Auswirkungen. Unser Vorgehen orientiert sich an der Wahrnehmung und dem Erleben der an der Beratung Beteiligten, insbesondere der Klienten, da nicht das Verhalten des Beraters als solches, sondern das von den Klienten wahrgenommene Verhalten ihren Entscheidungsprozeß beeinflußt. Die Unterscheidung zwischen *vermittelter* und *wahrgenommener* Information sowie die Betonung des Informations*austauschs*, der Interaktion zwischen Berater und Klienten, bestimmten die Auswahl der Datenquellen und die Form der Auswertung. Das Verfahren erlaubt eine systematische und vergleichbare Bearbeitung der verschiedenen Datenquellen und damit das Auffinden von Übereinstimmungen und Diskrepanzen zwischen vermittelter und wahrgenommener Information. Dies gilt nicht nur für die Information von seiten des Beraters, sondern ebenso für die von seiten der Klienten. Übereinstimmungen und Diskrepanzen zwischen den Klienten hinsichtlich ihrer Erwartungen, ihres Vorwissens und ihrer Sichtweisen können aufgezeigt werden. Schließlich lassen sich Veränderungen von Erwartungen, Kenntnisstand und Sichtweisen der Klienten über die Datenquellen hinweg feststellen. Unser Vorgehen ermöglicht zugleich eine differenzierte einzelfallspezifische wie auch eine systematisierende, die verschiedenen Einzelfälle vergleichende Analyse. Diese qualitative Suche nach Gemeinsamkeiten hinsichtlich des Interaktionsprozesses in der genetischen Beratung und deren Auswirkungen auf die Klienten der 20 einbezogenen Beratungen führte zur Beschreibung von
- inhaltlichen Themenbereichen der Erwartungen der Klienten,
- Funktionen, die die Klienten der genetischen Beratung zuschreiben, und die in engem Zusammenhang mit deren Bedürfnissen stehen,
- Rollenerwartungen der Klienten,

- Vorwissen der Klienten zur Genetik, zur genetischen Beratung, zu spezifischen, die Beratung veranlassenden Erkrankungen/Behinderungen sowie zur Pränataldiagnostik,
- Sichtweisen der Klienten im Zusammenhang mit der anstehenden (bzw. zum Zeitpunkt der Katamnese bereits erfolgten) Entscheidung.

Es ergaben sich Hinweise auf
- die Abhängigkeit der Erwartungen der Klienten von deren Vorwissen zur Genetik, zur genetischen Beratung, zur Pränataldiagnostik und zu spezifischen Erkrankungen,
- Zusammenhänge zwischen dem Vorwissen und den Sichtweisen der Klienten,
- die Komplexität von Erwartungen und Sichtweisen der Klienten, und in welcher Weise sie zum Entscheidungsprozeß der Klienten beitragen.

Es konnten aufgezeigt werden:
- die Berücksichtigung von Erwartungen und Vorwissen der Klienten bei der Informationsvermittlung durch den Berater,
- die Möglichkeit bzw. Schwierigkeit, unzutreffende Erwartungen durch Informationen des Beraters zu verändern und mit den Möglichkeiten der genetischen Beratung zur Deckung zu bringen,
- Veränderungen des Kenntnisstandes durch die Informationen des Beraters,
- Veränderungen der Sichtweisen durch die Veränderung des Kenntnisstandes,
- Schwierigkeiten der Informationsvermittlung und der Informationsverarbeitung bei starker emotionaler Betroffenheit der Klienten,
- die Rolle der Art und Weise der Informationsvermittlung und des gesamten Interaktionsverhaltens des Beraters gegenüber den Klienten als Basis für eine Vertrauensbeziehung, die einen Informationsaustausch und eine zutreffende Informationswahrnehmung und -verarbeitung ermöglicht.

Diese strukturierende Beschreibung zielt bei Berücksichtigung des Kriteriums der Objektivierbarkeit im Sinne der Nachvollziehbarkeit auf die subjektive Bedeutsamkeit und die Komplexität des Erfaßten ab. Sie basiert auf einer kleinen Zahl von Beratungen, durchgeführt von wenigen Beratern einer genetischen Beratungsstelle, die ihre Vorgehensweisen gemeinsam reflektieren. Sie ermöglicht eine Weiterentwicklung, eine Differenzierung des Interaktionskonzeptes der genetischen Beratung, und sie kann zur Sensibilisierung aller Beteiligten gegenüber den in der Beratung ablaufenden Prozesse und ihrer (möglichen) Auswirkungen beitragen.

Daten und Verfahren lassen darüber hinaus 2 weitere Auswertungsschritte zu, die bei unserer weiteren Arbeit verfolgt werden sollen: eine Reduktion des komplexen Interaktionsgeschehens auf wenige aussagekräftige Indikatoren unterschiedlicher Komplexität für die Auswirkungen genetischer Beratung sowie eine Vertiefung, d. h. genauere Betrachtung einzelner Variablen und Variablenkomplexe, eine intensivere Auseinandersetzung mit spezifischen Sichtweisen, die sich im Rahmen des Entscheidungsprozesses als relevant erweisen.

Bei der Suche nach Indikatoren unterscheiden wir solche, die dem Berater während der Beratung signalisieren, worauf er im weiteren Verlauf der Beratung achten sollte, von Indikatoren, die Aussagekraft hinsichtlich der (längerfristigen) Auswirkungen der genetischen Beratung besitzen. Es ist zu prüfen, wie komplex die Indikatoren sein müssen, um Vorhersagen über die Auswirkungen der genetischen Beratung zu erlauben. Im folgenden geben wir einige Beispiele für solche möglichen Indikatoren, geordnet nach zunehmender Komplexität:

- Erwartungen der Klienten, die von den Möglichkeiten der Genetik und der genetischen Beratung her erfüllt bzw. nicht erfüllt werden können (als Beispiel einer einzelnen Variablen als Indikator),
- Erwartungen der Klienten (erfüllbar – nicht erfüllbar)/Vertrauensverhältnis zum Berater (gegeben – nicht gegeben),
- Erwartungen der Klienten (erfüllbar – nicht erfüllbar)/Vertrauensverhältnis zum Berater (gegeben – nicht gegeben)/Begründungen und Informationen des Beraters (verständlich – nicht verständlich),
- Erwartungen der Klienten (erfüllbar – nicht erfüllbar)/Vertrauensverhältnis zum Berater (gegeben – nicht gegeben)/Begründungen und Informationen des Beraters (verständlich – nicht verständlich)/zusätzliche Einflüsse von außerhalb der Beratung (bekräftigend – im Widerspruch zu den Informationen des Beraters stehend).

Die Wahrnehmung nicht erfüllbarer Erwartungen der Klienten kann den Berater zunächst auf die Notwendigkeit verweisen, sich mit diesen nicht erfüllbaren Erwartungen auseinanderzusetzen und diese den Möglichkeiten der genetischen Beratung gegenüberzustellen. Sie kann den Berater dazu veranlassen, besondere Sorgfalt für die Entstehung und Erhaltung eines Vertrauensverhältnisses zu den Klienten aufzuwenden. Auf die längerfristigen Auswirkungen der Beratung bezogen, signalisiert diese Variable allein, ohne Kenntnis weiterer Variablen, lediglich die Gefahr, daß die Informationsvermittlung mit dem Ziel, den Klienten zu einer selbstverantwortlichen Entscheidung zu verhelfen, scheitern kann. Eine Prognose hinsichtlich der Auswirkungen ist jedoch auf der Basis dieser einzigen Variablen nicht möglich.

Liegen nicht erfüllbare Erwartungen vor, erwarten wir von der zusätzlichen Berücksichtigung der Variablen „Vertrauensverhältnis zum Berater" bereits eine höhere Aussagekraft. Gelingt es dem Berater, ein Vertrauensverhältnis aufzubauen, ist eine Basis für einen offenen Informationsaustausch über die nicht erfüllbaren Erwartungen, für ein Akzeptieren der begrenzten Möglichkeiten der genetischen Beratung sowie für einen konstruktiven Umgang mit ihnen gegeben. Erfolgt auf dieser Basis der Austausch und sind die Informationen des Beraters (insbesondere seine Begründungen dafür, daß die Erwartungen nicht erfüllbar sind) verständlich, erwarten wir von der Hinzunahme der Variablen „Einflüsse von außerhalb der Beratung" keine wesentliche Erhöhung der Aussagekraft. In der Ausprägung „im Widerspruch zu den Informationen des Beraters stehend" gewinnt diese Variable eher in den Fällen an Bedeutung, in denen es dem Berater nicht gelingt, ein Vertrauensverhältnis herzustellen und/oder seine Informationen verständlich zu vermitteln.

Bei der hier dargestellten Perspektive hinsichtlich weiterer Forschung mit dem vorhandenen Datenmaterial handelt es sich um eine Fortsetzung der Systematisierung des gewählten Auswertungsverfahrens.

Die vertiefende Betrachtung dient vor allem dazu, die für den Entscheidungsprozeß relevanten Sichtweisen näher zu explizieren. Bei der Rekonstruktion der Entscheidungsprozesse, die wir beispielhaft vorstellten, geschah dies bereits ansatzweise. Diese Rekonstruktionsversuche gilt es fortzusetzen unter Herausarbeitung der Vorstellungen der Klienten zur Bedeutung von Kindern (für sie selbst, für die Partnerschaft, für die Familie) sowie zu ihren Wertorientierungen im Zusammenhang mit Krankheit und Behinderung, Pränataldiagnostik und Schwangerschaftsabbruch. Dabei sind auch die Vorstellungen der Klienten zur Rolle der Umwelt im Zusammenhang mit ihrem Kinderwunsch, ihrer Einstellung zu Kindern und ihren Wertorientierungen zu berücksichtigen. Auf diese Weise setzen wir uns zugleich mit der emotionalen Betroffenheit der Klienten, mit den möglichen Auslösern oder auch Komponenten der Betroffenheit auseinander. Es ist noch systematischer zu erarbeiten, bei welchen Sichtweisen und unter welchen Bedingungen die Informationsvermittlung durch den Berater zu einer Veränderung der Sichtweisen führen kann und welche Sichtweisen als relativ unabhängig von möglichen Einflüssen durch den Berater in Betracht zu ziehen sind.

Bislang standen in unserem interaktiven Ansatz überwiegend die Klienten im Mittelpunkt; das Verhalten des Beraters berücksichtigten wir fast ausschließlich insofern, als es die Erwartungen, das Vorwissen und die Sichtweisen der Klienten veränderte, deren Entscheidungsprozeß beeinflußte und von den Klienten wahrgenommen und eingeschätzt wurde. Es interessierte – ebenfalls auf die Klienten bezogen, nun jedoch aus der Sicht des Auswertenden –, ob das Verhalten des Beraters empathisch in dem Sinne ist, Freiraum für das Einbringen und Erkennen von Erwartungen, Vorwissen und Sichtweisen zu gewähren, Verständnis für die Situation der Klienten zum Ausdruck zu bringen und diese bei der Informationsvermittlung zu berücksichtigen. Eine Auswertung des Beraterverhaltens dahingehend, ob, inwieweit, auf welche Weise und in welchem thematischen Zusammenhang der Berater Information in Form eines Rats oder einer Empfehlung weitergibt und welche Wertorientierungen des Beraters sich darin niederschlagen, erfolgt zur Zeit im Rahmen einer Dissertation (Fässler).

Hinsichtlich der hier angesprochenen weiteren Analysemöglichkeiten des vorhandenen Datenmaterials erscheint uns der inzwischen relativ weit zurückliegende Zeitpunkt der Datenerhebung von geringer Bedeutung. Bezogen auf die Klienten gehen wir davon aus, daß trotz zunehmender Information der Ärzteschaft, der zunehmenden Zahl der Überweisungen von Klienten an die genetische Beratung und der (eher geringen) Information über die genetische Beratung in den Medien weiterhin nicht erfüllbare Erwartungen und nicht zutreffende Vorkenntnisse in die genetische Beratung eingebracht werden. Und selbst dann, wenn erfüllbare Erwartungen sowie angemessenes und ausreichendes Vorwissen vorhanden sind, bleibt das Problem der zutreffenden Wahrnehmung dieser Erwartungen, der dahinterstehenden Bedürfnisse und der von den Klienten der Beratung zugeschriebenen Funktionen durch den Berater. Die Notwendigkeit, die Erwartungen und das Vorwissen der Klienten abzuklären und bei der Informationsvermittlung zu berücksichtigen, besteht weiterhin. Erwartungen derart, Bestätigung durch den Experten oder „hundertprozentige Sicherheit" zu bekommen, oder die der Beratung zugeschriebene Funktion, dem Partner bzw. der Familie gegenüber auf verantwortliches Handeln verweisen zu können, verlieren nicht an Bedeutung ebensowenig die Hoffnung, zu erfahren, die Behinderung des eigenen Kindes nicht selbst „verschuldet" zu haben. Die Sichtweisen der Klienten, die dazu führen, daß sie den Entscheidungsprozeß als konflikthaft erleben, bestehen weiterhin.

Das heutige Verhalten der Berater unterscheidet sich möglicherweise von ihrem Verhalten vor 3, 4 oder 5 Jahren. Bei ihnen, die ihre Arbeit ständig reflektieren, wird die in den vergangenen Jahren gesammelte Erfahrung und die in Anbetracht der Weiterentwicklung der technologischen Möglichkeiten – wie der Chorionbiopsie und präsymptomatischer Tests – intensivierte Problemsicht nicht völlig ohne Einfluß auf ihr Verhalten in der Beratung sein. Andererseits zeigten die Berater bereits in den damals erhobenen Beratungsgesprächen von uns als wichtig herausgearbeitete Verhaltensweisen: die Vorklärung und Auseinandersetzung mit den Erwartungen, den Vorkenntnissen und den Sichtweisen der Klienten; sie gewährten Raum für das Einbringen von Anliegen und Sichtweisen, sie ermöglichten einen Austausch von Informationen. Von größerer Bedeutung erscheint uns das erweiterte Spektrum möglicher Themenbereiche: Die besondere Problematik präsymptomatischer Tests, wie z. B. bei der Huntington-Chorea, oder auch Besonderheiten der Chorionbiopsie gegenüber der Amniozentese, die sich auch auf die Beratung auswirken, können wir anhand unseres Datenmaterials nicht beobachten. So ergibt sich im Zusammenhang mit der Chorionbiopsie ein durch den zeitlichen Ablauf bedingtes Problem: Kaum mit dem Gedanken vertraut, schwanger zu sein, haben die Klienten schon die Entscheidung zu treffen, ob sie eine Chorionbiopsie durchführen lassen oder nicht. Der Zeitraum für eine ausführliche genetische Beratung und für eine allmählich reifende selbstverantwortliche Entscheidung ist hier äußerst knapp, wenn nicht gar zu knapp. Eine wünschenswerte Analyse solcher Beratungen erfordert zusätzliche, neue Daten.

7.2 Perspektiven für die Praxis der genetischen Beratung

Unsere Entscheidung, als Ziel der genetischen Beratung die Hilfestellung für eine selbstverantwortliche Entscheidung der Klienten zu setzen und unser Modell der genetischen Beratung wie auch unser Verfahren der Datenerhebung und -auswertung hieran zu orientieren, erweist sich anhand unserer Befunde als angemessen: Sowohl die einbezogenen Berater als auch die Klienten gehen von diesem Ziel aus. Wenn es von den Klienten nicht schon als selbstverständlich vorausgesetzt wurde, betrachteten und akzeptierten sie dies in einer expliziten Auseinandersetzung mit dieser Frage als notwendig und unumgehbar. Daß eine Klientin trotz dieser Sicht den Wunsch zum Ausdruck brachte, man könne ihr die Entscheidung abnehmen, spricht nicht dagegen; der Hinweis eines Klienten, er wäre „hellhörig" geworden, wenn der Berater versucht hätte, ihnen eine Entscheidung nahezulegen, spricht sehr deutlich dafür. Insgesamt zeigt sich, daß dieses Ziel in den meisten Fällen zumindest annähernd erreicht wurde, und zwar auch dann, wenn die Informationen des Beraters zunächst eher zu einer Verunsicherung als zur Beruhigung führten und/- oder die Entscheidung erschwerten wie z. B. dadurch, daß die angebotene Pränataldiagnostik mit Risiken verbunden ist, nur beschränkte Aussagemöglichkeiten bietet und die Problematik eines möglichen Schwangerschaftsabbruchs mit sich bringt.

Die Hilfestellung wird in den Informationen des Beraters gesehen. Diese Informationen werden auch und gerade in ihrer Ausführlichkeit und trotz der teilweise gegebenen Schwierigkeit, alles im Detail verstehen und auch nachvollziehen zu können, sowie trotz der in bestimmten Fällen mit ihnen verbundenen Zunahme der emotionalen Belastung überwiegend als wichtig erachtet. Neben der Veränderung des Kenntnisstandes wird eine mit den Informationen verbundene emotionale Entlastung oder auch eine Bestätigung der eigenen Vorentscheidung bzw. der eigenen Sicht als Hilfestellung erlebt. Als wesentlicher Aspekt der Hilfestellung wird zudem – wie von verschiedenen Klienten betont – die Möglichkeit empfunden, ausführlich über ihre Probleme sprechen zu können und sich in ihrer Situation verstanden zu fühlen.

Wie bei Lippman-Hand u. Fraser (1979 b, c) und Beeson u. Golbus (1985) zeigt sich, daß weniger die genannten Risikoziffern als vor allem *die Implikationen* der (wahrgenommenen) Informationen den Entscheidungsprozeß beeinflussen. Hinweise hierauf lassen sich bereits aus der Zukunftsorientierung der eingebrachten Erwartungen ablesen. Doch zumindest für einige der Klienten spielt auch *die Höhe des Risikos* eine nicht unbedeutende Rolle; sie können mit den ihnen genannten Risikoziffern umgehen; sie wägen sie (einschließlich der Implikationen) gegeneinander ab (z. B. das Wiederholungsrisiko für eine Trisomie 21 gegen die Risiken der Amniozentese) und beziehen das Ergebnis dieser Abwägungsprozesse in ihre Entscheidung ein.

Wahrscheinlichkeitsangaben zu erhalten statt die Sicherheit, ein gesundes Kind zu bekommen, wird auch in unserer Untersuchung von den Klienten – zumindest zunächst – als unbefriedigend empfunden; auch findet sich vereinzelt die Kritik, die Informationen seien nicht persönlich auf sie bezogen. Die von Lippman-Hand u. Fraser berichteten Befunde vermitteln jedoch ein größeres Ausmaß an Unzufriedenheit über die verbleibende Unsicherheit als unsere. Gerade bei denjenigen Klienten, die bei sich selbst alle Fehlerquellen ausschalten wollten, die Sicherheit wünschten und zunächst sehr enttäuscht darüber waren, diese nicht zu erhalten, konnten die vom Berater vermittelten und angeregten Informationen längerfristig die nicht zu vermittelnde Sicherheit „ersetzen". Sie wurden als wesentliche Hilfestellung empfunden und konnten zu einer selbstverantwortlichen Entscheidung beitragen.

Ob und in welchem Ausmaß die Höhe des Risikos und ein Abwägen verschiedener Risiken über die Tatsache hinaus, *daß ein Risiko* besteht, von Bedeutung ist, hängt von den jeweiligen Klienten ab. Erwartungen, Vorwissen und Sichtweisen, insbesondere auch in Form von Rückmeldungen, vermitteln dem Berater einen Eindruck hierüber. Sie vermitteln ihm auch, welche Faktoren statt dessen oder darüber hinaus die Entscheidung der Klienten beeinflussen, wenn genügend Freiraum für einen *Informationsaustausch* gewährt wird: die Einschätzung der Erkrankung/ Behinderung, die mögliche Ausprägung der Erkrankung/Behinderung, der Kinderwunsch, die Begründung des Kinderwunsches, Auswirkungen eines (weiteren) behinderten Kindes auf das eigene Leben, die Partnerbeziehung, die Beziehung zu bereits vorhandenen Kindern, zur Umwelt, die Auswirkungen eines gesunden Geschwisters für ein behindertes Kind, die antizipierte Reaktion der Umwelt und – vor allem im Zusammenhang mit der Pränataldiagnostik und der Problematik eines Schwangerschaftsabbruchs – Wertorientierungen. Während Nothdurft (1984) in den von ihm analysierten 10 genetischen Beratungen feststellt, daß handlungsleitende ethische Orientierungen nicht manifest werden, finden sich in unseren Beratungen Auseinandersetzungen hiermit, wenn auch in unterschiedlichem Ausmaß.

Welche dieser vielfältigen Faktoren in welcher Kombination und vor allem in welcher Gewichtung im Entscheidungsprozeß eine Rolle spielen, variiert von Einzelfall zu Einzelfall.

Unsere Befunde verweisen auf die Bedeutung der Erwartungen, insbesondere nicht erfüllbarer Erwartungen der Klienten, des Erkennens der Funktion, welche die jeweiligen Klienten mit der Beratung verbinden, sowie einer Auseinandersetzung mit nicht erfüllbaren Erwartungen. Es geht nicht nur darum zu klären, ob die Klienten an Informationen zu Erbgängen und Wiederholungsrisiken interessiert sind und/oder an Risiken der Pränataldiagnose, an Einzelheiten zu deren Durchführung, an deren Aussagemöglichkeiten und Konsequenzen, eher an wissenschaftlichen Details oder an globalen Einschätzungen des Beraters; es geht auch darum, ob die Klienten einen differenzierten Informations*austausch* wünschen, ein Darlegen und eine Diskussion ihrer Vorüberlegungen und ihrer Abwägungsprozesse im Zusammenhang mit der vermittelten Information, oder ob die Klienten zunächst eher einseitig Informationen des Beraters benötigen, die sie erst auf bestimmte Gesichtspunkte aufmerksam machen, um dann einen Informationsaustausch anschließen zu können. Weiterhin ist von Bedeutung, ob die Klienten Informationen zur Bestätigung ihres Kinderwunsches suchen oder möglicherweise eher solche, die bei ambivalentem Kinderwunsch eine Entscheidung gegen Kinder erleichtern bzw. „rechtfertigen". Bereits hier wird deutlich, daß ein Klären der Erwartungen der Klienten nicht in jedem Fall durch ein mehr oder weniger direktes Nachfragen erfolgen kann, sondern durch sensible Wahrnehmung des Beraters und die Schaffung einer Atmosphäre, die den Klienten ein offenes Einbringen ihrer Anliegen und Sichtweisen erlaubt. Dies gilt auch für Erwartungen der Klienten derart, daß sie eine emotionale Entlastung erhoffen, eine Entlastung von Schuldgefühlen oder Schuldzuweisungen, daß sie Erklärungen für eine eigene Erkrankung oder auch für eine beim Kind aufgetretene Behinderung suchen, die sich mit ihrem Selbstwert vereinbaren lassen, und die sie auch gegenüber der Umwelt nutzen können. Hierüber sprechen zu können sowie auch darüber, welche Rolle der Partner, die engere und die weitere Umwelt im Zusammenhang mit den Erwartungen der Klienten spielen, ob „man" von den Klienten erwartet bzw. der eine Partner vom anderen, daß sie zur Beratung gehen und daß sie die Pränataldiagnostik „nutzen", ob die Klienten die Beratung nicht nur für ihre eigene Entscheidung benötigen, sondern auch, um sie gegenüber der Umwelt vertreten zu können, kann zur Klärung der die Entscheidung beeinflussenden Faktoren beitragen und auf diese Weise Hilfestellung für die Klienten bedeuten. Die Klienten auf Erwartungen solcher Art direkt anzusprechen, setzt unseres Erachtens eine weitentwickelte Vertrauensbasis voraus bzw. die Wahrnehmung der Bereitschaft der Klienten, in der genetischen Beratung auch hierüber zu sprechen.

Die hinter den eingebrachten Erwartungen stehenden Bedürfnisse der Klienten möglichst früh im Gesprächsverlauf zu erkennen, ist nicht immer einfach. Und nicht in jedem Fall führt das Erkennen und Reflektieren solcher Bedürfnisse und der Versuch, sich mit ihnen in der Beratung auseinanderzusetzen, zu einer Wahrnehmung und Verarbeitung der Information durch die Klienten, die ihnen eine selbstverantwortliche Entscheidung ermöglicht. Übung und Erfahrung sind insbesondere dann erforderlich, wenn tiefgreifende Selbstwertprobleme oder Partnerkonflikte vorliegen sowie auch dann, wenn die Klienten auf nicht erfüllbaren Erwartungen beharren. Unseres Erachtens gilt dies auch für das Erkennen, wieviel und wie detailliert Information zu vermitteln ist, bzw. rechtzeitig zu erkennen, wann das Recht auf Nichtwissen gegenüber dem Anspruch auf Wissen Vorrang gewinnt.

Übung und Erfahrung der Berater kann und sollte auch außerhalb der konkreten und realen Beratungssituation gewonnen werden: Balint-Gruppen, Supervisionsgruppen oder auch kollegiale Gesprächsrunden, in denen z. B. in Form von Rollenspielen schwierige Situationen erprobt werden können, bieten sich hier an. Initiativen in dieser Richtung wurden und werden von den Beratern schon verschiedenenorts ergriffen. Diese zusätzliche Erfahrungsmöglichkeit ist nicht nur hinsichtlich der Auswirkungen auf die Klienten wichtig, sondern auch für die Berater selbst: für ihren Umgang mit Situationen, die sie in unterschiedlichem Ausmaß belasten können. Eine solche Situation kann z. B. in der Mitteilung eines hohen Risikos bestehen oder in der Mitteilung eines pathologischen Chromosomenbefundes. Die Wahrnehmung und der Umgang mit sich verändernden Einstellungen gegenüber pränataldiagnostischen Methoden sowie präsymptomatischer Tests kann – zumindest zeitweilig – zur Verunsicherung der Berater führen. Auch die Auseinandersetzung mit dem eigenen Eindruck, durch ein bestimmtes Informationsverhalten die Entscheidung der Klienten „manipuliert zu haben", oder der Erfahrung, über eine bestimmte Entscheidung der Klienten betroffen zu sein, kann in der Gruppe erleichtert werden. Insgesamt kann die Arbeit in Gruppen dazu beitragen, die eigene emotionale Betroffenheit, die persönlichen Wertvorstellungen sowie deren Einfluß auf das eigene Handeln in der Beratung zu erkennen und zu reflektieren und die Wahrnehmungsfähigkeit gegenüber den Klienten zu erhöhen.

Bei dieser Form der Weiterbildung kann es immer nur darauf ankommen, die eigene Sensibilität gegenüber den Klienten und auch gegenüber den eigenen Empfindungen und den eigenen Wertvorstellungen weiterzuentwickeln, offen zu sein bzw. offener zu werden gegenüber den möglichen verschiedenen Erwartungen und Wertorientierungen der Klienten. Auch durch Balint-Gruppenarbeit und Rollenspiel kann nicht das genaue, konkrete Vorgehen in einer als schwierig erwarteten Beratungssituation geplant oder gar festgelegt werden. Die Hilfestellung solcher Weiterbildung dient eher dazu, eigene Vorausfestlegungen, Bedürfnisse und Wertorientierungen zu erkennen und zu lernen, wie offener und flexibler vorgegangen werden kann, um die Erwartungen und Sichtweisen der Klienten wahrnehmen und – in Abwägung mit den eigenen Vorstellungen und Wertorientierungen – berücksichtigen zu können.

Das Sammeln solcher zusätzlichen Erfahrungen und deren Umsetzung in die Beratungspraxis wird sicher dann erleichtert, wenn in der jeweiligen Institution, in die die genetische Beratung integriert ist, ein solches Vorgehen für wünschenswert gehalten, mitgetragen oder gar zusätzlich gefördert wird. Dies ist bislang sicher noch nicht in jeder dieser Institutionen gegeben in Anbetracht der Aufgaben, die nicht nur in der Beratung, sondern auch – und häufig vor allem – in der Forschung und der Weiterentwicklung der Technologien liegen. Die psychosozialen Gesichtspunkte der genetischen Beratung werden zwar zunehmend gesehen, doch haben sie eher den Charakter des zusätzlich Wünschenswerten gegenüber der in jedem Fall notwendigen (wenn auch nicht hinreichenden) medizinisch-genetischen Basis, die häufig eine aufwendige Vorbereitung der Beratung erfordert. Neben der Frage der Gewichtung der psychosozialen Aspekte kommt daher vor allem der Kapazitätsproblematik der jeweiligen Institution Bedeutung zu. Sind die Mitarbeiter bereits durch die medizinisch-genetischen Anteile der Beratung, der Weiterbildung in diesem Bereich sowie durch Forschungs- und/oder Laborarbeit überlastet, bleiben die Möglichkeiten zur Weiterbildung im Bereich spezifischer *Berater*kompetenzen selbst dann beschränkt, wenn sie für wichtig gehalten werden. Eine ausreichende Zahl von Mitarbeitern ist daher neben dem Anerkennen der Bedeutung spezifischer Beraterkompetenzen eine wesentliche Voraussetzung für eine entsprechende Weiterbildung und Umsetzung dieser zusätzlichen Erfahrungen in der Beratungspraxis. In Anbetracht der bislang eher begrenzten Kapazität kommt den bisherigen Anstrengungen einzelner Berater und einzelner Institutionen in diesem Bereich besondere Anerkennung zu. Sie verweist auf das Ausmaß der jeweiligen Problemsicht und der Bereitschaft, sich für die erkannten Aufgaben einzusetzen.

Doch über den Erfahrungsaustausch, die Auseinandersetzung mit eigenen Emotionen und Wertvorstellungen sowie dem Erproben bestimmter Verhaltensweisen in Gruppen hinaus scheinen uns folgende Möglichkeiten der kollegialen Hilfe wünschenswert: Ein schriftlicher Austausch von Erfahrungen, z. B. in Form von Rundbriefen oder auch unter einer Rubrik „short communications" in den gängigen Fachzeitschriften, wie er für die medizinisch-genetische Seite der Beratung schon eher üblich ist. Hierbei kann es um einen Austausch von Erfahrungen mit eigenen Beratungen, Kontakten mit Selbsthilfegruppen etc. gehen. Als ein Beispiel in dieser Richtung erscheint uns der von Schroeder (1982) veröffentlichte Einzelfallbericht.

In diesem Zusammenhang messen wir auch der Umfrage Fletchers zur Erfassung von Wertorientierungen und konkretem Verhalten von Beratern in Situationen, in denen diese zum Tragen kommen, Bedeutung zu. Bereits die zur Beantwortung erforderliche Auseinandersetzung mit den im Fragebogen vorgegebenen ethischen Konfliktsituationen kann unseres Erachtens zu einer Intensivierung der Reflexion entsprechender Situationen führen. Die Publikation der Ergebnisse kann sowohl die intra- als auch die interdisziplinäre Diskussion anregen sowie die Öffentlichkeit auf die Problematik aufmerksam machen.

Öffentlichkeitsarbeit erscheint, wie wir vor allem in Kap. 2 verdeutlichten, dringend erforderlich, um über das Selbstverständnis der genetischen Berater, über die (begrenzten) Möglichkeiten der genetischen Beratung und der Pränataldiagnostik sowie über mögliche Probleme und Dilemmata aufzuklären und eine Diskussion innerhalb der Gesellschaft anzuregen. Die Öffentlichkeit ist dahingehend zu informieren, daß die genetische Beratung nicht die durch die humangenetische Grundlagenforschung geschaffenen Methoden *propagiert*, sondern darüber *informiert*, und zwar über *Vor- und Nachteile* bzw. damit verbundene *Probleme*, um den Klienten eine *selbstverantwortliche* Entscheidung zu ermöglichen. Auch ist zu verdeutlichen, daß eine solche Information durch die genetische Beratung um so notwendiger wird, je weitreichender und konflikthafter die Konsequenzen der zur Verfügung und in Entwicklung stehenden Methoden sein können.

Eine innerdisziplinäre Auseinandersetzung über Selbstverständnis, Probleme und Dilemmata der genetischen Beratung könnte der Öffentlichkeitsarbeit dienlich sein. Eine solche Diskussion ist zwar im Gang, doch benötigt sie immer wieder von neuem Anstöße. Unsere in enger Zusammenarbeit mit genetischen Beratern entstandene Arbeit, über die wir hier berichten, versteht sich als ein Beitrag, als ein möglicher Anstoß zur intra- wie auch interdisziplinären Diskussion.

Literatur

Ad Hoc Committee on Genetic Counseling (1975) Genetic counseling. Am J Hum Genet 27: 240-242

Altner G (1976) Genetik und die Qualität des Lebens. In: Loccumer Protokolle 13/1975: Genetik und Gesundheit, Tagung vom 31.10.-2.11.1975, S 55-63. Evangelische Akademie Loccum

Anonyme Mutter (1985) Die defekte Wasserleitung abdichten ... *zusammen: behinderte und nicht behinderte Mitmenschen* 5/2: 22-23

Antley RM (1979a) Genetic counseling for parents of a baby with Down syndrome. In: Kessler S (ed) Genetic counseling. Psychological dimensions. Academic Press, New York, pp 115-133

Antley RM (1979b) The genetic counselor as facilitator of the counselee's decision process. Birth Defects 15: 137-168

Arbeitsgruppe In-vitro-Fertilisation, Genomanalyse und Gentherapie (1985) Bericht. Bundesministerium für Forschung und Technologie, Bonn-Bad Godesberg

Armistead N (1974) Experience in everyday life. In: Armistead N (ed) Reconstructing social psychology. Penguin, Baltimore, pp 115-132

Arnold JR, Winsor EJT (1984) The use of structured scenarios in genetic counselling. Clin Genet 25: 485-490

Baitsch H (1958) Welche eugenische Maßnahmen haben heute noch Sinn? Heilkunst 6: 213-222

Baitsch H (1970) Das eugenische Konzept - einst und jetzt. In: Wendt GG (Hrsg) Genetik und Gesellschaft. Marburger Forum Philippinum. Wissenschaftliche Verlagsgesellschaft, Stuttgart, S 59-71

Bastine R (1976) Ansätze zur Formulierung von Interventionsstrategien in der Psychotherapie. In: Jankowski P, Tscheulin D, Fietkau HJ, Mann F (Hrsg) Klientenzentrierte Psychotherapie heute. 1. Europäischer Kongreß für Gesprächspsychotherapie in Würzburg 1974. Hogrefe, Göttingen, S 193-207

Beach LR, Campbell FL, Townes BD (1979) Subjective expected utility and the prediction of birth-planning decisions. Organ Behav Hum Perform 24: 18-28

Beeson D, Golbus MS (1985) Decision making: Whether or not to have prenatal diagnosis and abortion for X-linked conditions. Am J Med Genet 20:107-114

Benda E (1985) Erprobung der Menschenwürde am Beispiel der Humangenetik. Aus Politik und Zeitgeschichte - Beilage zur Wochenzeitung *Das Parlament* B3/85: 18-36

Biermann-Ratjen EM, Eckert J, Schwartz HJ (1979) Gesprächspsychotherapie. Verändern durch Verstehen. Kohlhammer, Stuttgart

Black RB (1979) The effects of diagnostic uncertainty and available options on perceptions of risk. Birth Defects 15/5C: 341-353

Black RB (1981) Risk taking behavior: Decision making in the face of genetic uncertainty. Soc Work Health Care 7/1: 11-25

Blumberg BD, Golbus MS, Hanson KH (1975) The psychological sequelae of abortion performed for a genetic indication. Am J Obstet Gynecol 122: 799-808

Blumer H (1973) Der methodologische Standort des symbolischen Interaktionismus. In: Arbeitsgruppe Bielefelder Soziologen (Hrsg) Alltagswissen, Interaktion und gesellschaftliche Wirklichkeit, Bd I. Rowohlt, Reinbek, S 80-146

Boland P, Krone HA, Pfeiffer RA (Hrsg) (1981) Kindliche Indikation zum Schwangerschaftsabbruch. Bamberger Symposion. (Milupa, Wissenschaftliche Information 7/7)

Bundesministerium für Jugend, Familie und Gesundheit (Hrsg) (1979) Genetische Beratung, ein Modellversuch der Bundesregierung in Frankfurt und Marburg. Bonn-Bad Godesberg

Cremer M, Liebe M, Schnobel R (1983) Genetische Beratung in Heidelberg von Januar 1979 bis einschließlich Juni 1982. Bericht an das Bundesministerium für Jugend, Familie und Gesundheit über das Modellprojekt: „Modell zur ausreichenden Versorgung der Bevölkerung einer Region mit genetischer Präventiv-Medizin in Kooperation zwischen einer Genetischen Beratungsstelle und dem Öffentlichen Gesundheitsdienst. Entwicklung eines Satellitensystems für den Rhein-Neckar-Raum". Universität Heidelberg

Daele W van den (Hrsg) (1985) Genomanalyse, genetische Tests und „Screening". Diagnose, Prävention und Selektion durch die Anwendung genetischer Techniken auf den Menschen. (Materialien der Studiengruppe „Gesellschaftliche Folgen neuer Biotechniken" der Vereinigung Deutscher Wissenschaftler). Universität Bielefeld (USP Wissenschaftsforschung)

Degenhardt KH (Hrsg) (1973) Humangenetik. Ein Leitfaden für Studium, Praxis und Klinik. Deutscher Ärzte-Verlag, Köln

Degenhardt KH (1979) Probleme der genetischen Beratung. Medizin Mensch Gesellschaft 4: 137–145

Dörner D (1983) Empirische Psychologie und Alltagsrelevanz. In: Jüttemann G (Hrsg) Psychologie in der Veränderung. Beltz, Weinheim, S 13–29

Douglas JD (1970) Understanding everyday life. In: Douglas JD (ed) Understanding everyday life. Towards the reconstruction of sociological knowledge. Aldine, Chicago, pp 3–44

Drohm D, Lohrengel C, Merz K (1979) Risikoermittlung und ärztliche Ratgebung in der genetischen Beratung. In: Genetische Beratung, ein Modellversuch der Bundesregierung in Frankfurt und Marburg. Bundesministerium für Jugend, Familie und Gesundheit, Bonn-Bad Godesberg, S 46–53

Eibach U (1981) Ziele und Entscheidungsfindung bei der genetischen Beratung und der vorgeburtlichen Diagnostik - ethische Überlegungen. In: Boland P, Krone HA, Pfeiffer RA (Hrsg) Kindliche Indikation zum Schwangerschaftsabbruch. Bamberger Symposion. (Milupa, Wissenschaftliche Information 7/7, S 99–116)

Eibach U (1983) Experimentierfeld: Werdendes Leben. Eine ethische Orientierung. Vandenhoeck & Ruprecht, Göttingen

Eibach U (1985) Konflikte in der humangenetischen Beratung. Diakonie 11: 110–115

Engel W, Langenbeck U (1984) Genetische Beratung. Kinderarzt 15/12: 1602–1604

Epstein CJ (1979) Foreword. In: Kessler S (ed) Genetic counseling. Psychological dimensions. Academic Press, New York, pp XV–XIX

Esser W (1985) Die Würde des Menschen im Widerspruch der Abtreibung. *zusammen: behinderte und nicht behinderte Mitmenschen* 5/2: 12–14

Evers-Kiebooms G, Berghe H van den (1979) Impact of genetic counseling: A review of published follow-up studies. Clin Genet 15: 465–474

Ewerbeck H (1981) Das Leben eines Kindes mit schweren Mißbildungen aus der Sicht des Pädiaters. In: Boland P, Krone HA, Pfeiffer RA (Hrsg) Kindliche Indikation zum Schwangerschaftsabbruch. Bamberger Symposion. (Milupa, Wissenschaftliche Information 7/7, S 129–133)

Fischman SE (1984) Psychologische Probleme der genetischen Beratung bei der cystischen Fibrose. In: Kessler S (Hrsg) Psychologische Aspekte der genetischen Beratung. Enke, Stuttgart, S 128–139

Flatz G (1978) Vergleich von Kosten und Nutzen der Prävention des Down Syndroms durch pränatale Diagnostik. In: Murken JD, Stengel-Rutkowski S (Hrsg) Pränatale Diagnostik. Enke, Stuttgart, S 208–212

Flatz G, Miller K (1985) Väterlicher Alterseffekt bei Down Syndrom und anderen chromosomalen Trisomien? Dtsch Ärztebl 82/18: 1354–1356

Fletcher JC (1983) Ethics and trends in applied human genetics. Birth Defects: 19/5: 143–158

Fletcher JC (ed) (to be published) Ethics and human genetics: A cross-cultural perspective. Springer, Berlin Heidelberg New York Tokyo

Fletcher JC, Berg K, Tranøy KE (1985) Ethical aspects of medical genetics. A proposal for guidelines in genetic-counseling, prenatal-diagnosis and screening. Clin Genet 27: 199–205

Fuhrmann W (1981) Pränatale Diagnostik genetischer Defekte. Dtsch Ärztebl 78/27: 1339–1346

Fuhrmann W (1984) Humangenetische Beratung als Entscheidungshilfe. Bemerkungen zu dem Beitrag von Wolfgang Storm, „der kinderarzt" 7/1984. Kinderarzt 15/12: 1589

Fuhrmann W, Vogel F (1968) Genetische Familienberatung. Ein Leitfaden für den Arzt. Springer, Berlin Heidelberg New York

Fuhrmann W, Vogel F (1982) Genetische Familienberatung. Ein Leitfaden für Studenten und Ärzte, 3. neubearb. Auflage. Springer, Berlin Heidelberg New York

Griffin ML, Kavanagh CM, Sorenson JR (1976/77) Genetic knowledge, client perspectives and genetic counseling. Soc Work Health Care 2: 171-180

Grimm T (1984) Die Denkart der Humangenetik ist anders. Ein Leserbrief zu dem Artikel von Wolfgang Storm, „der kinderarzt" 7/1984. Kinderarzt 15/12: 1588

Grubisic A (1979) Klinische Diagnostik und Beratung in Frankfurt. In: Genetische Beratung, ein Modellversuch der Bundesregierung in Frankfurt und Marburg. Bundesministerium für Jugend, Familie und Gesundheit, Bonn-Bad Godesberg, S 118-127

Gründel J (1981) Die sittliche Bewertung der eugenischen Indikation und genetischer Experimente. In: Boland P, Krone HA, Pfeiffer RA (Hrsg) Kindliche Indikation zum Schwangerschaftsabbruch. Bamberger Symposion. (Milupa, Wissenschaftliche Information 7/7, S 77-97)

Gründel J (1984) Ethik und Humangenetik. In: Schloot W (Hrsg) Möglichkeiten und Grenzen der Humangenetik. Campus, Frankfurt, S 219-247

Hammond DC, Hepworth DH, Smith VG (1977) Improving therapeutic communication. Jossey-Bass, San Francisco

Harré R, Secord P (1972) The explanation of social behaviour. Blackwell, Oxford

Headings VE (1975) Alternative models of counseling for genetic disorders. Soc Biol 22/4: 297-303

Hellbrügge T (1984) Diskrepanz zwischen Humangenetiker und Kinderarzt? Eine sinnvolle Diskussion. Kinderarzt 15/12: 1586

Hepp H (1981) Schwangerschaftsabbruch aus kindlicher Indikation - anthropologisch-philosophische Aspekte des Arzt-Patienten-Konfliktes. In: Boland P, Krone HA, Pfeiffer RA (Hrsg) Kindliche Indikation zum Schwangerschaftsabbruch. Bamberger Symposion. (Milupa, Wissenschaftliche Information 7/7, S 33-48)

Hopf C (1979) Soziologie und qualitative Sozialforschung. In: Hopf C, Weingarten E (Hrsg) Qualitative Sozialforschung. Klett-Cotta, Stuttgart, S 11-37

Hsia YE (1979) The genetic counselor as information giver. Birth Defects 15: 169-186

Hsia YE, Hirschhorn K (1979) What is genetic counseling? In: Hsia YE, Hirschhorn K, Silverberg RL, Godmilow L (eds) Counseling in genetics. Liss, New York, pp 1-29

Jonas H (1979) Das Prinzip der Verantwortung. Insel, Frankfurt

Jüttemann G (1981) Komparative Kasuistik als Strategie psychologischer Forschung. Z Klin Psychol Psychother 29: 101-118

Jüttemann G (1983) Psychologie am Scheideweg: Teilung oder Vervollständigung? In: Jüttemann G (Hrsg) Psychologie in der Veränderung. Beltz, Weinheim, S 30-65

Jungermann H, Franke G, Schneider B (1981) Beratung bei Schwangerschaftskonflikten. Bericht über die Entwicklung und Erprobung eines Modells zur sozialen Beratung gemäß 218. Kohlhammer, Stuttgart

Katz Rothman B (1985) Die freie Entscheidung und ihre engen Grenzen. In: Arditti R, Duelli Klein R, Minden S (Hrsg) Retortenmütter. Frauen in den Labors der Menschenzüchter. Rowohlt, Reinbek, S 19-30

Kessler S (ed) (1979) Genetic counseling. Psychological dimensions. Academic Press, New York

Kessler S (1980) The psychological paradigm shift in genetic counseling. Soc Biol 27: 167-185

Kessler S (1981) Psychological aspects of genetic counseling: Analysis of a transcript. Am J Med Genet 8/2: 137-153

Kessler S (Hrsg) (1984) Psychologische Aspekte der genetischen Beratung. Enke, Stuttgart

Kessler S, Jacopini AG (1982) Psychological aspects of genetic counseling. II: Quantitative analysis of a transcript of a genetic counseling session. Am J Med Genet 12/4: 421-435

Kessler S, Kessler H, Ward P (1984) Psychological aspects of genetic counseling. III: Management of guilt and shame. Am J Med Genet 17/3: 673-697

Knörr K (1981) Die pränatale Diagnostik genetisch bedingter Defekte und ihre Probleme. In: Boland P, Krone HA, Pfeiffer RA (Hrsg) Kindliche Indikation zum Schwangerschaftsabbruch. Bamberger Symposion. (Milupa, Wissenschaftliche Information 7/7, S 49-52)

Koller WC, Davenport J (1984) Genetic testing in Huntington's disease. Ann Neurol 16/4: 511-512

Krauß D (1978) Rechtliche Überlegungen zum Schwangerschaftsabbruch aus kindlicher Indikation. In: Murken JD, Stengel-Rutkowski S (Hrsg) Pränatale Diagnostik. Enke, Stuttgart, S 192-207

Kwiatkowski E (1980) Verbalisierung emotionaler Erlebnisinhalte. Die naturwissenschaftlich ge-
prägte Version von Empathie. In: Schulz W, Hautzinger M (Hrsg) Klinische Psychologie und
Psychotherapie. Bd II: Indikation, Diagnostik, Psychotherapieforschung. Kongreßbericht Berlin
1980. Deutsche Gesellschaft für Verhaltenstherapie, Tübingen, S 323-337

Langenbeck U (1984) Keine Diskrepanz zwischen Humangenetiker und Kinderarzt. Humangenetische Hinweise zu dem Beitrag von Wolfgang Storm, „der kinderarzt" 7/1984. Kinderarzt 15/12:
1588

Lenz W (1981) Die sogenannte genetische Indikation zum Schwangerschaftsabbruch. In: Boland P,
Krone HA, Pfeiffer RA (Hrsg) Kindliche Indikation zum Schwangerschaftsabbruch. Bamberger
Symposion. (Milupa, Wissenschaftliche Information 7/7, S 11-15)

Lenz W (1983) Medizinische Genetik, mit Schlüssel zum Gegenstandskatalog, 6. überarb. Aufl.
Thieme, Stuttgart

Lippman-Hand A, Fraser FC (1979a) Genetic counseling: Provision and reception of information.
Am J Med Genet 3: 113-127

Lippman-Hand A, Fraser FC (1979b) Genetic counseling - The postcounseling period: I. Parents'
perceptions of uncertainty. Am J Med Genet 4: 51-71

Lippman-Hand A, Fraser FC (1979c) Genetic counseling - The postcounseling period: II. Making
reproductive choices. Am J Med Genet 4: 73-87

Mahn H (1979) Wirkung der Genetischen Beratung. In: Genetische Beratung, ein Modellversuch
der Bundesregierung in Frankfurt und Marburg. Bundesministerium für Jugend, Familie und
Gesundheit, Bonn-Bad Godesberg, S 86-96

Marten HG (1983) Sozialbiologismus. Biologische Grundpositionen der politischen Ideenge-
schichte. Campus, Frankfurt

Martin JB (1984) Editorial comment. Ann Neurol 16/4: 512-513

Mertens W, Fuchs G (1978) Krise der Sozialpsychologie? Ehrenwirth, München

Miny P, Holzgreve W, Basaran S, Gerbaulet KH, Beller FK, Pawlowitzki IH (1985) Maternal cell
contamination in chorionic villi cultures - Exclusion by chromosomal fluorescence polymor-
phisms. Clin Genet 28/3: 262-263

Moser H (1980) Genetische Beratung und Familienplanung. Huber, Bern

Moser H (1983) Genetische Familienberatung. Ethische Gesichtspunkte. Z Allgemeinmed 59/17:
967-978

Müller-Hill B (1984) Tödliche Wissenschaft. Die Aussonderung von Juden, Zigeunern und Geistes-
kranken 1933-1945. Rowohlt, Reinbek

Murken J, Stengel-Rutkowski S (1982) Pränatale Diagnostik genetisch bedingter Defekte. 16. Informationsblatt über die Dokumentation der Untersuchungen im Rahmen des Schwerpunktprogramms „Pränatale Diagnostik genetisch bedingter Defekte" der Deutschen Forschungsgemeinschaft. Kinderpoliklinik, Universität München

Nothdurft W (1984) „... äh folgendes Problem äh ..." Narr, Tübingen

Oetting LA, Steele MW (1982) A controlled retrospective follow-up study of the impact of genetic
counseling on parental reproduction following the birth of a Down syndrome child. Clin Genet
21/1: 7-13

Passarge E, Rüdiger HW (1979) Genetische Pränataldiagnostik als Aufgabe der Präventivmedizin.
Ein Erfahrungsbericht mit Kosten-Nutzen-Analyse. Enke, Stuttgart

Pauker SP, Pauker SG (1979) The amniocentesis decision: An explicit guide for parents. Birth Defects 15: 289-324

Penrose LS (1970) Genetik und Gesellschaft. In: Wendt GG (Hrsg) Genetik und Gesellschaft. Marburger Forum Philippinum. Wissenschaftliche Verlagsgesellschaft, Stuttgart, S 3-9

Petermann F (1980) Übertragung von klinischen Forschungsansätzen in die therapeutische Praxis.
In: Schulz W, Hautzinger M (Hrsg) Klinische Psychologie und Psychotherapie, Bd II: Indikation, Diagnostik, Psychotherapieforschung. Kongreßbericht Berlin 1980. Deutsche Gesellschaft
für Verhaltenstherapie, Tübingen, S 287-302

Petermann F (1982) Einzelfalldiagnose und Klinische Praxis. Kohlhammer, Stuttgart

Pütz-Sieberath A (1985) Meine ganz persönliche Antwort. zusammen: behinderte und nicht behinderte Mitmenschen 5/2: 14-16

Rahm D (1979) Gestaltberatung. Grundlagen und Praxis integrativer Beratungsarbeit. Junfermann,
Paderborn

Recke S von der (1985) Verkraften wir noch ein behindertes Kind? zusammen: behinderte und nicht
behinderte Mitmenschen 5/2: 16

Reed SC (1974) A short history of genetic counseling. Soc Biol 21/4: 332–339

Reif M (1985) Zur Erfassung subjektiver Prozesse. Psychother Psychosom Med Psychol 35: 260–267

Reif M, Baitsch H (1985) Psychological issues in genetic counselling. Hum Genet 70: 193–199

Reif M, Wolf M (1985) Die genetische Beratung. Erwartungen der Ratsuchenden – Angebot der Berater am Beispiel der Genetischen Beratungsstelle Ulm. Ärztebl Baden-Württemberg 40/8: 539–541

Ritter HK (1985) Verhalten von Klienten und Beratern im Zusammenhang mit Ängsten von Klienten. Med. Dissertation, Universität Ulm

Rogers C (1973) Die klientbezogene Gesprächspsychotherapie. Kindler, München

Saxton M (1985) Was bedeuten die Reproduktionstechnologien für behinderte Menschen? In: Arditti R, Duelli Klein R, Minden S (Hrsg) Retortenmütter. Frauen in den Labors der Menschenzüchter. Rowohlt, Reinbek, S 119–129

Schild S (1984) Psychologische Probleme der genetischen Beratung bei der Phenylketonurie. In: Kessler S (Hrsg) Psychologische Aspekte der genetischen Beratung. Enke, Stuttgart, S 112–127

Schreiber HL (1983) Fragen der pränatalen Diagnostik. In: Verhandlungen der 92. Tagung der Nordwestdeutschen Gesellschaft für Gynäkologie und Geburtshilfe. Bad Pyrmont, 29.4.–1.5.1983. (Alete, Wissenschaftlicher Dienst 1/83, S 33–40)

Schroeder TM (1982) Ethische Probleme bei der genetischen Beratung. Monatsschr Kinderheilkd 130: 71–74

Schroeder-Kurth TM (1982) Schwangerschaftsabbruch – Ethische Probleme bei der genetischen Beratung. Geistige Behinderung 4: 224–236

Schröter W (1983) Konsequenzen der pränatalen Diagnostik: Pädiatrische Aspekte. In: Verhandlungen der 92. Tagung der Nordwestdeutschen Gesellschaft für Gynäkologie und Geburtshilfe. Bad Pyrmont, 29.4.–1.5.1983. (Alete, Wissenschaftlicher Dienst 1/83, S 20–25)

Seidler E (1981) Historische Elemente des Indikationenproblems. In: Boland P, Krone HA, Pfeiffer RA (Hrsg) Kindliche Indikation zum Schwangerschaftsabbruch. Bamberger Symposion. (Milupa, Wissenschaftliche Information 7/7, S 65–76)

Sierck U, Radtke K (1984) Die Wohltäter-Mafia. Vom Erbgesundheitsgericht zur humangenetischen Beratung. Selbstverlag Udo Sierck, Hamburg

Silverberg RL, Godmilow L (1979) The process of genetic counseling. In: Hsia YE, Hirschorn K, Silverberg RL, Godmilow L (eds) Counseling in genetics. Liss, New York, pp 281–293

Sorenson JR, Swazey JP, Scotch NA, Kayanagh CM, Matthews DB (1981) Reproductive pasts, reproductive futures. Genetic counseling and its effectiveness. Birth Defects 17/4: 1–192

Spence DP (1981) Psychoanalytic competence. Int J Psychoanal 62: 113–124

Stackelberg HH von (1980) Probleme der Erfolgskontrolle präventiv-medizinischer Programme, dargestellt am Beispiel einer Effektivitäts- und Effizienzanalyse genetischer Beratung. Wirtschaftswissenschaftl. Dissertation, Universität Marburg

Stegmüller W (1973) Probleme und Resultate der Wissenschaftstheorie und Analytischen Philosophie, Bd II. Theorie und Erfahrung. Springer, Berlin Heidelberg New York

Steinbach P, Vogel W (im Druck) Zellkultur und pränatale Chromosomenanalyse. In: Schmidt W (Hrsg) Pränataldiagnostik. Verlag Chemie, Weinheim

Stoeckenius M, Barbuceanu G (1983) Schwachsinn unklarer Genese. Hippokrates, Stuttgart

Storm W (1984) Unwertes Leben? Eine Diskrepanz zwischen Humangenetiker und Kinderarzt? Kinderarzt 15/7: 957

Tausch R, Tausch AM (1981) Gesprächspsychotherapie. Einfühlsame hilfreiche Gruppen- und Einzelgespräche in Psychotherapie und alltäglichem Leben, 8. erg. Aufl. Hogrefe, Göttingen

Teegen F (1976) Das klientenzentrierte Informations- und Beratungsgespräch. In: Jankowski P, Tscheulin D, Fietkau HJ, Mann F (Hrsg) Klientenzentrierte Psychotherapie heute. 1. Europäischer Kongreß für Gesprächspsychotherapie in Würzburg 1974. Hogrefe, Göttingen, S 416–420

Thomä H, Kächele H (1983) Bemerkungen zur Lage der psychoanalytischen Forschung in der BRD. In: Häfner H (Hrsg) Forschung für die seelische Gesundheit. Springer, Berlin Heidelberg New York, S 159–173

Vogel F (1970) Genetische Beratung. In: Wendt GG (Hrsg) Genetik und Gesellschaft. Marburger Forum Philippinum. Wissenschaftliche Verlagsgesellschaft, Stuttgart, S 95–101

Vogel W (im Druck a) Erhöhtes väterliches Alter: Eine Indikation zur pränatalen Chromosomenanalyse? Gynäkol Prax

Vogel W (im Druck b) Genetische Aspekte in der Pränataldiagnostik/Indikationen. In: Schmidt W (Hrsg) Pränataldiagnostik. Verlag Chemie, Weinheim

Vogel W (im Druck c) Pränataldiagnostik mittels Methoden der Gentechnik. In: Schmidt W (Hrsg) Pränataldiagnostik. Verlag Chemie, Weinheim

Wendt GG (Hrsg) (1970) Genetik und Gesellschaft. Marburger Forum Philippinum. Wissenschaftliche Verlagsgesellschaft, Stuttgart

Wendt GG (1975) Bericht über den dreijährigen Modellversuch „Genetische Beratungsstelle für Nordhessen" am Humangenetischen Institut der Philipps-Universität Marburg/Lahn. In: Wendt GG (Hrsg) Erbkrankheiten: Risiko und Verhütung. Medizinische Verlagsgesellschaft, Marburg, S 157-193

Wendt GG (1976) Begründung und Problematik der genetischen Beratung. In: Loccumer Protokolle 13/1975: Genetik und Gesundheit (Tagung vom 31.10.-2.11.1975), S 6-25. Evangelische Akademie Loccum

Wendt GG (1978) Die Zahl der Behinderten nimmt zu. Analyse der Situation und Darstellung der notwendigen Konsequenzen. Stiftung für das behinderte Kind zur Förderung von Vorsorge und Früherkennung, Frankfurt

Wendt GG (1979) Grundsätze der genetischen Beratung in Marburg. In: Genetische Beratung, ein Modellversuch der Bundesregierung in Frankfurt und Marburg. Bundesministerium für Jugend, Familie und Gesundheit, Bonn-Bad Godesberg, S 11-12

Wendt GG (1984) Die praktischen Möglichkeiten der genetischen Beratung. In: Schloot W (Hrsg) Möglichkeiten und Grenzen der Humangenetik. Campus, Frankfurt, S 145-157

Westmeyer H (1982) Wissenschaftstheoretische Aspekte der Feldforschung. In: Patry JL (Hrsg) Feldforschung. Huber, Bern, S 67-84

Wexler NS (1984) Genetisches „Russisches Roulett": Die Erfahrung, potentieller Anlageträger der Chorea Huntington zu sein. In: Kessler S (Hrsg) Psychologische Aspekte der genetischen Beratung. Enke, Stuttgart, S 169-188

WHO Scientific Group (1972) Genetic disorders: Prevention, treatment and rehabilitation. WHO Techn Rep Series 497: 1-46

Wilson TP (1982) Qualitative „oder" quantitative Methoden in der Sozialforschung. Kölner Z Soziol Sozialpsychol 34: 487-508

Wuermeling HB (1984) Ethische Überlegungen zur pränatalen Diagnostik. Kinderarzt 15/12: 1585

Zerres K (1984) Humangenetik als präventive Medizin. Bemerkungen zu dem Beitrag von Wolfgang Storm, „der kinderarzt" 7/1984. Kinderarzt 15/12: 1590

Sachverzeichnis